William Cullen

Abhandlung über die Materia medica

Band 1

William Cullen

Abhandlung über die Materia medica
Band 1

ISBN/EAN: 9783741104381

Hergestellt in Europa, USA, Kanada, Australien, Japan

Cover: Foto ©Lupo / pixelio.de

Manufactured and distributed by brebook publishing software (www.brebook.com)

William Cullen

Abhandlung über die Materia medica

William Cullen's,

d. A. D. Professors der praktischen Arzneikunde auf der Universität zu Edinburg, ersten Leibarztes des Königs für Schottland, des königl. Kollegiums der Aerzte zu Edinburg, der königl. Gesellschaften zu London und Edinburg, der königl. Gesellschaft der Aerzte zu Paris, des königl. Kollegiums der Aerzte zu Madrit, der amerikanischen philosophischen Gesellschaft zu Philadelphia, der arzneilichen Gesellschaft zu Copenhagen, der arzneilichen Gesellschaft zu Dublin, der königl. arzneilichen und der königl. physikalischmedicinischen Gesellschaften zu Edinburg Mitglieds

Abhandlung
über die
Materia medika

nach der nunmehr von dem Verfasser selbst ausgearbeiteten Originalausgabe,

übersezt und mit Anmerkungen

von

Samuel Hahnemann,

der Arzneikunde Doktor.

Leipzig,
im Schwickertschen Verlage 1790.

Vorerinnerung.

Die vordem unter meinem Namen herausgekommenen Lectures on the materia medica wurden, so ungemein fehlerhaft sie auch waren, gleichwohl so gut vom Publikum aufgenommen, daß sie aller meiner Gegenbemühung ungeachtet dennoch mehrere Mahle aufgelegt, ja selbst in fremde Sprachen übersezt wurden.

Dieses Merkmal öffentlichen Wohlwollens brachte mich auf die Gedanken, eine verbesserte und vollständigere Ausgabe jener Vorlesungen zu veranstalten. Da ich aber fand, daß es mir unmöglich fiel, dergleichen mit den Verbesserungen und Zusätzen zu liefern, welche erforderlich gewesen wären, um etwas Befriedigendes daraus zu machen, so gab ich schon längst diesen Gedanken auf, und erachtete es für dienlicher, ein fast völlig neues Werk zu schreiben, welches ich hier vorlege.

Hier muß ich bekennen, daß ich viele Dinge ausgelassen, welche gewöhnlich ihren Plaz in Abhandlungen dieser Art finden. Ueber diese Auslassungen finde ich für gut, Rechenschaft abzulegen.

Ich sehe es nicht für nöthig an, die mancherlei Benennungen der verschiedenen abgehandelten Substanzen zu verzeichnen, da man dergleichen leicht anderswo antreffen kann; besonders unternahm ich es nicht, die Benennungen der Alten zu bestimmen, theils wegen der mit einer solchen Arbeit verknüpften Schwierigkeit, theils auch weil mir der Nuzen derselben sehr zweifelhaft schien. Sollte in lezterer Rücksicht jemand nicht meiner Meinung seyn, so kann er

Vorerinnerung.

genug hievon in andern Schriftstellern finden, deren jedoch keiner diese Materie dergestalt ins Licht gesezt hat, daß die vielen ungegründeten und unnützen Anführungen aus den Alten unterblieben, und nicht vielmehr immer noch gar häufig erschienen.

Bei Bestimmung der Arten von Pflanzen, wo mehrere von Einem Geschlechte im Gebrauche sind, habe ich mit Fleiß mich in keine kritische Erörterung eingelassen, ob diese oder jene Art zu arzneilichem Behufe die dienlichste sei. Dies ist oft eine nöthige Bemühung; meines Orts aber hielt ich es für hinlänglich, in dem vor meiner Abhandlung gesezten Verzeichnisse blos den botanischen Unterschied der Art anzugeben, welche ich am dienlichsten zum Gebrauche ansah, und von der ich einzig in dem Verfolge meines Werks zu handeln vorhatte.

Eine dritte und vielleicht beträchtlichere Auslassung, von welcher ich Rechenschaft zu geben habe, besteht darin, daß ich keine Beschreibung von den Arzneien gab, in welcher Verfassung sie angewendet werden, oder wie sie zum Gebrauche geschickt sind. Dies habe ich jedoch aus der Ursache unterlassen, weil ich es nicht so vollständig und genau zu thun vermochte, als die Schriftsteller, auf welche ich hinweise, und von denen ich voraussetze, daß sie in meiner Leser Händen sind.

Daß ich keine chemischen Aufschlüsse von den mancherlei Substanzen angegeben habe, ist eine Unterlassung, die, wenn ich mich nicht irre, heutzutage keiner Entschuldigung bedarf. Ich ließ sie hinweg, weil ich glaubte, daß sie bei Erklärung oder Bestimmung der Kräfte der Arzneien von keinem Nutzen sei. Wer anders denkt, kann dergleichen Zerlegungen in

Vorerinnerung.

den Berichten der Akademie der Wissenschaften finden, wie sie Geoffroy in seiner Materia medika vollständig und treulich geliefert hat.

Ob ich gleich leicht Entschuldigung finden möchte, daß ich die chemische Analyse weggelassen, so zweifle ich doch, ob man es mir so leicht vergeben werde, daß ich so oft die Behandlung der Substanzen durch Anbringung verschiedener Auflösungsmittel ausgelassen, und die Menge von Extrakten nicht erwähnt habe, die man aus jeder derselben erhält. Hierauf zu achten, ist bei der pharmaceutischen Bearbeitung der Arzneien sehr nöthig, und ich habe oft ihrer Anwendung erwähnt, hielt es aber nichts für dienlich, mein Werk durch Umständlichkeiten zu vergrösern, welche in den Büchern stehen, auf welche ich mich beziehe, und die ich allen meinen Lesern zu empfehlen wünsche.

Aus den erwähnten und von Andern noch zu beobachtenden Auslassungen, wird man leicht einsehen, daß ich dies Buch dem Publikum nicht als vollständig, noch für alle Klassen von Lehrlingen als hinlänglich darlege. Ich glaube, daß es von Leuten nicht verstanden werden kann, welche keine vorgängige Kenntniß von der Arzneimittellehre, oder nie andere Bücher über diesen Gegenstand gelesen haben. Im Gegentheile wünsche ich, daß man andere Bücher vorher gelesen hätte, ob man gleich aus dem, was ich in meiner Geschichte der verschiedenen Schriftsteller gesagt habe, einsehen wird, daß ihrer nur sehr wenige mit Vortheil, ja selbst mit Sicherheit zu lesen sind, aus denen ich eine Auswahl zu treffen für schwer halte.

Es giebt jedoch drei Bücher, welche ich zu empfehlen wagen kann, und die ich sogern in die Hände aller meiner Leser wünschte. Es ist Lewis Abhandlung über die Materia medika, wie sie jezt von Aikin herausgegeben worden: die Abhandlung des Peter Jonas Bergius über die von Gewächsen genommenen Arzneimitteln; und der Vorrath von Arzneimitteln von dem gelehrten Professor zu Göttingen Johann Andreas Murray, Rittern des königlichen Wasaordens.

In diesen drei Büchern wird ein Anfänger die erwähnten Auslassungen voll und richtig ergänzet finden. Auch wünsche ich, daß er sie zu einem andern Behufe nachschlage, da er darinn die Gründe und Veranlassungen zu vielen Bemerkungen finden wird, die ich im Verfolge dieses Werks hingelegt habe.

Nachdem ich so meine Auslassungen angegeben, und die Mittel angezeigt habe, wodurch ihrer viele sich ergänzen lassen, will ich nun einen allgemeinen Begrif von dem Inhalte meines Buchs und die Entschuldigungen erzählen, die dessen verschiedene Mängel bedürfen.

Ich wollte keine vollständige Erzählung von allem demjenigen schreiben, was über die verschiednen Gegenstände der Materia medika sich nur sagen ließe. Meine Hauptabsicht ist, die Grundsätze anzugeben, nach denen man von diesen Substanzen als von Arzneien zu urtheilen habe, die Irrthümer der vorgängigen Schriftsteller dieses Fachs zu verbessern, und einige neue Grundsätze und Lehren aufzustellen, die mir nothwendig zu seyn schienen. Diese Grundsätze liegen zum Theil in meiner allgemeinen Einleitung in das Ganze, zum Theile aber in den Betrachtungen über die allgemeine Wirkungsart der Arzneien, die ich vor jedes Kapitel gesezt habe. Diese Erörterungen dehnten diese Einleitung, so wie einige andere Theile meines Werks in eine unvorhergesehene Länge aus; der Zustand aber der Physiologie und Pathologie der vorigen Zeiten im gröbsten Theile Europens bewog mich, solche Erörterungen für nothwendig anzusehen. Diese Spekulationen mögen oft zweifelhaft, besonders Personen scheinen, welche in diesem Fache wenig geübt sind; ich hoffe jedoch, daß sie guten Grund haben, und unterwerfe sie dem Urtheile des Publikums.

Bei der Angabe der Kräfte der Arzneien, habe ich die Ausschreibungen vermieden, welches so oft ohne Ueberlegung geschah, da man fast alles wiederholte, was vorher über den Gegenstand gesagt worden war, gewöhnlich ganz ohne gehörige Unterscheidung der Gewährmänner, oder des Wahrscheinlichern. Hier habe ich den Fehler vermieden, welchen Galen dem Dioskorides zur Last legt, und welches der Fehler fast jedes Schriftstellers über die Materia medika seit seiner Zeit war, nämlich allzuviele Kräfte einer und derselben Arznei beizulegen.

Im Gegentheile bin ich mit Beimessung der Tugenden sparsam umgegangen, und habe blos diejenigen angegeben, die auf einer behutsamen Wahl der Autoritäten beruhen, die mir mit den Gesetzen der thierischen Haushaltung verträglich zu seyn schienen, und diejenigen insbesondere, die sich mir durch die Erfahrung bewähret hatten, welche ich in einer ausgebreiteten funfzigjährigen Praxis Gelegenheit hatte, mir zu verschaffen.

Vorerinnerung.

Man könnte einwerfen, ich schiene allzu bedenklich bei den Versicherungen der Schriftsteller über die Materia medika, und es kann seyn, daß ich vielleicht allzustreng in dieser Rücksicht war; doch bin ich überzeugt, daß jeder Arzt von Urtheilskraft und großer Erfahrung in sehr hohem Grade ein Skeptiker in dieser Sache werden müsse. Da jedoch meine Zweifel hauptsächlich blos die Frucht meiner eignen Erfahrung waren, so muß ich bescheidentlich zugeben, daß meine Erfahrung, wie die eines jeden Andern trügen könne, besonders in Schlüssen aus negativen Versuchen. In allen Fällen dennoch, wo Arzneien wirksame Theile zeigen, rathe ich fernere Versuche anzustellen, da es seyn kann, daß ich nicht hinlänglich starke Gaben angewendet, oder sie auch nicht den Umständen der Krankheit schicklich angepasset habe.

Es muß ferner erinnert werden, daß ich das ganze Buch hindurch eine Menge Sachen ganz weggelassen habe, und bei vielen andern kurz gewesen bin, die man gewöhnlich in Büchern findet, während ich bei andern weitschweifiger gewesen zu seyn scheinen könnte. Ich bekenne es; schmeichle mich aber, daß die ausgelassenen oder nur oberflächlich berührten Artikel von den meisten Richtern als solche werden befunden werden, welche keine umständlichere Anzeige verdienen. Ich hätte freilich noch mehr auslassen sollen, als ich gethan, hätte ich nicht für nöthig erachtet, die so häufig in Schriftstellern über diesen Gegenstand vorfindlichen Behauptungen zu verbessern.

Was die Artikel betrift, bei denen man mir vielleicht Weitschweifigkeit vorwerfen könnte, so wird man sie bei Gegenständen antreffen, welche von der größten Wichtigkeit sind, und am häufigsten in der

Ausübung gebraucht werden, dergleichen Milch, peruanische Rinde, Mohnsaft, Kampher, Quecksilber, und verschiedne andere sind. Bei diesen Gegenständen suchte ich mit Genauigkeit zu bestimmen, wie sie in der grosen Verschiedenheit von Krankheiten und Krankheitsumständen anzuwenden wären, in denen man sich ihrer bedient hat.

Das ganze Buch hindurch habe ich zur Unterstützung meiner Meinungen und zur Beglaubigung der angeführten Thatsachen das Zeugniß von Schriftstellern angeführt, welche von mir, und, wie ich glaube, vom Publikum in Achtung gehalten werden; doch könnte man bedauern, daß ich nicht immer genau die einzelnen Werke, oder Theile der Werke derjenigen Verfasser angezeiget habe, auf welche ich mich beziehe. Dies ist in der That ein Mangel; ihn aber zu ergänzen, würde mehr Zeit und Mühe gekostet haben, als ich leicht entrathen konnte; auch hoffe ich, wird es wenig zu bedeuten haben, da meine Anführungen hauptsächlich aus wohlbekannten Büchern, schon selbst mit Registern versehen, sind. Sind jedoch meine Hinweisungen auf Schriftsteller zuweilen allzu allgemein, so wird man die Stellen ihrer Werke, welche zu Rathe gezogen werden müssen, gewöhnlich in einem oder dem andern der drei Bücher antreffen, die ich oben erwähnt habe, da in ihnen gewöhnlich Beziehung auf ähnliche Stellen geschieht, die dann genauer angegeben werden.

In der Schreibart und im Stile dieses Werks sind viele Mängel und Unvollkommenheiten; meine in Lehren und Praxis getheilte Zeit aber verstattete mir nicht die gehörige Muse, ihn gehörig auszufeilen. Hat das Buch sonst einigen Werth, so hoffe

Vorerinnerung.

ich, wird man diese Mängel entschuldigen, besonders wenn man in Ueberlegung zieht, daß die Beendigung dieses Werks nicht eher, als in meinem hohen Alter, in meinem sieben und siebenzigsten Lebensjahre zu Stande kommen konnte.

Dem ganzen Buche habe ich ein vollständiges Register angefügt, welches man hoffentlich darin nützlich befinden wird, daß über jeden Artikel der Materia medika, welcher an dem einen Orte oder doch an demjenigen, wo man dergleichen dem Inhalte nach erwartet, nicht vollständig abgehandelt worden, mittelst der übrigen Seitenzahlen im Register gefunden werden kann, wo das übrige darüber vorkömt. Zur vollständigen Kenntniß jeden Gegenstandes werden meine Leser auch immer wohl thun, an allen den verschiednen angegebnen Orten hierüber nachzulesen.

In diesem Register habe ich nicht nur die Gegenstände der Arzneimittellehre, sondern auch die Namen aller der Schriftsteller genannt, auf die ich mich bezogen; woraus man die Geschichte dieser Schriftsteller, ihre Verdienste und Mängel, auch in verschiednen Rücksichten den Fortgang dieses Theils der Kunst ersehen kann, Dinge, welche nicht nur die Neugier vieler Anfänger befriedigen, sondern ihnen auch, wie ich hoffe, zur nützlichen Belehrung dienen können.

Edinburg, im März, 1789.

Inhalt.

Erster Band.

Die Geschichte der Materia medika, und einige Nachrichten von den Hauptschriftstellern dieser Wissenschaft . . . . Seite 1

Einleitung.

Erstes Kapitel.

Von der Wirkungsart der Arzneien auf den Körper überhaupt 61

Erster Abschnitt. Von den Temperamenten 64
    I. Artikel. Von den einfachen festen Theilen 66
    II. Artikel. Von der Beschaffenheit der flüssigen Theile 68
    III. Artikel. Von der Vertheilung der Flüssigkeiten 82
    IV. Artikel. Von dem verschiedenen Verhältnisse der festen und flüssigen Theile des Körpers 86
    V. Artikel. Von dem Zustande der Nervenkraft 91
        Von der Empfindlichkeit 92
        Von der Reizbarkeit 101
        Von der Stärke und Schwäche 110
Zweiter Abschnitt. Von den besondern Temperamenten 116
Dritter Abschnitt. Von den Idiosynkrasien 120

Inhalt.

Zweites Kapitel.

Von den verschiedenen Mitteln die Kräfte der Arzneien kennen zu lernen . . . Seite 135

I. Artikel. Vom Nutzen der chemischen Auflösung zur Bestimmung der Kräfte verschiedener Substanzen 136

II. Artikel. Von dem Nutzen der botanischen Verwandtschaften bei Bestimmung der arzneilichen Pflanzen 139

III. Artikel. Betrachtung der sinnlichen Eigenschaften der Pflanzen als Kennzeichen ihrer arzneilichen Kräfte 142

IV. Artikel. Wie erlangt man die Kentniß der Arzneikräfte durch die Erfahrung? . . 146

Drittes Kapitel.

Ueber den schicklichsten Plan, nach dem die Arzneimittellehre abzuhandeln ist . . . 159

Wörterbuch der Hauptbenennungen, derer sich die Schriftsteller über die Materia medika bedienen 164

Allgemeine Uebersicht der Arzneimittellehre , 189

Verzeichniß der einzelnen Substanzen woraus die Materia medika besteht . . . 192

Erster Theil.

Von den Nahrungsmitteln . . 241

Erstes Kapitel.

Von den Nahrungsmitteln überhaupt . 241

Inhalt.

I. Artikel. Von der Schre . Seite 250
II. Artikel. Vom Zucker . . 255
III. Artikel. Vom Oele . . 255

Zweites Kapitel.

Von den einzelnen Nahrungsmitteln . 263

Erster Abschnitt. Von den Gewächsspeisen 263

Zweiter Abschnitt. Von den Nahrungsmitteln aus dem Thierreiche . 334

§. 1. Nahrungsmittel aus der Klasse der Säugthiere . 334

I. Artikel. Von der Milch . 335

II. Artikel. Von der eigentlich sogenannten thierischen Speise, welche nämlich ganz oder zum Theil aus thierischen Substanzen besteht 390

§. 2. Nahrungsmittel von den Vögeln 410

§. 3. Nahrungsmittel von den Amphibien 419

§. 4. Nahrungsmittel aus der Klasse der Fische . 421

§. 5. Nahrungsmittel von Insekten 426

§. 6. Nahrungsmittel aus der Klasse der Würmer . . 427

Zusatz zum zweiten Kapitel.

Von der Zurichtung der Speisen . . 429

Inhalt.

Drittes Kapitel.

Von den Getränken . . . . Seite 441

Erster Abschnitt. Vom einfachen Wasser . . . 442

Zweiter Abschnitt. Von Getränken, deren Grundlage
Wasser ist, doch mit Zusätzen
durch Natur oder Kunst 445

Viertes Kapitel.

Von den Gewürzen 458

Schluß 467

Die

Geschichte der Materia medika

und

einige Nachrichten von den Hauptschriftstellern dieser Wissenschaft.

Wahrscheinlich genug ist es, daß gar bald nach den ersten Anfängen der menschlichen Gesellschaft einige Arzneiwissenschaft und einige Arzneimittellehre unter den Menschen entstand, und daher ist kein Land entdeckt worden, bei dessen auch noch so rohen und in jeder andern Rücksicht unkultivirten Bewohnern nicht etwas Arzneiwissenschaft, und Kenntniß einer Menge von Mitteln angetroffen worden wäre. Die Erfindung der Arzneien unter den rohesten Völkern kann grosen Theils aus den in gewissen Krankheiten entstehenden Naturtrieben abgeleitet werden; ferner aus der Beobachtung von selbst erfolgter, blos durch die Kräfte des thierischen Haushalts bewirkter Heilungen; aus den zufälligen Misgriffen bei der Wahl von Nahrungsmitteln, ja selbst aus den aufs Gerathewohl vorgenommenen Proben, zu denen Schmerz und Unmuth oft verleiten. Doch, es ist unnöthig, mich jezt bei solchen Vermuthungen aufzuhalten; aber noch überflüssiger wäre es, hier die vielen kindischen Mährchen wiederholen zu wollen, welche man sich über die Erfindung einzelner Mittel und Arzneien erzähle.

Sie mögen aber anfänglich entdeckt worden seyn, wie sie wollen, so lehren uns alle Nachrichten, welche wir von den Fortschritten der Künste unter den Menschen haben, daß die Arzneiwissenschaft und die Kentniß der Mittel auf ähnliche Weise mit vorrückten, und daß zu allen Zeiten, bei der Wissenschaft weniger Hülfsmittel, die Menschen von dem

Drange der Krankheit zu dem unabläſſigen Beſtreben, die Zahl derſelben zu vermehren, angetrieben worden ſind.

Wie es hiemit in alten Zeiten bei verſchiednen Völkern hergegangen ſei, iſt nicht genau bekant. Die älteſte Nachricht die wir von Wiſſenſchaften haben, iſt die, daß ſie in Egypten getrieben worden; es ſind uns aber wehlg beſondre Umſtände von ihrer Verfaſſung daſelbſt bekant, welche wiſſenswürdig wären. In Rückſicht der Arzneikunde überhaupt ſind die Nachforſchungen unnöthig, da es bekant iſt, daß ſie durch Einrichtungen beſchränkt worden, durch welche ſie in ihren Fortſchritten und ihrer Vervollkommung durchaus aufgehalten werden muſte.

Die erſte deutliche Nachricht von der Ausübung der Arzneikunſt durch eine beſondre Klaſſe Menſchen iſt ihre Verfaſſung in Griechenland unter den Prieſtern des Aeskulaps. Es hat den Anſchein, daß einige Zeit lang dieſe Prieſter wo nicht die einzigen, doch die vornehmſten Praktiker in dieſem Lande geweſen; und da dies Gewerbe einträglich war, ſo iſt zu vermuthen, daß dieſe Aerzte nach fernern Kentniſſen ſich umgeſehen, folglich auch ihre Arzneimittelkunde erweitert haben mögen. Es iſt wahrſcheinlich, daß in den Tempeln des Aeskulaps ein Vorrath von Wiſſenſchaft aufbewahrt und von hier aus von einer Prieſtergeneration auf die folgende überliefert worden. Zu dieſer Zeit hatten dieſe Tempel beſondre Mittel, die Kentniß der Arzneien aufzubehalten, da wir wiſſen, daß die Leute, welche durch ihnen in dem Tempel vorgeſchriebne Mittel geheilt wurden, gemeiniglich ihre Gelübdetäfelchen darin aufhingen, auf welchen einige Nachricht von ihrer Krankheit und der gebrauchten Arznei, die ihnen geholfen, gegeben ward.

Ich mache mirs nicht zum Geſchäfte, hier den Fortgang der Arzneikunſt in Griechenland zu verzeichnen, bemerke aber überhaupt, daß ſie ihr Entſtehn in den Tempeln des Aeskulaps genommen, daß dieſe die erſten Schulen unſrer Kunſt geweſen, daß die erſten ſchriftlichen Aufſäzze darüber in ihnen entſtanden, und die erſten kliniſchen Aerzte von dieſen Tempeln ausgingen. Der berühmte Hippokratks, einer derselben, war es, welcher nach Einsammlung aller Kentnisse der Schule zu Cos, vermuthlich auch mit denen von Cnidus vertraut, ein herumziehender (itinerant), praktischer Arzt ward.

Wir wissen sehr wenig von den in den Tempeln des Aeskulaps gebrauchten Arzneien, und man begreift sehr leicht, daß die erste richtige Belehrung hierüber in den ältesten noch vorhandenen medicinischen Schriften, von welcher Art die dem Hippokrates gemeiniglich beigelegten Bücher sind, zu erwarten stehe. Diese Schriften geben uns jedoch nur schwankende und ungewisse Belehrung, wenigstens zum Behufe der medicinischen Geschichte; denn die Samlung, wie wir sie jezt vor uns haben, bestehet gewis aus Arbeiten sehr verschiedner Männer, so gar aus sehr verschiednen Zeitaltern, so daß es unmöglich wird, mit irgend einer Bestimtheit zu urtheilen, welches der wahre Zustand der Materia medika zu den Zeiten des Hippokrates gewesen sei. Wenn wir zudem bedenken, in wie viel Fällen die vorkommenden Benennungen uns gänzlich unbekant, und in wie viel andern sie von sehr zweifelhafter Bedeutung sind, so werden wir uns überzeugen, wie nichtig es sei, wenn neuere Schriftsteller das Ansehn des Hippokrates für die Kraft fast irgend einer Medicin anführen. In der That, wenn wir unsere Vorliebe für diesen gepriesenen Mann beiseite setzen, so kann man mit keinem hinlänglichen Grunde annehmen, daß in den Jahren, wo er lebte, viel Urtheilskraft in der Kentniß der Arzneimittel habe vorwalten können; und kaum ist es nöthig hinzuzusetzen, daß selbst dann, wenn die in diesen Schriften benanten Dinge uns bekanter wären, als sie sind, dennoch die Verschiedenheit der Krankheiten und ihre besondern Umstände so selten dabei angegeben werden, daß wir uns ihrer jezt schwerlich als eines Leitfadens bei Anwendung irgend einer Arzney, die sie vorschlagen, bedienen können.

Bald *) nach dem Zeitalter des Hippokrates legte

*) Sie waren doch 100 Jahre aus einander.

A. d. Uebers.

Aristoteles und Theophrast den Grund zur Naturgeschichte und bahnten hierdurch den Weg zu einer grosen Verbesserung der Kentniß der rohen Arzneimittel; doch rückte diese Verbesserung in ältern Zeiten nie weiter vor, und folglich blieb, in Ermangelung der Mittel, verschiedne Substanzen genau von einander unterscheiden zu können, dieser Zweig der Arzneikunde in groser Ungewisheit und Unordnung.

Lange Zeit nach dem Hippokrates haben wir kaum Eine Schrift von einem angesehenen Arzte Griechenlands, wenigstens keine aus bestimten Jahren, aus welcher wir die Verfassung der Materia medika unter ihnen ersehen könten. Doch können wir vermuthen, daß sie immer beflissen waren, kräftigere Arzneien zu entdekken, folglich im Ganzen ihre Zahl zu vermehren. Zu gleicher Zeit scheint es mit dem Erasistratus der entgegengesezte Fall gewesen zu seyn, welcher wenig Mittel, und noch überdies blos von milder Art angewendet, und sich gegen die zusammengesezten Arzneien erklärt haben soll, denen man schon damals eifrig nachhieng.

Ob nun wohl Erasistratus bei solchem Beginnen der Erweiterung der Arzneimittelkentniß Eintrag gethan haben mag, so gab es doch zu gleicher Zeit Andre, welche sie begünstigten, besonders war es der als Zergliederer gleich berühmte Herophilus, welcher fast sein Zeitgenosse war. Dieser in so vorzüglichem Ansehn unter den Aerzten Griechenlands stehende Mann beschäftigte sich viel mit Aufsuchung der Arzneimittel, und feuerte vermuthlich so sehr zu diesem Studium an, daß sein Schüler Philinus von Cos sich ganz dem Empirism zu ergeben, hiedurch Anleitung bekam. Viele halten diesen Philinus für den Urheber oder Stifter der Sekte der Empiriker von Profession, welche sich gleich nach dieser Zeit hervorthat. Wir mögen nun aber den Philinus, oder mit gröserer Wahrscheinlichkeit den Serapio von Alexandrien für den Urheber dieser Sekte halten, so ist es gewis, daß sie gleich nach den Zeiten des Herophilus entstand; ein Zeitpunkt, welcher für einen der merkwürdigsten in der Geschichte der Arzneikunde überhaupt, oder der Materia medika insbesondere, anzusehen ist. Gleichwohl bewirkte er keine beträchtliche Revolution weder in der einen, noch in der andern.

Was die Empiriker zur Umbildung oder Verbesserung der Arzneikunst beigetragen, ist jezt unbekant. Heraklid von Tarent war von der empirischen Sekte und soll ein Mann von Urtheilskraft und Fleis in der Wissenschaft der Arzneimittel gewesen seyn, aber weder seine Schriften, noch die eines Andern derselben Sekte sind mehr vorhanden, und eben so wenig findet sich mehr eine deutliche Nachricht ihrer Verbesserungen. Dies scheint ziemlich gewis zu beweisen, daß ihre Bemühungen sehr fruchtlos gewesen; denn hätten sie neue Arzneimittel entdekt, oder die Kräfte und die schikliche Anwendung der schon bekanten in bestimtere Gewisheit gesezt, so könte man mit Recht erwarten, daß solche Verbesserungen von den Aerzten jeder Sekte angenommen und beibehalten worden wären.

Der Plan der Empiriker hatte vielen Anschein vor sich, die Vervollkommung desselben aber hätte blos in einer langen Reihe von Jahren zu Stande kommen können, und deshalb waren, da man ihn immer, wie noch bis auf den heutigen Tag, mangelhaft und unvollkommen befand, die Aerzte stets bereit, ihn zu verlassen, und sich nach andrer Hülfe umzusehen, welche die übrigen arzneilichen Systeme verhiesen. Diese Bemerkungen über die alten Empiriker können uns vielleicht in den Stand setzen, einzusehen, warum der Zustand der Materia medika nicht nur bei den Alten, sondern auch seitdem zu allen Zeiten, in so fern sie blos auf Erfahrung beruht, so unvollkommen war.

Ob aber gleich die Arzneimittellehre unter den Aerzten Griechenlands so langsame Fortschritte that, so hätte man doch erwarten sollen, daß sie etwas gewonnen hätte, als die Arzneikunde in Rom Fus fassete. Geschahe ja etwas ähnliches, so war es den griechischen Aerzten zuzuschreiben, welche die Arzneikunst auszuüben hier ankamen; denn bei den Römern selbst blieben die Künste lange in einem sehr rohen und unausgebildeten Zustande. Hievon finden wir starke Beweise in den Schriften des Censors Cato, welche wir noch haben, in welchen eine Besprechungsformel (incantation) angegeben wird, um Verrenkungen einzurichten; der Kohl scheint dem Cato beinahe eine Universalarznei gewesen zu seyn. So viel, um zu zeigen, daß wir uns nicht nach einer Wissenschaft der Arzneimittel unter den Römern selbst umzusehen haben; blos unter den griechischen Aerzten, welche zu Rom prakticirten, fand sie sich.

Unter diesen war der erste, welcher Vorrang erhielt, Asklepiades. Er hatte sich anfänglich nicht der Arzneiwissenschaft beflissen, und scheint, da er sich mit ihr abgegeben, ein eignes System für sich selbst gebildet zu haben; folgte er ja einem der grosen Aerzte Griechenlands, so war es Erasistratus, welcher eine gelinde Behandlung einführte, wenige Arzneien anwendete, und ein erklärter Widersacher der überladenen Arzneizusammensetzungen war, welche man damals im Gebrauch hatte. Gleich ihm scheint Asklepiades blos eine geringe Zahl von Mitteln angewendet, und folglich *) wenig zum Studium der Materia medika beigetragen zu haben.

Ob er gleich grosses Ansehn unter den Aerzten Roms erhielt, so waren doch vermuthlich nur Wenige unter ihnen im Stande, sich mit dem feinen Gespinste seiner Theorie zu befassen, eine Schwierigkeit, welche bald nachher Gelegenheit zum Entstehen der so genannten methodischen Sekte gab. Da aber auch dieses System sich blos auf drei Hauptindikationen einschränkte, so konnte es nichts zur Erwei-

---

*) Dies scheint mir nicht zu folgen, vielmehr das Gegentheil; ich sollte glauben, daß man bei einem sehr eingeschränkten Arzneyvorrathe, und unter Anwendung blos einfacher Mittel weit eher im Stande ist, die wahren Kräfte einer Droque nur desto besser zu prüfen und zu bestätigen, folglich die Materia medika zu vervollkommen. Ein Andrer kann dasselbe mit einer andern kleinen Auswahl thun, und so fort; und so wird die Arzneimittellehre am sichersten sogar auch bereichert werden.
A. d. Uebers.

serung der Arzneimittellehre beitragen, welche folglich kein Gegenstand ihrer Bemühungen gewesen zu seyn scheint.

Bei dieser Gelegenheit berühre ich am schiklichsten den zierlichen Schriftsteller Celsus *), welcher in diesem **) Zeitpunkte lebte, und der einzige war, welcher, als Römer von Geburt, sich in der Laufbahn der Arzneikunde Nahmen erwarb. Ob er gleich nicht im eigentlichen Verstande Arzt von Profession seyn mochte, so gab er sich doch unstreitig oft mit der Praxis ab, und viele Proben seiner Fähigkeit, richtig zu urtheilen, leuchten aus seinen Schriften hervor. In ihnen finden wir weit mehr zur Materia medika Gehöriges, als in den Schriften irgend eines vorhergehenden Schriftstellers; er zählet viele Arzneien auf, und fället sein Urtheil über sie. Nur Schade, daß wir in Rüksicht seiner Benennungen in so grosser Ungewisheit schweben, daß wir die Güte seiner Aussprüche über sie nicht überall zu würdigen fähig sind. Er ist vorzüglich weitläuftig bei den Nahrungsmitteln; hierin können wir noch am besten über seine Aussprüche urtheilen, wo wir dann auch manche Sonderheiten finden, welche wir schwerlich billigen können. In neuern Zeiten hat man, vielleicht nicht sehr ungegründet, den ungegohrnen Mehlspeisen sehr viel Unheil zugeschrieben, weshalb wenige unter den heutigen Aerzten dem Celsus beistimmen werden, wo er dem ungesäuerten Brode, das gesäuerte nachsezt.

In vielen Stellen werden seine Aussprüche, vorausgesezt, daß man ihn wohl verstanden hat, vielleicht sehr gut gefunden werden; bei andern einzelnen aber können wir sie schwerlich gelten lassen. So äussert er sich i. 2. B. 18. K. bei Abhandlung der Menge Nahrungstheile in verschiednen Speisen auf folgende Art, welche gewiß ***)

---

*) Aur. Corn. Celsi de medicina libri VIII. p. C. G. Krapfe. Lipf. 1766. 8vo.

**) Zwischen 30 und 60 unsrer Zeitrechnung.
A. d. Uebers.

***) Ich wünschte, daß der Verf. ehe er dem Celsus in diesem Stücke Unrichtigkeiten beimaß, auf den Umstand Rücksicht

keine richtigen Grundsätze in dieser Materie zu erkennen giebt *).

„Alle Hülsenfrüchte, und alles Backwerk aus den Mehlarten gehören unter die stärksten Speisen."

„Von mittlerer Nahrhaftigkeit (und Verdaulichkeit) ist unter den vierfüßigen Thieren der Hase und alle Vögel von dem kleinsten an gerechnet, bis auf den Phönikopter."

„Höchst leichte Speisen sind, Oliven, Muscheln, Schalthiere."

„Unter den Vögeln sind eine stärkere Speise diejenigen, welche mehr laufen als fliegen."

„Auch das Geflügel, welches sich im Wasser aufhält, giebt eine leichtere Speise, als das Federvieh, welches nicht schwimmen kann."

„Unter den vierfüßigen Hausthieren giebt Schweinefleisch die leichteste Speise."

„Auch alle wilde Thiere sind leichtere Speise, als die Hausthiere."

Diese Meinungen, und verschiedne andre gleicher Art wird man jetzt schwerlich gut heißen.

In Betref des Celsus muß man bemerken, daß vor seiner Zeit ein besondrer Gegenstand von Wissenschaft genommen hätte, daß hier der römische Arzt unter Speisen valentissimae, mediae und imbecillis Materiae nicht blos von den Graden der Nahrhaftigkeit rede, sondern mit diesen Ausdrücken zugleich (und oft allein) die schwere, mittlere und leichtere Verdaulichkeit der genanuten Nahrungsmittel habe bezeichnen wollen; eine für damalige Zeiten leicht verzeihliche Verkettung, oder, wenn man will, Verwechselung der Ideen. Daß ich den Celsus hier nicht ohne Gründe entschuldige, sieht man aus folgenden Stellen desselben Kapitels — Ovum darum valentissimae materiae (schwerverdaulichster Art) est — molle vel forbile imbecillissimae — Fere vero sequitur, ut quo valentior quaequo materia est, eo minus facile concoquitur — Man urtheile!

*) Omnia legumina quaeque ex frumentis panificia sunt, generis valentissimi esse.

begann, welcher ihn sehr beschäftigte, so wie alle nachgehende Schriftsteller der Materia medika unter den Alten. Dies war die Lehre von den Giften und ihren Gegengiften.

Wie hoch sich die Erfahrung des Mithridates in dieser Materie verstiegen haben mag, kann ich nicht genau bestimmen; aber ein großer Theil von dem, was die Alten von den Giften gesagt haben, scheint bloßes Hirngespinste gewesen zu seyn. Man kann auch gar nicht zweifeln, daß ihre Lehre von den Antidoten kindisch und nichtig gewesen, während zu gleicher Zeit der Mischmasch ihrer zusammengesetzten Arzneien an den Tag legt, daß sie schwerlich eine Auswahl der einzelnen Mittel zu treffen wußten. Selbst Celsus ist von dieser Tadelswürdigkeit nicht auszuschließen.

Diese Wendung des Studiums der Materia medika auf Gifte und Gegengifte hätte ich schon vorher vielleicht erwähnen, und einen Schriftsteller berühren sollen, welcher lange *) vor Celsus lebte, und von dessen Schriften wir noch Einiges haben. Es ist Nikander von Colophon, dessen Gedichte, Theriaka und Alexipharmaka betitelt, häufig herausgegeben und kommentirt worden sind, wiewohl man nicht einsieht, wodurch sie eine so große Achtung verdienten. Seine Geschicklichkeit in der Naturge-

In media materia — ex quadrupedibus leporem: aves omnes a minimis ad phoenicopterum.

Imbecillam materiam esse — oleas, cochleas itemque, conchylia.

Ex avibus — valentior, quae pedibus, quam quae volatu magis nititur.

Atque eae aves quoque, quae in aqua degunt, leviorem cibum praestant, quam quae natandi scientiam non habent.

Inter domesticos quadrupedes, levissima suilla est.
Omne etiam ferum animal domestico levius est.

*) Etwas über 200 Jahr vor Celsus. Anm. d. Ueb.

schichte scheint sehr gering und unrichtig*) gewesen zu seyn; er mischt viel fabelhaftes mit ein. Seine Gegengifte, in so fern wir sie kennen, oder von ihnen nach neuern Erfahrungen zu urtheilen vermögen, haben sehr wenig Grund, ein Umstand, welcher in Verbindung mit dem, daß sie allesamt in Eine Zusammensetzung angehäuft worden, uns sehr zu der Vermuthung berechtiget, daß Nikanders Kentniß der einzelnen Arzneimittel äußerst unvollkommen war.

Nach dem Celsus ist der nächste Schriftsteller in Rücksicht der Materia medika, welcher zu erwähnen wäre, Scribonius Largus, welcher ausdrücklich von der Zusammensetzung der Arzneien **) handelt. In Betreff seiner müssen wir genau dasselbe Urtheil fällen, als wir über den Celsus thaten. Bei ihm kommen dieselben ungewissen und zweifelhaften Namen vor, dasselbe Uebermaas äußerlicher Mittel, und bei den innerlichen dieselbe Ungenauigkeit in Unterscheidung der Krankheiten sowohl, als die nämliche Unvollständigkeit in Verzeichnung der Ursachen und Umstände, bei denen die Arzneyen passend sind.

Nächst allem dem finden wir auch bei ihm dieselbe Gift- und Gegengiftlehre, und dieselben monströsen Zusammensetzungen ohne Auswahl, welche die Recepte der Aerzte von jeher ekelhaft gemacht haben.

Aus diesem Schriftsteller sehen wir, daß gleiche, unedle Selbstsucht, gewisse Arzneien geheim zu halten, auch in alten Zeiten eingerissen war, wie seitdem noch oft zur Schmach der Kunst geschehen ist, und wir lernen aus der Geschichte des Antonius Pachius, daß solche geheime Arzneien, wie noch der Fall ist, auf gleiche marktschreierische Art, schier als Universalarzneien ausposaunt wurden.

*) Er mischte sich in noch mehr Dinge, die er nicht verstand; so schrieb er auch vom Ackerbau, und in dieser Rücksicht sagt Cicero von ihm — homo ab agro remotissimus. —
Anm. d. Uebers.
**) Compositiones medicae, ex rec. et nor. Io. Rhodii. Patav. 1655, 4to.

der Materia medika.

Beim Scribonius kommen auch viel abergläubische Thorheiten als Arzneymittel vor, welche die philosophische Denkart damaliger Zeiten sehr herab setzen. Solche Dinge finden sich aber nicht nur bei ihm, sondern auch im Plinius, Galen und allen andern Schriftstellern älterer Zeiten.

Die üppige Zusammenhäufung in den Compositionen scheint um diese Zeit unter den Händen des ältern Andromachus ihre größte Höhe erreicht zu haben, und es ist ein deutlicher Beweis von den schwachen Fortschritten in der beurtheilenden Auswahl der Arzneimittel, daß noch heutiges Tages die Recepte des Andromachus sich in unsern Dispensatorien erhalten haben. Selbst das Londner Kollegium, welches in dem Dispensatorium von 1746 so viel Beurtheilung und kluge Auswahl bei Abschneidung der üppigen Auswüchse zusammengesetzter Formeln gezeigt hat, behielt noch Andromachs Theriak in alter Gestalt bei. Dies mochte wohl der Einsicht einiger Glieder zuwider laufen, während viele Andre durch diese Aufnahme zeigten, wie sehr sie sich noch von der Macht der Gewohnheit beherrschen ließen.

Nach den Tagen des Andromachus gelangen wir zu dem merkwürdigen Zeitpunkte in der Geschichte der Arzneimittellehre, die Zeit des so sehr geschätzten Dioskorides. Dieser Schriftsteller, welcher vermuthlich zur Zeit des Kaisers Vespasian lebte, ist unter denen, welche über diesen Gegenstand ausdrücklich schrieben, der Aelteste. Ihn empfiehlt Galen als einen der besten und vollständigsten Schriftsteller über die Materia medika; er ist merkwürdig, weil man ihn von jeher als den vorzüglichsten classischen Schriftsteller in diesem Fache betrachtet hat. Daher ist er seitdem fast von jedem Schriftsteller ausgeschrieben und wiederholet worden; daß man dies aber wegen des ächten Werthes seiner Schriften gethan habe, ist kaum begreiflich.

Dioskorides hat uns ein langes Verzeichniß von Arzneien gegeben *): und etwas von seiner Meinung über

*) Pedac. Dioscoridis de medica materia lib. VI. per I. A. Saracenum gr. et lat. Frf. 1598. fol.

jede angehängt. Da aber seine Beschreibungen sehr unvollkommen sind, und die Benennungen sich seit dem ungemein verändert haben, so stehen wir oft in Zweifel, was das für Dinge sind, wovon er redet, und können nicht immer beurtheilen, in wie weit die ihnen beigelegten Kräfte Grund haben. Doch kann in verschiednen Rücksichten sein Urtheil überhaupt verdächtig gehalten werden. Wenn wir finden, wie er so oft den Mitteln die Kraft, dem Gifte der Schlangen und anderer Thiere zu widerstehen, ja selbst den Biß der tollen Hunde zu heilen, beilegt; wenn er uns viele Arzneien nennt, welche den Stein in der Blase auflösen, die Milz verzehren, den Geschlechtstrieb bei Mannspersonen mäßigen, die Empfängniß bei Frauenzimmern verhindern, die Geburt befördern, den Mutterkuchen und die todte Frucht austreiben, und den Kindern schwarze Augen machen sollen, so giebt die Beilegung dieser und andrer unwahrscheinlichen Tugenden mir einen geringen Begrif von des Dioskorides Urtheilskraft, oder, wenn man will, von der Denkart der Aerzte seiner Zeit in dieser Wissenschaft. Linné scheint in seiner Aufzählung von Schriftstellern bei den Büchern des Dioskorides, da er das Wort experta beisetzt, diese Schriften als Früchte der Erfahrung anzusehen; ich kann aber nicht glauben, daß Dioskorides die Erfahrung zu Rathe gezogen, wenn er so vielen Mitteln die Kraft, den Urin zu treiben, und die Monatreinigung zu erregen beilegt. Solche Kräfte können wirklich in vielen Arzneien vorhanden seyn, man kann aber sicher behaupten, daß sie nicht bei einem von hunderten, denen Dioskorides sie beyliegt, anzutreffen sind.

An vielen Stellen seiner Schriften, wo er von Substanzen handelt, welche uns offenbar bekannt sind, wird seine Geschicklichkeit, ihre Kräfte anzugeben, sehr zweifelhaft, mir aber scheint er sich nicht nur geirrt zu haben, sondern zuweilen auch demjenigen zu widersprechen, was er an einem andern Orte gesagt. In vielen Fällen ist er bei Angebung der Umstände in den Krankheiten, bei denen die Arzneien angewendet werden sollen, nachläßig und ungenau, und drückt sie nur im Allgemeinen aus, daß sie in Fehlern der Nieren, der Lunge, der Mutter u. s. w. gut seyn sollen. Solche Aussprüche sind aber durchaus unnütz, und können oft misleiten und schädlich werden.

Diesen Betrachtungen zufolge kann ich mich nicht an die abergläubische Verehrung anschliessen, welche man dem Dioskorides so allgemein gezollet hat; ich muß vielmehr glauben, daß sie auf das Studium der Materia medika in neuern Zeiten eher einen unglücklichen Einfluß gehabt hat. Es ist gewiß schade, daß man sich mehr Mühe gegeben, die von ihm genannten Arzneien, über welche wir zweifelhaft sind, zu bestimmen, als man Fleis angewendet hat, die Tugenden derjenigen Substanzen auszumitteln, mit denen wir bekannt sind.

Fast zu gleicher Zeit mit dem Dioskorides, oder bald hernach lebte der ältere Plinius*), ein anderer fruchtbarer Schriftsteller der Materia medika. Dieser wahrlich gelehrte Mann war gleichwohl, so wie in vielen andern Dingen, so besonders in Betref der Arzneimittel, ein blosser, und oft ein unbedachtsamer Sammler. Er hatte den Dioskorides, oder die Verfasser, aus denen Dioskorides selbst borgte, häufig wiederholt; wiewohl er, da er schwerlich je eine Krankheit behandelte, vielleicht weniger geschickt, als Dioskorides, war, eine Sammlung dieser Art zu machen. Was seine Schriften in Rücksicht der Materia medika betrift, so brauchen wir blos zu sagen, daß jede Schwierigkeit, und die Fehler aller Art, welche in des Dioskorides Buche vorkommen, sich auch beim Plinius finden.

Doch muß man zur Rechtfertigung des letztern gestehen, daß er mehr Urtheilskraft, als seine Zeitgenossen bei Verachtung der übertriebenen Zusammensetzungen bewies, auf welche man sich damals so viel zu Gute that. Nachdem er die Zahlen der Ingredienzen, welche zum Mithri-

---

*) Caj. Plinii Secundi Histor. natur. lib. 37. Tom. I. II. cura Franzii. Lips. 8vo. 1778. Das 20ste bis 32ste Buch gehört hieher. Inm. d. Ueb.

dar kommen, erwähnt; und einen kleinen Theil derselben angeführt hat, setzt er hinzu: „Welcher Gott lehrte ein so treuloses Gemisch? menschliche Feinheit konnte dahin nicht reichen. Wie sichtlich ist hier nicht prahlerische und abentheuerliche Bielwisserei!" *)

Bald nach Plinius erschien der gepriesene Galen, **) von dessen ausgebreiteter Kentniß und Gelehrsamkeit, und von dessen großer Erfahrung in der ausübenden Arzneikunde insbesondere, wir eine große Verbesserung der Arzneimittellehre erwartet hätten; aber unsere Hofnung ist betrogen, wir finden nichts in seinen Schriften, was die Grobheit wieder gut machte, mit welcher er seinen Vorfahren begegnet, oder der Eitelkeit das Wort redete, welche er für seine eignen Arbeiten zeigt.

In Betref der Materia medika versuchte er ein sehr neues System. Er behauptete, daß die Eigenschaft und Kraft der Arzneien vorzüglich auf ihrer allgemeinen Beschaffenheit beruhete, wenn sie hitzig und kalt, feucht und trocken wären. Er merkt an, daß die Schriftsteller vor ihm dieselbe Behauptung gehegt, daß aber ihre Lehren nicht mit Nutzen angewendet werden könnten, weil sie nicht die verschiedenen Mischungen dieser Eigenschaften und noch weniger die verschiedenen Grade beobachtet hätten, in welchen sich die Eigenschaft bei jeder besondern Substanz befände. Alles dies suchte Galen zu ergänzen, und nahm zu diesem Behufe an, daß jede Eigenschaft in vier verschiedenen Graden zugegen wäre, und ihre Kräfte sich nach Verhältniß derselben verhielten. Wenn er von einzelnen Mitteln handelt, so besteht es hauptsächlich darin, daß er uns erzählt, welches ihre allgemeinen Eigenschaften, und die verschiedenen Grade jeder derselben wären. Seine Bestimmung derselben ist nicht genau aus dem Geschmacke und Geruche her-

*) Quo deorum perfidiam istam monstrante? Hominum enim subtilitas tanta esse non potuit. Ostentatio artis et portentosa scientiae venditatio manifesta est.

*) Claudii Galeni opera omnia, cum Gemusaei Vol. 5. Basil. graeco. 1538. Fol.

genommen, welche jede Substanz darbietet, oder von irgend einem andern Maaßstabe, den man damals anlegen konnte; selbst die allgemeinen Eigenschaften, und noch mehr ihre verschiednen Grade sind ihnen hypothetisch und ganz aufs Gerathewohl zugeschrieben. Wenn auch die ganze Lehre einen bessern Grund hätte, so brauche ich doch nicht zu sagen, daß sie nicht bei Bestimmung der Arzneitugenden anwendbar seyn würde; Galen selbst bemerkt, daß gewisse Kräfte nicht von den allgemeinen Eigenschaften abhängen, sondern auf einem Etwas beruheten, welches sich nicht leicht aus der Natur der Substanz bestimmen ließe.

So falsch und unanwendbar aber auch diese Lehre überhaupt war, so nahmen sie doch alle Aerzte Griechenlands, welche nach Galen lebten, an, und folgten ihr unbedingt; so auch alle Aerzte in Asien, Afrika und Europa, wenigstens 1500 Jahre nach seiner Zeit.

Um den Zustand der Materia medika zu Galens Zeiten ferner zu beurtheilen, müssen wir bemerken, daß wenn er von einzelnen Substanzen handelt, er uns, außer den allgemeinen Eigenschaften jeder derselben, noch gewisse besondere Tugenden zuweilen angiebt, welche nicht von den allgemeinen Eigenschaften scheinen hergeleitet werden zu können; aber auch hier ist er nicht richtiger, oder, wenn ich mich so ausdrücken darf, klüger als Dioskorides. Er schreibt mancherlei Substanzen die Kraft, dem Gifte der Schlangen, ja selbst dem der tollen Hunde zu widerstehen, den Stein in der Blase aufzulösen, die Milz zu verzehren, die Nachgeburt und die todte Frucht auszutreiben, und andre gleich unwahrscheinliche Tugenden zu.

Mit Recht tadelt er am Dioskorides, daß er einer und derselben Substanz allzuviele Kräfte beimesse, ist aber selbst nicht überall von demselben Fehler frei. Man sollte erwarten, er würde sich oft auf seine eigne Erfahrung berufen; und zuweilen, wiewohl selten, thut er es. Er hat Stellen, wo uns die Genauigkeit seiner Beurtheilung eben nicht Bewunderung einflößt.

Wenn er dem **Dioskorides** die Tugenden des Damasoniums nachschreibt, so setzt er hinzu: „Doch haben wir es nicht versucht, haben uns aber durch gewisse Erfahrung überzeugt, daß, wenn man dem Kranken das damit abgekochte Wasser zu trinken giebt, es die Nierensteine zermalme. *)" Bei dem jüdischen Steine hat er folgenden merkwürdigen Fall aus seiner Erfahrung: „Bei Fällen des Blasensteins, wo wir ihn gebraucht, hilft er nichts; ist aber hülfreich bei denen in den Nieren. **)" Man könnte noch andere Beispiele von **Galens** falscher Erfahrung anführen, es wird aber hinreichend seyn zu bemerken, daß sie nicht stärker bewiesen werden kann, als wenn jemand Dingen, welche in Rücksicht des menschlichen Körpers völlig kraftlos sind, Wirkungen zuschreibt. Von dieser Gattung sind die mancherlei abergläubischen Mittel, die sympathetischen Kuren, und die Menge Amulete, welche als Hülfsmittel sind gebraucht worden. Galen giebt uns ein merkwürdiges Beispiel bei der Päonie. Wahrscheinlich ist er der Urheber des schmerzstillenden Anhängsels, welches so lange Zeit unter dem großen und kleinen Pöbel in England berühmt war. Hätte er seine Meinung von der Päonie aus dem Zeugniß Andrer oder auch nur aus der Theorie entlehnt, welche er zu Gunsten ihrer möglichen Wirksamkeit verzeichnete, so würde ich bereit seyn, ihn zu entschuldigen, wenn er es aber für ein Stück seiner eignen Erfahrung angiebt, so muß ich entweder seine Wahrhaftigkeit oder seine Urtheilskraft verdächtig halten. Er berichtet uns folgendes ***): „Deshalb

*) Sed nos ea quidem experti non sumus: quod autem constituros in renibus calculos, aqua in qua decocta fuerat pota comminuat, id certe experti sumus.

**) Ad vesicae lapides — in quibus nos experti sumus, proficit nihil, quod ad lapides vesicae pertinet; verum ad eos, qui in renibus haerent, efficax est.

***) Ea propter haud desperaverim, eam (quod merito creditum est), ex collo pueris suspensam comitialem morbum sanare. Equidem vidi puellam quandoque octo totis mensibus morbo comitiali liberam, ex quo baec radicem gestavit; ac postea forte fortuna quom, quod a collo suspensam erat, decidisset, protinus denuo convulsione correptum; rur-

der Materia medika.

getraue ich mir, wie man auch mit Recht geglaubt hat, damit die Fallsucht zu heilen, wenn man sie den Knaben um den Hals hänget. Ich sahe einmal einen jungen Menschen, der acht ganzer Monate lang, so lange er diese Wurzel getragen, von der Fallsucht frei blieb, aber auch, wie er jählling von neuem von Krämpfen ergriffen ward, als er von ungefähr die am Halse gehangene Wurzel verlor, und wie er wiederum davon frei geblieben, als man eine andre statt ihrer ihm angehangen. Hierauf hielt ich für gut, sie ihm wieder abzunehmen, um mich desto gewisser von der Wahrheit zu versichern. Als dieses geschehen war, und der Knabe wieder in das Uebel verfallen war, ließ ich ihm wieder ein großes Stück frischer Wurzel umhängen, worauf der Knabe völlig genas, und keine Krämpfe weiter erlitt." Er setzt seine Erklärung über diesen Erfolg hinzu, welche ich gar nicht in Betrachtung zu ziehen brauche, da sie auf jeden Fall schwerlich der Geschichte Genüge thut, welche er in demselben Paragraph erzählt, nach welcher einige um den Hals einer Viper gebundene Fäden, wodurch sie erstickt ward, nachgehends um den Hals eines Kranken gebunden, alle Arten von Geschwülsten heilten, welche sich an demselben zeigten.

Außer seinem Traktate über einfache Arzneien hat uns Galen noch mit zwei andern Werken beschenkt, welche einiges Licht über den Zustand der Materia medika unter seinen Händen werfen können. Eins dieser Bücher ist seine „Abhandlung über die Zusammensetzung der Arzneien nach den verschiedenen Theilen des Körpers eingerichtet (secundum locos)". In diesem haben wir eine starke Samlung zusammengesetzter Mittel; und hier scheint mir die Weitschweifigkeit der Samlung, welche aus der großen

forque fufpenfo in locum illius alio, inculpate poftea. egiſſe. Porro, viſum eſt mihi ſatius eſſe, ruſſum id collo detrahere, certioris experientiae gratia. Id quum feciſſem, ac puer iterum eſſet convulſus, magna recentis radicis parte ex colleus fufpendimus; ac deinceps prorſus ſanus effectus eſt puer, nec poſtea convulſus eſt.

Zahl von Formeln für eine und dieselbe Krankheit hervorleuchtet, und die grose Menge der Ingredienzen in den meisten Zusammensetzungen hinreichend darzuthun, wie sehr es ihm an richtiger Beurtheilung der Natur der Arzneien fehle. Dieser Mangel an Unterscheidungskraft zeigt sich stark genug bei Galen selbst, denn wenn er uns gleich nicht ohne sein eignes Urtheil läßt, so hat doch gewiß seine eigne Beobachtung oder Erfahrung sein Urtheil nicht im mindesten zur Reife gebracht, da das erwähnte Werk fast nichts anders als eine Compilation aus dem Andromachus, Asklepiades, Pharmacion, Archigenes und einer Menge anderer Schriftsteller ist, welche vor ihm gelebt.

So hätten wir denn genug von der Arzneimittelkunde des Galen gesagt, und vielleicht mehr, als sie verdiente. Da jedoch sein System so lange nach seiner Zeit blindlings befolget ward, so hielt ich es für gut, zu zeigen, von welcher Art der Zustand der Materia medika bis in die Mitte des siebzehnten Jahrhunderts gewesen, und da in den neuern Schriften noch immer viele Ueberbleibsel aus dem Galen sich finden, so trug ich Verlangen zu zeigen, auf welchen schlechten Füßen die Compilation vieler solcher Schriften stehe, ganz vorzüglich aber um zu verstehen zu geben, wie sehr die Verehrung des Alterthums den Fortgang der Wissenschaften *) in neuern Zeiten zurückgehalten hat.

Nach dem Galen ward keine Aenderung in dem Systeme der Materia medika von den griechischen Aerzten vorgenommen, und obgleich in Aetius, Oribasius und einigen Andern **) sich große Samlungen dieser Art finden, so sind sie doch nichts mehr als Compilationen, voll dersel-

*) Cullen wird hier vermuthlich bei der Arzneimittellehre stehen bleiben wollen, denn die Alten behalten ihren Werth in der Kenntniß der Krankheitslehre, der Semiotik und unstreitig auch in der Wundarznei, in so fern sie ohne Arzneien wirkt. Es werden Hippokrates, Aretäus, Celsus und Paulus immer schätzbare Männer bleiben. Anm. d. Ueb.

**) Paulus von Aegina, Alexander von Tralles, Nikolaus Myrepsus, Johannes Zacharia, u. s. w.
Anm. d. Ueb.

den Unvollkommenheiten, welche in Galens Schriften selbst so auffallen.

Als die Arzneiwissenschaft unter den Griechen sehr in Verfall gerathen war, gerieth sie unter die Saracenen, welche wir gemeiniglich mit dem Namen der Araber bezeichnen, und diese waren einige Zeit hindurch fast die einzigen Männer in Asia und Afrika, welche Wissenschaften trieben. Unter ihnen wurden in einem vorher noch nicht untersuchten Erdstriche verschiedene, vermuthlich aus der natürlichen Arzneikunde des Volks entlehnte, Mittel zu dem Arzneiverzeichniß der Griechen hinzugefügt, vermuthlich mit einigen Verbesserungen, da die Araber an die Stelle der gewaltsamern und heftigern Purgirmittel der Griechen, verschiedene milderer *) Art setzten. Doch, deucht mich, entdeckten sie in keinem Falle Arzneien von besonderer Kraft, und da sie fast ihre ganze Arzneiwissenschaft von den Griechen entlehnt hatten, so machten sie sich fast in jedem Theile derselben Galens System völlig eigen. Insbesondere sieht man nicht, daß sie einige Verbesserungen gemacht haben, weder in dem allgemeinen Pläne der Materia medika, noch in der genauern Bestimmung der Tugenden einzelner Arzneimittel.

Doch legten sie in einem Falle den Grund zu einer sehr ansehnlichen Veränderung, welche nachgehends sich in vollem Maaße über unsern Gegenstand verbreitete, denn sicherlich wurden unter ihnen zuerst Substanzen zum Behufe der Arzneikunde bearbeitet und durch eigne chemische Operationen zubereitet.

In derselben Gestalt, als die Arzneikunde unter den Arabern war, lebte sie, nach einem langen Zwischenraume von finsterer Unwissenheit, in den europäischen Abendländern in Schulen wieder auf, welche dort von Arabern, oder ihren Schülern aufgerichtet wurden. Sie lebte wieder auf, jedoch unter Leuten, welche nicht nur in Rücksicht der Wissenschaften in die niedrigste Classe gehörten, sondern auch ohne Trieb und Thätigkeit wären, sie zu treiben, von welchen also nichts Neues erwartet werden konnte. So nach

*) Die Manna, die Rhabarber u. s. w.   Anm. d. Ueb.

zeigte sich nichts Neues unter den Aerzten Europas, so lange sie sklavische Nachbeter der Araber blieben.

Als endlich gegen die Mitte des funfzehnten Jahrhunderts Constantinopel von den Türken eingenommen ward, sahen sich viele gelehrte Griechen genöthigt, nach Italien zu flüchten, ein Ereigniß, welches in Gesellschaft einiger andern Umstände das Studium dieser Sprache erweckte, und mit ihm die Literatur der Griechen in den westlichen Theilen Europens empor brachte.

So wie nun die Aerzte mit den Schriften der alten Griechen bekannt wurden, so merkten sie gar bald, daß dieses die Hauptquellen wären, aus welchen die Araber ihre Kenntniß geschöpft hatten, und legten sich, mit gutem Fuge, auf das Studium der Originalschriftsteller selbst. Hier bemerkten sie, daß die Araber in einigen Stücken von den Griechen abgegangen, und fiengen an, die Araber zu meistern, und die Fehler zu verbessern, welche damals im Schwange giengen, und von diesen hergerührt hatten. Dies brachte einige Streitigkeiten zwischen denen, welche den Griechen folgten, und denen in Gang, welche noch hartnäckig an ihren arabischen Lehrern hiengen, Streitigkeiten, welche noch einen Theil des sechzehnten Jahrhunderts hindurch fortdauerten. Doch behielt nach und nach die griechische Parthei die Oberhand, und die Araber sanken in allgemeine Verachtung, so daß es zu verwundern ist, wie noch so tief in der Mitte des siebenzehnten Jahrhunderts der jenaische Professor Rolfinck über den Araber Rhazes Vorlesungen halten, und Plempius zu Leyden ein Werk des Avicenna mit einem Commentar herausgeben konnte.

Bei dieser Gelegenheit konnte ich nicht umhin, diesen Theil der Arzneigeschichte zu berühren, so wenig er auch Beziehung auf unsern Gegenstand hatte, welcher den erwähnten Zeitraum hindurch sehr geringe Fortschritte unter Leuten that, welche fast geschworne Anhänger der Alten waren. Sie mochten nun den Griechen oder den Arabern folgen, so war es doch hauptsächlich und fast einzig Galens System, an welchem beide Partheien hiengen, und die Materia medica blieb, einige Zusätze der Araber abgerechnet, genau dieselbe, wie sie Galen selbst niedergeschrieben hatte. Ueberall ward sie durch die Haupteigenschaften und ihre verschiedenen Grade erklärt, ohne auf irgend etwas Bezug zu nehmen, was die Erfahrung gelehret.

So hat dann das System des Galen fast einzig in den Schulen der Arzneikunde, von seiner Zeit im zweiten Jahrhunderte der christlichen Zeitrechnung an, bis tief in das sechzehnte hinein sich erhalten. Es geschiehet, wie bekannt, zu allen Zeiten, daß der größte Theil der Leute, welche sich auf Wissenschaften legen, die von ihren Meistern überlieferten Lehren ununtersucht annehmen und ihnen, wenn sie sie einmal eingesogen, mit einem Grade von Eingenommenheit anhängen, welche sich jedem Versuche von Neuerung und Verbesserung in den Weg stellet. Die Lage der Arzneiwissenschaft bei den Anhängern des Galen zu Anfange des sechzehnten Jahrhunderts war von der Beschaffenheit, daß gewaltsame Erschütterungen dazu gehörten, die galenischen Nachbeter aus dem Schlafe zu wecken und sie zu bekehren. Ob nun gleich die sich ereignende Reformation nicht mit der gewünschten Behutsamkeit eingeleitet ward, so war es doch ein Glück für die Wissenschaft, daß zu dieser Zeit eine solche Revolution statt fand.

Es ist schon angemerkt worden, daß die Chemie zuerst unter den Arabern erschien, und es ist wahrscheinlich, daß einige ihrer ersten Arbeiten auf metallische Substanzen giengen. Daher finden wir eine Quecksilberbereitung beim Rhazes angeführt, und es ist sehr gewiß, daß gleich in den nachfolgenden Jahren die Chemisten sich mit Bearbeitung des Spiesglanzes beschäftigten, da der Triumphwagen des Spiesglanzes, welcher unter dem Namen des Basilius Valentinus*) herauskam, und zu Ende des funfzehnten,

---

*) Vom Rhazes bis auf den Basilius ist doch ein ziemlicher Sprung — eine Lücke, die mit Recht Arnold von Villeneuve, Roger Baco, Raymund Lulle, und Jo. Isaak der Holländer ausfüllen kann, welche schon manche metallische Arznei hatten. Anm. d. Uebers.

oder im Anfange des sechzehnten Jahrhunderts geschrieben seyn soll, eine grose Menge dieser Bereitungen anführt. Obgleich der Vorgang dieser Beschäftigung nicht genau verzeichnet werden kann, so hat man doch guten Grund zu glauben, daß die Scheidekünstler sehr frühzeitig ihre Kunst auf Zubereitung der Arzneimittel anwendeten, und dem fanatischen unter ihnen so allgemein herrschenden Geiste gemäß, die Idee faßten, eine Universalarznei zu bereiten, welche das Leben tausend Jahre hindurch verlängern sollte.

Wie weit sie in diesen träumerischen Planen gekommen, braucht hier nicht erzählt zu werden, gewiß aber ist es, daß viele derselben empirische Praktiker wurden, und wahrscheinlich, daß die von ihnen angewendeten Arzneien heftig waren, und folglich von den schüchternen und trägen Schulärzten dieser Zeiten vermieden wurden. Einer der letztern, Gordon, der Verfasser der medicinischen Lilie, giebt uns Nachricht, was man damals von den chemischen Arzneien gehalten. „So nützlich, spricht er, die chemische Kurart bei vielen ist, so traurig ist sie bei andern, weil Unzählige auf diese Weise umgekommen sind" *).

So standen die Sachen zu Anfange des sechzehnten Jahrhunderts, als der berüchtigte Paracelsus erschien. Er hat dem Ansehn nach in keiner damals eingerichteten Schule studirt, entschloß sich jedoch des Vaters Gewerbe zu folgen, der Arzneikunst; er scheint umhergezogen zu seyn, um Arzneien unter aller Art von Volk, vorzüglich den chemischen Praktikern jener Zeit, aufzusuchen. Von diesen erlernte er den Gebrauch des Quecksilbers und Spiesglanzes und von einigen kühnen Empirikern den Gebrauch des Mohnsafts, wenigstens in freierm Gebrauche, als damals gewöhnlich war. Durch Anwendung dieser Mittel war er im Stande viele Krankheiten zu heilen, welche den unkräftigen Arzneien der Galenisten getrotzt hat-

*) Quia modus chemicus in multis utilis est, sed in aliis est tristabilis, quod in eius via infinitissimi perierunt.

der Materia medika.

ten, und da er von kecker und prahlerischer Gemüthsart war, und die Vorliebe der Menschen für empirische Kurart mit ins Spiel trat, so erhielt er bald einen grosen Nahmen.

Wie weit glücklicher er, als alle vorherige chemischen Praktiker, in Erwerbung eines allgemeinen Ansehns was, siehe man daraus, daß er zu einem Lehrsizze auf die Universität zu Basel berufen ward. Hier sahe er sich genöthigt, Systematiker zu werden; er bediente sich der Theorie, welche er von seinen Vorwesern in der Chemie bekommen konnte, und suchte auf diesen Grund ein System der Arzneikunde zu bauen, welches er mit den ausschweifendsten und träumerischsten Säzzen aufstuzte und in ein neues, sinnloses Kauderwelsch von seiner eignen Erfindung einhüllte. Seine Vorlesungen dienten ihm hauptsächlich seine chemischen Mittel anzupreisen, und auf die gröbste Weise gegen die bestehenden Schulen der Arzneikunst loszuziehn. Doch blieb er nicht lange auf diesen Posten, denn sein ungestümes Wesen brachte ihn in Verwickelungen, welche ihn bald nöthigten, die Universität und Statt Basel zu verlassen.

Seine nachgehende Geschichte ist bekannt genug, und ich brauche blos zu sagen, daß er Gelegenheit zur Bildung einer Arzneisekte gab, welche sich den eingeführten Schulen entgegenstellte, die ganz aus Nachfolgern des Galen bestanden. Die Chemisten brauchten eine Art Mittel, welchen sich die Galenisten mit groser Heftigkeit widersezten und, ein ganzes Jahrhundert hernach, blieben die europäischen Aerzte in zwei Sekten vertheilt, in Chemisten und Galenisten. Die Chemisten waren Leute von wenig Gelehrsamkeit und schlechter Aufführung und brachten theoretischen Unsinn und Mischmasch vor. Gegen alles dies hielt sie jedoch die Wirksamkeit ihrer Mittel aufrecht und brachte ihr Ansehn bei dem Volke immer mehr und mehr empor. Ihre Eingriffe in das Brodgewerbe fühlten die Galenisten, und brachten sie zu heftiger Gegenwehr, mit allem Feuereifer unterstüzt, welcher lang bestandenen Schulen eigen ist; in deren ganzen Besiz sich die Galenisten noch immer

erhielten. Hier handelten die Galeniker unklug, da sie
ihre Widersacher auf ihrer starken und nicht auf ihrer schwachen Seite angriffen. Mit ungezähmter Heftigkeit bestürmten sie alle die kräftigen und wirksamen Heilmittel, die das
Ansehn der Chemisten unterstützten. Dies geschahe besonders in Frankreich, wo die Galenisten den Arm der Obrigkeit zu Hülfe riefen, und sich dessen zur Unterdrückung ihrer
Gegner bedienten.

Es war in Deutschland, wo die chemischen Praktiker
vorzüglich die Oberhand erhielten, und es gab schwerlich
einen fürstlichen Hof in dieser Gegend, welcher sich nicht
seinen Alchymisten und chymischen Arzt gehalten hätte.
Selbst die galenischen Praktiker entschlossen sich da bald,
Arzneien der Chemisten anzuwenden und Sennert, einer
der ansehnlichsten Galeniker in Deutschland, bemühte sich
die beiden streitigen Partheien mit einander auszusöhnen.

Linacre und Ray, die Wiederhersteller der Arzneikunde in England, waren eifrige Galenisten; da aber keine
regelmäsige Arzneischule hier eingerichtet war, so wendeten
diejenigen, welche sich der Arzneikunst widmeten, sich nach
den Schulen in Italien und Frankreich, wo sie allgemein
Galenisten wurden. Doch obgleich das londner Kollegium
einige Neigung zeigte, die chemischen Praktiker, in der
Person des Franz Antony, unterdrücken zu wollen, so
geschahe es gleichwohl mehr, unter dem Vorwande, die
Quaksalberei zu hindern, als sich der Chemie zu widersezzen.

Sehr früh im siebenzehnten Jahrhunderte ward Theodor Mayerne, welcher als ein chemischer Arzt viel
Widerspruch und Verfolgung von den Galenisten Frankreichs erlitten hatte, nach England berufen, und zum ersten
Leibarzte des Königs gemacht, welchem Arzte er mehr als
dreißig Jahr vorstand. Seine Theorie und seine Verordnungen glichen denen der Galeniker sehr, doch war er ein
groser Freund von chemischen Mitteln, vorzüglich vom
Spiesglanze, einer Arznei, über welche die beiden Sekten
besonders uneinig waren. Es scheint jedoch nicht, daß er

auf dieser Seite von den Aerzten in England Widerspruch gefunden hätte, vielmehr finden wir ihn als ein Mitglied des londner Kollegiums von grosem Ansehn. Wahrscheinlich hat sein grofes Ansehn *) allem Unterschiede zwischen galenischen und chemischen Aerzten in England auf einmal ein Ende gemacht; und als im Jahre 1666 die Fakultät zu Paris durch ein Artet den Gebrauch des Antimoniums wieder frei gab, so ward von da an kaum einiger Unterschied zwischen Galenisten und Chemisten irgend wo mehr angetroffen.

Diese Erzählung von den Fortschritten der chemischen Arzneikunde und dem zwischen den Chemisten und Galenisten obwaltenden Streite schien mir nothwendig, um die Verfassung der Materia medika in den neuern Zeiten darzulegen, und es verdient besondre Aufmerksamkeit, daß im Verlaufe des sechszehnten Jahrhunderts die Einführung des häufigern Gebrauchs chemischer Arzneien und die häufigere Anwendung der Chemie auf ihre Zubereitung eine grofe Veränderung in der Verfassung der Arzneimittellehre zuwege brachte **). Mineralische Arzneien, und einige derselben, welche den Alten ganz unbekannt gewesen, nahmen nun eine gröfere Stelle darin ein, als ehemals; und nicht nur metallische Körper, sondern auch sonst wenig bekannte Substanzen von salzhafter Natur wurden eingeführt. Die Galenisten hatten einigermasen destillirte Wasser und Extrakte in Gebrauch gezogen; nun aber unterwarfen die Chemiker noch weit mehr andre Substanzen solchen Bearbeitungen, und so bestand dann fast die ganze Materia medika derer, welche überhaupt chemische Arzneien annahmen, fast blos aus destillirten Wassern, wesentlichen Oelen, Quintessenzen und Extrakten. Viele dieser Bereitungen

*) Theod. Turquet de Mayerne, Apologia, qua videre est, inviolatis Hippocratis et Galeni legibus remedia chymice praeparata tuto usurpari posse. Rochelle, 1603. 8vo.
A. d. Uebers.

**) Valerius Cordus, Fernel und Oswald Croll trugen wohl anfänglich das meiste dazu bei.
A. d. Uebers.

waren freilich ungereimt, und ihre Anwendung geschahe ohne Wahl, doch kamen die ihnen beigelegten Tugenden in die Schriften von Arzneimitteln, und sind seitdem noch oft wieder nachgebetet worden. Diese angeblichen Kräfte sollen sich, der Behauptung nach, auf Erfahrung gründen; aber unter den vielen Betrügern in der Arzneimittellehre waren die Chemisten die gewöhnlichsten.

Während so die Chemie zur Ummodelung der Materia medika angewendet ward, gesellte sich zu ihr jede Art von Schwärmerei, die Lehre von astralischen Einflüssen, thierischer Magnetism, Vorspiegelungen von Alchemie, Panacee, und leben verlängernden Arzneien. Alle diese hatten Einfluß auf die Arzneimittellehre, doch ward keine allgemeiner angenommen, als die Lehre von Signaturen, welche ihren Einfluß noch ganz spät *) erhielt. Der Trank für die Gelbsucht (decoctum ad ictericos) des edinburger Dispensatoriums hatte keinen andern Grund als die Lehre von Signaturen, worauf sich die Kurkume und das große Schellkraut stützte.

Die Lehren der Chemie, mit so vielen Ungereimtheiten sie auch umgeben waren, schienen doch die beste Erklärung derjenigen Eigenschaft der Arzneien zu versprechen, von welcher ihre Tugenden abhingen, und sind deshalb seitdem immer mehr oder weniger zu diesem Behufe angewendet worden. Nach den schwankenden, sinnlosen Theorien und dem unverständlichen Wörterkrame, welchen die Chemisten bei ihrer anfänglichen Erscheinung einführten, zeigte sich das erste Aufkeimen des Systems durch die Lehre von Säure und Alkali, welche noch lange Zeit hernach großen Antheil an der Arzneilehre behielt, so daß dem Wahne des Arztes zufolge die Ursachen fast aller Krankheiten auf Rech-

*) Und doch ist es merkwürdig, daß man schon sehr früh gegen sie zu Felde zog. Zu Ende des 17ten Jahrhunderts fieng sie an ihr Haupt empor zu heben und schon 1632 schrieb gegen sie Joh. Forger sein Buch: artis signatae designata fallacia Nancei, 12. Gleichwohl erhielt sie sich noch tief in unser Jahrhundert.

A. d. Uebers.

nung der in dem menschlichen Körper überhand genommen Säure oder des Laugensalzes geschrieben wurden und die Mittel ihre Eintheilung bekamen, je nachdem sie das eine oder das andre Grundwesen enthielten. So finden wir, daß Tournefort *) den Saft fast jeder Pflanze versuchte, um in ihm Kenzeichen von Säure oder Alkali zu entdecken. Man fand aber gar bald, daß dies System zu einseitig wäre, als daß man es auf Alles erstrecken könne, und daß es nöthig sei, tiefer in die Bestandtheile der arzneilichen Substanzen einzubringen. Immer noch erwartete man dies von der Chemie, und deshalb stellte die Akademie der Wissenschaften einige ihrer Mitglieder an, eine chemische Aufschliesung (analysis) von fast jeder Substanz zu machen, welches, wie ich glaube, mit groser Genauigkeit ausgeführt ward. Man sahe jedoch gar bald ein, daß Substanzen sehr verschiedner und sogar entgegengesezter Beschaffenheit in der Arzneikunde bei der chemischen Zergliederung schier dieselben Produkte gaben, und man merkte daher, daß diese Zerlegungen wohl schwerlich die medicinischen Tugenden der so behandelten Substanzen ins Licht sezzen.

Um diese Zeit war es, wo gewisse Aerzte, in der Meinung von den Bestandtheilen der Arzneien theils nach den chemischen Aufschlüssen, theils nach ihren sinnlichen Eigenschaften urtheilen zu können, Systeme der Arzneimittellehre bildeten. Dieser Art war der Professor der Materia medika zu Leyden, **Hermann**, in seinem kleinen Buche, **Probierstein der Materia medika** (lapis materiae medicae lydius) **). Es wird jedoch jedem, wer dies Werk in die Hände nimmt, einleuchten, daß der Verfasser die Bestandtheile oft aufs Gerathewohl angegeben, und daß seine Abhandlung, weder deutlich, noch richtig, noch

*) Jo. Pitton Tournefort, traité de la matiere medicinale ou l'histoire et l'usage des medicamens et leur analyse chymique, ouvrage posthume, par Besnier, Par. 1717. 12. V. 2.

**) Chr. Ludw. Welsch Lapis materiae lydius — dispositum a Paulo Hermanno, edit. post obit. auct. Lips. 1703. 8vo.

anwendbar ist. Gleichwohl hat sie sich lange unter den Arzneimittellehren erhalten.

Fast zu allen Zeiten glaubte man, daß die Kräfte der Arzneien in so genauem Verhältnisse mit ihren sinnlichen Eigenschaften, dem Geschmakke und Geruche stünden, daß man aus ihnen die Kentniß der arzneilichen Kräfte derselben schöpfen könte. Dem zufolge haben die Schriftsteller über diesen Gegenstand diese sinnlichen Eigenschaften durchgängig angemerkt, und John Floyer *) hat nebst andern hierauf ein ganzes System zu bauen versucht, wiewohl mit geringem Erfolge, wie wir nachgehends zu zeigen Gelegenheit haben werden.

Wenn man alle die zu allen Zeiten ersonnenen Plane, die Tugenden der Arzneien auszuspühren, bedenkt, so wird man leicht zugeben, daß alle daher gezogene Schlüsse schwerlich zuverlässig sind, bis sie die Erfahrung bestätigt hat. Obgleich auch diese oft trüglich befunden werden sollte, so ist es doch sehr zu bedauern, daß unsre Schriftsteller sich so wenig Mühe genommen haben, den von ihnen den Arzneien zugeschriebnen Wirkungen dies bestätigende Zeugnis zu verschaffen. Zwar sind einige Versuche auf diesem Wege gemacht worden, und der Scharfsinn des Conrad Gesner, so wie seine Urtheilskraft würde, wenn er Muße gehabt hätte, diese Untersuchung zu verfolgen, mehr Nutzen gestiftet haben, als alle die Menge der vorhandenen Compilationen. Was die Nutzbarkeit der angeführten Erfahrungsresultate vermindert hat, wird an einem andern Orte gezeigt werden; doch wird es zu gleicher Zeit nicht undienlich seyn, zweier Versuche zu erwähnen, welche man in England gemacht hatte, die Erfahrung in Rüksicht der Materia medika zu Rathe zu ziehen.

Der erste geschahe durch John Ray **), welcher bei Ausarbeitung einer vollständigen Pflanzengeschichte, es

---

*) Φαρμακοβασανε, or the touch stone of medicines. Londini 8v. 1787. Vol. 2.

**) Jo. Raji historia plantarum Tom. I-III. Lond. 1686. 1704. fol.

(wie viele andere Botaniker die thörichte Meinung hatten) für seine Schuldigkeit hielt, die Kräfte der in der Arznei gebräuchlichen Pflanzen aufzuzählen. Hier entlehnte Ray das seinige hauptsächlich aus vorhergehenden Schriftstellern, besonders aus Johann Bauhin und Schröder; da er aber weislich einsahe, daß der wahre Grund die Erfahrung wäre, so nahm er viele seiner Freunde, welche sich mit der Ausübung der Arzneikunde beschäftigten, zu Hülfe, und lieferte uns von ihnen eine Menge Erfahrungen, welche nachgehends von Geoffroy und andern Schriftstellern ausgeschrieben worden sind. Doch ist der Werth von Rays Anführungen, es mochte nun entweder die Erfahrung getrügt haben, oder seine Freunde hatten zu rasche Schlüsse daraus gezogen, nicht so gros, als man hätte erwarten sollen.

Um dieselbe Zeit bemühete sich Boyle, die Aerzte zu dem Studium specifischer Arzneien aufzumuntern, solcher Mittel, deren Kräfte nur von der Erfahrung erlernet werden. Es wird unten Gelegenheit seyn, zu betrachten, unter welchen Umständen die Lehre von specifischen Mitteln zuläßig, auch wie sie schiklich zu handhaben sei, vorjezt ist es blos nöthig zu erinnern, welchen Einfluß sie auf den Zustand der Materia medika zu Ende des lezten Jahrhunderts gehabt habe. Boyle war seiner guten Denkungsart zufolge, sehr fleisig in Aufsuchung specifischer und erprobter Arzneien, und hat uns eine Sammlung von Mitteln *) hinterlassen, die er für dergleichen hielt. Doch da es ihm an gehöriger Beurtheilung der Natur und Beschaffenheit der Krankheiten fehlte, da er nicht hinlänglich gegen die Täuschung der Erfahrung auf seiner Hut war, sich auch wohl nicht gehörig vor falschen Nachrichten hütete, so hat seine Samlung wenig zur Erweiterung der Kentniß der Arznien beigetragen.

Da man nun bald hernach inne ward, daß die chemischen Zerlegungen durch Gewalt des Feuers nichts zur Ent-

---

*) Rob. Boyle medicinal experiments or collection of choice remedies, Vol. 2. 1692, 1693.

deckung der Bestandtheile der Substanzen beitrage, auf welchen ihre medicinischen Tugenden vorzüglich beruhen, kam man auf den sehr richtigen Gedanken, daß einfächere und weniger heftige Aufschliesungswege der Absicht besser entsprechen würden. Aerzte und Scheidekünstler also unternahmen es, viele Gewächssubstanzen theils durch Aufguß und Abkochen in Wasser, theils durch Ausziehung in geistigen Auflösungsmitteln zu bearbeiten, durch welche Operationen sie Extrakte erhielten; Arbeiten, welche noch jezt mit grosem Fleise fortgesezt werden. Sie sind in vielen Fällen nützlich gewesen, um zu bestimmen, ob die arzneilichen Kräfte besser durch wässrige Flüssigkeiten, oder durch geistige auszuziehen wären, ob ihre Wirksamkeit in einem flüchtigen, oder einem fixen Theile liege, und ob sie vorzüglich in den Theilen vorhanden wären, welche durch diese Operation sich ausziehen liessen, oder nur in der ganzen unzerlegten Substanz des Gewächses. Durch diese Bemühungen sind die Lehren der Materia medika oft verbessert worden, und wir sind dadurch oft belehrt worden, nicht nur, wie wir die verschiednen Grade derselben Eigenschaft in verschiednen Körpern unterscheiden sollen, sondern sie sind auch hauptsächlich zur Angabe der schicklichsten pharmaceutischen Bearbeitung der Arzneien nüzlich gewesen, und haben uns zuweilen auf eine Aehnlichkeit gebracht, nach welcher die Kräfte noch unversuchter Substanzen zu beurtheilen sind. In Rüksicht ihres Werthes bei Bestimmung der Kräfte der Arzneien, glaube ich, haben sie sehr wenig gethan; denn die arzneiliche Wirksamkeit mag nun entweder in einem flüchtigen oder fixen, in einem gummichten oder harzichten Theile gefunden werden, so wird man immer noch die Erfahrung, als die einzige Instanz, zu Hülfe nehmen müssen, um bestimmen zu können, welches diese Kraft eigentlich sei.

Wir gelangen nun in eine Zeit, wo eine Menge verschiedner Theorien einander drängeten, und in den Schulen der Arzneikunde die Oberhand hatten; sie hatten nach der Natur ihrer verschiednen Systeme verschiednen Einfluß, auf den Zustand der Materia medika. So führten die Stahlianer, nach Anleitung des allgemeinen Grundsatzes ihres überall geheimnisvollen Systems, die archäischen Hülfsmittel ein, und viele andere abergläubiger und unkräftiger Art, während sie zu gleicher Zeit, im Vertrauen auf ihre Körperseele (autocrateia) einige der kräftigsten Mittel verwarfen.

Auf der andern Seite brachten die mechanischen Aerzte die Korpuskularphilosophie in Gang, d. i. die Lehre von der gegenseitigen Wirkung der kleinen Körpertheile, mittelst ihrer Gestalt, Größe und Dichtigkeit auf einander, und bemühten sich auf diese Weise die Wirkung der Arzneien auf die flüssigen und festen Theile des menschlichen Körpers zu erklären, wodurch sie viele falsche Meinungen in Rüksicht ihrer arzneilichen Kräfte in Umlauf brachten. Die kartesianischen Aerzte, waren die ersten, welche diese Lehre einführten, Boerhaave aber, der sie annahm, trug vorzüglich dazu bei, daß sie sich über alle medicinische Schriftsteller verbreitete. So gar heutzutage ist sie noch nicht vergangen, denn ich bemerke, daß der unlängst verstorbne Schriftsteller Navier, und ein noch lebender, Fourcroy, die Wirkungsart des Quecksilbers noch immer durch seine specifische Schwere erklären.

Da es geschahe, daß von jeher seit der Einführung der chemischen Erklärungsart die Aerzte durchgängig die Ursache der Krankheiten, als vom Zustande der flüssigen Theile abhängend ansahen, so glaubten sie, daß die Wirkungsart der Arzneien hauptsächlich auf der Aenderung dieses Zustandes beruhe, und noch verbreitet sich diese Theorie tief in die Lehren der Materia medika. Ich halte dies für sehr unrecht, da der Zustand der bewegenden Kräfte, und die verschiednen Mittel, ihn zu verändern, bis jetzt noch so wenig untersucht worden ist. Hoffmann nahm in dieser Rüksicht seinen allgemeinen Grundsatz an, in folgenden Ausdrükken: „So würken dann auch alle sehr hülfreiche Arzneien nicht sowohl auf die flüssigen Theile, durch Verbesserung ihrer Mischung und ihrer Unreinigkeit, als viel mehr in die festen Theile, und in die Nerven durch Veränderung und Mäsigung ihrer Bewegung, und dennoch ist in der gewöhnlichen bis hieher eingeführten Krankheitslehre von allen diesen ein tiefes Stillschweigen *)". Demungeachtet bedient er sich selbst, wenn er von einzelnen Arzneien handelt, gröstentheils der Korpuskularphilosophie, oder einer sehr unbestimten Chemie, um die Wirkungsart der Arzneien auf die flüssigen Theile zu erklären.

Ein anderer Umstand, welcher noch immer auf die Schriften der Materia medika einen schädlichen Eindruk macht, ist der, daß man die Wirkung der Arzneien auf gewisse allgemeine Krankheitsanzeigen beziehet, wovon die meisten von mangelhafter Einsicht in die Physiologie und Pathologie entstanden, keine derselben aber hinreichend erklärend, oder wohl verstanden worden ist. Gröstentheils sind sie von allzu genereller und verwikkelter Art, und sollten wenigstens auf einfachere Wirkungsarten zurükgeführet werden, welches, wenn es mit Anschaulichkeit geschehen könte, sich nicht nur als eine der nützlichsten Methoden, die Materia medika vorzutragen, erweisen, sondern auch die Lehre von specifischen Mitteln völlig zerstören würde, welche ausserdem auf dem geheimnisvollsten und ungewissesten Grunde bleiben muß. Gegenwärtig sind viele der allgemeinen Indicationen, auf welche man die Kräfte der Arzneien beziehet, durchaus untergeschoben und falsch.

Nachdem ich so die vielen trüben Quellen angezeigt habe, aus denen die Meinungen in Betref der Kräfte der Arzneien abgeleitet worden sind, wird es klar seyn, daß die Schriften über die Materia medika, da sie fast durchaus Compilationen sind, von Irrthümern und Spielereien wimmeln.

*) Demum omnia quoque eximiae virtutis medicamenta, non tam in partes fluidas, earum crasin ac intemperiem corrigendo, quam potius in solidas, et nervosas, earundem motus alterando ac moderando, suam edunt operationem de quibus tamen omnibus, in vulgari usque eo recepta morberam doctrina, altum est silentium.

So bald ein Verfasser nicht nach seinem eignen Wissen, und seiner Erfahrung spricht, sondern uns blos sagt, daß eine Arznei nach der Behauptung vorgängiger Schriftsteller gewisse Wirkungen haben soll, oder daß sie zur Heilung gewisser Krankheiten empfohlen worden, so ist er ein bloser Compilator, und stehet auf sehr ungewissen Füsen. Es ist zwar niemand im Stande, jeden Artikel der Materia medika aus seiner eignen Erfahrung abzuhandeln, es muß ihm frei stehn, wenn es nöthig ist, Andrer Erfahrungen anzuführen; es muß aber mit groser Geschiflichkeit und beurtheilender Auswahl seiner Autoritäten geschehn. Dies geschahe jedoch selten, und die Vernachlässigung dieser Behutsamkeit hat unsere Bücher mit einer grosen Anzahl falscher Erfahrungen angefüllt.

Ungeachtet dessen, was ich jezt in Betref der in den Schriften über die Materia medika anzutreffenden Fehler berührt habe, muß man gestehn, daß in neuern Zeiten, vorzüglich in diesem Jahrhunderte, und noch neuerlich die Arzneimittellehre viel Verbesserung und Vervollkommung erhalten hat.

Der Fortgang der Philosophie hat viele abergläubische Thorheiten ausgestrichen, welche sich ehedem in die Arzneimittellehre gemischt hatten. Die Chemie hat uns viele neue Mittel gegeben, welche in alten Zeiten ganz unbekant waren, und, so wie sie selbst stieg, nicht nur ihre eignen Irrthümer verbessert, sondern uns auch gelehrt, viele unkräftige Mittel auszumärzen, die sonst einen Theil der Materia medika ausmachten. Sie hat uns eine grösere Genauigkeit bei Bereitung aller ihrer besondern Erzeugnisse und die Hintansezzung vieler solcher Operationen gelehrt, mit denen sie den Arzt getäuscht, und dem Apotheker viel unnüze Arbeit aufgelegt hatte. Insbesondere hat sie uns unterwiesen, wie wir die Arzneien mit gröserer Bestimtheit und Richtigkeit zusammensezzen *) sollen, und so in allen diesen Rüksichten die ganze pharmacevtische Bearbeitung

---

*) Auch die verfälschten erkennen, und die Bereitungen unversehrt aufbewahren. J. v. Uebers.

der Arzneien einfacher und genauer gemacht, als sie vorhin war.

Die Chemie hat also den Zustand der Materia medika um vieles verbessert und den Aerzten Unterscheidungskraft eingeflöst, die sonst so herrschenden üppigen Auswüchse von Compositionen zu verschneiden, welche noch jezt in den meisten Theilen Europens vieler Verbesserung bedürfen. Noch hat die Reformation in diesem Stücke nicht in einem hohen Grade statt gefunden, ausgenommen in den nördlichen Gegenden von Europa, in England, Schweden, Dännemark und Rußland. Sehen wir in die lezte Ausgabe des würtembergischen Dispensatoriums, welches in Deutschland in grosem Ansehen steht, oder in das vor einigen Jahren von Spielmann herausgegebene allgemeine Apothekerbuch,*) so werden wir inne werden, daß noch ein groser Schwall von zusammengesezten Mitteln in Deutschland herrsche, und wenn wir den Pariser Codex der Arzneien ansehen, so werden wir erstaunen über die Menge ungereimter Compositionen aus einer Menge unkräftiger Ingredienzen zusammengesezt, die noch immer in dem erleuchteten Königreich Frankreich Mode sind.

Nachdem ich nun beendiget, was mir über die allgemeine Geschichte der Materia medika zu sagen dienlich schien, so wird man (wie ich auch für gut halte, zu thun) einen besondern Bericht von den Hauptverfassern erwarten, welche diesen Gegenstand abgehandelt haben. Von den alten Schriftstellern scheint es nicht nöthig zu seyn, mehr zu sagen, als ich oben gethan, folglich wird das, was ich noch beizubringen habe, blos die Hauptbücher in neuern Zeiten betreffen.

*) Oder in Trillers, Pfingstens und Reuß's Dispensatorium; dagegen haben wir aber auch die besten ausländischen bei uns eingepflanzt, auch mangelt es uns nicht an guten eignen — das Kasseler, das Wirzburger, die Hamburgische Armenpharmakopöe, Scherfs Apothekerbuch für Landstädte u. s. w. mögen Proben seyn. Wir sind im Allgemeinen nicht so weit zurück, als sich der Verfasser einbildet.

Anm. d. Ueb.

Die Schriftsteller des sechzehnten Jahrhunderts, wie Tragus *), Tabernämontanus, **), verdienen, ob sie gleich seitdem oft citirt werden, nicht viel Aufmerksamkeit, da sie blos Sammler aus den Alten sind, alle ihre Unvollkommenheiten nachschreiben, und etwas von ihren eignen Irrthümern hinzusetzen. Bringen sie neue Thatsachen bei, so sind sie auf einen schwankenden Grund gebaut, und oft sichtbar unrichtig. Als eine Probe aus den Schriften des Tragus wollen wir folgende Stelle nehmen, welche ich mich schäme von dem einsichtsvollen Geofroy angeführt und wiederhole zu finden. Es betrift das Polytrichum, und folgendes sind Geofroys Worte: „Tragus versichert, daß es, wenn es allein, oder mit Mauerraute im Weine oder Meihe gekocht, einige Tage hindurch ordentlich getrunken werde, die Leberverhärtungen auflöse, die gelbe Sucht vertreibe, die fehlerhafte Lunge reinige, der Kurzäthmigkeit abhelfe, die harten Geschwülste der Milz erweiche, den Harn befördere, den Gries austreibe, und die unterdrückte Monatreinigung wiederherstelle" ***). Man hätte von der guten Einsicht Geofroys erwarten sollen, daß er diese Stelle, wie er vorher gethan, mit folgenden Worten beschlossen hätte: „Die Erfahrung hat gelehrt, daß dessen Kräfte weit gelinder und schwächer sind." ****)

*) Hieron. Bock Rew Kreutter Buch, vom Unterschepdt, Würkung und Namen der Kreutter, so in teutschen Landen wachsen, gebessirt. Strasburg, 1546. c. f. Fol.

**) Jak. Theodor Tabernämontanus Neu vollkommen Kräuterbuch, darinnen über 3000 Kräuter — deren Unterschied und Wirkung. Frankf. am Mayn, f. Th. I, 1588. Th. II, 1590. Th. III, 1592.

***) Tragus asserit, illud vel solum vel cum Ruta muraria, vino sat hydromelite decoctam er per aliquot dies ex ordine potam, obstructiones jecinoris solvere, morbum regium expellere, pulmonis vitia purgare, spirandi difficultati prodesse, duros lienis tumores emollire, urinam ciere, arenulas expellere, et mulierum menses suppressos promovere,

****) Eius virtutes longe remissiores et debiliores esse, usus et experientia demonstraverunt.

Der erste Schriftsteller des siebenzehnten Jahrhunderts, den ich für nöthig finde, zu erwähnen, ist Johann Schröder *), zwar nicht seines eigenen Verdienstes wegen, sondern weil er so lange Zeit her Ansehen in diesem Fache gehabt hat. Er ist von den neuesten Schriftstellern angeführet, und von Ray, Dale und Alston oft Wort für Wort ausgeschrieben worden; eine Ausgabe seines Buchs in deutscher Sprache erschien auch 1746. Alles dies mag hinlänglich zeigen, wie langsame Fortschritte ein gesundes Urtheil in dem Studium der Materia medika gemacht habe.

Im Jahre 1646**) gab Schröder seine medicinisch-chymische Pharmacopöe heraus, die er die galenisch-chymische hätte nennen sollen; da er die galenischen und chemischen Arzneien in einem Buche zusammengefaßt hatte, so empfahl er sein Werk beiden damals herrschenden Partheien. Er ist systematisch, und so vollständig, als die damalige Verfassung der Kunst erlaubte.

Nächst den Arbeiten des Hartmann, Quercetan, Libav und Angelus Sala ist seine Chemie richtiger, als sie in den Händen des Paracelsus und seiner unmittelbaren Nachfolger gewesen war. Indessen ist er in den chemischen Bereitungen ausschweifend bis zum höchsten Grade, zum Erweise, zu welcher unglaublichen Anzahl dieselben in dem Zeitraume von hundert Jahren angewachsen waren; er ist noch immer mit aller der Thorheit, Schwärmerei und ausschweifender Empfehlung angefüllt, welche unter den Schriftstellern dieser Sekte im Schwange gieng. Schröders galenische Lehren, so sehr sie nachgehends befolgt wurden, waren in keiner bessern Verfassung. Er war den Alten in allen ihren Fehlern auf dem Fuße nachgegangen, und wiederholt sie, ohne die mindeste Einschränkung, ja selbst ohne die geringste Verbesserung. Noch immer befindet er sich ganz im galenischen Systeme

*) Pharmacopoea medica chymica, f. thesaurus pharmacologicus, in quo composita — medios chymice deskribuntur. Ulm. 1641. 4to.
**) Zuerst, wie gesagt, 1641.

der Materia medika.

von den Haupteigenschaften und ihren verschiedenen Graden, und ist voll der Lehre von der ausschließend auf diesen oder jenen Theil gehenden (electivo) Wirksamkeit der Purgirmittel. Indem er so den Alten folgt, giebt er die Kräfte der Arzneien nach ihren Haupteigenschaften und angeblichen Tugenden an, ohne sie mit schicklichen Gründen zu unterstützen, sehr oft, möchte ich sagen, setzt er sie auf falsche.

Der nächst zu erwähnende Schriftsteller ist **Johann Bauhin**. Sein botanisches Verdienst braucht hier nicht erwähnt zu werden; ich darf hier blos von dem reden, was er in seiner Geschichte der Pflanzen *) über die Tugenden dieser Gewächse geschrieben, welche einen Theil der Materia medika ausmachen. In diesem Stücke war er gelehrt, und ein so fleißiger Samler, daß man ihn statt aller andern, welche ihm vorgegangen, lesen kann. Indessen hat er ohne die mindeste Auswahl seiner Gewährmänner zusammengetragen, und ohne die Irrthümer, welche zuvor in diesem Fache gewöhnlich waren, weder wegzulassen noch zu verbessern. Er verdiente gewiß nicht, daß ihm Ray und andere Schriftsteller nachfolgten, am wenigsten aber, daß man ihn jetzt lese.

Nicht lange nach **Johann Bauhins** Buche erschien **Simon Paulis** viertheiliges botanisches Werk (botanicum quadripartitum) **), welches von den nachgehenden Schriftstellern in so hohen Ehren gehalten ward, daß ich seiner hier gedenken muß. Als ich diesen Schriftsteller gelesen hatte, war ich nicht wenig verwundert, diese Schilderung zu finden, welche Ettmüller von ihm macht: „Simon Pauli, jener zierliche und doch vollständige Schrift-

---

*) Historia plantarum universalis, nova et absolutissima, cum consensu et dissensu circa eas, Auctore *Ioh. Bauhino* et *I. H. Cherlerio*, recognita et aucta a Dominico Chabraeo, juris publici facta a Franc. Lud. a Graffenried, Ebroduni Fol. Tom. I, 1650. Tom. II, III. 1651. c. f.

Anm. d. Ueb.

**) Quadripartitum botanicum, de simplicium medicamentorum facultatibus. libr. IV. Rostoch. 1639, 1640. 4to.

Anm. d. Ueb.

steller, welcher mit Nachdenken geschrieben;" *) und noch mehr erstaunte ich, zu finden, was Geofroy von ihm sagt: „Simon Pauli ein wahrhaftig gelehrter und aufrichtiger Mann." **) Wahr ist es, Pauli, welcher in der litterarischen Epoche Copenhagens lebte, besaß viele Gelehrsamkeit, sie war aber von nichtswürdiger Art, lieferte keine Verbesserung der Unvollkommenheiten und Irrthümer, welche in den Schriftstellern vorkommen, die er anführt, und zeigt keine Auswahl unter den Gewährmännern, deren er sich bedient. Oft führt er seine eigne Erfahrung und Beobachtung an; das Resultat derselben aber ist gemeiniglich so unwahrscheinlich, daß ich ihm wenig Glauben beimessen kann, kaum in einem von zwanzig Fällen, in welchen Geofroy Gefallen getragen hat, ihn zu citiren. Seine Erzählungen bringt er oft mit einer solchen kindischen Geschwätzigkeit vor, daß es unmöglich ist, ihn für einen Mann von gutem Verstande anzusehen, und aus vieler Erfahrung habe ich nun den Satz abgezogen, daß von Leuten von schwacher Urtheilskraft angeführte Thatsachen und angebliche Erfahrungen nicht zuverläßig sind.

Bald nach Simon Pauli erschien George Wolfgang Wedel, welcher in einem Werke unter dem Titel: Amoenitates materiae medicae ***) versucht hat, den Gegenstand auf Grundsätze zurückzuführen; aber sowohl seine Physiologie als Pathologie sind so unvollkommen, daß ich nicht finden kann, wo er irgend einiges Licht in diese Materie gebracht habe. Er bringt immer noch auf die Lehre von den Signaturen, und glaubt noch treuherzig an die Kraft der Amulete. In Rücksicht dessen, was er weiter über die Tugenden einzelner Substanzen sagt, scheint er sich völlig von seinen Vorgängern gängeln zu lassen.

*) Simon Pauli, qui est elegans et simul tamen copiosus auctor, atque cum judicio scripsit.
**) Simon Pauli, vir sane doctus et ingenuus.
***) Ienae, 1684. 4. Eben so seine De medicamentorum facultatibus cognoscendis et applicandis libri 2. Ien. 1675. 4. Alles war höchst seicht, was aus der Feder dieses Vielschreibers floß. Anm. d. Ueb.

Schwerlich ist **Emanuel König** *) einer Anführung werth, welcher gegen das Ende des vorigen, oder bald nach dem Anfange des jetzigen Jahrhunderts über alle Theile der Materia medika schrieb. Auch er suchte die Sache auf Grundsätze zu bringen, thut es aber auf eine sehr unvolltommne Art, und es ist keine Thorheit in einem der vorhergehenden Schriftstellern, die er nicht in seinem Buche anbrächte. Bei Abhandlung der einzelnen Substanzen ist er ein bloßer Compilator mit so wenig Urtheilskraft, als nur irgend ein anderer in diesem Fache.

Johann Baptista Chomel fieng gegen den Anfang dieses Jahrhunderts Vorlesungen über die Materia medika an, und gab sein Abregé de l'Histoire des Plantes usuelles im Jahr 1712**). Dies Werk scheint mir eben nicht viel Werth zu haben, wiewohl wiederholte Auflagen erfolgten, wovon die lezte, von seinem Sohne im Jahre 1761 veranstaltete ***) mir ein Beweis ist, daß Verbesserungen in der Kenntnis der Materia medika eben keine Fortschritte in Frankreich gethan haben.

Doch hat **Chomel** sein Verdienst. Er schreibt Schrödern nicht aus, wie viele Andere thaten. Er hat die galenische Lehre von den Haupteigenschaften und ihren Graden ganz weggelassen, und ob er wohl ein Schüler des grossen **Tournefort** war, so wiederholt er ihn doch nicht in Erklärung der Kräfte der Pflanzen durch ihre Oele, Salze und erdigen Bestandtheile, welche die chemische Aufschliessung anzugeben geschienen hatte.

Chomel hat, wie mich deucht, einen schicklichen Plan erwählt, die Gegenstände der Materia medika nach der Aehnlichkeit ihrer Tugenden zu ordnen, so wie sie den Hauptindikationen der Heilung entsprechen. Doch erscheint er in diesem Stücke äußerst unvollkommen. Kaum hat er in irgend

---

*) Emanuel Koenig, selectus remediorum ex triplici regno juxta normam pharmaciae Ludovicianae, annexus regno vegetabili. Basil. 1688. 4to.

**) à Paris. 8vo.

***) Nouvelle edition, augmentée, à Par. T. I — III. 8vo.

einem Falle diese Heilanzeigen auf eine Art erklärt, welche noch jezt zuläſſig wäre. Viele derſelben ſcheinen gänzlich unſchiklich, und die meiſten ſind, wenn ſie ja noch ſtatt finden, allzu verwikkelt, als daß ſie in einem deutlichen Unterrichte oder nur mit Sicherheit den Anfängern vorgelegt werden können.

Er hat oft unter Einem Titel Pflanzen zuſammengeſtellt von ſehr ungleicher, ja ſelbſt entgegengeſezter Natur und Eigenſchaft, und führt unkräftige Subſtanzen an, welche nicht verdienten, irgendwo Plaz zu finden.

Auſſerdem, daß er die allgemeinen Eigenſchaften angiebt, gedenkt er beſondrer Wirkſamkeiten, welche nicht aus den allgemeinen Eigenſchaften ſcheinen hergeleitet werden zu können. Doch iſt er hier nicht ſehr glüklich, da er es für nöthig fand, ſeine Vorgänger zu wiederholen. Er ſchreibt zwar den Dioskorides und Galen nicht ſo ſehr aus, wie Andere gethan, hat aber ihre Meinungen nicht ſo oft weggelaſſen, als er wohl hätte thun ſollen. Bei Anführung ſeiner neuern Gewährmänner macht er nicht die Auswahl und zeigt nicht die Urtheilskraft, die man wünſchen möchte. Trague, Tabernämontanus, Marthiolus, Zakutus, Schröder, Joh. Bauhin, Simon Pauli, Ettmüller, König, Boyle und Ray ſind nicht durchaus ſchlechte Autoritäten; ſie ſind es aber gewiß, wenn ſie unwahrſcheinliche Ereigniſſe erzählen, und ſo angeführt kommen ſie häufig in Chomel vor.

Chomel ſelbſt ſollte Werth haben, da er oft ſeine eigne Erfahrung anführet; aber in einer Menge Fällen thut er dies bei Subſtanzen, die wir für ſehr unkräftig halten; wenn er bei vielen die Kräfte angiebt, und die dadurch verrichteten Curen erzählt, ſo ſind ſie ſehr unwahrſcheinlich. Doch vielleicht habe ich ſchon zu viel von dieſem Schriftſteller geſagt, und es würde ekelhaft ſeyn, viele Fälle von ſeiner Unrichtigkeit und ſeinen Fehlern auszeichnen zu wollen.

Stephan Franz Geoffroy*) war ein Mann von Geist, und in vieler Rücksicht von guter Beurtheilungskraft, wie wohl dies nicht überall in seinen Schriften über die Materia medika hervorleuchtet. Wenn er in seinem Buche über diesen Gegenstand von den Gewächsen handelt, so giebt er uns einen genauen Bericht von der Zerlegung derselben, auf Befehl der Akademie der Wissenschaften veranstaltet, welche jezt eben nicht für nüzlich geachtet werden. Geoffroy bemüht sich oft die Tugenden der Pflanzen durch die Salze, Oele, und Erdarten zu erklären, welche sie zu enthalten scheinen, worin er jedoch wenig Belehrung giebt; so wie denn überhaupt, wie wir oben gesagt haben, diese Lehre im Allgemeinen falsch und ungegründet ist.

Wenn Geoffroy besondere Kräfte anzeigt, so thut er es selten aus seiner eigenen Erfahrung, und gemeiniglich auf das Ansehen vergängiger Schriftsteller; und hier zeigt er auch nicht viel Urtheilskraft, weder in der Auswahl dieser Gewährmänner, noch in Verbesserung ihrer übertriebnen Lobsprüche, oder ihrer offenbaren Fehler. Ich habe schon ein Beispiel hievon von einer aus dem Trajus von ihm angeführten Stelle gegeben; an vielen andern Orten zeigt er gleichen Mangel an Beurtheilung bei Anführungen aus diesem Verfasser. Ich habe oben seiner Schilderung des Simon Pauli gedacht und einige Gründe angeführt, warum ich sie für so ungegründet halte. Der beste Beweis hievon, sind jedoch die Stellen selbst, welche Geoffroy aus ihnen anführt. Bei den Gewächsmitteln citirt Geoffroy den Pauli fast auf jeder Seite, aber selten mit vieler Ueberlegung. Ich kan auf keine Weise, auf Paulis Wort annehmen, daß die gesegnete Distel Krebs heilen könne, oder daß die Hauhechel ein gewisses Mittel gegen den Stein in den Nieren oder der Blase sei. Wenn Geoffroy dergleichen anführt, so kömmt er mir ohne Ueberlegung vor, und er wird gewis kindisch, wenn er den Pauli über den Nuzen,

*) Steph. Franc. Geoffroy, Materia medica et de medicamentorum simpliciam Historia, viriute, delectu, usu. T. I-III. à Par. 1741. 8. min.

des distillirten Wassers von Klebkraute anführt. Schwerlich wird man heutzutage auf **Paulis** Ansehn glauben, daß der Akleysaamen sehr nüzlich bei den Blattern und Masern gewesen sei, und noch weniger, daß er die Kraft besize, die Niederkunft zu befördern. Die Beurtheilung des **Geoffroy** verliert, wenn er die Tugenden dieses Saamens durch seine eigne Erfahrung bekräftigt. **Geoffroy** führt den **Simon Pauli** als Gewährmann an, daß die **Wasliebe** sehr hülfreich in der Cur einiger verzweifelten Fälle von Lungensucht sei; er unterstüzt hierdurch sehr schwach **Wepfers** Ansehn, welches doch in diesem Falle schwerlich zureicht. Auf **Simon Paulis** Ansehn wird es schwer zu glauben, daß die Abkochung von Nelkenblumen (clove julyflowers) eine unzählige Menge Leute von bösartigen Fiebern befreiet habe. Auch kann **Geoffroy** keinen Glauben finden, wenn er dem **Pauli** nachsagt, daß die silberfarbne **Potentille** (argentina) wenn sie in die Schuhe des Kranken gelegt werde, sich nüzlich in der Ruhr und alten Arten von Blutflüssen bewiesen habe.

So hätte ich denn genug von **Geoffroys** unüberlegten Citationen aus **Simon Pauli** gesagt, und ich könnte viele Fälle anführen, wo er mit eben so wenig Klugheit bei andern Schriftstellern zu Werke gegangen, die er anführt, so daß diesen und vielen andern Umständen nach, seine Compilation von sehr geringem Werthe zu halten ist.

Geoffroy beendigte bei seinen Lebzeiten seine Abhandlung über die Materia medika nicht, und ließ eine grose Menge in Frankreich einheimischer Pflanzen unerwähnt, und dennoch schäzte man sein Werk so sehr, daß man für gut fand, ein Supplement dazu in drei Bänden in Duodez*) herauszugeben. Dies ist sehr nach **Geoffroys** Manier ausgearbeitet und ungeachtet des grosen Nahmens, welcher

---

*) Suite de la matiere medicale, à Paris, 1750. 12mo, Vol. 3. Hiebei blieb's nicht, es folgten noch: Suite de la Mat. med. de Geoffroy, par Mr. de Nobleville et Salerne, à Paris. Vol. I-III. 1756, 12mo. Vol. IV-VI. 1757, 12mo.

A. d. Uebers.

der Materia medika.

nach Versicherung der Vorrede es durchgesehen haben soll, muß ich mir die Freiheit nehmen, zu sagen, daß dies Supplement bei Anführung von Autoritäten gleich unbedeutend und ohne Kopf ist, als Geoffroys Werk selbst, folglich überhaupt sehr wenig tauge.

In der Liste von Schriftstellern über die Materia medika kann ich die Synopsis universae praxeos medicae von Lieutaud nicht unerwähnt lassen. Der zweite Band dieses Werks, welcher ganz von Arzneimitteln handelt, kann als ein Traktat über die Materia medika angesehen werden*), und ob ich gleich nichts davon halten kann, so finde ich es doch für gut, zu erwähnen, da es ein neueres Werk von einem Manne vom gröſten Range in der Kunst ist, und den damahligen Zustand der Arzneimittellehre bei einer der erleuchtetsten Nationen Europens andeutet.

Lieutaud hat die Gegenstände der Materia medika nach den allgemeinen Eigenschaften vertheilt, welche auf die verschiednen in der arzneilichen Ausübung vorkommenden Indikationen passen. Doch muß man bemerken, daß die angegebenen Indikationen gröſtentheils schlecht definirt, allzu generell und allzu verwikkelt sind, als daß sie zur Unterweisung junger Aerzte dienen könnten; sie lassen sich alle die Vorwürfe zu Schulden kommen, die ich denen des Chomel gemacht habe. Wir wollen zum Beispiele Lieutauds Fieber vertreibende Mittel nehmen; unter diesem Titel sind Substanzen angeführt, welche theils zusammenziehender Art, theils bitter, andere aber gewürzhaft sind; selbst Aloe und Gummigutte finden sich hier. Aber mit gleichem Rechte hätte er noch funfzig andere hinzusetzen können. Sehr möglich ist es, daß die meisten der erwähnten Substanzen bei der oder jener Gelegenheit in Heilung eines Fiebers gebraucht werden können, sie passen aber gewislich auf sehr verschiedne Umstände dieser Krankheit; da sie jedoch hier auf einen Haufen geworfen sind, so können sie nichts lehren,

*) Er kam auch als solche eigends heraus: Precis de la matiere medicale, par M. Lieumud, à Paris, 1766, 8vo.
A. d. Uebers.

vielmehr oft irre führen. Bei diesem Artikel, so wie bei vielen andern, könnte man erinnern, daß Lieutaud eine weit nützlichere Ordnung gemacht haben würde, wenn er die Arzneien von ähnlichen Eigenschaften zusammengezogen hätte; er hat aber in dieser und in jeder andern Abtheilung seines Buchs die verschiednen Arzneien ohne Auswahl und sehr widersinnig zusammengestellt. Unter dem Artikel febrifuga fährt er in der Anführung seiner emporetica folgendermasen fort: „Die Wurzeln des Löwenzahns, des Fenchels, des Fünffingerkrauts, der Haselwurzel, des Enzians"; *) und doch kann es schwerlich eine entgegengesetztere Art von Substanzen geben.

Doch dies sind nicht die einzigen Fehler von Lieutauds Arzneiverzeichniß; in vielen Fällen werden Substanzen angeführt, welche ganz und gar nicht unter den Titel gehören, wohin er sie sezt. So finden wir unter dem Titel der fäulnißwidrigen Mittel verschiedne thierische Substanzen; unter den Kühlmitteln kömmt Bier vor; unter den zusammenziehenden Dingen steht Läschelkraut, Weißwurzel und Sophtenkraut; unter die magenstärkenden Mittel sezt er die Schwerdlilie, und unter die erweichenden das Kreuzkraut. Man könnte vielleicht diese Fehler für in einem grosen Werke verzeihliche Ueberellungen ansehen; es finden sich aber einige mit Ueberlegung hingeschriebene Hauptmeinungen, welche sich nicht so leicht entschuldigen lassen. In fast jeder seiner Abtheilungen finden wir Substanzen, welche entweder gänzlich unkräftig, oder von so geringer Kraft sind, daß sie schon seit geraumer Zeit in der Praxis völlig bei Seite gelegt worden waren. Lieutaud aber fand Tugenden in ihnen, die niemand ausser ihm entdeken kann. Von dieser Art sind, wie viele andere, so auch die destillirten Wasser, die er oft verschreibt, und welche, so sehr er sich ihrer auch annimmt, mit Recht aus den meisten europäischen Dispensatorien, nur nicht aus dem pariser herausgeworfen worden sind.

*) Radices taraxaci, foeniculi, pentaphylli, asari, gentianae.

Wenn Elfenbein, präparirtes Hirschhorn, menschlicher Hirnschädel, Elendsklaue, Krötenpulver, Korkrinde und viele andere gleichen Schlages auf einem Recepte erschienen, so würden sie, wenigstens in England, einen Arzt sehr verächtlich machen. Einige sonst empfohlene und gebräuchliche Bereitungen werden jetzt von Vielen als unthätig und überflüssig angesehen: als der natürliche und der Spiesglanzzinober, Poteries Antihektikum, schweistreibendes Spiesglanz, mineralischer Mohr und einige andere von wenigstens streitiger Wirksamkeit; Lieutaud aber behält sie bei, und zuweilen unter vielen Anpreisungen ihrer Tugenden. Wenn er von besondern Gegenständen handelt, so sieht er sich, eben so wenig als Chomel und Geoffroy, bei der Auswahl seiner Gewährsmänner vor, sondern wiederholt die generellen Berichte vorgängiger Schriftsteller sichlich, und sezt sich überall dem Tabel aus, den Galen dem Dioskorides macht, daß er einer Substanz zu viele Tugenden beilegt. Gleich vielen andern Schriftstellern trauet er manchen Arzneien sehr unwahrscheinliche Wirkungen zu. Das Erdbeerkraut, und der Löwenzahn sollen Hülfsmittel gegen nächtliche Saamenergiesungen seyn, die Quekkenwurzel ein wurmtreibendes und steinzermalmendes Mittel, das Bebeguar wird zur Cur des Windkropfs angewendet, Caffee soll dienlich zur Vorbauung der englischen Krankheit seyn, das Farnkraut dient gegen die Strophel, und der Augentrost soll die Schwäche der Augen bei alten Leuten verbessern. Er gedenkt des Hafers als dienlich zur Milchvertreibung bei Kindbetterinnen; und es kann nichts merkwürdiger seyn, als wenn er vom Biere anführt, es bringe Harnstrenge *) und unächten Tripper zuwege. Er preist viele Substanzen wegen ihrer Kräfte, innere Geschwüre zu heilen, eine in den meisten Fällen unwahrschein-

*) So wenig ich der unendlichen Ueberladung, Uebereilung und Seichtheit der Lieutaudschen Arzneimittellehre das Wort reden will, da niemand dergleichen Schmirralien, wie dieses Buch ist, mehr verachtet, als ich, so geht doch Cullen zu weit, wenn er hier (Karlschäumenden Luftmalz) Bieren (in Uebermaaß

liche Wirkung, wenn er aber das Terbenthinöl zu diesem Behufe anräth, so scheint er mir ein sehr gefährlicher Lehrer zu werden.

So könnten noch viele andere Fehler, Nachlässigkeiten, ja selbst läppische Dinge aus diesem Werk gehoben werden, wenn ich nicht glaubte genug gesagt zu haben, um zu zeigen, daß man sich dessen mit keinem Nutzen, ja selbst nicht ohne Schaden bedienen könne.

Ich habe oben zu verstehen gegeben, daß Lieutauds Werk als Kennzeichen des Zustandes der Arzneimittelwissenschaft in Frankreich, zur Zeit seiner Erscheinung, angesehen werden könne, und gewiß kann man dafür halten, daß es einen Beweis abgiebt, in wie unvollkommner Verfassung sie damahls bei vielen Personen dieses Landes gewesen sei. Doch kann man anführen, daß Lieutaud wenig Praxis gehabt, fast stets nur sich zu Versailles aufgehalten, und wenig Gemeinschaft mit der Literatur von Paris gehabt, folglich keine Probe von der Gelehrsamkeit und dem Nachdenken abgebe, welches unter den vielen klugen Männern herrsche, die sich in dieser Stadt finden.

Seit Lieutauds Zeiten ist zu Paris ein Traité de Matiere medicale erschienen, aus den besten Verfassern, und vorzüglich aus Tournefort's Abhandlung der Arzneimittel und Ferreins Vorlesungen ausgezogen *). Dies Werk sehe ich für seicht und fehlerhaft an, und in jedem Betrachte als Ferreins unwürdig, welcher ein Mann von Gelehrsamkeit und Kopf war, und wenn er noch gelebt hätte, die Herausgabe dieses Buchs nicht zugegeben haben würde.

von Personen getrunken, die zu Säure und Blähungen geneigt sind,) die Erzeugung einer Harnstrenge abstreiten will. Unbezweifelte häufige Erfahrungen beweisen dies, unter angegebnen Umständen.   J. d. Uebers.

*) Matiere medicale extraite des meilleurs auteurs et principalement du traité des medicamens de M. de Tournefort et des leçons de M. Ferrein, par M** T. 3. à Par. 12mo. 1770.

Einiger Ersatz dafür ist die Herausgabe des precis de Matiere medicale von **Venel**. Dies ist ein nachgelassenes Werk, welches der verständige Verfasser, wenn er gelebt hätte, selbst in einem vollkommnern Zustande gegeben haben würde. Was es noch ist, ist das Publikum Herrn Carrere schuldig. Mir scheint es die vernünftigste Schrift zu seyn, welche je über diesen Gegenstand in Frankreich erschien.

Venel zeichnet sich dadurch aus, daß er die vielen thörichten Sachen ausläßt, welche vorgängige Schriftsteller einander nachsagten, ja er ist noch weiter gegangen, und hat viele Vorurtheile verbessert, welche unter den gemeinen Aerzten und Schriftstellern über diesen Gegenstand im Schwange giengen. Seine Chemie und Pathologie ist nicht überall richtig, aber überall mit Kopf und oft wahrscheinlich vorgetragen. Wäre er weiter in dieser Materie vorgedrungen, so läßt sich mit gutem Grunde glauben, er würde das Buch vollständiger und vollkommner gemacht haben. Carrere hat in diesem Stükke durch seine Anmerkungen und mancherlei nützliche Zusätze viel geleistet, und das Werk sehr brauchbar gemacht.

Ich gehe nun zu den Schriftstellern Deutschlands über. **Zorn** *) ist nach Linnees Ausdrukke ein höchst kompilirtes Werk, und **G. Heinrich Behr** **) ist seicht und unrichtig; beide unter der Kritik. **Büchner** ***) und **Lösecke** †) verdienen mehr Achtung; doch ist alles, was sie über die Materia medika lehren, äusserst mangelhaft.

Der erste Schriftsteller in Deutschland, welcher von uns erwähnt zu werden verdient, ist **Johann Friedrich**

---

*) Botanologia medica, Berol. 1714. c. f. 4.

**) Zwei Bücher von der Materia medica, samt beigefügter Therapie, Straßburg 1748, 4.

***) Andr. El. Büchner, fundamenta materiae medicae ad specialem praxin accomodatae. Hal. 1754, 8.

†) Joh. Ludw. Lebr. Lösecke, Abhandlung der auserlesenen Arzneimittel, nach derselben Ursprung, Güte, Bestandtheilen, Maße und Art zu wirken. Berlin 1755, 8.

Carthäuser, der Verfasser der fundamenta materiae medicae *) eines Werkes, welches Achtung verdient. Der Verfasser hat die verschiednen Gegenstände nach ihren sinnlichen Eigenschaften, oder nach ihrer sichtlichen chemischen Beschaffenheit geordnet, und dadurch sehr richtig viele Substanzen, nach ihrer natürlichen Verwandschaft zusammengebracht. Doch dies gehet nicht durchaus an; denn er hat unter mancher seiner Hauptabtheilungen, so wie im 10. 14. 15. Abschnitte oft Substanzen von sehr abweichenden Eigenschaften und Kräften zusammengestellt, während er durch dieselbe Eintheilung Substanzen von sehr ähnlichen Eigenschaften getrennet hat, welche folglich vortheilhaft mit einem Blicke zu überschauen gewesen wären.

Bei einzelnen Gegenständen hat er mit grosser Genauigkeit die chemische Beschaffenheit der Substanzen angegeben, je nachdem sie flüchtig, oder fix, salzhaft, ölicht, gummicht oder harzig sind, so wie diese Bestandtheile ohne Anwendung der Feuerkraft sich ausmitteln liessen. Diese Beschreibung ist aus seinen eignen Erfahrungen genommen, welche uns, so wie die des Neumann und einige andere ähnlicher Art, oft guten Unterricht in der schicklichsten pharmaceutischen Bearbeitung der Arzneien ertheilen; wiewohl wir aus Erfahrungen dieser Art selten viel Licht über die arzneilichen Kräfte erhalten.

Von den arzneilichen Kräften der Substanzen weis Carthäuser nicht viel mehr als andere. Er bemühet sich oft, die Kräfte der Arzneien aus ihrer chemischen Beschaffenheit zu erklären, aber nicht mit Genugthuung. Seine Angabe geht schwerlich weiter, als daß Arzneien mehr oder weniger wirksam sind, aber er erklärt ganz und gar nicht die verschiedene Modifikation und Anwendung dieser Wirksamkeit. In Rücksicht der besondern Eigenschaften wiederholt er viel aus vorgängigen Schriftstellern, und legt überhaupt, gleich ihnen, allzuviel Kräfte einer einzelnen Substanz bei, und giebt also selten einen brauchbaren Unterricht.

*) Francf. ad Od. 8vo. 1759. 1750.

Auch läßt sich bemerken, daß er sich allgemeiner Ausdrücke bedient, welche nicht nur unbestimmt, sondern auch oft sehr verwikkelt und zuweilen gänzlich ungegründet sind. Als ein Beispiel hievon, so wie von der Uebertriebenheit der Schriftsteller über die Materia medika sehe man hier Carthäusers Beschreibung der Kräfte der Zittwerwurzel: „Die arzneilichen Kräfte dieser Wurzel sind zwar zum größten Theile ihrem flüchtigölicht kampferartigen Grundwesen zuzuschreiben, doch vermehren ihre Thätigkeit auch die harzichtgummigen Theile derselben. Sie gehört unter die wirksamsten, wiewohl hitzigern, zertheilenden, schweistreibenden, giftwiderstehenden, auswurfbefördernden, magenstärkenden, blähungtreibenden, unter die Mutter- und Wurmmittel, und leistet, wenn sie gehörig gebraucht wird, zuweilen ausnehmende Dienste bei Hautausschlägen, bei bösartigen und katarrhalischen Fiebern, bei kalten rheumatischen, bei kachektischen Uebeln und Geschwulsten, beim Husten, bei der schleimichten Engbrüstigkeit, Hypochondrie, Unverdaulichkeit, dem Mangel an Eslust, Erbrechen, schleimichten Durchlauf, den Magenschmerzen, der Blähungskolik, dem weissem Flusse, der langwieriger Unterdrückung der Monatreinigung, bei schwerer Geburt und dem Zurückbleiben des Mutterkuchens." *) Dies ist wahrhaftig übertrieben; ich kann nicht begreifen, daß man etwas dienliches hieraus lernen könne.

*) Vires medicae hujus radicis maxime quidem volatili principio oleoso camphorato adscribendae sunt, valde nihilominus activitatem eius fixa quoque principia resinosa gummea augent. Militat inter efficacissima, tametsi paullo calidiora, medicamenta discutientia, sudorifera, alexipharmaca, pectoralia, cardiaca, stomachalia, carminativa, anthelminthica et uterina, ac rito usurpata eximium subinde auxilium in morbis exanthematicis, febribus malignis et catarrhalibus adfectibus frigidis rheumaticis, cachecticis et oedematosis, tussi et asthmate pituitoso, anxietatibus praecordialibus, dyspepsia, dysorexia, vomitu, diarrhoea mucosa, cardialgia et colica vere flatulenta, fluore albo, suppressione mensium chronica, partu difficili, et placentae uterinae retentione praestat. Carthéuser, sect. XIV. §. 5.

D

Im Jahre 1758 gab der gelehrte und fleißige **Rudolph Augustin Vogel** sein Buch, Historia materiae medicae *) betitelt, heraus. Die Gegenstände der Arzneimittellehre sind hier so vertheilt, je nachdem sie von Blättern, von Wurzeln, oder von andern Theilen der Pflanze genommen sind, welches keinen Zusammenhang in der Materia medika macht. Auch theilt er diese Dinge ein, in gebräuchliche, weniger gebräuchliche, und abgekommene. Eine solche Eintheilung könnte ihren Nutzen haben, aber Vogels seine kann nicht viel nützen, da sie nicht aus der Natur der Substanzen selbst, je nachdem sie mehr oder weniger anwendbar sind, hergenommen ist, sondern von der Gewohnheit und der eingeführten Art einer besondern Gegend, welches uns nicht viel Belehrung geben kann, da in Vogels Verzeichnisse viele als gebräuchlich angesetzt sind, deren man sich gar nicht in England bedient, und unter seinen ungebräuchlichen viele vorhanden sind, welche hier immer noch häufig angewendet werden.

Wenn er von einzelnen Substanzen handelt, so entlehnt er die Anzeige der Natur des Gegenstandes aus Indern, ohne gesunde Beurtheilung, oder genaue Auswahl der Autoritäten. Er thut auf alle aus Theorie hergeleitete Gründe Verzicht, und da er blos von ihnen sagen will, was die Erfahrung gelehrt, so giebt er uns zuerst ein Verzeichniß von specifischen Mitteln; ich werde einige derselben auszeichnen, als Proben seiner Unterscheidungskraft und Erfahrung. Zur Linderung der Schmerzen des Podagras, **gebrannte Kröte**; gegen Lungensucht **Wegerich, Masliebe**; gegen Gelbsucht, **Lackblumen**; gegen Bauchflüsse, **armenischen Bolus und Bergkrystall**; gegen Fleischbruch, **Holderblüthe**; gegen Rachitis, **Sassaparille**; gegen Kröpfe, **Gundermann, guten Heinrich**.

Um uns vollends in den Stand zu setzen, über Vogeln urtheilen zu können, wollen wir aus dem, was er über die Schwalbe sagt, noch ein Pröbchen ausheben: „Der ganzen Schwalbe schreibt man eine erquickende, und gegen

*) Lugd. Bar. et Lipſ. 8vo.

der Materia medika.

Stumpfheit des Gesichts specifische Kraft zu: Wenn jemand eine junge Schwalbe gegessen, soll er das ganze Jahr hindurch keine Bräune zu befürchten haben, und wenn man dergleichen in Salz aufbewahret hat, und sie, wenn das Uebel antritt, verbrennt, die Kohle aber, in Miethe zerrührt, zu trinken giebt, so hilft sie, wie Celsus aus dem Plinius anführt" *).

Ein anderer deutscher Professor Heinr. Joh. Nepomuk Crantz hat uns einen Traktat über die medicinische und chirurgische Arzneimittellehre **) gegeben. Ein neuerer Schriftsteller, welcher meinem Ermessen nach nichts zur Vervollkommnung der Kentniß der Materia medika gethan hat. Er verwirft zwar nicht, wie Vogel, Grundsätze, aber die, welche er anwendet, sind selten scientivisch und ausgewählt, er schreibt aus den Alten ab, mit eben so wenig Beurtheilung, als welche vor ihm geschrieben haben; und ob er gleich viel Mühe gehabt hat, die neuern Entdeckungen oder angeblichen Entdeckungen in der Materia medika zu sammeln, so geschieht es doch selten mit einigen Merkmalen eigner Ueberlegung und Auswahl, weder von chemischer noch arzneilicher Seite, so daß seine Compilation im Ganzen sehr wenig taugt.

Der verstorbne Professor Spielman zu Strasburg hat uns seine Institutiones materiae medicae ***) gegeben, in welchen er die Arzneien nach ihren Indikationen ordnet, und da er der Heilanzeigen wenigere macht, so ist er sorgfältiger in der Auswahl geworden, als viele seiner Vorgänger. Doch macht ihn diese Kürze oft dunkel, und seine allgemeinen Titel können schwerlich zum Nutzen angewendet werden. Wenn er die Heilkräfte angiebt, so ist seine gedrungene

*) Integrae hirundini virtus tribuitur analeptica, et ad visus hebetudinem specifica. Pullum, si quis comederit, anginam per totum annum non periclitari; servatum e sale, cum is morbus urget, combustum, carbonemque ejus in mulso contritum et epotum, prodesse refert e Plinio Celsus.
**) Materia medica et chirurgica, juxta systema naturae digesta, Pars I-III, Viennae 1762, 8vo.
***) Argentr. 1774, 8vo.

Kürze empfehlungswürdig, hieburch wird er aber in vielen Fällen oberflächlich. Er thut sich viel zu gute, den Hippokrates und Galen anzuführen, doch in vielen Fällen, wo das Ansehen dieser ehrwürdigen Alten von geringem Gewicht ist.

Außer den Institutionen hat Spielman eine Pharmacopoeia generalis *) herausgegeben, in deren erstern Theile er eine materia medica, mit Ueberflüßigkeiten angefüllt, liefert; in Rücksicht der Heilkräfte der Substanzen beim Gebrauche ist er seicht und unrichtig. Im zweiten Theile oder der eigentlichen Pharmakopöe hat er auch viel Ueberflüßiges, und die schwelgerische Anhäufung der Ingredienzen in den zusammengesetzten Mitteln, welche überall vorkömmt, zeigt, wie sehr es ihm an aller Wahl und Beurtheilung in der Arzneimittellehre fehle.

Diese Fehler und Mängel der vorgängigen Schriftsteller zu ersetzen, ward jetzt das Publikum mit dem Apparatus medicaminum des sehr gelehrten und einsichtsvollen Professors Murray zu Göttingen beschenkt**). Noch ist dieses Werk nicht beendigt; es verspricht aber, wenn es geschlossen worden, das Vollständigste und Vollkommenste, was je über diesen Gegenstand erschienen ist. So weit es heraus ist, hat der Verfasser mit großer Ueberlegung und arzneilicher Auswahl, aus vorgängigen Schriftstellern vorzüglich aus den neusten, alles gesammelt, was Anführung verdiente. Ueberall zeigt er eine vertraute Bekanntschaft mit allen Schriften über dieses Fach, und stellt durchgängig eine kluge Auswahl der darin vorkommenden Dinge an. Indem er die Gewächssubstanzen eintheilt, je nachdem sie in diese oder jene natürliche Ordnung, welche die Gewächskundigen angeben, gehören, hat er die Substanzen von ähnlichen Eigenschaften und Kräften auf eine Art zusammengestellt, welche Anfängern von großem Nutzen seyn kann.

*) Argent. 1783, 4to.
**) Gotting. 8vo. Vol. I. 1776. Vol. II. 1779. Vol. III. 1784.

Dieser aus Schweden gebürtige Schriftsteller macht seinem Vaterlande Ehre, und verdient die ihm von daher erwiesnen Ehrenbezeigungen. Ich habe ihn aber wegen seines jetzigen Aufenthalts in Göttingen unter die Schriftsteller Deutschlands gerechnet, und werde nun die eigentlich nach Schweden gehörenden anführen.

Unter diesen ist zuerst der so verehrungswürdige Carl von Linne *) zu nennen, von welchem wir eine, jetzt von Schreber **) herausgegebene Abhandlung über die Materia medika haben. Ehe ich einiges Urtheil über dieses Werk darlege, wird es nöthig seyn zu bemerken, daß dieser gelehrte Mann in einem andern Buche eine sehr gesunde Beurtheilungskraft gezeigt hat. Ich meyne in der censura simplicium, welche im vierten Bande seiner academischen Belustigungen steht, wo mir die liste der zu verbannenden Mittel (excludenda) sehr treffend und überlegt zu seyn scheint, und in vielen Fällen die Fehler und Thorheiten der vorgängigen Schriftsteller verbessert. In seinem Verzeichnisse der aufnehmungswürdigen Mittel (addenda) sowohl, als in seinen officinellen Pflanzen befinden sich freilich viele zweifelhafte Dinge; doch ist es nicht nöthig, sie hier auszuzeichnen.

Nachdem Linne in seiner censura simplicium so viel Unterscheidungskraft gezeigt, und das unkräftige und überflüßige verworfen hatte, ist es um desto auffallender, so viele der erwähnten Substanzen nach in seiner Materia medika zu finden, welche er schon selbst als überflüßig ausgestrichen, und allesamt hätten weggelassen werden sollen. Zudem kann nichts thörichter seyn, als was er in Rücksicht der Substanzen, aus dem Thier- und Mineralreiche genommen, gesagt hat; denn wenigstens drei Viertel davon werden we-

---

*) Er selbst gab sie nur einzeln heraus de Mat. med. lib. I. de plantis etc, Holmiae, 8vo. 1749. — Diff. Mat. medica ex regno animali, Resp. Sidren. Upsal, 1750, 4to. — Mat. med. ex regno lapideo — Resp. Lindhult. Upf. 1752, 4to.

**) Edit. IVta auctior, p. Schreberum, Erlang. 1782, 8vo.

der jetzt gebraucht, noch verdienen sie Anwendung unter irgend einer Gestalt.

Die Gegenstände des Gewächsreichs werden nach seinem botanischen Systeme geordnet, und da dieses an manchen Stellen sich mit den natürlichen Ordnungen verträgt, so ist diese Aufstellung in so fern nützlich; da es aber nicht so durchaus der Fall ist, so bleibt diese Eintheilung nicht durchgängig zweckmäsig. Bei einzelnen Gegenständen scheint er aufgelegt zu seyn, jeder Substanz allzu viele Tugenden beizulegen, sowohl in dem Artikel Kraft (vis), als in dem der Anwendung (usus). In lezterer Rubrik können sich Belehrungen für Personen finden, welche mit dem Fache wohl bekannt sind; aber in vielen Fällen ist die Angabe zweifelhaft und meiner Meinung nach sehr ungegründet. Jedoch von allem dem, was Linné von den Gewächsarzneien geliefert hat, wird unsre Aufmerksamkeit durch ein Werk abgezogen, welches uns sein Schüler Bergius über denselben Gegenstand gegeben hat.

Die materia medica ex vegetabilibus *) von Peter Jonas Bergius ist ein wahrhaftig schäzbares Werk, welches ganz verdient angeführt zu werden. Es ist genau nach Linné's Plane, und daher passen dieselben Anmerkungen darauf, welche wir über die Eintheilung des leztern gemacht haben. Doch haben wir hier eine sehr brauchbare Ergänzung des Linné an dem Artikel Gestalt (forma), welche uns eine sehr vollständige und sehr genaue Beschreibung der in der Materia medika vorkommenden Substanzen liefert. Wo die Substanzen frisch gebraucht werden, da steht die Beschreibung von allen den verschiedenen Theilen der Pflanze, welche wie mich deucht, überall richtig ist, und von Nutzen seyn kann, wiewohl sie nicht überall nöthig wäre. In Rücksicht derjenigen Dinge aber, welche wir nur im trocknen Zustande kennen und anwenden, sind des Bergius Beschrei-

---

*) Sistens simplicia officinalia pariter atque culinaria, secundum systema sexuale ex autopsia et experientia T. I, II. Stockh. 1778, 8vo.

bungen sehr zweckmäßig, und wegen ihrer besondern Genauigkeit sehr dienlich.

In der Rubrik proprietas, welche an der Stelle der qualitas des Linne steht, hat Bergius eine grose Verbesserung angebracht, da er die sinnlichen Eigenschaften der Substanz, wie sie in der Arznei gebraucht wird, sowohl im trocknen als frischen Zustande beschreibt, und uns oft Winke giebt, zu bestimmen, in wie fern die medicinischen Tugenden mit den sinnlichen Eigenschaften in Verbindung stehen. In den Rubriken vis und usus ist Bergius bei Zutheilung der Kräfte weit behutsamer und richtiger als Linne; doch ist die Art, den Gegenstand zu behandeln, bei beiden Schriftstellern Zweifeln und Dunkelheiten ausgesezt, und zur Bildung junger Aerzte weder sehr zweckmäsig, noch auch wohl zuweilen sicher genug.

Nach diesen Anmerkungen zu dem Werke des Bergius muß ich hinzusetzen, daß er in den Bemerkungen, welche er fast unter jede einzelne Substanz gesezt hat, eine sehr brauchbare Zugabe liefert. In denselben theilt er einen sehr nützlichen Unterricht mit, sowohl in Betref der arzneilichen Eigenschaften, als der pharmaceutischen Behandlung. Doch ich kann hier nicht mehr von diesen Anmerkungen sagen, als sie blos der Aufmerksamkeit des Lesers ernstlich empfehlen.

Nun bleiben mir blos die englischen Schriftsteller zu erwähnen übrig, welche immer unsre Anführung sehr wenig verdienten. Von Ray ist schon genug gesagt worden, und Dale *) hat, da er vorzüglich nur ein Abschreiber des Schröder war, keine Verbesserung in Rücksicht der arzneilichen Kräfte gemacht. Alston **), mein ehemaliger würdiger College, gab einen Tractat heraus, von welchem man glauben muß, daß er lange vor seiner Erscheinung ver-

---

*) Sam. Dale pharmacologia seu manuductio ad mat. medicam. Londini, 1693, 8vo. und Pharmacologiae supplementum, simplicia officin. omissa complectens. Lond. 1705, 8vo.

**) Charles Alston's lectures on the Materia medica, published from the manuscripts of the autor by John Hope. Vol. 2. Lond. 1770, 4.

fertigt worden ist. Er ist nicht ohne viele treue Beobachtungen, aus seiner eignen Erfahrung entlehnt; aber daß er Schrödern und andern von gleich geringem Gewichte nachschreibt, dies macht sein Werk sehr ekelhaft und geringfügig.

Wir haben ein dickes Werk in diesem Fache von dem wohlbekannten Hill erhalten. Es ist bloße Compilation, ohne Auswahl und gesundes Urtheil, auch hat er weder in diesem Werke *), noch in seinen einzelnen Streitschriften, worin er sich auf seine Erfahrung beruft, einigen Glauben in diesem Lande.

Das einzige englische Werk, was dem Vaterlande noch Ehre macht, oder einige Verbesserungen in der Materia medika zuwege gebracht hat, ist das Buch **) des verstorbenen Lewis, vorzüglich so, wie es von Aiken ***) herausgegeben und mit Einsicht erweitert worden ist. Da Lewis sich vornahm, von allen den Gegenständen zu handeln, welche in der Arzneiliste der londner und edinburger Dispensatorien vorgekommen, so hat er aus leztern noch eine große Menge Sachen, welche keinen Plaz verdienten; und ich glaube, daß Aiken mit grosem Rechte die Sachen angestrichen hat, welche seitdem von dem edinburger Collegium selbst ausgelassen worden sind. Nimmt man diese Artikel weg, so ist der Rest des lewischen Werks eins der durchdachtesten, welches um diese Zeit über diesen Gegenstand erschienen ist. Nicht zu gedenken seiner genauen Beschreibungen der rohen Substanzen, und seine nützlichen Versuche über ihre Bearbeitung durch verschiedene Auflösungsmittel, ist er sehr zurückhaltend bei der Angabe ihrer Kräfte, und bei Anführungen der vorgängigen Schriftsteller. Er fällt nach seiner eignen Erfahrung sowohl, als nach der der geschicktesten

*) John Hill, a History of the materia medica. London, 1751, 4to.
**) William Lewis, an experimental history of the materia medica, or of the natural and artificial substances, made use of in medicine. London, 1761, 8vo.
***) Edit. the second. Lond. 1768, 4to.

londner Aerzte ein gesunderes Urtheil von den wahren Kräften der Substanzen, als vor ihm geschehen.

Es bleibt noch ein englischer Schriftsteller zu erwähnen übrig, der verstorbene, würdige Rutty zu Dublin, der Verfasser der materia medica antiqua et nova *). Er sagt uns, er habe vierzig Jahr darüber zugebracht, welches in meinen Augen keine grosse Empfehlung ist, der ich glaube, daß wenig aus den Alten zu lernen sei. Er hat sehr treulich aus den Alten gesammlet, ja selbst **Galens** Beschreibungen der Haupteigenschaften und ihrer Grade nicht ausgelassen; und da er alle die Mängel und Thorheiten wiederholt, welche, wie ich schon angeführet habe, sich in den Alten finden, so kann ich diesem Theile des ruttyschen Werks keinen Nutzen zuschreiben, es kann sogar Anfänger oft irre führen. Rutty hat eine sehr starke Liste von Arzneimitteln angegeben; da er aber in dieses Verzeichniß eine grosse Menge gänzlich, oder fast unkräftiger Substanzen, auch viele überflüßige eingeschaltet hat, welche in minderm Grade gleiche Eigenschaften mit andern gemein haben, auch viele, welche wegen ihrer Unkräftigkeit und Ueberflüßigkeit nun abgekommen sind, so ist sein Buch gar nicht so nützlich, als es dick ist. Wenn er von noch gebräuchlichen Arzneien handelt, so sezt er einige seiner Beobachtungen bei, größtentheils aber wiederholt er die generellen Nutzanwendungen, ohne eigne Beurtheilung, und schreibt überhaupt Einem Mittel allzuviele Tugenden zu.

So hätte ich mich dann bemühet, eine Geschichte der Arzneilehre zu liefern, und mir die Freiheit genommen, mein Urtheil über die vorzüglichsten Schriftsteller dieser Materie vorzulegen. Da mir mehr zu tadeln als zu rühmen vorgekommen ist, so war es eine unangenehme Arbeit, und ich befürchte, daß das Publikum mit meinem Misvergnügen über die Alten übel zufrieden **) seyn möchte. Doch

*) — repurgata et illustrata, opus 40 annorum. Roterod. 1775. 4to.

**) Ueberf. gehört nicht unter diese Zahl. Nachdem er vorzüglich die Alten, auch viele der angeführten Neuern gelesen, hielt ich es für schicklich, bergleichen zu wagen, da ich im Verfolge dieses Werks das vorgelegte Urtheil zu rechtfertigen mir getraue. Es schien nothwendig, junge Leute *) zu unterrichten, wo sie am schicklichsten und mit größter Sicherheit ihre Belehrung hernehmen, und sich gegen Meinungen verwahren könten, welche sie berücken und misleiten möchten.

verglichen und durchdacht hat, um das: non habet oforem, nisi — nicht auf sich anwenden zu lassen, muß er im Allgemeinen das gefällte Urtheil Cullen's von ganzem Herzen unterschreiben. Dioskorides und Schröder sind mit ihren Seichtheiten, Unbestimtheiten, Weibermährchen und Unwahrheiten zum Ekel bis in die neuesten Zeiten nachgebetet worden, (einige wenige Ausnahmen abgerechnet) und weder die Erzväter noch ihre schwachen Jünger verdienten Schonung. Wir müssen uns mit Gewalt von diesen vergötterten Gewährmännern losreißen, wenn wir in einem der wichtigsten Theile der praktischen Arzneikunde das Joch der Unwissenheit und des Aberglaubens loßschütteln wollen. Nun ist es hohe Zeit! Anm. d. Ueb.

*) Vorzüglich diesen hat er alle diese Warnungen gegeben, denn Männer von Einsicht und Beurtheilungskraft können auch aus Dioskorides, Zwelfers, Quincys, Sim. Paulis, Hermans, Geoffroys u. s. w. ziemlich unverdaulichem Mengsel gesunde, nahrhafte Körner herausfinden.
Anm. d. Ueb.

Abhandlung
über die
Arzneimittellehre.

Einleitung.

Ehe ich zur Betrachtung einzelner Arzneien übergehe, wird es dienlich seyn, abzuhandeln, was auf die Wirkungsart aller derselben allgemeinen Bezug hat. Es giebt gewiß Grundsätze, welche sich über das Ganze erstrecken. Wenn wir diese nun zuerst erklären, so werden wir uns nicht nur aufs künftige viele Wiederholungen ersparen, die außerdem nöthig wären, sondern es wird auch, nach vorgängiger Darlegung dieser allgemeinen Grundsätze möglich seyn, die Wirkungsart und die Tugenden einzelner Arzneien auf eine einfachere und anschaulichere Weise zu erklären.

Es wird um desto nöthiger in die Betrachtung dieser allgemeinen Grundsätze einzugehen, da es viele derselben giebt, welchen die Aerzte offenbar nicht diejenige Aufmerksamkeit geschenkt haben, welche nöthig schien. Zudem ist es wohl bekannt, daß die Aerzte in Rücksicht der Richtigkeit und Wahrheit vieler der eingeführten Grundsätze noch lange nicht einverstanden sind, weshalb ich es für nothwendig achte, meine eignen Gedanken über viele solcher Grundsätze vorzutragen, welche man ehedem angenommen hat, und noch für nöthiger, gewisse neue Grundsätze zu erklären, deren Annahme ich für wesentlich ansehe. In letzterm Stücke wage ich vielleicht freilich viel; doch ist noch jeder Theil der Wissenschaft unvollkommen, und muß immer so bleiben, wenn keine Versuche gemacht werden, sie zu vervollkommen.

Einleitung.

In dieser Hinsicht ist zuerst als ein gewöhnlich in diesem Fache angenommener Grundsatz in Betrachtung zu ziehen, daß wenige oder keine Arzneien auf den lebenden menschlichen Körper in gleicher Art und mit demselben Erfolge wirken, wie auf die leblose Materie, und es ist jezt wohl bekant, daß die Wirkungen der bei dem lebenden menschlichen Körper angewendeten Substanzen größtentheils durchaus von den Wirkungen verschieden sind, welche sie auf den todten Körper, auf gleiche Weise angewendet, haben. In der That haben wenige*) oder keine von den Substanzen, die man für Arzneien ansieht, irgend eine Kraft auf den todten Körper, und da ich dies als einen Grundsatz annehme, so muß man mich, wenn ich weiter unten von der Einwirkung der Substanzen auf den Körper zu sprechen Gelegenheit finde, immer so verstehen, daß dies blos ihre Wirkung auf den lebenden Körper ist, wenigstens unter sehr wenigen Einschränkungen, welche ich im erforderlichen Falle angeben werde.

Nachdem ich diesen Grundsatz angenommen, wird es sichtbar, daß wenn ich die Wirkungsart der Arzneien überhaupt durchgehen will, es schicklich sei, mit der Erklärung anzufangen, unter welchen Umständen eigentlich der menschliche Körper der besondern Einwirkung anderer Substanzen fähig sei. Auch wird es nöthig, zu untersuchen, auf welche Weise die allgemeine Wirkung der Arzneien, nach Maasgabe der verschiednen Zustände und Verfassungen, in welchen sich der menschliche Körper bei mancherlei Gelegenheiten befinden kann, verschiedentlich modificirt werden.

---

*) Die Kalkerden, das Kalköl und die Laugensalze befördern gleichwohl sichtlich die Fäulnis beim lebenden und todten Körper — die adstringirenden Gewächssäfte, der Eisenvitriol und der Alaun nebst dem Weingeiste verdichten die lebende und todte Faser — Vitriolsäure und Silbersalpeter wehren der Fäulnis beider — Oel erweicht und erschlafft beide, u. s. w.
Anm. d. Ueb.

Erstes Kapitel.
Von der Wirkungsart der Arzneien auf den Körper überhaupt.

Heutzutage ist es schwerlich mehr nöthig, darzuthun, daß die Wirkung anderer Dinge auf den menschlichen Körper, vorzüglich durch den Eindruck derselben auf die Enden oder andere Theile der Nerven im Körper geschehe, wodurch die erregte Bewegung von der Stelle des Eindrucks, längst dem Laufe der Nerven, bis zu ihrem Ursprunge im Gehirne oder Rückenmarke fortgesezt wird, wobei gröstentheils eine **Empfindung** (sensation) entsteht. Dies giebt gewöhnlich wiederum zu einer Willenskraft (volition) Anlaß, wodurch eine Bewegung erzeugt wird, welche nach ihrer Bestimmung durch die Nerven hin in gewisse Muskeln oder Bewegungsfasern läuft, worauf dann die Wirkung der leztern so wohl, als die verschiednen dieser Wirkung eignen Erfolge, entstehen.

Dies ist der Hauptbegrif von der Verhaltungsart des menschlichen Körpers gegen die andern Dinge in der Natur, oder von der Weise, auf welche andere Substanzen auf den menschlichen Körper, und dieser hinwiederum auf jene wirkt. Dieser Zustand, wodurch er zu besondern Einwirkungen anderer Dinge auf ihn fähig wird, nennt man seine **Empfindlichkeit** (sensibility); welche in jedem Theile, wo, unserm Wissen nach, Theile des Nervensystems liegen, befindlich zu seyn scheint. Diejenige Beschaffenheit des Körpers aber, durch welche gewisse Theile desselben geschickt sind gewisse Zusammenziehungsbewegungen entweder von dem Zusammenhange mit dem Nervensysteme, wie vorhin gesagt worden, oder von einem gerade zu auf diese Theile selbst gemachten Eindrucke zu erleiden, wird die **Reizbarkeit** (irritability) des Körpers genennet, und sie scheint bloß in den Bewegungs- oder Muskelfasern, vermuthlich wegen einer zu diesem Behufe besonders angemessenen Bauart, vorhanden zu seyn.

Von allen diesen kommen wir auf den Schluß, daß die besondre Wirkung der Substanzen überhaupt, oder derjenigen Substanzen insbesondere, welche wir Arzneien nennen, wenn sie auf den menschlichen Körper angewendet werden, blos durch die empfindenden und reizbaren Theile desselben geschehe.

Indeß muß man hier bemerken, daß die Wirkung der Substanzen, wenn sie Erfolge hervorbringen, nicht wie oben erwähnt, allezeit durch Zwischenkunft der Empfindung und der Willenskraft (sensation and volition) vor sich gehe, sondern daß diese Wirkungen oft ohne eins von beiden hervorgebracht werden. Zu gleicher Zeit ist es zu vermuthen, daß in allen Fällen, wo Wirkungen von andern Dingen auf den menschlichen Körper geschehen, gesezt sie wären auch nicht mit Empfindung begleitet, sie dennoch mittelst der empfindenden Theile erzeugt werden; und eben so wahrscheinlich ist es, daß im Falle einer nicht von der mindesten Willenskraft (volition) begleiteten Wirkung, so wohl die Wirkung als ihr Erfolg entweder von der unmittelbaren Anbringung dieser Dinge auf die reizbaren Theile, oder von ihrer Anwendung auf empfindliche Theile abhängen, welche in eben diesen Nerven Bewegungen hervorbringen, in welchen gemeiniglich Bewegungen durch Willenskraft erregt werden. Ueberhaupt ist es hinlänglich glaubhaft, daß die besondere Wirkung der Arzneien auf der Empfindung und Reizbarkeit des menschlichen Körpers beruhen, oder mit andern Worten, daß sie durchgängig von Bewegungen abhänge, welche in dem Nervensysteme erregt und fortgepflanzt worden sind. Dies sind also die Verfassungen des lebenden Körpers, die wir uns vornahmen zu erklären. Welches aber die Natur der Materie sei, in welcher diese Bewegungen statt finden, oder auf welche Art sie im Nervensysteme vorhanden sei, weiß man nicht genau; wir glauben aber, daß man sie mit Recht als vorhanden annehmen kann, und wir von ihr, unter der Benennung Nervenkraft, reden können. Da sie sich nur im lebendigen Körper

über die Arzneimittellehre.   63

zeigt, und gänzlich im Tode verschwindet, so kann man sie sonst auch füglich **Lebensstoff** nennen.

Es scheint nicht nöthig zu seyn, hier alle die verschiednen Gesetze zu zergliedern, nach denen die Bewegungen des Nervensystems regiert und eingerichtet werden. Doch ist, in Betref der Wirkung der Arzneien, im Allgemeinen zu bemerken, daß, wie vermuthlich, ein Zusammenhang der Bewegung zwischen jedem Theile des Nervensystems, und jedem andern desselben vorhanden ist, so auch die Arzneien, wenn sie auch nur auf einen kleinen Theil des Körpers angebracht werden, dennoch, wegen des erwähnten Zusammenhangs, oft ihre Wirkung in vielen andern Theilen des Körpers zeigen.

Diese Mitleidenheit oder Sympathie der verschiednen Theile des Körpers ist überhaupt den Aerzten wohl bekannt, und ich werde so fort oft Gelegenheit haben, auf sie zu kommen, wenn ich der von ihr herrührenden Wirkungen, und der Gesetze erwähnen werde, wodurch sie regiert wird. Vor jezt verfolge ich die Betrachtung derselben nicht weiter.

Nachdem wir nun die Wirkungsart der Arzneien im Allgemeinen auf den lebenden Körper gesehn haben, so kann man zunächst die Bemerkung machen, daß da der Erfolg der Wirkung eines Körpers auf den andern immer theils auf der allgemeinen Wirkungsart des Eindruck machenden, theils auch auf den besondern Zuständen des Körpers, auf den gewirkt wird, beruhet, es eben so einleuchte, daß, da der menschliche Körper in mancherlei Rücksichten beträchtlich bei verschiednen Personen abweicht, ja selbst bei derselben Person zu verschiednen Zeiten verschieden ist, eben so auch die Wirkung der Arzneien auf ihn verschiedentlich modificirt werden müsse, nach Masgabe der abweichenden Umstände, in denen sich der Körper befinden kann, und zwar entweder das ganze Leben hindurch bei verschiednen Personen, oder in besondern Gelegenheiten bei einer und derselben Person.

Ehe ich daher weiter gehe, ist es nöthig, diejenigen Verschiedenheiten im Körperzustande zu betrachten, welche etwa vorkommen, und zur Verschiedenheit der Arzneien in ihrer Wirkung auf den Körper Gelegenheit geben können. Wir werden daher zur Betrachtung derjenigen körperlichen Verschiedenheiten übergehen, welche das ganze Leben hindurch unter dem Nahmen der Temperamente zugegen sind, einer Benennung, womit man diese Verschiedenheiten gewöhnlich bezeichnet.

Erster Abschnitt.
Von den Temperamenten.

Die grose Menge von Zuständen (circumstances) betreffend, wodurch die menschlichen Körper von einander abweichen können, ist es kaum möglich, jeden insbesondere anzuführen. Man hat jedoch zu allen Zeiten vermuthet, daß viele dieser Zustände gewöhnlich bei Einer Person vereinigt zugegen sind, und daß ein Mensch oft eine Verbindung von Beschaffenheiten zeigt, welche nicht nur von denen einer andern verschieden, sondern zuweilen von entgegengesezter Art sind. Solche Verbindungen nannten die Alten, unter einer besondern Voraussetzung in Rücksicht der Ursachen, Temperamente, ein Ausdruck, dessen man sich in den arzneilichen Lehrschulen, von den ältesten Zeiten an bis zur gegenwärtigen ununterbrochen bedient hat.

Alle Theorie beiseite gesezt, bedienen auch wir uns dieses Nahmens, um einen Zusammenfluß von Zuständen auszudrücken, welcher sich bei gewissen Personen ereignet, jedoch in verschiednen Rücksichten von dem Zusammenflusse von Zuständen, welcher bei gewissen andern Personen statt findet, verschieden ist. Nach dieser Voraussetzung, glaube ich, unterschieden die Alten ihre verschiednen Temperamente des Menschen, denn es ist wahrscheinlich, daß sie sie zuerst nach wirklicher Beobachtung unterschieden; aber bald hernach bildeten sie eine Theorie über dieselben, und machten ihr zufolge Nahmen, deren man sich seitdem immer bedient

über die Arzneimittellehre.

hat. Die Nahmen sind nun zwar immer noch dieselben, die bei ihnen zu Grunde gelegten Theorien aber sind längst verlachet worden, und die Neuern haben demungeachtet weder nach Erfahrung die alten Bestimmungen weiter ausgeführet, noch auch, ob sie es gleich oft versuchten, jemahls, so viel ich urtheilen kann, eine glückliche Erklärung der Unterscheidungsgründe dargeleget, die sie so durchgängig angenommen hatten. Ich glaube, jedermann wird mir zugeben, daß dieser Theil der medicinischen Kentniß noch in einem verwickelten und unbestimten Zustande sich befindet.

Bei Behandlung dieses Gegenstandes würde es vernünftiger Weise erforderlich seyn, daß ich zuerst die Temperamente bestimmte durch Darlegung der äusserlichen und merkbaren Beschaffenheiten, welche gemeiniglich mit einiger Beständigkeit zusammen verbunden erscheinen. Dies befinde ich aber für eine schwere Unternehmung, mit welcher sich meine Beobachtung nicht so durchgängig beschäftige hat, daß ich im Stande wäre, sie auf eine genugthuende Art auszuführen. Ich muß daher einen andern Weg einschlagen, und mich bemühen, diejenigen Zustände des innern Körperzustandes zu betrachten, welche Gelegenheit zu einer verschiednen Beschaffenheit (state) der Verrichtungen, und selbst zur Abweichung in den äusserlichen Erscheinungen geben können, welche die Verschiedenheit verschiedner Personen ausmachen.

Diese Zustände (circumstances) können meines Erachtens auf fünf Hauptstücke zurück geführet werden, je nachdem sie sich zeigen, 1. in der Beschaffenheit der einfachen festen Theile, 2. in der Beschaffenheit der Flüssigkeiten, 3. in dem Verhältnisse der festen gegen die flüssigen Theile im Körper, 4. in der Vertheilung der Flüssigkeiten, und 5. in dem Zustande der Nervenkraft. In Rücksicht jedes dieser Hauptstücke werde ich nun die besten Bemerkungen, und die beste Erklärung liefern, welche der gegenwärtige Zustand unsrer Wissenschaft darzulegen verstattet.

I. Artikel.

Von den einfachen festen Theilen (simple solids).

Ob diese in gewissen Theilen von einer faserichten Textur oder gänzlich aus Zellgewebe bestehen, ist hier nicht nöthig zu bestimmen. Es ist zu unserm Behufe genug, daß sie zu verschiednen Zeiten einen verschiednen Grad von Dichtigkeit und Festigkeit besitzen. Dies zeigt sich vornämlich im Alter, wo sie aus einem fast gänzlich flüssigen Zustande allmählich in eine dichtere und feste Substanz verändert worden sind.

Die Alten deuteten die Verschiedenheit des Temperaments durch die Farbe und Stärke der Haare der verschiednen Personen an, und viele Erfahrungen zeigen, daß die Stärke der Haare einen grosen Theil des Lebens hindurch mit der Dichtigkeit der einfachen festen Theile im übrigen Körper gleichen Schritt hält. Brian Robinson hat in seinem treatise of the animal oeconomy durch viele Versuche klärlich bewiesen, daß die Festigkeit und Stärke des Haars mit den Jahren des Menschen zunimmt, und daß folglich die Beschaffenheit des Haars sich nach der Beschaffenheit der einfachen festen Theile im übrigen Körper richte. Wahr ist es, daß die Beschaffenheit der einfachen festen Theile bei verschiednen Personen nach Verschiedenheit der Lebensordnung, der Bewegung, des Erdstrichs, und anderer ähnlichen Umstände beträchtlich abweiche; doch da zugleich die Beschaffenheit der festen Theile oft eine erbliche Anlage zu seyn scheint, und sich oft in sehr früher Jugend zeigt, ehe die eben erwähnten Umstände aller Wahrscheinlichkeit nach ihre Beschaffenheit umgemodelt haben können, so ist es sehr wohl zu vermuthen, daß die Beschaffenheit der einfachen festen Theile auf der Verschiedenheit der ursprünglichen Keime des Körpers beruhe. Und da diese Verschiedenheit verhältnißmäsig das ganze Leben hindurch die Oberhand hat, so wird sie, der abweichenden Lebensart ungeachtet, dennoch immer Theil an Hervorbringung einer Verschieden-

über die Arzneimittellehre.

heit in der Beschaffenheit der festen Theile bei verschiednen Personen in derselben Lebensperiode haben.

Da nun ein verschiedner Zustand der festen Theile eine Verschiedenheit in der ganzen Körperbeschaffenheit verschiedner Personen veranlassen muß, so muß man auch zugeben, daß die Verschiedenheit des Zustandes der einfachen festen Theile zu allen Zeiten Theil an der Abweichung der Temperamente des Menschen haben müsse.

Da es nun ferner wahrscheinlich ist, daß die Beschaffenheit der bewegenden Faser einigermasen von der Beschaffenheit der einfachen festen Theile modificirt wird, so ist gleichfalls zu vermuthen, daß die einfachen festen Theile, je nach ihrer Dichtigkeit und Schnellkraft viel zur Bestimmung der Stärke oder Schwäche der Bewegungsfiber, und folglich des ganzen Körpersystems beitragen müssen, und auf diese Art einen vorzüglich starken Einfluß auf die Bildung der verschiednen Temperamente des Menschen haben.

Hier verdient besonders angemerkt zu werden, daß, da die Beschaffenheit der einfachen festen Theile wohl größtentheils verhältnißmäsig das ganze Leben hindurch sich gleich bleibt, man auch mit Grunde glauben kann, daß von zufälligen und plötzlichen Veränderungen in der Beschaffenheit der festen Theile selten Krankheiten entstehen werden. Dies kann jedoch wohl durch mancherlei zufällige Ursachen Einschränkung leiden, doch sind diese entweder von der Art, daß sie sich sehr selten ereignen, oder solche, welche auf einmal nicht einen beträchtlichen Theil des Körpers befallen können, und größtentheils nur zur Wirkung kommen, wenn sie lange Zeit hindurch auf ihn Einfluß haben können. Ich bin daher überzeugt, daß solche jählinge Veränderungen, welche oft die Schwäche und Stärke des Körpers betreffen, nicht Veränderungen der Beschaffenheit der einfachen festen Theile beigemessen werden können, welche unmöglich so plötzlich statt haben, sondern Veränderungen in der Beschaffenheit der Muskelfaser zugeschrieben werden müssen, welche so leicht von tausend Dingen Stöhrung erleidet. Boerhaave gab auf die letzt erwähnten Umstände wenig Acht; es wird aber auch jeder, wer diesen Gegenstand durchdenkt, inne werden, daß des berühmten Mannes Lehre von der schlaffen und straffen Fiber, welche die Ursache der starken und schwachen Fiber erklären soll, keine so ausgedehnte Anwendung verstatte, als er wähnet, folglich, daß die den Arzneien beigelegte Kraft, die Beschaffenheit der einfachen festen Theile zu verändern, selten Rücksicht verdiene, oder doch nie ohne eine Menge Einschränkungen, auf welche man bisher wenig geachtet zu haben scheint.

II. Artikel.

Von der Beschaffenheit der flüssigen Theile.

Aus den frühesten Nachrichten der Arzneikunde, die uns bekannt sind, erhellet, daß, von den ältesten Zeiten an bis zu den gegenwärtigen, die Aerzte sich fast gänzlich an die Untersuchung und das Studium der flüssigen Theile gehalten, und nach der angenommenen Beschaffenheit derselben sich bemühet haben die Erscheinungen so wohl der Gesundheit als der Krankheit zu erklären. Hier ist es ihnen jedoch meines Erachtens fehlgeschlagen; denn nicht zu gedenken der Unvollkommenheit und Unrichtigkeit vieler Spekulationen beides der Galenisten und Chemisten, die sonst über diesen Gegenstand Mode waren, wollte ich fast behaupten, daß die die flüssigen Theile betreffende Lehre noch immer der unvollkommenste Theil unserer Physiologie sei. Alles Systematische, was hierüber bis vor vierzig Jahren geschrieben worden ist, verdient gar keine Achtung; nur in dieser lezten Periode haben wir einige bestimte Begriffe von einer Grundlehre erlanget, das ist von der Beschaffenheit der Zusammensetzung (aggregation) der Blutmasse. Selbst in Rücksicht der leztern bleiben noch viele Zweifel und Dunkelheiten übrig. Dieser Schwierigkeiten aber ungeachtet werde ich mich bemühen, zu untersuchen, was sich in Betref der Beschaffenheit der Flüssigkeiten bei verschiednen Personen sagen läßt.

Man kann jezt mit gutem Fuge dafür halten, daß die Blutmasse oder der Theil unserer Flüssigkeiten, welche sich in unsern rothen Gefäsen bewegen, und aus denen alle übrigen zu fliesen scheinen, durchaus ein ungleichartiges Aggregat sei, und hauptsächlich und besonders aus drei Theilen, nämlich aus rothen Kügelchen, Gallerte (gluten) und Wässerigkeit bestehe. Wollte man anführen, daß sich noch andere Stoffe darin befinden, wie auch wohl seyn kann, so werde ich in der Folge diesen Punkt untersuchen, aber vor jezt halte ich dafür, kann das Blut als aus den jezt erwähnten drei Hauptbestandtheilen zusammengesezt betrachtet werden.

In Rücksicht dieser Hauptbestandtheile ist es hinlänglich wahrscheinlich, daß sie sich bei verschiednen Personen in verschiedenem Verhältnisse finden, und dies verschiedene Verhältniß kann daher Theil an einiger Verschiedenheit des Temperaments haben, wiewohl es sich nicht leicht bestimmen läßt, in welchen Fällen dieses statt finde.

Daß die rothen Kügelchen in verschiednen Verhältnissen gegen die ganze Blutmasse seyn können, sehen wir sehr deutlich aus verschiednen Krankheiten, in welchen ihre Menge offenbar und beträchtlich vermindert wird; welches aber dieses Verhältniß bei gesunden Personen seyn könne, oder auf welche Art dies Verhältniß mit den übrigen Gesundheitsumständen in Verbindung stehe, ist noch gar nicht durch irgend einen zweckmäsigen Versuch ausgemachet worden. Aus verschiednen Beobachtungen über Thiere, deren Blutgefäse man leicht mit dem Vergröserungsglase untersuchen kann, erhellet, daß das Verhältniß der rothen Kügelchen gröser oder kleiner ist, nach der stärkern oder mindern Menge der Nahrung, welche das Thier bekommen hat. Es ist daher sehr möglich, daß die Menge derselben im menschlichen Blute durch dieselben Umstände modificirt werden könne. Aber auch dies hilft uns nichts bei Entscheidung der Frage in Rücksicht gesunder Personen, welche Nahrung nach Beschaffenheit ihres gröseren Körpers zu sich nehmen, auch ist nicht bestimt, ob sich die Wirkung der Nahrung, nach der Menge sowohl, als nach der Beschaffenheit derselben richte. Mir scheint es, daß sie sich, wenn überhaupt, doch nicht sehr nach der Beschaffenheit des Nahrungsmittels richte, die Verschiedenheit der Beschaffenheit desselben müste denn sehr beträchtlich seyn. Auch leuchtet mir, daß die Menge der rothen Kügelchen bei Thieren, welche gänzlich von Gewächssubstanzen leben, eben *) so groß sei, als bei denen, welche sich blos von thierischer Speise nähren, oder, wie bei den Menschen der Fall ist, welche sich theils von dieser, theils von jener Nahrung unterhalten.

Man hat sich sehr bemühet, die Menge des Blutkuchens gegen die der Wässerigkeit in dem aus der Ader gelassenen Blute des Menschen zu schätzen; aber bisher verstattet uns noch keiner der Versuche einen gewissen Schluß. Das anscheinende Verhältniß der beiden Theile ist sehr trüglich, und weicht sehr nach den Umständen ab, welche das Blut geschwinder oder langsamer gerinnen machen, und nach der Zeit, welche hindurch man das Blut von seiner Gerinnung an bis zu der Zeit stehen läst, wenn man das Verhältniß untersuchet. Man weis jezt genau, daß diese Umstände die Trennung, welche bei dem Blute statt hat, verschieden machen, und mich deucht, daß man in keiner von den angestellten Proben hinlängliche Rücksicht auf die Wirkung dieser Umstände genommen hat. Wenn Haller folgendes Urtheil fället: „In der Blutmasse ist die Hälfte und drüber, Blutkuchen; bei starker Körperbeschaffenheit vermindert sich das Blutwasser bis zu einem Drittel, beim Fieber wird es bis zum vierten und fünften Theile vermindert, bei Krankheiten von Schwäche aber nimmt es zu" **), so bin ich überzeugt, daß er einzig aus der abgeschiednen Menge, welche sich bei gewöhnlichen Aderlässen zeigt, ge-

---

*) Wie konnte dies der Verfasser sehen? mich deuchtet, er irrt sich in diesen Sätzen — Anm. d. Uebers.
**) In massa sanguinea media pars et ultra, cruoris est. In robore valido serum minuitur ad tertiam partem, in febre ad quartam et quintam reducitur, in morbis a debilitate increscit. Prim. lin. §. 138.

urtheilt, und nicht Acht gehabt hat auf die abweichende
Menge, welche nach Masgabe der verschiednen Umstände
beim Blutlassen sich von beiden Theilen absondert. In
einigen Fällen von Rheumatism habe ich den Blutkuchen
nicht ein Drittel des umstehenden Serums ausmachen sehn,
und in andern Fällen, wo das vom Kuchen gesonderte Wasser nicht bis zu einem Viertel des Ganzen stieg. Wenn ich
auf die Umstände beim Blutlassen Acht hatte, konnte ich in
voraus sagen, wie viel sich nach vier und zwanzig Stunden
abgesondert haben werde.

Aber gesetzt auch, wir könnten die Menge des Serums
gegen den Blutkuchen, d. i. gegen die mit rothen Kügelchen
vermischte Gallerte, genauer schätzen, so wird es immer
noch unausgemacht bleiben, in welchem Verhältnisse gegen
einander die lezt erwähnten Theile zugegen sind; folglich ist
es noch nicht bestimt, welches die gewöhnliche Menge der
rothen Kügelchen bei gesunden Leuten sei, noch auch, welchen Antheil sie an der Erzeugung eines besondern Temperaments haben könne.

Was die Gallerte (gerinnbare Lymphe, gluten) des
Blutes allein betrift, so ist es eben so schwer, zu bestimmen, wie viel sie gegen die ganze Blutmasse, oder gegen
die andern Theile betrage. Ich halte es für ausgemacht,
daß die Gallerte, sie mag nun mit den rothen Kügelchen
zum Blutkuchen vereinigt seyn, oder sich freiwillig von den
andern Theilen getrennt haben, dieselbe Masse sei, welche
sich im Serum aufgelöst befindet. In welchem Verhältnisse aber lezteres zugegen sei, ist noch gar nicht genau bestimt. Man kann mit Grunde glauben, daß das Serum
immer eine gesättigte Auflösung ist, zugleich aber ist es
wahrscheinlich, daß die Auflösungskraft des Serums gröser
oder geringer seyn kann in verschiedenen Umständen, und
daher fehlt es uns immer noch an Versuchen, welche das
Verhältniß der Gallerte zu dem Reste der Masse bestimmen. Man kann leicht zugeben, daß in gesunden Körpern
sowohl die rothen Kügelchen, als die Gallerte mehr oder
minder seyn kann, je nach der Menge, und gewissermasen

der Beschaffenheit der in einer gegebnen Zeit genommenen Nahrungsmittel. Doch wird uns dies kaum in Stand setzen, zu bestimmen, wie viel davon in gesunden Körpern verschiedner Personen vorhanden sei, und folglich, was sie zur Verschiedenheit des Temperaments beitragen. Es läst sich indessen vermuthen, daß das Verhältniß der rothen Kügelchen und der Gallerte gegen das Serum gröser oder kleiner seyn wird, je nach Beschaffenheit der Verdauungs- und Aneignungskräfte jedes einzelnen Menschen; und daß diese wiederum verschieden seyn werden, je nach Beschaffenheit der allgemeinen Stärke oder Schwäche des Körpersystems. Das Verhältniß der verschiedenen Theile des Bluts kann also in verschiedenen Temperamenten verschieden seyn, doch aber nicht an sich selbst diese Verschiedenheit hervorbringen.

Noch ist der dritte Theil unserer Blutmasse zu betrachten übrig, die Wässerigkeit, (serosity) deren verhältnismäsige Menge zu bestimmen, nicht weniger schwierig ist. Es muß eben so schwer seyn, als wie bei der Ausmittelung des Blutkuchens und des Serums (serum), da die Menge der Wässerigkeit als mit der des Serums gleichförmig angenommen werden kann, und daher müssen wir, ehe lezteres genauer bestimt wird, als bisher geschehn, uns bemühn, es durch Aufsuchung der Ursachen zu thun, welche dem Ansehn nach eine gröfere oder kleinere Menge des Stoffs erzeugen können, welcher in der Wässerigkeit *) enthalten ist.

Indem wir dies thun, müssen wir eine Betrachtung nicht unberührt lassen, welche sich so ungesucht darbietet, nämlich die Menge Flüssigkeit betreffend, welche man zu sich genommen hat. Diese vermehrt gewiß gelegentlich die Menge der Blutwässerigkeit; doch, da ich glaube, daß die Ausscheidung im gesunden Körper sich stets nach der Menge

---

*) Das Serum betrachtet der Verfasser als den flüssigsten Theil des Bluts, welcher aus einer salzhaften Wässerigkeit und einem gewissen Antheile an gerinnbarer Lymphe besteht, welche sich in der salzhaften Wässerigkeit (serosity) aufgelöst befindet, und so das Serum bildet.

Anm. d. Ueb.

über die Arzneimittellehre.

der in den Blutgefäßen gegenwärtigen Flüssigkeit erhöhet; so glaube ich auch, daß die gelegentlich aufgenommene größere Menge Feuchtigkeit bald durch die Ausscheidungsorgane abgeht, und daher keine festständige Verschiedenheit des Verhältnisses der Serosität im gesunden Zustande verschiedener Personen verursachen wird.

Wir müssen uns also nach einem andern Grunde der Verschiedenheit des Verhältnisses an Serosität umsehn. Da erhellet es dann, daß die verdauenden und aneignenden Kräfte des thierischen Haushalts im Stande sind, aus den genossenen Nahrungsmitteln eine Flüssigkeit zu bereiten, welche sich zu den Entzwecken der thierischen Oekonomie, besonders aber für die Ernährung der festen Theile des Körpers schickt. Eine solche Flüssigkeit, da sie in einem zu ihrem Behufe angemessenen Zustande ist, halten wir für sanft, mild, und auf keine Weise für schädlich oder nachtheilig.

Zu gleicher Zeit ist es wahrscheinlich, daß diese Flüssigkeiten nicht lange in dieser Verfassung bleiben, sondern vermöge einer gewissen unausgesetzten Körperverrichtung in einem solchen Zustand verändert werden, daß wenn die Umwandlung weiter ginge, und die veränderten Flüssigkeiten zugleich länger im Körper blieben, sie äußerst nachtheilig und wohl gar verderblich werden würden. Die eben erwähnte Veränderung ist es, welche nach unsrer Meinung die Serosität erzeugt, welche, so dienlich sie auch zu einigen Zwecken in der thierischen Haushaltung ist, gleichwohl beständig abgehen muß, und daher die gewöhnlichen Ausleerungen ausmacht. Aus letzterm Umstande, daß die Wäßrigkeit nach Verhältniß der von ihr durch die Ausleerungen hinweg genommenen Menge tauglich ist, vermuthe ich, daß man selten ein großes Uebermas davon in der Blutmasse finde. Gleichwohl kann immer noch die Menge derselben bei verschiednen Personen verschieden seyn, und Theil an der Verschiedenheit des Temperaments haben. Man könte wohl anführen, daß die Körperverrichtung, welche die Wäßrigkeit des Bluts hervorbringt, nach der verschiednen Stärke der verschiednen Personen abweiche, folglich, daß die Serosität mehr oder geschwind erzeugt werden, und in einer Person von salzichterer Beschaffenheit, als bei der andern seyn könne, und auf solche Weise durch die Abweichung der Wässerigkeit in der Menge und Beschaffenheit, eine Verschiedenheit des Temperaments entstehe. Es kann nicht geleugnet werden, daß dies möglich sei; ich kenne aber die Umstände nicht, unter welchen dieses statt findet, auch nicht die äußern Erscheinungen, an welchen man dies erkennen könne.

Man hat freilich ziemlich allgemein geglaubt, daß das Blut bei einigen Personen sich in einem salzhaftern Zustande, als bei andern, befinde; und dies kann auch der Fall seyn, aber wir haben keine schicklichen Versuche, welche die Menge oder Beschaffenheit der salzhaften Materie im Blute bestimten. Man hat sich eingebildet, daß die salzhafte Beschaffenheit der Serosität durch gewisse Erscheinungen am äußern Körper sich verrathe; man betrügt sich aber in diesem Schlusse, da man es erweislich machen kann, daß diese Erscheinungen oft mehr auf der Beschaffenheit der Haut selbst, als auf dem Zustande der durch sie hindurchgehenden Flüssigkeiten beruhen.

Bei dieser ganzen Untersuchung der Beschaffenheit des Bluts, in Rücksicht seiner Mischung, oder im Betref der Beschaffenheit und Menge der verschiedenen Theile, aus denen es als ein Aggregat zusammengesezt ist, scheint es nicht nur ungewiß, in wie fern diese Umstände eine Verschiedenheit des Temperaments veranlassen, sondern es ist im Gegentheile zu vermuthen, daß sie dergleichen nie in beträchtlicher Maße thun.

Diesem allen ungeachtet haben die Aerzte, seit chemische Erklärungsarten in unsrer Physiologie aufgenommen sind, das ist, seit den Zeiten des Paracelsus, unsre Säfte immer von der Seite betrachtet, als wären sie nach der Beschaffenheit ihrer chemischen Mischung, entweder in der der ganzen Masse des Bluts, oder in der der mancherlei Theile verschieden, aus denen es als ein ungleichartiges Gemisch zusammengehäuft ist. Gleichwahl können wir blos in lezterer Rücksicht, das ist, in Betracht der verschiedenen Theile, den Gegenstand mit chemischen Augen ansehen; und hier wird man leicht zugeben, daß bis in die neuesten Zeiten viel thörichtes, hypothetisches und falsches Geschwätz in den chemischen Lehrsätzen geherrscht hat, welche die Natur und den Zustand der Flüssigkeiten betreffen. Selbst bis auf den heutigen Tag sind die Aerzte kaum hinlänglich behutsam geworden bei Vermeidung solcher hypothetischen Lehren; und so zuverlässlich sie auch in ihren chemischen Erklärungen gesprochen haben, so bin ich doch nicht im Stande etwas deutliches oder gewisses über diesen Gegenstand zu finden. Nicht zu erwähnen, wie wenig wir bis jetzt über die Natur der Gewächs- oder thierischen Substanzen aus ihrer chemischen Zergliederung gelernet haben, ist es genug hier zu erwähnen, daß in Rücksicht einiger Theile der Blutmasse noch gar nicht ausgemacht ist, weder, daß ihre chemische Mischung bei verschiedenen Gelegenheiten auf irgend eine Art verändert werde, noch welche Veränderung, noch auch auf welche Weise dieselbe geschehe. So viel kann man wenigstens mit größter Zuverlässigkeit in Rücksicht der rothen Kügelchen versichern, deren mechanische oder chemische Eigenschaften beide nicht deutlich ausgemacht sind; wir wissen weder, wie sie gebildet, noch auf welche Weise sie chemisch verändert werden können.

In Rücksicht der Blutgallerte bin ich geneigt dasselbe zu behaupten; denn mich deucht, daß wir weder wissen, wie sie aus unsrer Gewächsnahrung gebildet werde, noch auch welches genau der Zustand ihrer Mischung sei; daher wir denn auch nicht genau a priori sagen können, wie sie chemisch verändert werde. Ich kenne zwar keine Beobachtungen, aus denen erhellete, daß sie in irgend einem Falle in ihren sinnlichen Eigenschaften verändert werde. Es giebt wohl Fälle, in welchen ihre Zähigkeit und Kraft des Zusammenhanges beträchtlich vermindert zu seyn scheint; man kann aber verschiedene Erklärungen von diesen Erscheinungen angeben. Man erkläre diese Erscheinungen aber, wie man wolle, so scheinen sie nur bei sichtlich krankhaften Umständen statt zu finden, so daß wir keinen hinlänglichen Grund haben, zu behaupten, daß irgend eine dergleichen Abweichung sich in den Temperamenten verschiedner gesunder Personen zeige. Zwar hat man gewöhnlich geglaubt, daß die Dichtigkeit und Zähigkeit der Blutmasse bei verschiednen Personen selbst im Stande der Gesundheit verschieden sei; und noch gewisser bei Krankheiten, welches man entweder auf die gröſere Menge der Gallerte in der Blutmasse, oder auf die gröſere Zähigkeit oder Zusammenhangskraft der Gallerte, wenn sie im gehörigen Verhältnisse zugegen ist, geschoben hat; aber weder die eine noch die andere Voraussetzung ist durch gehörige Versuche ausgemacht worden. Ob man gleich verschiedene Experimente zu dieser Absicht vorgelegt hat, wie die des Browne Langrish, so sind sie doch augenscheinlich nichtig und trüglich.

Ich habe oben gesagt, daß der Antheil der Gallerte im Blute von der Menge der genossenen Nahrungsmittel und durch die Thätigkeit des Körpers, sie auszuarbeiten und anzueignen, vermehrt werden könne; es ist aber hinreichend wahrscheinlich, daß die Menge der Gallerte der Kräftigkeit des Körpers folge, und daher keinen kränklichen Zustand erzeuge. Wenn sie auch einigen Antheil an der Verschiedenheit des Temperaments haben sollte, so wird sie es doch nicht an sich selbst betrachtet thun, sondern nur als Begleiterin der übrigen Umstände gröſerer Kraft in Körper.

Ich kann diesen Gegenstand nicht verlassen, ohne anzumerken, daß die Meinung, eine widernatürliche Dicke, oder wie man sagen könnte, Zähigkeit der Blutmasse sei eine öftere Ursache der Krankheiten, in fast allen neuern Systemen der Pathologie hervorstiche. Ich behaupte aber, daß dies gröſtentheils auf hypothetischen Voraussetzungen beruhe, und, soviel mir bekant, kaum in irgend einem Falle zur Thatsache berichtigt worden sei. Ich bin geneigt zu behaupten, daß diese Meinung gröſtentheils unwahrscheinlich ist. Da die Verrichtungen des thierischen Haushalts auf der ununterbrochnen Bewegung der Flüſſigkeiten durch viele enge Kanäle beruhen, so müſſen diese Flüſſigkeiten einen sehr groſen Grad von Flieſbarkeit haben; zu diesem Behufe hat daher die Natur auch dafür gesorgt, daß reines Wasser immer einen grosen Bestandtheil der thierischen Säfte ausmache. Eben so gewis ist es, daß die Theile, deren Bestandtheilchen Neigung haben könten, sich mit einander zu vereinigen, und undurchdringliche Massen zu bilden, gröstentheils in Auflösung und in einem sehr flüssigen Zustande erhalten werden; solten einige Theile blos eingemischt seyn, so sind sie es in nur sehr geringem Verhältnisse gegen die gänzlich flüssigen Theile; und da die Hitze und Bewegung des Ganzen ununterbrochen fortdauert, so werden die zur Vereinigung geneigten Materien in einem sehr fein zertheilten Zustande erhalten, und unter die flüssigern verbreitet. Man sieht auch nie, daß sie sich von diesen Flüssigkeiten trennen sollten, außer wenn sie zum Stillstehen kommen. Es ist daher wenig Grund zu der Voraussetzung vorhanden, daß eine widernatürliche Dicke in der Blutmasse vorkomme, und gewöhnlich die Ursache der Krankheiten sei. Und wenn auch, dasjenige, was ich jezt gesagt habe, nicht grade auf meinen gegenwärtigen Zweck, die Verschiedenheit des Temperaments zu erklären, passet, so hat es doch einigen Zusammenhang damit, und kann in einer Einleitung zur Betrachtung der Wirkungsart der Arzneien nicht am unrechten Orte stehn.

Um wieder auf meinen Gegenstand zurückzukommen, so hätte ich mich nun zu zeigen bemühet, daß wir, was die rothen Kügelchen oder die Gallerte anlangt, aus der Betrachtung ihrer chemischen Mischung sehr wenig in Absicht auf die Verschiedenheit der Temperamente lernen können. Indessen möchte man erwarten, daß wir mittelst der Chemie mehr Licht über den wässerichten Bestandtheil bekommen könten; aber, wie wir hiebei zu Werke gehen sollen, ist mir immer noch sehr dunkel. Man weiß jezt sehr genau, daß die Serosität des menschlichen Bluts eine wässerichte Flüssigkeit ist, welche außer einer Menge Gallerte, ein besonderes, fast unbekantes [*]) Salz aufgelöst enthält, welches

---

[*]) Vermuthlich meint er (sal perlatum) den Phosphorsalz. Anm. d. Ueb.

man wenigstens nicht deutlich sonst irgendwo in der Natur, als in thierischen Körpern wahrgenommen hat. Auch wissen wir durch die Ausleerungsflüssigkeiten, (welche wir von der Serosität herleiten,) daß in lezterer auch eine Menge ölichter Materie vorhanden sei; von welcher besondern Natur sie aber ist, oder in welchem Verhältnisse sie vorkömt, oder auf welche Art sie mit den übrigen Theilen verbunden sei, wissen wir mit keiner Bestimtheit, können also auch nicht sagen, in welcher Mase die Untersuchung des ölichten Theils den verschiedenen Zustand der Säfte in den verschiedenen gesunden Körpern zu bestimmen dienen könne.

Meines Erachtens könten wir den ölichten Theil des Bluts ununtersucht lassen; der salzartige Theil aber scheint grösere Aufmerksamkeit zu verdienen. Man hat Ursache zu glauben, daß auser der salzhaften oben erwähnten besondern Materie, noch eine Menge andrer salzichten Dinge in dem Blutwasser zugegen sei; von welcher Natur sie aber eigentlich oder in welchem Verhältnisse sie da sind, bleibt noch unbekant. Hievon ein Beispiel zu geben, so wissen wir jezt, daß sich in dem Urine jeder Person, wahrscheinlich aus der Serosität abstammend, eine Säure *) befinde, welche bei gewissen Gelegenheiten eine Anhäufung in dem Urin macht, welche, von dem Harne abgesondert, das Ansehen einer erdigen oder steinichten Materie hat. Dies hat man jedoch erst neuerlich aus der Zergliederung solcher Harnsteine gelernt, welche eine Krankheit erzeugt hatten; eine Entdeckung, welche, da sie auf der einen Seite in Stand sezt, gewisse Theile unsers Körpers zu verbessern, auf der andern Seite auch an den Tag legt, wie unwissend wir in der Kentnis der Beschaffenheit der Säfte des menschlichen Körpers bisher gewesen sind.

Aus diesen Betrachtungen der verschiednen Materien, welche wir in der Blutmasse wahrnehmen können, wird es erhellen, daß man wenig Grund hat, die verschiednen Temperamente des Menschen mittelst der abweichenden Beschaffenheit ihrer Blutmasse zu unterscheiden. Es ist zwar sehr

*) Reine freie.   Anm. d. Ueb.

möglich, daß dergleichen Abweichungen bei verschiednen Personen statt haben, in welchem Grade dies aber geschehe, oder durch welche äuserliche Kennzeichen diese Verschiedenheit zu erkennen sei, in dieser Bestimmung haben die Aerzte kaum einige Fortschritte gethan.

Ohne uns daher in die Betrachtung der verschiednen Zustände der Serosität einzulassen, kann man glauben, daß die Bestimmung des verschiednen Zustandes der Flüssigkeiten in verschiednen Personen tiefer zu schöpfen sei.

Es befindet sich im menschlichen Körper, da er sich zum Theil von Gewächssubstanzen ernährt, eine Kraft, durch welche diese Speisen nach einigem Verweilen im Körper, beträchtlich in ihrer Natur und Beschaffenheit verändert, das ist, in thierische *) Säfte verwandelt werden, welche in verschiedenen Hinsichten sehr von den genossenen vegetabilischen Dingen abweichen. Wir wissen nicht genau, wie diese Umändrung vor sich gehe, und nur der einzige Umstand dient einigermasen zu ihrer Erläuterung, daß die Veränderung, welche die Gewächsmaterie durch ihre Neigung zur Fäulniß erleidet, der im menschlichen Körper vorgehenden Veränderung nahe kömt. Ob wir nun gleich nicht deutlich einsehn können, in welchen Theilen der Flüssigkeit, noch weniger auf welche Art, oder bis zu welchem Grade dieselbe im Körper vor sich gehe, so können wir doch mit Sicherheit den allgemeinen Schluß machen, daß die thierische Verrichtung ein Theil der Fäulnißgährung sei. Zugleich bemerken wir, daß nachdem die Nahrungsmittel durch den thierischen Proceß in den Zustand, welcher den Entzwecken der thierischen Haushaltung entspricht, oder in den eigenen Zustand der thierischen Säfte versezt worden sind, sie nicht lange in

---

*) Ich vermuthe mit der grösten Wahrscheinlichkeit, daß die durch die Verdauung aus den Gewächsen gezognen thierischen Theile sich schon, ihrer Grundmischung nach, in den Vegetabilien vorher befanden. Der leimichte Aufguß der Kiele mit Wasser und das Stärkmehl enthalten dergleichen gewiß im freisten Zustande. Sallat z. B. enthält fast nichts von Seyemble, daher seine Unnahrhaftigkeit.

Anm. d. Ueb.

dieser Verfassung bleiben, sondern immer weiter gegen die Fäulniß zuiilen, und daß diese ausartenden und ausgearteten Theile es sind, welche hauptsächlich die salzhaften und erdigen Ingredienzen des Blutwassers ausmachen, welche nebst einem Theile der Flüssigkeit immerdar durch die verschiednen Abscheidungswege aus dem Körper fortgehen.

In dieser Hinsicht können wir annehmen, daß die thierische Flüssigkeit in ihrer Zusammensetzung mehr oder weniger zu dem Zustande der Fäulniß geneigt oder darin vorgerückt seyn kann, und daß durch diese Umstände die Flüssigkeiten an Konsistenz der ganzen Masse oder an chemischen Eigenschaften der Serosität abweichen können. So lange aber die Aenderungen in dieser Rücksicht noch nicht bis zum krankhaften Zustande gediehen, können wir sie, so lange sie in diesem mindern Grade stehen, nicht inne werden, und eben so wenig sagen, in wie fern sie Einfluß auf die Verschiedenheit der Temperamente der Menschen haben können, oder wirklich haben.

Aus den verschiednen, jezt über das Blutwasser vorgelegten Anmerkungen, erhellet klärlich genug, daß es einen gewissen Theil des Blutes giebt, welcher sich immer in einem salzhaften und scharfen Zustande befindet, und keine Meinung ist unter den Aerzten gemeiner, als die, daß eine Schärfe der Säfte die öftere Ursache der Krankheiten sei.

Es ist sehr möglich, daß dies der Fall sei, und in vielen Fällen ist es gewiß so; nur deucht mich, daß man diese Meinung allzu voreilig und allzuhäufig angenommen hat, größtentheils nach blosen Voraussetzungen, ohne hinlängliche Ueberzeugung von der Wirklichkeit. Die möglichen Abarten von Schärfen hat man wenig eingesehn, manche derselben beruhten blos auf irrigen Voraussetzungen. Von andern derselben, ob sie gleich wohl vorkommen mögen, hat man nicht wirklich darthun können, daß sie irgend in einer ungewöhnlichen Menge vorhanden gewesen, und die zum Erweise derselben angeführten Phänomene lassen sich gewöhnlich aus andern Gründen erklären, und werden oft durch

Ursachen von abweichender, auch wohl entgegengesetzter Natur erkläret.

In Betref der verschiednen Schärfe, welche wir, als beständig im Blutwasser gegenwärtig, zugegeben haben, ist es zu glauben, daß sie bei verschiednen Gelegenheiten in grösserer oder geringerer Menge da seyn kann; aber eben deshalb, weil sie immer zugegen ist, müssen wir schliesen, daß sie den Körper eben nicht sehr stark reitze. Dies rührt zum Theil daher, daß diese scharfen Theile stets unter andre milde Säfte vertheilt sind, zum Theil, daß das Schlagadersystem gegen einen Reiz dieser Art nicht empfindlich ist, zum Theil aber auch, weil diese Schärfen die Ab- und Ausscheidungsorgane zu stärkerer Ausleerung reitzen, und daher durch diesen oder jenen Ausweg sogleich aus dem Körper geführt werden. Aus diesen Betrachtungen schliese ich, daß eine von freien Stücken entstandne und schädliche Schärfe nicht oft vorkomme, denn der größte Theil der Menschen bringet sein Leben hin, ohne auch nur einige Wirkungen, die man auf ihre Rechnung schreiben könnte, zu fühlen. Und giebt es auch einige Fälle, wo sie gewirkt hat, so sind sie sehr selten, und gewöhnlich Folgen ungewöhnlicher und gewaltsamer Umstände, in welche der Körper versetzt worden war.

Was die scharfen Stoffe anlangt, welche von ungefähr in den Körper gebracht werden, so ist kein Zweifel, daß viele derselben stark genug sind, den Körper in Unordnung zu bringen; dagegen giebt es aber auch gewiß viele, welche in denselben gerathen, ohne die mindeste Wirkung zu veranlassen. Denn nicht zu gedenken der mancherlei Vorbauungsanstalten *), welche die Natur getroffen hat, sie nicht in die Blutmasse gelangen zu lassen, halte ich blos die Anmerkung für nöthig, daß wenn sie sogar in die Blutmasse gelangt wären, sie durch ihre Vertheilung und Vereinigung

---

*) Die grösten und wirksamsten sind wohl die Fähigkeit der Einsaugungsgefäße bei jedem widrigen Reitze und scharfen Stoffe ihre Mündungen zu verschliesen. A. d. Uebers.

mit der Serosität unschädlich werden, und mit ihr bald auf diesem oder jenem Ausscheidungswege abgehen, so daß einige der schärfsten Stoffe, wie Quecksilber und Kanthariten, ihre Wirkung nur *) in den Ab- und Ausscheidungsorganen zeigen.

Ueber diesen ganzen Gegenstand würde ich also den Schluß ziehen, daß man die Angabe einer Schärfe als Krankheitsursache allzu häufig in unsre neuere Pathologie aufgenommen habe, und sie dennoch nicht annehmen sollte, bis die Ursachen derselben und ihre Anwesenheit wohl berichtigt sind.

Mit einem Worte, ich will nicht leugnen, daß die Beschaffenheit der Säfte Einfluß auf die Verschiedenheit der Körperzustände in Gesundheit und Krankheit haben könne, doch muß ich zugleich behaupten, daß wir wenig oder nichts von der Art und Weise wissen, nach der sie diese Wirkung haben mag; daß unsre Theorie von den menschlichen Säften noch immer unvollständig und mangelhaft **) ist; daß, so lange sie es ist, sie zu voreilig und zu weit ausgedehnt in jedem Theile des Arzneisystems angewendet wird; und daß wir wenig Anlaß haben, dieses zu thun; da es höchst wahrscheinlich ist, daß die Beschaffenheit der Flüssigkeiten zum grösten Theile (very much) auf andern Umständen des Körpers beruht, welche mehr grundlegend und mächtiger sind, die mancherlei Verfassungen desselben zu bestimmen.

III. Artikel.
Von der Vertheilung der Flüssigkeiten.

Der dritte Umstand, wodurch wir glauben, daß die Temperamente der Menschen verschieden ausfallen können,

---

*) Der Verf. hätte nicht sagen sollen, nur; größtentheils etwa — Das eigne Fieber vom Quecksilber, welches ich in meinem Unterrichte üb. ven. Kr. beschrieben, und die Kolken von eingenommener Kantharidenessenz — beweisen, daß der Verf. nicht so allgemein hätte sprechen sollen.
A. d. Uebers.

**) Aber ist unsre Kentniß der festen Theile schon lichtvoller geworden, als die der flüssigen? A. d. Uebers.

über die Arzneimittellehre. 83

ist die verschiedne Vertheilung der Säfte und ihr abweichender Zustand vom Gleichgewicht gegen die mancherlei Theile des Körpers.

Zuerst ist es sichtlich, daß das Blut vornämlich durch die Thätigkeit des Herzens in die verschiednen Gefäße des Körpers getrieben werde. Denn wenn auch gleich die Kraft der Schlagadern zum Blutlaufe beiträgt und bei gewissen Gelegenheiten die Wirksamkeit der Schlagadern sich vermehrt oder vermindert, so daß der Druck des Blutes in besondern Theilen stärker oder schwächer wird, ohne einige Veränderung der Kraft des Herzens; so ist doch zu vermuthen, daß im gewöhnlichen Gesundheitszustande der Menschen die Wirkung der Arterien im genauen Verhältnisse mit der Kraft des sie ausdehnenden Herzens stehe, und daß wir die Wirksamkeit der Schlagadern als bekannt (given) voraus setzen können, und blos auf die Bewegkraft des Herzens zu sehen haben.

Wenn also die Kraft des Herzens statt hat, so wird die Vertheilung des Bluts in die verschiednen Theile des Körpers sich nach der Weite der Gefäße und ihrer Dichtigkeit oder ihrem Widerstande in den verschiednen Theilen richten. Hievon haben wir ein deutliches Beispiel an der allmähligen Ausbildung des Körpers, von seinem ersten Entstehen an, bis zum vollen Erwachsen, während welchem die Theile sich nach gerade entwickeln, von denen einige geschwinder, als andre, ihr völliges Wachsthum erreichen, welches, wie mir einleuchtet, auf dem verschiednen Zustande der Weite und des Widerstandes der Gefäße in der verschiednen Lebenszeit beruhet, ein Vorgang, der vermuthlich durch die Einheit der Urkeime bestimt wird.

Dies bewirkt eine beträchtliche Verschiedenheit in dem Zustande des Menschen in verschiednen Jahren während des allmähligen Wachsthums des Körpers; und dies zeigt sich besonders sichtlich am Kopfe, welcher, zu verschiednen Zwecken der thierischen Haushaltung zuerst entwickelt wird und zu seiner ganzen Gröse gelangt. Gewiß geschiehet dies, weil die Gefäße des Kopfs an Weite und Festigkeit hiezu eingerichtet sind, und das Blut daher im Anfange des Lebens in verhältnißmäsig gröserer Menge in die Blutgefäse des Kopfs, als in die der übrigen Theile des Körpers getrieben wird. Es ist hinreichend wahrscheinlich, daß dies desto mehr geschehe, je jünger das lebende Geschöpf ist, und in gröserm Verhältnisse fortdaure, bis der Körper seinen vollkomnen Wuchs erlangt hat, nach welcher Zeit dieser Antrieb ununterbrochen wieder abnimt, so wie der thierische Körper seinem Ende näher kömt.

Wenn der Körper sein völliges Wachsthum erreicht hat, finden wir ziemlich allgemein ein genau übereinstimmendes Verhältniß in der Gröse und dem Umfange der mancherlei Theile, welche unsrer Beobachtung ausgesezt sind; und dann können wir annehmen, daß die Vertheilung des Blutes genau zu diesem Verhältnisse passe. Dies findet zwar fast gleichförmig bei den meisten Menschen statt, doch halte ich es immer noch für möglich, daß eine unverhältnißmäsige Gröse (capacity) gewisser Theilen bei gewissen Menschen vorkommen, und das ganze Leben hindurch bleiben könne. Dem zu folge hat man gemeiniglich beobachtet, daß Leute von grosen Köpfen und grösern, als zu der Länge ihres Körpers stimmt, einer Vollblütigkeit der Gefäse des Kopfs und den daher rührenden Krankheiten mehr unterworfen sind. Auch habe ich in manchen Fällen beobachtet, daß Leute von kürzern Füsen und Händen, als sie gewöhnlich gegen den übrigen Körper zu seyn pflegen, einem vollblütigen Zustande der Lunge mehr ausgesezt waren.

Dies leitet mich auf die Bemerkung, daß unter den Grösenverhältnissen der verschiednen Theile des Körpers, welche Einfluß auf die Vertheilung des Blutes haben, das beträchtlichste die verschiedne Weite der Lungengefäse, und des Aortasystems sei. Es zeigt sich vornämlich an dem Umfange (size) der Brust gegen die andern Theile des Körpers verglichen; ein Umstand, welcher als ein Anlaß zu einer grosen Verschiedenheit in der Körperbeschaffenheit der Menschen angesehen werden kann. Welche Wirkung er

über die Arzneimittellehre. 85

habe, Neigung zu gewissen Krankheiten zu geben, ist Aerzten wohl bekant.

Bei dieser Blutvertheilung ist besonders zu bemerken, daß ein gewisses Gleichgewicht zwischen der Kraft des Herzens und dem Widerstande der äussersten Gefäse vorhanden ist, durch welche die Ausdünstung geschiehet. Es ist wahrscheinlich daß auf denselben der Zustand dieser Ausleerung bei verschiednen Personen grosen Theils beruhet; welches vielleicht dadurch erläutert werden kann, daß der Widerstand der äussersten Gefäse in einigen Fällen so gros zu seyn scheint, daß die Ausdünstung, und hierauf die Eslust vermindert wird. Daher ist der Umstand, daß grose und ziemlich dicke Körper weniger Appetit haben und weniger Nahrungsmittel zu sich nehmen, als andere von gleicher Gröse gewöhnlich thun, meiner Meinung nach der Schwäche des Herzens gegen die äussersten Gefäse zuzuschreiben. Auf der andern Seite finden wir Menschen von mäsiger Statur und hagerm Körper, welche sehr viel Nahrungsmittel geniesen, welches meiner Meinung nach auf die Kraft des Herzens geschoben werden muß, welche bei ihnen im Gegenhalte des Widerstandes der äussersten Gefäse gros ist.

In Betref des Gleichgewichtes zwischen dem Herzen und den äussersten Gefäsen, können wir nicht umhin, anzumerken, daß, obgleich die Unterbrechung oder Verminderung der Ausdünstung der die Gefäse zusammenziehenden Kälte oft beizumessen ist, welche den Widerstand derselben gegen die Wirkung des Herzens vermehrt, es doch zu gleicher Zeit einleuchtend ist, daß es oft von der Schwäche des Herzens herrühre, welches das Blut nicht mit gehöriger Kraft gegen die Oberfläche des Körpers treibt, folglich lezter mehr Neigung zur Verkältung bekömmt. Dieser Hang zur Verkältung kann nicht zur zufällig sich ereignen, wie bei den meisten Leuten der Fall seyn kann, sondern er bleibt wahrscheinlich auch bei manchen einen grosen Theil des Lebens hindurch, und kann dann als eine Ursache der verschiedenen Körperbeschaffenheiten und Temperamente des Menschen angesehen werden.

Unter den Verschiedenheiten, welche in Rücksicht der Blutvertheilung vorkommen, ist keine merkwürdiger, als das Verhältniß der in den Schlagadern und Venen enthaltenen Menge. Man ist jezt überzeugt, daß sie in verschiednen Lebensperioden verschieden ist, wegen der unter gewissen Umständen der Schlagadern und Venen in diesen verschiednen Zeitpunkten sich ereignenden Verschiedenheit; denn es ist jezt bekannt, daß die Häute der Venen bei jungen Thieren eine verhältnißmäßig größere Dichtigkeit, als bei alten haben, und da folglich der Widerstand in den Venen in der einen Lebensperiode größer als in der andern ist, so wird weniger Blut in die Venen aufgenommen, mehr aber in den Schlagadern zurückbehalten werden. Dieser Unterschied von Blutmenge in den Schlagadern und Venen kömmt sichtlich in dem gewöhnlichen Verlaufe des Lebens vor; es ist aber auch wahrscheinlich, daß bei einigen Personen dieselbe Verschiedenheit in einem gewissen Grade das ganze Leben hindurch statt findet, und eine beständige und beträchtliche Verschiedenheit in den Temperamenten der Menschen verursacht, wie ich umständlicher weiter unten erinnern werde *).

IV. Artikel.
Von dem verschiedenen Verhältnisse der festen und flüssigen Theile in dem Körper.

Ein vierter Umstand, welcher Verschiedenheit des Temperaments erzeugt, ist das verschiedene Verhältniß der fe-

---

*) Die Folgezeit wird vielleicht hier einen eignen Artikel einschieben, über den verschiednen Zustand des Systems der einsaugenden Gefäße in frühern und spätern Lebensjahren, bei dieser oder jener Körperbeschaffenheit — man wird bemerken, daß die jüngern Thiere weit thätigere, vielleicht weit zahlreichere Lymphgefäse haben und man wird festsetzen, welche besondre Modifikation dieses Systems dieses oder jenes Temperament erzeugen helfe. Da jedoch diese Wissenschaft noch in ihrer Entstehung ist, so läßt sich erst in der Folge viel aus dieser Quelle erwarten. Anm. d. Ueb.

sten und flüssigen Theile in verschiedenen Personen. Daß dieses Verhältniß in den verschiedenen Lebensperioden abweiche, daß bei jungen Leuten die festen Theile weniger dicht, und die Zahl der Gefäse gröser, und daß folglich das Verhältniß der flüssigen gegen die festen Theile gröser bei jungen Personen als bei Alten sei, kann nicht bezweifelt werden; während auf der andern Seite die Menge der festen Theile immer zunimt, und die Zahl der Gefäse sich im fernern Fortgange des Lebens vermindert, so daß diese Umstände im Alter gänzlich umgekehrt sind. Diese Verfassungen weichen also von Zeit zu Zeit bei der Zunahme der Jahre ab, vermuthlich je nach den Bedürfnissen der thierischen Haushaltung in den verschiednen Zeitpunkten; zu gleicher Zeit aber giebe es Umstände, welche auch ausser dem Alter hierin Veränderung machen.

Erstlich da, wie wir schon bemerkt haben, diese Dichtigkeit der einfachen festen Theile von dem Zustande der Urleime bestimt wird, so kann man auch annehmen, daß die Verfassungen des Körpers, wodurch die eben erwähnte Veränderung hervorgebracht wird, in gewissem Betrachte von demselben Umstande bestimt werden. Demzufolge können die festen Theile das ganze Leben hindurch, in Vergleichung gegen die Gröse der Gefäse dichter seyn, so daß das Verhältniß der flüssigen gegen die festen Theile in gleichem Alter bei verschiednen Personen verschieden ist, und in dieser Rücksicht das ganze Leben hindurch eine Verschiedenheit in den Temperamenten des Menschen machen kann.

Wenn man diesen Gegenstand durchgehet, ist es nicht nur nöthig, die Menge der festen und flüssigen Theile überhaupt gegen einander gehalten, ins Gesicht zu fassen, sondern auch die Art, wie sie gegen einander in Berührung kommen, in Betrachtung zu ziehen. Da die festen Theile zu hohlen Röhren oder Gefäsen gebildet sind, durch welche sich die Flüssigkeiten unaufhörlich bewegen, so müssen wir untersuchen, bis zu welchem Grade die Gefäse von den durch sie hindurch fliesenden Säften angefüllet werden.

Hier ist es sichtlich, daß so wie das Blut sich langsamer bewegt, als es weiter von den Herzen geht, die das rothe Blut enthaltenden Gefäse beständig nach jeder Richtung über den Umfang ausgedehnt werden, als sie thun würden, wenn keine erweiternde Kraft auf sie wirkte, und dies ist es, was man Vollblütigkeit des Körpers nennen kann. Ein solcher Zustand ist nicht nur zur Entwickelung des Körpers nöthig, und hält folglich so lange an, als der Körper wächst, sondern ist auch das ganze Leben hindurch für die Thätigkeit der Gefäse und für die gehörige Spannung und Wirksamkeit fast jeder Faser des Körpers erforderlich. Dies kann jedoch bei verschiednen Personen in gleicher Lebenszeit verschieden seyn, so daß die Gefäse mehr oder weniger über ihren natürlichen Umfang ausgedehnt werden können. In der Kindheit sind die festen Theile schlaff und nachgiebig, und die Gefäse können eine gröfsere Erweiterung ertragen, als gewöhnlich geschiehet; so wie aber von dieser Zeit an die Dichtigkeit und der Widerstand der festen Theile immerdar zunimt, so nähert sich auch immer die Spannung des Schlagadersystems demjenigen Punkte, den es ertragen kann, bis endlich das Herz die Schlagadern gar nicht mehr ausdehnen kann, und so eine gröfsere Menge Blut in die Venen bringt, in dieser Verfassung bleibt es das ganze übrige Leben hindurch; dann bleiben aber auch beide Arten von Gefäsen in einem vollblütigen Zustande.

Aus diesem Lichte den Gegenstand angesehen, wird es erhellen, daß der menschliche Körper zum Behufe der Gesundheit und der gehörigen Ausübung seiner Verrichtung beständig in einem vollblütigen Zustande ist; doch glaubt man immer, daß er es bei verschiednen Gelegenheiten mehr oder weniger sei, und zu so einem Uebermaße von Vollblütigkeit gelangen könne, daß entweder Krankheit oder wenigstens eine starke Neigung dazu entstehe. Es ist wohl möglich, daß das ganze Leben hindurch die Blutmenge und folglich die Ausdehnung und Vollheit der Gefäse bei einigen Personen in gröferm Grade, als bei andern sich fände, und

über die Arzneimittellehre.

hiedurch zur Verschiedenheit der Temperamente verschiedner Personen etwas beitragen könne.

Diese letztere Voraussetzung hat man durchgängig angenommen, und sie hat vermuthlich guten Grund, wiewohl ich es schwer finde, mit Gewißheit zu bestimmen, wann sie wirklich statt findet. Man kann sie vielleicht überhaupt nach der Vollheit des Pulses, dem sichtbaren Umfange der Gefäße auf der Oberfläche des Körpers, der röthlichen Farbe und der allgemeinen Vollsaftigkeit bestimmen. Doch kann uns letzterer Umstand leicht irre führen, da wir in vielen Fällen nicht im Stande sind, zu unterscheiden, ob die Dicke des Körpers von der Vollheit der Blutgefäße oder der Menge Fett in dem Zellgewebe herrühre. Der Erfolg von beiden ist ziemlich derselbe, und nur wenn der Körper sehr dickleibig ist, können wir es mit einiger Gewißheit eher der Fettheit als der Vollblütigkeit und Anfüllung der Blutgefäße zuschreiben.

Dies bringt mich natürlich darauf, etwas von dem verschiednen Zustande der Fetthaut zu erwähnen, welche eine beträchtliche Verschiedenheit in die Körperbeschaffenheit des Menschen bringt. Die verschiednen Zustände in der Fetthaut sind gröstentheils mehr als zu sichtlich, und die Wirkungen der Fettheit sind oft hinlänglich bemerkbar; es ist aber nicht leicht zu bestimmen, auf welcher innern Beschaffenheit des Körpers, oder auf welcher Modifikation des thierischen Haushalts sie immer beruhe. Man kann im allgemeinen annehmen, daß sie von der Menge der Nahrungsmittel, und insbesondere von der ölichten Beschaffenheit der genossenen Nahrung abhänge. Ob sie aber gleich gewiß oft, bei sonst gleichen Umständen, hievon abhängt, so sind wir doch überzeugt, daß es nicht immer auf diese Dinge ankomme, und daß zu ihrer Entstehung viele andere Umstände beitragen können.

Es scheint mir sehr möglich zu seyn, daß bei einer gegebenen Nahrung die Verdauungs- und Aneignungskräfte oft Säfte hervorbringen können, welche eine mehr oder weniger grose Neigung haben, das Fett von sich abscheiden zu laſſen, und es von da in die Fetthaut abzuſetzen; oder daß im Gegentheile dieſelben Säfte hervorbringen können, welche eine ſalzichtere Beſchaffenheit haben, und in denen die ölichten Theile auf ſo eine Art gemiſcht ſind, daß ſie leicht durch die Ausſcheidungswege mit fortgehen können. Es iſt bekannt, daß ein thätiger Blutumlauf, welcher die Ausleerungen mächtig befördert, auch die Anhäufung des Oels in der Fetthaut zu verhindern im Stande ſei, und daß dies bei vielen Leuten geſchehe, ohne Beihülfe der Leibesübung. Wir wiſſen aber auch, daß dieſe Anſammlung von Fett vorzüglich bei denen gehindert wird, welche ſich ſtarke Bewegung machen, indem leztere nicht nur die Ausleerungen unterſtüzt und befördert, ſondern auch eine beſtändige Einſaugung der vorher in der Fetthaut abgeſezten Fettigkeit veranlaſſet.

Ob die Beſchaffenheit der Blutmaſſe, welche ſie zur Erzeugung häufiger Seroſität geneigt macht, nicht eine Urſache der gröſern Einſaugung der Fettigkeit zum Behufe der Einwickelung einer erhöheten Schärfe ſeyn könne, bin ich nicht im Stande, beſtime anzugeben; doch ſcheint es ſehr wahrſcheinlich zu ſeyn, da wir finden, daß das Magerwerden eine Folge von krankhafter Schärfe in den Säften iſt, wie beim Schaarbok, der Luſtſeuche, und dem Krebſe erhellet.

Zu dieſen Urſachen, welche die Anhäufung oder Verminderung des Oels in der Fetthaut zuwege bringen, und welche in Fällen von Fettheit oder Magerkeit uns von der Beſchaffenheit des Körpers im Allgemeinen und von dem Zuſtande der Säfte insbeſondere zu urtheilen verſtatten, müſſen wir eine Betrachtung fügen, welche Beziehung auf die Verrichtung einzelner Theile hat. Die Abſonderung des Oels ſcheint mir bisher noch nicht deutlich genug erklärt worden zu ſeyn; doch kann man überhaupt vermuthen, daß ſie auf einer beſondern Bildung des Abſonderungorgans oder des Zellgewebes beruhe, von welchem es aufgenommen wird, da die Fettheit ſichtbarlich an einigen Stellen des Körpers mehr, als an andern ſich ereignet. Sie zeigt ſich zum Beispiele mehr im Netze, als im Gekröse, und wird oft widernatürlich gros, oder in gröserm Verhältnisse in gewissen Theilen, als in andern gefunden; so daß wir glauben müssen, daß sie von besondern Beschaffenheiten dieser Theile veranlasset werde, und daher annehmen können, daß sich in den Organen, welche über den ganzen Körper bei diesem Geschäfte im Spiele sind, eine besondere Beschaffenheit befindet, die, unabhängig von allen übrigen, deren wir gedacht, viel zu der Fettheit oder Magerkeit beitrage, welche oft eine Verschiedenheit in den Temperamenten bezeichnen. Indeß läst sich die Ursache hievon nicht wohl aus einander setzen.

Ehe wir diesen Gegenstand verlassen, wird es gut seyn zu bemerken, daß obgleich eine Vollheit der Blutgefäse und die Fettigkeit, oder Anfüllung der Fetthaut zwei sehr verschiedene Umstände sind, es dennoch glaublich ist, daß die Vollheit der Fetthaut immer den Umfang der Blutgefäse vermindere und sie zusammendrücke, und so eine Vollblütigkeit von Raumverminderung (ad spatium) hervorbringe, welche oft die Wirkungen der Vollblütigkeit von Blutvermehrung (ad volumen) hat; und ich habe häufig bemerkt, daß wenn fette Personen Blutlassen bedürfen, es ihnen schlimmer bekomme, als Leuten von magerm Körper.

V. Artikel.
Von dem Zustande der Nervenkraft.

Ein fünfter Umstand, welcher zur Verschiedenheit der Temperamente beitragen kann, ist die Beschaffenheit der Nervenkraft. Da, wie wir schon gesagt haben, die Bewegungen des menschlichen Körpers fast durchgängig auf den Bewegungen dieser Kraft beruhen, und die gewöhnlich drauf folgenden Bewegungen von der Gegenwart und dem Zustande derselben Kraft in andern Theilen des Körpers abhängen, so kann diese Kraft als der Urtrieb in der thierischen Haushaltung angesehen werden, und seine verschiednen

Zustände müssen daher ohne Widerrede vorzüglichen Antheil an der Verschiedenheit des Temperaments verschiedner Personen haben.

Indessen hat man auf ihre Wirkungen in dieser Rücksicht bis auf die neuesten Zeiten sehr wenig Aufmerksamkeit gerichtet. Die allgemeine Lehre von den Temperamenten ist zwar von verschiednen Schriftstellern, als von dem Zustande der Bewegungskräfte abhängig vorgetragen worden, keiner aber unter ihnen hat seine Nachforschungen bis dahin verfolgt, daß er jene verschiednen Zustände der Bewegungskräfte hätte bestimmen können, welche eigentlich die Verschiedenheit der Temperamente hervorzubringen vermögen. Ich übernehme jezt diesen Gegenstand; doch, völlig eingedenk der Schwierigkeiten, die ihn begleiten, werde ich, was ich darüber zu sagen habe, mit vieler Schüchternheit vortragen.

Die mancherlei Beschaffenheiten des Nervensystems können, wie mich deucht, auf drei Hauptstücke zurückgeführt werden, je nach dem abweichenden Grade seiner Empfindlichkeit, Reizbarkeit, und Stärke ist es verschieden.

Da die Bewegungen des Nervensystems am gewöhnlichsten von Dingen erregt werden, welche auf die empfindenden Theile wirken, so werde ich von der Empfindlichkeit des Nervensystems zuerst handeln.

Von der Empfindlichkeit.

Wir haben oben die Empfindlichkeit durch den Zustand des lebenden Körpers umschrieben, wodurch er fähig ist, auf eine besondere Art von dem Eindrucke anderer Dinge auf gewisse Theile seines Nervensystems afficirt zu werden, welche daher eigentlich empfindende Theile genennt werden.

Man hat, obwohl vielleicht nicht völlig, doch ziemlich genau die Verbreitung (extent) dieser empfindenden Theile bestimt, und daß überhaupt die empfindenden Theile Nerven und Theile sind, in deren Zusammensetzung Nerven kommen, und so des Eindrucks anderer Körper fähig werden. Wir lassen uns jedoch hier in keinen Streit über diese Materie ein, da wir einzig den Grad der Empfindlichkeit zu betrachten haben, welcher allen den empfindenden Theilen gemein ist, und in wiefern er von bleibender Verschiedenheit bei verschiednen Personen seyn könne.

Bei dieser Ueberlegung können wir sehr deutlich inne werden, daß die Empfindung in den verschiednen Lebensperioden verschieden ist, daß sie gelegentlich nach der Temperatur der Hitze und Kälte, nach der Anbringung reizender oder betäubender Dinge, nach dem Zustande des Schlafs und des Wachens, und einiger andern Körperverfassungen abweichen könne. Da alle diese Ursachen gelegentlich den Zustand der Empfindlichkeit verändern, so verdienen sie in der Pathologie viele Aufmerksamkeit; ich lasse sie aber hier weg und untersuche blos die dauernden Zustände, welche einen verschiednen Grad von Empfindlichkeit bei verschiednen Personen in einer und derselben Lebensperiode hervorbringen, und die Wirkungsart der gelegentlichen Ursachen, das ganze Leben hindurch, modificiren können.

Bei dieser Nachforschung werde ich die Empfindung betrachten, wie sie entweder auf der Beschaffenheit der Nervenenden (sentient extremities) oder auf dem Zustande des Sensoriums beruhe.

Was erstere anlangt, so kann, in so fern die Enden die Organe der eigentlichen Empfindung sind, ihre Empfindlichkeit abweichen nach der verschiednen Beschaffenheit des Organs, welches die Eindrücke äuserer Dinge auf die eigentlich empfindenden Ausgänge des Nervenmarks fortleitet, und auf diese Weise kann die Empfindlichkeit der verschiednen Organe bei derselben Person höchst verschieden seyn. Doch diese Abweichungen setzen wir vorjetzt beiseite, und forschen blos nach den mancherlei Beschaffenheiten der Empfindlichkeit in den eigentlich empfindlichen Ausgängen des Nervenmarks, welche allen empfindenden Theilen derselben Person gemein, aber bei verschiednen Menschen verschieden seyn kann.

Diese Verschiedenheit kann meines Erachtens entweder auf der verschiednen Beweglichkeit der Nervenkraft, oder auf dem abweichenden Grade von Spannung in den Nervenenden beruhen.

Hier vermuthe ich mit einiger Zuverlässigkeit, daß die Bewegungen, welche in dem Nervensysteme entstehen, die Bewegungen eines feinen elastischen, einigermasen mit ihrem Marke in Verbindung stehenden Fluidums sind, und ich glaube, daß diese Flüssigkeit ihre Dichtigkeit und Schnellkraft, in gewissem Verhältnisse gegen einander, haben mag, welches jedoch bei verschiednen Personen verschieden ist, und bei derselben Person in verschiednen Lebensperioden abweicht. Hieraus wird folgen, daß je nach dem die Elasticität gröser als die Dichtigkeit ist, auch die Beweglichkeit des Fluidums gröser sei, und der Körper, wo diese statt findet, einen grösern Grad von Empfindlichkeit haben wird, und daß im Gegentheile eine geringere *) Empfindung erfolgen wird, wenn die Dichtigkeit gröser, als die Schnellkraft ist.

Daß ein solcher Unterschied in den gegenseitigen Verhältnissen der Schnellkraft und Dichtigkeit wirklich stattfinde, läßt sich leicht aus den Ereignissen im Verlaufe des Lebens schliesen, wo wir deutlich inne werden, daß die Empfindlichkeit nach und nach abnimt, wie die Dichtigkeit der einfachen festen Theile zunimt. Und wenn, wie wir oben gesagt haben, die Urkeime einen verschiednen Zustand von Dichtigkeit der festen Theile bei verschiednen Personen, und zwar verhältnismäsig das ganze Leben hinburch, zuwege bringen, so wird es uns nicht schwer werden, anzunehmen, daß derselbe Umstand eine Verschiedenheit in der verhältnißmäsigen Dichtigkeit und Elasticität der Nervenflüssigkeit und folglich eine Verschiedenheit ihrer Empfindlichkeit veranlassen wird. Alles dies wird dadurch sehr erläutert, daß die Empfindlichkeit offenbar geringer ist, je nachdem die Stärke des Körpers, welche der Dichtigkeit der einfachen festen Theile folgt, gröser bei verschiednen Personen sowohl, als in den verschiednen Lebensperioden ist.

Die abweichende Empfindlichkeit kann also auf der verschiednen Beschaffenheit des in dem Nervenmarke befindli-

*) Aber bleibendere.　　　　　　A. d. Uebers.

über die Arzneimittellehre.

chen Nervenfluidums beruhen; daß es aber solcher verschiednen Beschaffenheiten fähig ist, sehen wir aus den verschiednen Ursachen der Verschiedenheit der Empfindlichkeit, welche oben erwähnt worden, unter denen einige, als die betäubenden Dinge oder die Hitze und Kälte, Einfluß auf die Empfindlichkeit der Nerven haben, selbst wenn ihnen alle Verbindungen mit den übrigen Theilen des Körpers gänzlich abgeschnitten sind (entirely removed from all connections with —).

Ein zweiter Umstand, welcher die Beschaffenheit der Empfindlichkeit bestimt, scheint der Grad von Spannung zu seyn, welcher den Ausgängen des Nervenmarks in allen den verschiednen Sinnwerkzeugen zu Theil worden ist. Dieses zu erklären, vermuthe ich, daß die Bewegung des Nervenfluidums eine schwingende Bewegung in einer elastischen Flüssigkeit ist, und daß der gröste Theil der auf die Sinnorgane gemachten Eindrücke durch Antriebe oscillirender Bewegungen anderer elastischen Flüssigkeiten geschiehet; und wenn alles dieses richtig ist, so wird es einleuchtend, daß die in den Nerven durch Eindrücke auf ihre Enden erregten Bewegungen mehr oder weniger stark seyn werden, je nachdem diese Enden einen grösern oder geringern Grad von Spannung haben. Diese nöthige Spannung zu ertheilen, scheint die Natur die Veranstaltung getroffen zu haben, daß sich eine sehr grose Menge kleiner Aeste von Blutgefäsen unter die Markfibern vertheilen, welche eigentlich der Empfindungssitz in jedem Sinnorgane sind. Nirgend ist dieses sichtlicher, als in der Netzhaut des Auges, und es ist hinreichend wahrscheinlich, daß die Austehnung der Blutgefäse den so unter sie gemischten und mit ihnen zusammenhängenden Markfasern eine Spannung geben müsse. Daß die erhöhete Anspannung der Blutgefäse zur Vermehrung der Empfindlichkeit des Auges beitrage, ist aus vielen Fällen von Augenentzündung, oder, wie ich mich sonst ausdrücken könte, aus den Fällen wohl bekannt, wo ein Zufluß des Blutes in die Gefäse des Auges vorwaltet, wo dann die Empfindlichkeit der Netzhaut unglaublich erhöhet wird. Die vermehrte Empfindlichkeit sowohl des Auges als des Gehörs, welche sich gewöhnlich bei Hirnentzündung (phrenitis) einstellt, ist leicht auf dieselbe Art zu erklären; und so könten noch einige andere Erläuterungen zu demselben Behufe beigebracht werden.

Ich hatte einen Fall, wo das Gefühl der einen Hand verlohren war, und es ward nachgehends sehr deutlich eingesehen, daß der Verlust des Gefühls von einer Lähmung der Armschlagader herrührte, deren Pulse allmählig von der Handwurzel an bis zum Oberarme aufhörten; woraus ich schloß, daß der Verlust des Gefühls der Ermangelung des Bluts und der fehlenden Spannung in den Nervenwärzchen der Haut zuzuschreiben sei, in welche an beiden Armen, wie wir wissen, ein Schlagaderast gehet.

Es wird also erhellen, daß die Empfindlichkeit der Nervenenden zum Theil auf dem Grade der Spannung beruhet, den ihnen die stets unter sie gemischten Blutgefäse ertheilen, und so wie wir gesagt haben, daß die Körperbeschaffenheiten der Menschen nach der Verschiedenheit ihrer Vollblütigkeit abweichen, so kann auch der Unterschied ihrer Empfindlichkeit blos dieserhalb gröser oder geringer seyn.

Es ist schon angemerkt worden, daß die Verfassung des Nervenfluidums einigermasen den übrigen Kennzeichen von Stärke oder Schwäche des Körpers entspreche, und ich nehme an, daß dies bei jeder Person ihr ganzes Leben hindurch stattfinde, und daher einen Beweis abgebe, daß sie von dem Zustande der Dichtigkeit in dem Nervenfluidum abhänge.

Ehe ich diesen Gegenstand aus den Händen lasse, halte ich es für nöthig, einen Fall von gelegentlich erhöheter Empfindlichkeit zu erklären, welcher bei jeder Person in jeder Lebensperiode vorkommen kann: Ich meine die erhöhete Empfindlichkeit bei jeder ungewöhnlich grosen Schwächung. Um die Ursache hievon anzugeben, nehmen wir an, daß die ganzen Nerven, oder die ganze Marksubstanz des Nervensystems von dem feinen elastischen, oben erwähnten Fluidum durchaus durchströmt werde, und daß dieses elastische Fluidum ihre verschiednen Theile immer in ein Gleichge-

über die Arzneimittellehre.

dichte gegen einander dergestalt bringt, daß es durchaus von gleicher Dichtigkeit werde. Zu gleicher Zeit ist es höchst wahrscheinlich, daß im Gehirne, als dem vorzüglichen Sitze des Empfindungssystems, und mit welchem alle übrigen Theile einigermasen in Verbindung sind, ein gemeinschaftlicher Mittelpunkt der Bewegung und Kraft vorhanden sei, aus welchem nach Anleitung gewisser Umstände die Nervenflüßigkeit mit gröserer Gewalt, und vielleicht in gröserer Menge in manche Theile, als in andere, getrieben werde. Dies würde ich die Gehirnkraft (Action or Energy of the Brain) nennen; und sie wird vorzüglich sichtbar bei den Wirkungen der Nervenflüssigkeit im Falle willkührlicher Bewegungen. Höchst wahrscheinlich ist es ein gewisser Grad dieser Gehirnkraft, welcher beständig jeden Theil des Nervensystems voll erhält; auch ist sie es offenbar, welche die innwohnende Kraft in der Muskelfaser aufrecht erhält. Eben so glaublich ist es, daß dieselbe Gehirnkraft die Vollheit an Nervenfluidum, und an Dichtigkeit desselben in den Nervenenden erhält. Aus allem diesen, deucht mir, können wir leicht beurtheilen, warum die geschwächte Gehirnkraft, da sie nicht die gewöhnliche Dichtigkeit in den Nervenenden unterhält, einen grösern Grad von Beweglichkeit, folglich von Empfindlichkeit hervorbringen muß.

Auf diese Art würde ich die erhöhete Empfindlichkeit, welche die Schwäche in so vielen Fällen begleitet, zu erklären suchen; man muß aber bemerken, daß diese Schwächung der Dichtigkeit des Nervenfluidums in den Nervenenden in gewissen Fällen übermäsig werden, und dann Empfindlichkeit und Sinn ganz hinweg nehmen kann.

Diese Lehre von der Gehirnkraft, welche bei Gesundheit sich durchgängig überall hin erstreckt, sowohl auf die empfindenden, als auch auf die Bewegung hervorbringenden Nervenenden, kann durch die Bemerkung erläutert werden, daß, wenn in irgend einem Falle die Gehirnkraft allmählig sinkt, sich die Wirkungen derselben an dem Verluste der Empfindung und Bewegung überall zeigen, doch dergestalt, daß er sich in den von dem Gehirn entferntesten Thei-

G

len zuerst ereignet, indeß aber noch länger in den Theilen Empfindung und Bewegung gefunden wird, welche ihm näher sind.

So hätten wir dann die Beschaffenheit der Empfindlichkeit als von der Beschaffenheit der Nervenenden abhängig betrachtet; ich habe aber erwähnt, daß sie sich auch nach der Beschaffenheit des allgemeinen Empfindungssitzes (sensorium) richte, welches also nun unsre Aufmerksamkeit auf sich zieht.

Ehe wir uns besonders hierauf einlassen, kann man die Frage aufwerfen, ob der Zustand der Nervenschnuren (cords), welche die Bewegungen von ihren Enden in das Sensorium führen, nicht Einfluß auf die Empfindlichkeit des Körpers haben könne? Und bei diesem Punkte könte man annehmen, daß sowohl der Zustand der Häute, welche die Nervenfibern in ihrem Laufe einhüllen, als auch die Beschaffenheit des Zellgewebes und der Blutgefäse, welche in diesen Hüllen liegen, und wahrscheinlich überall zwischen den Nervenfaden eingeschaltet sind, nach Masgabe der Umstände dieser zwischen liegenden Theile, die Fortleitung der Bewegungen des Nervenfluidums von den Enden bis zum Empfindungssitze mehr oder weniger frei und schwierig (forcible) macht. Es ist zwar hinreichend vermuthlich, daß die Beschaffenheit dieser Umstände Einfluß auf diesen Punkt haben mögen; wir kennen aber schwerlich die Fälle, wo sie Einfluß haben, und noch weniger, in wiefern diese Umstände fortdauernd verschieden bei verschiednen Menschen sind.

Nehmen wir aber an, daß die von den Nervenenden bis ins Sensorium fortgepflanzten Bewegungen keine Veränderung im Laufe der Nerven leiden, dann wird unsere Frage dahin gerichtet seyn, welchen Einfluß der Zustand des Sensoriums selbst auf diese Empfindung erregenden Bewegungen habe? In Betref dieser Frage kann man zuerst annehmen, daß die Verfassung der Nervenflüßigkeit in Rücksicht ihrer Dichtigkeit und Elasticität sich in den Enden, wie im Sensorium gleich verhalte, und daher wird die Empfindlichkeit, in sofern sie von dieser Verfassung abhängt, an beiden Orten in gleichem Grade seyn. Eben so wahrscheinlich ist es, daß ein gewisser Grad von Spannung in der Marksubstanz des Gehirns, durch die Vollheit der Blutgefäse daselbst verursacht, gleiche Wirkung auf die Empfindlichkeit hervorbringen wird, als ich angeführt habe, daß bei den Nervenenden geschehe.

Da indessen der Zustand der Spannung in den Gehirngefäsen bei gewissen Gelegenheiten gröser als in den empfindenden Nervenenden ist, so kann diese Beschaffenheit des Sensoriums eine gröfere Empfindlichkeit verursachen, so lange die Stärke der von den Nervenenden fortgepflanzten Bewegungen noch gleichförmig anhält.

Es ist nichts sichtlicher, als daß die Kraft des Gehirns, das ist, seine Thätigkeit, die Nervenkraft in den übrigen Körper zu leiten, sehr von der Vollheit und Anspannung seiner Blutgefäse abhängt; und daher wird mir es wahrscheinlich, daß der Grad von Empfindlichkeit im Sensorium gewissermasen auf demselben Umstande beruhet. Man köñte vielleicht hiegegen den Einwurf machen, daß ein gewisses Uebermas von Vollheit in den Blutgefäsen des Gehirns die Wirkung, alle Empfindung aufzuheben, haben könne, und daß jede übermäsige Anspannung derselben gewissermasen im Stande seyn könne, die Empfindlichkeit des Sensoriums zu vermindern. Der erste Theil dieses Einwurfs ist zwar richtig, und ich getraue mir nicht zu behaupten, daß ein gewisser Grad von Vollheit nicht die Bewegungen der Nervenkraft hindere, und dadurch die Empfindlichkeit des Sensoriums schwäche; doch wird dies die sonst mit so guten Gründen unterstüzte Meinung nicht über den Haufen werfen, daß, so lange die Bewegung der Nervenkraft gewissermasen frei bleibt, ein gewisser Grad von Vollheit zur Thätigkeit des Gehirns nöthig ist, und daß daher ein gewisser Grad derselben die Empfindlichkeit vermehren könne.

So hätten wir dann gefunden, daß die Empfindlichkeit, in so ferne sie von der Beschaffenheit der Nerven und der Nervenflüssigkeit abhängt, dieselbe in dem Sensorium, wie in den empfindenden Nervenenden seyn wird. Wir haben gleichfalls gefunden, daß eine erhöhete Empfindlichkeit des Körpers von einer grösern Spannung der Blutgefäse im Gehirne entstehen kann, wie es sich sichtbarlich bei Hirnentzündung und einigen andern Krankheiten ereignet. Es ist noch ein Zustand des Sensoriums zu erwähnen übrig, welcher in einer andern Rücksicht Einfluß auf die Empfindlichkeit des Körpers hat.

Jedermann weiß, daß der gröste Theil der Gefühle, welche in dem Sensorium entstehen, von einer so genannten Rückempfindung (reflex sensation) begleitet werde, das ist, von einem angenehmen oder widrigen Gefühle bei der einfachen Empfindung, Umstände, welche an der Leitung der Wirkungen der Empfindung auf den Körper grosen Antheil haben. Dies halte ich gänzlich für eine Verrichtung des Sensoriums, welches, nach Masgabe seiner verschiednen Verfassungen zur Erhöhung oder Verminderung der Beschaffenheit der Rückempfindung geschickt ist. Daß der Zustand des Sensoriums bei verschiednen Gelegenheiten in derselben Person verschieden sei, ist zur Genüge einleuchtend, und nicht weniger sichtbar ist es, deucht mich, daß, wenn er auch bei verschiednen Gelegenheiten abweichen könne, dennoch ein gewisser charakterisirender Ton desselben sich durch das ganze Leben hindurch zeige, ein Umstand, welcher sehr viel zur Verschiedenheit der Temperamente beiträgt. Es ist zwar schwer, die Verfassung des Sensoriums zu bestimmen, welche dasselbe geneigt macht, mehr oder weniger leicht, oder in verschiednen Graden erregte, angenehme oder unangenehme, Empfindungen anzunehmen; doch wenn auch dieses nicht geschehen kann, so ist es doch sehr dienlich, ihre die Empfindlichkeit des Systems modificirende Kraft, und daher ihren grosen Einfluß auf die Krankheitslehre, und auf die Verschiedenheit des moralischen Charakters der Menschen zu erwähnen.

Da ich nun von der Empfindlichkeit des Nervensystems gehandelt habe, muß ich zunächst übergehen, seine Reizbarkeit zu betrachten, welche grosen Antheil an der Verschiedenheit der Temperamente haben kann.

Der allgemeine Begrif von Reizbarkeit ist schon angeführt worden, auch haben wir angemerkt, daß diese Eigenschaft nur gewissen Fibern von besonderer Bauart, und zu diesem Entzwecke schicklichen Bildung, zukomme.

Von der Reizbarkeit.

In dem, was ich über diesen Gegenstand zu sagen habe, habe ich gar nichts mit der Kraft zu thun, mit welcher die Zusammenziehungen der bewegenden Fasern vollführet werden, und welche von Einigen unter dem Nahmen der Reizbarkeit begriffen werden könnte. Hier betrachte ich blos die Geneigtheit oder Leichtigkeit, mit welcher die Zusammenziehungen der Muskelfaser erregt werden. Es ist sehr wahrscheinlich, daß gewisse Zustände dieser Struktur in verschiednen Fällen so abweichen können, daß sie verschiedne Grade von Reizbarkeit hervorbringen; aber sowohl die allgemeine Bildung der Fasern, als auch die Verschiedenheit derselben, welche in besondern Fällen vorkommen kann, sind mir gänzlich unbekannt.

Unsre neuern Physiologen haben angenommen, daß sich ein gröserer Grad von Reizbarkeit in gewissen Muskeln und Muskelfibern, als in andern, befinde, und daß sie besonders in den Fasern des Herzens, des Speisekanals und des Zwerchfells gröser, als in den Muskelfibern der übrigen Theile des Körpers sei. Ob aber dies von irgend einer Eigenheit in der Bauart der Fasern dieser reizbarern Theile oder blos von der Gewalt der Gewohnheit herrühre, welche durch öftere Wiederholung jeder Faser des Körpers eine grösere Reizbarkeit zu geben scheint, kann man mit Recht als eine Frage aufwerfen. Meiner Einsicht nach wissen wir nichts gewisses von irgend einer besondern Bauart der Fibern des Herzens oder anderer für mehr reizbar gehaltnen Theile; und da wir zu gleicher Zeit wissen, daß ihre Zusammenziehungen höchst häufig und ununterbrochen wiederholt werden, so überrede ich mich, daß ihre anscheinend gröſere Reizbarkeit, oder vielmehr, das Ausharren ihrer Reizbarkeit gänzlich von der Gewalt der Gewohnheit *) herrühre.

In der Voraussetzung also, daß wir die Verfassung der Muskelfibern selbst nicht kennen, welche ihnen in gewissen Fällen einen gröſern Grad von Reizbarkeit geben möchte, müssen wir die Ursachen dieser Erscheinung in einigen allgemeinen Umständen des Körpers aufsuchen. Hier fällt nun die Muthmaſung am meisten in die Augen, daß die Reizbarkeit der Bewegungsfiber dieselben Ursachen, als die Empfindlichkeit des Körpers, habe. Viele Beobachtungen beweisen, daß diese beiden Eigenschaften gewöhnlich bei vielen Personen in gleichem Grade sind, und es ist wahrscheinlich, daß die geringere Dichtigkeit der Nervenkraft, welche sie in den Empfindungsorganen beweglicher macht, sie auch in den Bewegungsorganen beweglicher machen könne. So scheint sie sich bei jungen Personen, bei dem weiblichen Geschlechte, und bei allen von Natur oder durch Vorfälle schwachen Personen zu erweisen.

Dies führt zu der Vermuthung, daß Reizbarkeit und Empfindlichkeit gleichen Schritt halten, und von gleichen Ursachen bei jeder Person abhängen; und da die Zusammenziehungen der Muskelfibern gewöhnlich im Verhältnisse des angebrachten Reizes zu stehen scheinen, welcher so oft mit einem gewissen Gefühle verbunden ist, so kann man vermuthlich bei einer gegebenen allgemeinen Reizbarkeit den Zustand derselben in Rücksicht besonderer Zusammenziehun-

---

*) Eine höchst scharfsinnige, viel erklärende, Vermuthung, welche von der Erfahrung unterstützt wird. Gewisse Gewohnheiten, die Gesichtsmuskeln oft in schnell aufeinander folgende Grimassen zu verziehen, oder besondre Stellungen des Körpers anzunehmen, werden endlich so unwillkührlich, und unbemerkt leicht, und ohne die mindeste Willenskraft, vollführt, daß sie beinahe zu unwillkührlichen Muskelbewegungen, ohne Antheil des Bewußtseyns, werden, wie die des Herzens, der Gedärme u. s. w. Lang anhaltende Verzuckungen bleiben noch lange, wenn auch die Ursache gehoben ist.

A. d. Uebers.

gen bei Seite setzen, und diese Zusammenziehungen gänzlich auf die Beschaffenheit der Empfindlichkeit beziehen.

Man kann glauben, daß dies gewis oft der Fall sei, doch müssen wir es, wie mich deucht, nicht in allen Fällen annehmen, da offenbar Empfindlichkeit und Reizbarkeit nicht durchgängig von einerlei Verfassung bei der nämlichen Person sind. Dies schließe ich aus der Beobachtung, daß diese beiden Eigenschaften oft verschiednen Gesetzen unterworfen sind. Was die Empfindlichkeit betrifft, ist es wohl bekannt, daß die Stärke der Eindrücke, welche Empfindung erregen, durch Wiederhohlung immer schwächer wird; dagegen durch eine ähnliche Wiederhohlung der Muskelbewegungen die Leichtigkeit dieser Bewegungen, oder was man sonst Reizbarkeit der Theile nennt, immer mehr erhöhet wird *). So findet in gewissen Fällen, wo durch An-

---

*) Apley, (Physikalische Betrachtungen über die willkührliche und unwillkührliche Muskelbewegung, 8b. Leipz. 1789. S. 16. 18.) deucht mich, hat unwiderleglich dargethan, daß die Neigung der Muskelfaser, jene Erscheinung hervorzubringen, welche wir Reizbarkeit zu nennen gewöhnt waren, bloß auf der Nervenkraft beruhe. Auch Cullen scheint sich im Ganzen auf diese Seite zu neigen, nur den hier angeführten Umstand glaubt er mit dieser Identität nicht vereinigen zu können; wenigstens dieser Umstand scheint ihm eine von der Nervenkraft unabhängige selbstthätige Eigenheit der Muskelfaser (die Reizbarkeit) anzudeuten. Doch auch dieser Einwurf fällt dahin, wenn wir folgendes erwägen. Was Cullen Reizbarkeit des Gehirns nennt, kann, mit der sogenannten Muskelreizbarkeit gewissermaßen verglichen werden. Macht einer und derselbe Gegenstand allzuoft wiederholte übertrieben starke Eindrücke auf unser Empfindungssystem, so daß es unordentlich, zu stark oder ohne gehörige Apperception davon erschüttert wird, so werden die Nerven gleichsam stumpf gegen dies Gefühl. Der Schwelger, welcher Wein in Uebermas trinkt, sich zu benebeln, weiß oft nicht, was er trinkt, seine Nerven werden gegen dies Signal taub, und er muß endlich seinen unempfindlicher gewordnen Nerven durch abgezogne Geister den gehörigen Schwung geben. Ganz anders ist es, wenn die Eindrücke ordentlich und mit allmähliger Erhöhung geschehen, so daß sie jedesmal mit gehöriger Unterscheidungskraft im Sensorium aufgenommen werden können. In diesem Falle erhöhet sich die Empfindung

bringung desselbigen Eindrucks Bewegungen oft wiederholet werden, zuweilen das eine der erwähnten Gesetze, zuweilen

Der feine Weinkenner hat seinen erhöheten Geschmack an diesem Getränke öfern Eindrücken desselben auf seine Gaumennerven zu danken, die er mit gehöriger Unterscheidungskraft und mit deutlichen Wahlgefühlen im Sensorium aufnahm. Hier fand keine stürmische, unordentliche Reizung, wie beim Trunkenbolde, statt, jeder Genuß war mit überlegender Empfindung begleitet — und daher das erhöhete Kennergefühl dieser Personen, bei denen gewöhnlich dies Gefühl endlich so fein wird, daß nur die sanftesten, mildesten Weine ihr Lieblingsgetränk werden. Es giebt deren, welche nach einiger Zeit dennoch so viel geistige Getränke genossen haben, als der bei gleicher Menge in kurzer Zeit stumpf gewordne Trunkenbold. Woher dieser ganz entgegengesetzte Erfolg, wenn er nicht aus angegebner Ursache entstand? Eben so bei der Muskelreizung. — Wenn die Muskeln allzuoft wiederhohlt und jähling, unverhältnißmäßig stark über ihr gewohntes Verkürzungsmaas zusammengezogen werden, so werden sie stumpf, steif und wie gelähmt — nicht so, vielmehr das Gegentheil, durch allmählig erhöhete, nach und nach öfter wiederhohlte, den Kräften derselben angemessenere Zusammenziehungen derselben; sie werden kräftiger und bewegsamer dadurch, ihre Wirksamkeit erhöhet sich, ohne grösern Aufwand von Kräften, ohne stärkere Anreizung in der Folge nötig zu haben. Ueber ihre Kräfte arbeitsame Tagelöhner werden krumm, dürr, steif, unkräftig — eben so allzustark angetriebne Thiere, vorzüglich wenn beide sich mit keinen kräftigen Nahrungsmitteln in den Zwischenzeiten erquicken können. Gewöhnt sich aber der junge Tagelöhner bei guter Kost allmählig an stärkere Arbeiten, so erhöhet sich die Tüchtigkeit mit der Wirksamkeit seiner Anstrengungen, er wird behende und ungewöhnlich stark, und bleibt er bei dieser Lebensart, so kann er noch bei hohem Alter hurtig und kräftig seyn. Eben so bei Thiere, wenn sie allmählig stärker, bei gutem Futter, zur Arbeit angehalten werden. — So kann die Empfindungskraft eben so wohl, als die Muskelthätigkeit, durch jähling überspannte, und unordentlich wiederhohlte Reizungen abgestümpfet und wie gelähmt werden; beide können aber durch mäßige allmählig erhöhete und in Ordnung und gehörigen Zwischenzeiten wiederhohlte Bewegungen gestärkt und erhöht werden. Beide scheinen also demungeacht, (Empfindungskraft und sogenannte Reizbarkeit) von der Nervenkraft abzuhängen und gleiches Verhalten zu beobachten.

A. d. Uebers.

über die Arzneimittellehre.

das andere statt; das ist, zuweilen muß, um eine Wiederhohlung derselben Bewegung hervorzubringen, die Kraft des angewöhneten Eindrucks immer fort vermehrt werden, da hingegen in andern Fällen die Bewegung erneuert werden kann, obgleich die Kraft des Eindrucks immerdar abnimt. Dies sind Fälle, welche Aerzten wohl bekant sind; unter welchen Umständen aber das eine oder das andere Gesetz statt finde, kann ich nicht mit Gewisheit bestimmen.

Dem sei wie ihm wolle, so scheint mir der Inbegrif dieser Phänomene zu beweisen, daß die Empfindlichkeit und Reizbarkeit, es sei nun im ganzen Körper oder in einzeln Theilen desselben, unter gewissen Umständen verschiedentlich beschaffen seyn kann *). Von welchem Umfange aber diese Betrachtung bei der thierischen Haushaltung sei, muß jedem einleuchten, welcher über die Gewalt der Gewohnheit nachgedacht hat.

Auser den Ursachen der verschiednen Reizbarkeit kann noch eine andere Bedingung angeführt werden, unter welcher die Reizbarkeit durch andere Umstände, als durch den allgemeinen Zustand des Nervensystems, geleitet wird, folglich von dem verschiednen Zustande der Empfindlichkeit bei einer und derselben Person unabhängig seyn kann. Ob wir gleich die Beschaffenheit der Muskelfiber selbst, welche ihr den besondern Zustand von Reizbarkeit giebt, nicht bestimmen können, so scheint doch im ganzen Muskel und vielleicht in jeder Samlung von Bewegungsfasern ein Umstand zu liegen, welcher eine beträchtliche Wirkung hat.

Wir sehen deutlich ein, daß ein gewisser Grad von Spannung in den Fibern jedes Muskels zu der ihm eignen

---

*) Dies ist allerdings so — aber daraus folgt nicht, daß die höchst reizbaren Muskelfasern, so wie die unbewegsamern, eine von der Nerveneinwirkung unabhängige Kraft besäsen, sich durch einen fremden Reiz zusammen zu ziehn. Die Bewegungsfaser besitzt blos eine mehr oder weniger starke Aufgelegtheit sich durch Einfluß der Nervenkraft zu verkürzen; ohne letztere bleibt sie ewig erschlafft. Die kleinste Faser hat Nerven, sie kann nie von uns gereizt werden, ohne daß letztere berührt werden.
Anm. d. Ueb.

Bewegung nöthig sei; oder man wird wenigstens leicht zugeben, daß eine gewisse Spannung zur Hervorbringung einer lebhaften Thätigkeit jedes dieser Theile erforderlich sei, und die Physiologen haben die Mittel beobachtet, welche Natur und Kunst zur Hervorbringung dieser nöthigen Spannung anwendet. Auſſer der Ausdehnung der Muskeln in ihrer ganzen länge, welche in vielen Fällen gröſer oder geringer seyn kann, scheint es auch nöthig, daß jeder besondere Theil ihrer Fibern einigermaſſen in einem ausgedehnten Zustande erhalten werde. Dies geschiehet, meiner Meinung nach, mittelſt der Schlagadern, welche überall unter die Bewegungsfasern dergestalt eingemischt sind, daß sie quer über den lauf dieser Fibern liegen, und daher nothwendig durch ihre stete Vollheit und gröſere Ausdehnung, bei Veranlaſſungen, die über sie hinweggehenden Fasern ausdehnen.

Die Theorien, welche man sonst zur Erklärung der Veranstaltung der Natur, bei Einmischung so vieler Blutgefäſe zwischen die Bewegungsfasern, vorbrachte, werden jetzt allgemein für nichtig geachtet. Und die einzige Theorie, welche sich jetzt zu erhalten scheint, ist, daß die Natur hiedurch den Muskelfasern Wärme und Ausdehnung geben wolle. Diese Vorsicht der Natur ist zu dem eben angeführten Behufe erforderlich, und es wird zu gleicher Zeit wahrscheinlich, daß ein gewiſſer Grad von Ausdehnung den Muskelfasern nicht nur lebhafte Thätigkeit (vigour) sondern auch einen gröſern Grad von Reizbarkeit gebe, so daß die gröſere oder mindere Vollheit der Schlagader einen verschiednen Zustand von Reizbarkeit veranlaſſen kann, welcher von der Beschaffenheit der Empfindlichkeit des Körpers unabhängig ist, wie sichtlich in allen den Fällen von Vollblütigkeit sich ereignet, welche man von Fettheit unterscheiden kann.

Da ich nun die Reizbarkeit betrachtet habe, wie sie eigentlich in den Muskelfasern, oder den lebendigen festen Theilen allein ihren Sitz hat, und ihre verschiednen Zustände in denselben in Erwägung gezogen habe, so halte ich es für nöthig, jetzt den Gegenstand unter einem weitern Gesichtspunkte zu fassen, und unter der Benennung Reizbarkeit, den Zustand solcher Erregungen zu begreifen, welche nach ihrem Entstehen im Sensorium längst den Nerven nach den verschiednen Muskelfasern hingehen, und fast durchgängig der Anfang aller Bewegungen sind, welche sich in den Muskelfasern des Körpers ereignen. Den grösern oder geringern Grad von Neigung oder Leichtigkeit, mit welchem diese in dem Sensorium beginnenden Bewegungen erregt werden, würde ich die Reizbarkeit des Gehirns oder des Sensoriums nennen; und dies werden wir nun ferner in Betrachtung ziehen.

Dieses Anfangen der Erregung im Sensorium ist am sichtlichsten in solchen Fällen, in welchen sie von Willenskraft (volition) begleitet wird, oder verursacht zu werden scheint. Zwar haben, unter Ausnahme dieser Fälle, die Physiologen das Gehirn gewöhnlich als ein unthätiges und sich leidend verhaltendes Organ angesehen, in welchem sich keine Bewegungen ereigneten, ausser denen von Eindrücken, welche von den empfindenden Enden der Nerven, und den hieraus entspringenden Gefühlen, kämen; ich aber bin geneigt zu glauben, daß durch die fast ununterbrochen aus den Nervenenden kommenden Eindrücke (so gar ohne Zuthun irgend einer zu gleicher Zeit entstehenden Empfindung) eine neue Bewegungskraft im Gehirne erregt, und von hieraus fast ununterbrochen in jeden Theil des Nervensystems geleitet werde. Dies ist es, was ich Gehirnkraft genennet und wobei ich angeführt habe, daß diese Kraft nicht nur durch Empfindung und Willenskraft, sondern auch, ohne Zuthun beider, durch gewisse andere Eindrücke sich werkthätig erweise, und offenbar die Zusammenziehungen der Muskelfasern mit mehr oder weniger Stärke errege; und ferner, daß von den Eindrücken, welche fast ununterbrochen von den Nervenenden kommen, wenn sie auch weder Empfindung noch Willenskraft (volition) hervorbringen, dieselbe Thätigkeit erregt, und dergestalt vollführet werde, daß so wohl die Nerven, als auch die innwohnende Kraft der

Muskelfiber in gutem Stande erhalten werde. Aus allem diesen wird man einsehen, daß ich unter dem Titel, Reizbarkeit des Gehirns, den grösern oder geringern Grad von Neigung begreife, mit welcher die Thätigkeit des Gehirns, bei allen seinen verschiednen Einwirkungen auf die Muskelfasern, ausgeübt wird.

Nachdem ich so meine Gedanken von der Reizbarkeit des Gehirns erklärt habe, so will ich nun ihre verschiednen Beschaffenheiten betrachten, und zwar zuerst, in solchen Fällen, in welchen der Anfang der Bewegung entweder mit Wollen begleitet, oder von demselben hervorgebracht wird; Fälle, welche durchgängig deutlich bemerkbar sind.

Die Willenskraft entstehet auf zwei Arten. Zuerst wenn Empfindungen entweder ohne, oder mit sehr wenig Rückempfindung (reflex sensation), die Urtheilskraft in Wirkung setzen, um ihre verschiednen Beziehungen, und ihre daher rührende Zweckmäsigkeit oder Unzweckmäsigkeit für menschliche Geschäfte zu bezeichnen, so veranlassen sie hierdurch verschiedne Begierden, und daher auch Bestrebungen (volitions) solche Bewegungen des Körpers hervorzubringen, welche den begehrten Entzwecken entsprechen. Diese Bestrebungen können mehr oder weniger stark erregt worden seyn, je nach der Wirkung der Verstandskräfte, die Zweckmäsigkeit oder Unzweckmäsigkeit der Dinge zu bezeichnen; ein abweichender Zustand dieser Kräfte, und eine schnellere oder langsamere Fassung der Beziehungen bestimt gewis die verschiednen Temperamente. Indessen wissen wir wenig von den physikalischen Ursachen derselben, und selten giebt diese Verschiedenheit der Verstandskräfte eine solche Verschiedenheit des Temperaments ab, daß sie auf den physikalischen Zustand des menschlichen Körpers, und daher auf die Wirkungsart der Arzneien besondern Einfluß hätte. Wir unterlassen daher die fernere Betrachtung der Reizbarkeit, welche in den Willensbestrebungen (volitions) statt finden kann, die von Verstandeswirkungen entspringen; und zwar um desto mehr, da ich glaube, daß sie sich nie unterscheiden lasse, ausser wenn der Verstandsschluß einen beträchtlichen Grad von Rückempfindung erregt; und wenn also die Reizbarkeit in der nämlichen Verfassung ist, als wir nun zum zweiten erwähnen wollen.

Ein zweiter Fall von erregter und erregender Willensbestrebung ist, wenn die Empfindungen entweder gar keine, oder sehr wenig Verstandeswirkung bei sich haben, und so die verschiednen Abarten von Willensbestrebung hervorbringen, welche wir mit den Nahmen Verlangen, Hang und Gemüthsbewegungen oder Leidenschaften unterscheiden. In Rücksicht der beiden erstern glauben wir, daß die Willensbestrebung und die durch sie hervorgebrachten Bewegungen stets in genauem Verhältnisse gegen den auf die besondern Theile angebrachten Reiz stehen, woraus der Hang oder das Verlangen entspringt; und ich kann nicht deutlich wahrnehmen, ob die Reizbarkeit des Gehirns einigen Theil an Modificirung derselben hat.

Blos bei Gemüthsbewegungen oder Leidenschaften, eigentlich Abarten von Verlangen und Abneigung von stärkerer Gattung, können wir einen verschiednen Grad von Reizbarkeit des Sensoriums vermuthen. Man nimmt fast durchgängig bei verschiedenen Menschen einen verschiednen Grad von Reizbarkeit in dieser Rücksicht an, und da alle die hier vorkommenden Bewegungen in dem Sensorium selbst sind, so muß die Reizbarkeit gleichfalls vorzüglich daselbst sich befinden. Ich hege keinen Zweifel, daß eine solche Reizbarkeit statt findet, doch muß, so weit ich wenigstens wahrnehmen kann, eine solche Reizbarkeit gleiche Ursachen als die Empfindlichkeit des Sensoriums, in Rücksicht der Hervorbringung von Rückempfindungen, zum Grunde haben. Zu diesem Entzwecke müssen wir bemerken, daß, insofern Empfindungen angenehm oder unangenehm sind, sie Verlangen oder Abscheu in verschiednen Graden und daher die Reizbarkeit des Gehirns im Verhältnisse gegen dieselben erregen müssen; und da sie gleiche Ursachen zum Grunde hat, so muß sie auch genau im Verhältnisse mit der Empfindlichkeit, in Erzeugung der Rückempfindungen, stehen. Indessen ist das Ganze in gleiche Dunkelheit und Schwierigkeit eingehüllt, als der besondere Fall von der Empfindlichkeit des Sensoriums; so daß ich diese Betrachtung hier nicht ferner verfolgen werde, ob wir gleich nicht den Gegenstand ganz verlassen können, ohne eine merkwürdige ihn betreffende Frage zu erwähnen.

Es ist schon angemerkt worden, daß Empfindlichkeit und Reizbarkeit in einigen Rücksichten verschiedne Gesetze befolgen, da durch Wiederhohlung erstere vermindert, und letztere erhöhet wird. Auch haben wir gesagt, daß es eine verschiedne Verfassung dieser beiden Fähigkeiten geben kann, so daß eine Zunahme von Reizbarkeit, unabhängig von Empfindlichkeit möglich ist, welches, da es bei besondern Organen deutlich wahrzunehmen ist, auch im Sensorium vermuthet werden kann. Ich glaube es ist wirklich so, und denke, daß bei vielen Gelegenheiten die Reizbarkeit des Gehirns von der Empfindlichkeit desselben in Betref der Rückempfindung unabhängig ist.

Von der Stärke und Schwäche.

Ein anderer Zustand des Nervensystems, welcher Aufmerksamkeit verdient, da er die Temperamente der Menschen verschieden macht, ist die Stärke des Körpers, welcher, meiner Meinung nach, stets auf dem Zustande des Nervensystems beruhet. Die Stärke des Körpers bestehet sichtlich allemal in der Kraft der Zusammenziehung der Muskelfasern. In ihnen liegt, so lange der Körper lebt, beständig eine (vis insita) inwohnende Kraft *), welche ihnen ein stetes Bestreben, sich zusammen zu ziehen und ihre länge zu verkürzen, verleihet; und

―――――――
*) Hier scheint der Verf. wieder eine eigne vom Nervenfluidum unabhängige Zusammenziehungskraft in der Muskelfiber anzunehmen; doch es scheint vielleicht nur so. Dem sei aber wie ihm wolle, so sehe ich die Natur dieser irgend woher rührenden Kraft, welche immerdar nach Verkürzung strebe, nicht ein. Wäre eine solche da, wovon würde sie regiert? Was hindert sie, Zusammenziehung in der Faser hervorzubringen, wenn die Muskeln erschlafft sind? Eben so wenig, als eine elastische Kugel

über die Arzneimittellehre.

man kann die Stärke dieser Kraft bei verschiednen Personen als Ursache der grösern oder geringern Stärke des Körpers ansehen. Es mag schwer seyn, zu bestimmen, worauf sie beruht; vermuthlich hängt sie vom Zustande der Muskelfiber ab, welche in so innigem Zusammenhange mit den übrigen Theilen des Nervensystems stehet, und fähig ist, eine grose Menge Nervenflüssigkeit aufzunehmen zu und behalten, welche, als ein elastisches Fluidum, ein stetes Bestreben*) haben muß, sich und die Faser, welche sie durchdringt, zusammenzuziehen; und vermuthlich wird die Gewalt dieser Zusammenziehung sich nach der Dichtigkeit des Fluidums richten, welches die inwohnende Kraft ausmacht. Wenn ich richtig glaube, daß der Zustand der einfachen festen Theile den Zustand der Nervenmarkfaser (medullary fibre) modificirt, so wird leztere eine dichtere Flüssigkeit enthalten, da, wie wir gemeiniglich finden, die inwohnende Kraft der innern Muskelfiber mit der dichtern Beschaffenheit der einfachen festen Theile überein kommt.

Diese Stärke der inwohnenden Kraft ist also eine der Grundlagen der Stärke des Körpers; die Zusammenziehung der Muskelfiber aber hängt gemeiniglich, vielleicht stets, von der aus dem Gehirn abgeleiteten Nervenkraft ab. Dies ist vorzüglich sichtbar in allen den Fällen willkührlicher Bewegung, und da sie stets eine Wirkung des Gehirns ist,

inwohnende Kraft besizt, sich fort zu schnellen, eben so wenig fällt es dem Muskel ein, sich zu verkürzen, ohne den Antrieb des Nervenfluidums. Fähigkeit, in Bewegung zu gerathen, und thätige Kraft, sind sehr verschieden. Anm. d. Ueb.

*) Gesezt, wie es auch wohl ist, daß das die Fasern durchdringende Nervenfluidum, die Aufgelegtheit derselben, sich zu verkürzen (Reizbarkeit) während der Aktion, eigentlich belebt, gesezt, dies Fluidum in denselben sei höchst elastisch, so folgt noch nicht, daß es vor sich ein stetes Bestreben habe, sich und die Muskelfaser zusammen zu ziehn; auch diese örtliche Nervenkraft bleibt tod, wenn sie nicht ein höheres Princip im Sensorium in Thätigkeit, in Bewegung sezt, ihren Reiz auf die Faser auszuüben, und die Aufgelegtheit der Faser zur Verkürzung, in Wirkung zu bringen.
Anm. d. Ueb.

so scheint in demselben eine Bewegung erregt zu werden, welche mit gröserer Kraft, und vielleicht in gröfrer Menge durch die Nerven herab in die Muskelfaser bringet. In diesen Fällen willkührlicher Bewegungen wird die Stärke, mit welcher diese Kraft ausgeübt wird, vom Willen geleitet, und ist daher in verschiednen Graden, kann aber nicht mit gleicher Stärke bei jeder Person vollführet werden. Diejenigen, bei welchen sie mit gröserer Gewalt als bei andern ausgeübt wird, werden als stärkere Personen angesehen.

Ueber diesen Gegenstand kann man füglich den Schluß machen, daß die Stärke allemahl von der Kraft abhängt, mit welcher die Thätigkeit des Gehirns ausgeübt werden kann; sollte dies auch, je nach dem verschiednen Willen, in sehr verschiednen Graden von Gewalt geschehen, so kann man doch annehmen, daß bei einem gegebenen Willensbestreben die Gehirnkraft bei einer Person stärker als bei der andern in Ausübung gesezt werde; und daher wird der Zustand dieser Gehirnkraft nebst dem Zustande der inwohnenden Kraft *) der Muskeln die Stärke jedes Körpers bestimmen; oder, wenn, wie ich für beweislich ansehe, der Zustand der inwohnenden Kraft **) ebenfalls von der Gehirnkraft abhängt, so wird leztere allein die Stärke jedes Körpers bestimmen.

Doch entstehet hier die Frage: Was giebt dem Gehirne der einen Person eine stärkere Thätigkeit, als dem einer andern? Die Antwort ist, daß sie vermuthlich von dem Zustande der Nervenmarkfaser abhängt, welche ein Nervenfluidum von gröserer Dichtigkeit bei der einen Person als bei der andern enthält. Es wird in der That hierdurch sehr wahrscheinlich, daß bei gewissen Krankheiten des Gehirns, wie bei der Wuth, die Stärke des Körpers gewöhnlich unge-

*) Diese ist wohl nichts anders, als Aufgelegtheit der Faser in mehr oder weniger starke oder dauernde Verkürzung zu gerathen. A. d. Uebers.
**) Die mechanische todte Fertigkeit der Muskelfaser in Verkürzung zu gerathen wohl nicht, nur was sie dazu bringt, das sie durchströmende Nervenfluidum. Anm. d. Ueb.

mein erhöhet wird, da wir zu gleicher Zeit finden, daß eine grose Veränderung in der Marksubstanz des Gehirns vorgegangen, und lezteres ein dichteres Wesen geworden ist, als gewöhnlich.

Nachdem ich nun die Ursache der Stärke überhaupt erkläret, so ist es nöthig, ferner zu entwikkeln, wie, diesen Grundsätzen gemäs, der Zustand der Stärke in den verschiednen Lebensperioden so beträchtlich abweiche.

Daß vom Anbeginn des Lebens bis zu einer gewissen Periode die Stärke des Körpers immer zunehmen müsse, wird leicht durch die zunehmende Dichtigkeit der einfachen festen Theile, in Verbindung mit der zunehmenden Dichtigkeit des Nervenfluidums in der Markfaser, erkläret.

Doch hat dies seine gesezten Gränzen; denn, wenn gleich die Dichtigkeit der festen Theile noch immer stark ist, ja sich noch immer vermehret, so wächst doch die Stärke des Körpers nicht über einen gewissen Grad, sondern nimt im Gegentheile, von einem gewissen Zeitpunkte an, beständig ab.

Dies ist noch zu erklären übrig, und kann auf folgende Weise geschehen. Wir haben gesagt, daß die Nervenkraft die Eigenschaften der Elasticität und der Dichtigkeit, in einem gewissen Verhältnisse zusammen verbunden, besize, daß aber dies Verhältniß im Verlaufe des Lebens immer abweiche. Im Anfange ist die Schnellkraft im Verhältnisse gegen die Dichtigkeit gros; während aber die Ursache von irgend einer Zunahme an Elasticität nicht bekannt ist, ist die Zunahme der Dichtigkeit aus dem vorher Erwähnten einleuchtend und gewis, und ihr zufolge nimt die Stärke des Körpers beständig zu. Wenn sich indessen in einer gewissen Lebenszeit ereignet, daß die Dichtigkeit bis zu einem so hohen Grade zunähme, daß sie nicht mehr durch dieselben Eindrücke auf ihre Elasticität, als zur Erregung einer starken Schwingung nöthig sind, sich bewegen liese, so kann die Stärke des Körpers nicht weiter zunehmen, und so wird im Gegentheile, so wie die Dichtigkeit immer zunimt, die Stärke der Gehirnkraft unaufhörlich abnehmen, und mit ihr die Stärke des Körpers immerdar sich vermindern.

Dies stimt mit den Erscheinungen überein. Im Anfange des Lebens ist die auf der Beweglichkeit des Nervenfluidums beruhende Empfindlichkeit beträchtlich; so wie aber das Leben fortgehet, so vermindert sie sich immerdar, während die Stärke des Körpers immer zunimt; nach einer gewissen Lebensperiode aber muß, während auf der einen Seite die Elasticität sich immer mehr vermindert, und die Dichtigkeit weiter zunimt, die auszuübende Stärke unaufhörlich sinken.

Dies könte vielleicht noch durch einige andere Betrachtungen erläutert werden. Im Anfange des Lebens ist die Kraft des Herzens, gegen das Schlagadersystem gehalten, stark, und sonach wird lezteres ausgedehnt, und der Körper wächst im Umfange. Doch gehet dies Wachsthum, wie wir wissen, unter der zunehmenden Dichtigkeit der Schlagadern einen immer langsamern und langsamern Gang und stehet endlich ganz still.

So lange die Kraft des Herzens das Schlagadersystem beständig ausfüllet und erweitert, können wir annehmen, daß die Elasticität des Nervenfluidums in jedem Theile des Körpers in gutem Stande bleibt (supported); und weil die Dichtigkeit indessen zunimt, so wird die Stärke des Körpers durch die Anspannung und Vollheit der Schlagadern erhalten und vermehret, wie wir oben erkläret haben.

Wir haben aber auch oben angemerkt, daß die Ausübung der Gehirnkraft die Vollheit und Anspannung der Gefäse dieses Organs bedarf, und daß seine Kraft durch die allgemeine Vollheit des Schlagadersystems erhalten und erhöhet werde. Doch bekömt die Zunahme der Vollheit des leztern seine Gränzen sowohl dadurch, daß die Dichtigkeit der Schlagadern gegen die Kraft des Herzens zu gros wird, und dadurch, daß der Widerstand der Venen sich allmählich vermindert. Um diesen leztern Umstand zu erklären, müs-

über die Arzneimittellehre.

sen wir anmerken, daß aus Clifton Wintringham's *) Versuchen erhellet, daß im Anfange des Lebens die Dichtigkeit der Häute der Venen, und folglich ihr Widerstand gegen die Aufnahme des Bluts aus den Schlagadern gröser als die der Schlagadern ist, gröser bei jungen Thieren als bei ältern, die Dichtigkeit der Schlagadern aber, da sie von der Kraft des Herzens ausgedehnt und gedrückt werden, beständig zunimt, indeß die Dichtigkeit der Venen, da nicht dieselbe Kraft auf sie wirkt, nicht verhältnismäsig steigt. Daher muß es geschehen, daß die Dichtigkeit der Schlagatern, weil sie immer wächst, endlich um so viel gröser als die der Venen wird, und folglich gehet dann eine grösere Menge Blut in leztere über, und wenn nach einer gewissen Periode die Dichtigkeit der Schlagadern immer noch zunimt und eine grösere Menge Blut in die Venen herüber bringt, so wird die Vollheit der Schlagadern selbst nicht länger zunehmen, sondern vielmehr weiter hin sich vermindern. So wie wir oben gesagt haben, daß die Munterkeit des Körpers sehr von der Vollheit des Schlagadershstems abhänge, so lang, sobald leztere nachläst, erstere sich nicht weiter vermehren, sondern wird vielmehr allmählig sinken.

Hierin liegt also noch eine andere Ursache, vom Aufhören der Zunahme der Körpermunterkeit, zugleich ein bestimter Grund ihrer nachgehenden beständigen Abnahme. Es ist ziemlich wahrscheinlich, daß diese beiden Ursachen in derselben Lebenszeit zusammentreffen, und man kann mit vielem Rechte annehmen, daß es um die Jahre fünf und dreisig, geschehe.

Dieser Gegenstand läst sich überhaupt noch ferner dadurch erläutern, wenn man zeigt, daß die Erscheinungen bei abnehmenden Jahren und im Alter sich nach den vorgelegten Grundsäßen erklären lassen; doch zu solchen Erörterungen habe ich keinen Raum in diesem Buche.

Ich habe nun in fünf Hauptstücken die vornehmsten Zustände (circumstances) der thierischen Haushaltung betrach-

*) An experimental enquiry on some parts of the animal structure. Lond. 1740, 8vo. Anm. d. Ueb.

tet, und mich bemühet, die verschiednen Beschaffenheiten zu
verzeichnen, in welchen sie sich bei verschiednen Gelegenheiten finden lassen; und indem ich die Ursachen dieser Beschaffenheiten anzugeben versuchte, habe ich gezeigt, auf welche
Weise und bei welcher Gelegenheit sie bei verschiednen Personen verschieden seyn können.

Von den besondern Temperamenten.

So hatte ich mich dann bemühet, einigen Grund für
die Bestimmung der Verschiedenheit der menschlichen Temperamente zu legen. Man unterscheidet aber, wie schon
bemerkt worden ist, diese Temperamente nicht dadurch, daß
man auf einen dieser Hauptzustände (chief circumstances)
allein Acht hat, denn die Beschaffenheit einer derselben ist
gewöhnlich mit einer besondern Beschaffenheit (state) aller der übrigen verknüpft, und blos durch Gegeneinanderhaltung der besondern Beschaffenheiten der Hauptzustände
bei einer Person lassen sich die Temperamente gehörig von
einander unterscheiden. Dies zu erklären, nehmen wir an,
daß bei jeder Person eine besondere Beschaffenheit der einfachen festen Theile fast durchgängig mit einer besondern Beschaffenheit der Säfte, mit einer besondern Beschaffenheit
in der Vertheilung und Menge der leztern, und diese insgesamt mit einer besondern Beschaffenheit des Nervensystems
verbunden sind; und wenn eine solche Verbindung bei einer
andern Person in einer Verschiedenheit der besondern Beschaffenheiten jeder dieser Hauptzustände sich zeigt, so werden diese beiden Personen hierdurch von verschiednen Temperamenten werden. In so fern wir also solche Verbindungen bei irgend einer Person gleichförmig antreffen, werden
wir im Stande seyn, derselben ihr eignes Temperament zuzutheilen.

Doch muß man bekennen, daß es ungewis ist, in wie
fern gewisse Beschaffenheiten der Hauptzustände der thierischen Haushaltung feststständig mit einander verbunden sind,
und deshalb, wie weit wir unsre Lehre von den Tempera-

über die Arzneimittellehre.

menten auf eine grose Zahl verschiedner Personen ausdehnen-
können. Indessen kann es blos durch Vermuthung einer
gewissen Gleichförmigkeit dieser Verbindungen geschehen,
wenn wir einige Fortschritte in der Erklärung der Verschiedenheit des Temperaments wollen thun können.

Die Alten sezten sehr früh einen Unterschied der Temperamente fest, welchen die Arzneischulen seitdem fast durchgängig aufnahmen, und welcher meines Erachtens auf Erfahrung gegründet ist. Ich bin sehr der Meinung, daß
wir eine Verbindung einer besondern Beschaffenheit der
Hauptzustände sehr gleichförmig bei gewissen Personen wahrnehmen, und hierdurch wenigstens zwei von den Temperamenten, welche die Alten angegeben, zusammenbringen
können. Wir werden daher die Zustände, in welchen diese
beiden Temperamente enthalten zu seyn scheinen, uns nun
zu erklären bestreben, und nachgehends betrachten, wie viel
weiter wir gehen könnten.

Um dies zu thun, wird es zuerst dienlich seyn, die verschiednen äuserlichen Erscheinungen, welche bei Einer Person vorkommen, anzugeben, welche, wenn sie bei vielen verschiednen Personen zusammentreffen, uns zu glauben veranlassen, daß sie eine und dieselbe Verbindung, oder gleiches Temperament haben.

Eins, welches vorzügliche Erwähnung verdient, ist das
Temperament, welches die Alten, und welches die Aerzte
aller Zeiten seit dem mit dem Nahmen des sanguinischen bezeichnet haben. Die äusern Erscheinungen bei demselben
sind folgende. Das weiche, und nie sehr gekräuselte Haar
ist Moosfärbig, und geht von hieraus durch die verschiednen
Schattirungen in Roth über; die Haut ist sanft und weiß,
die Farbe röthlich, die Augen gemeiniglich blau, der Körper weich und dick, nach der Periode der Mannbarkeit zum
Fettwerden geneigt, und schwizt zu jeder Zeit leicht bei Bewegungen: die Stärke ist mäsig, der Geist empfindlich,
reizbar, lustig und unbeständig.

Ehe ich weiter gehe, ist es nöthig zu bemerken, daß,
da man kein genaues Mas von den verschiednen Graden ha-

wir über diese beiden Temperamente, das sanguinische und melancholische, zum Grunde gelegt haben.

Zu gleichem Behufe läßt sich eine fernere Erläuterung aus der Betrachtung der beiden Geschlechter hernehmen; denn es fält in die Augen, daß die Zustände des sanguinischen Temperaments am Körper sowohl als an dem Geiste mehr bei dem weiblichen Geschlechte hervorstechen, während eine gröſere Dichtigkeit und geringere Biegsamkeit der festen Theile, nebst einer verhältnismäſig gröſern Dichtigkeit und mindern Beweglichkeit der Nervenkraft, den Charakter des männlichen Geschlechts dem melancholischen Temperamente näher bringen.

So hätte ich dann mich bestrebt, die verschiedenen Beschaffenheiten des menschlichen Körpers dadurch zu erklären, daß ich sie auf die beiden allgemeinen Verfassungen oder Temperamente zurückführte, welche nicht nur zur Unterscheidung der meisten Menschen ihr ganzes Leben hindurch dienen, sondern auch die beiden Geschlechter von einander, so wie die Beschaffenheit einzelner Personen verschieden machen, so wie sie durch die verschiednen Zeitpunkte des Lebens hindurch gehen. Unsere Lehre wird daher von sehr ausgebreiteter Anwendung seyn; vielleicht scheint sie aber nicht sehr leicht auf die grose Verschiedenheit anzuwenden, welche beim menschlichen Körper vorkömt.

Um daher einige Erklärung dieser Verschiedenheit zu versuchen, bemerken wir zuerst, daß sie in gewisser Maſe auf den beiden Temperamenten beruhen kann, welche wir als vorzüglich herrschend angenommen haben, ob sie gleich selten vollkommen ausgebildet sind, oder mit andern Worten, obgleich die besondere Beschaffenheit der Zustände, aus welchen sie bestehen, selten im vollkommensten Grade angetroffen werden. Es ist zum Beispiele selten, daß beim sanguinischen Temperamente die einfachen festen Theile im höchsten Grade schlaff, oder bei melancholischen im höchsten Grade, als es nur mit der Gesundheit bestehen kann, steif und hart sind. Man kann mit Grunde annehmen, daß es zwischen dem mittlern Zustande von Dichtigkeit und Härte in den festen Theilen verschiedne Zwischengrade bis zum schlaffsten Zustande auf der einen Seite und dem härtesten auf der andern gebe. Wenn man nun voraussezt, daß mit jedem dieser Zwischengrade eine dem entsprechende Beschaffenheit der Nervenkraft verbunden sei, so kann es so viele scheinbar abweichende Zwischentemperamente geben, welche weder vollkommen sanguinisch noch melancholisch sind, ob sie sich gleich fast immer dem einen oder dem andern nähern. Dies mag zum Theil die Verschiedenheiten in den menschlichen Temperamenten erklären, wiewohl man mit Recht zweifeln kann, daß es das Ganze ins Licht setzen könne.

Es wird daher zweitens dienlich seyn, zu bemerken, daß es zweifelhaft ist, ob die Hauptzustände der thierischen Haushaltung immer das gleiche Verhältniß gegen einander behalten, wie oben angenommen worden. Wir haben zum Beispiele gemeint, daß die Dichtigkeit und Beweglichkeit der Nervenkraft immer in einem gewissen Verhältnisse gegen einander stehe; dies ist aber gewis nicht genau der Fall: und wenn wir annehmen können, wie es auch glaublich ist, daß wenn bei zwei Personen sich gleiche Dichtigkeit befindet, doch die Beweglichkeit bei der einen gröser als bei der andern seyn könne, so würde dies, wenn es vorkäme, offenbar eine vollständigere Bildung des sanguinischen oder eine gemäsigtere Beschaffenheit des melancholischen Temperaments erzeugen. Auf diese Weise ist es möglich, daß bei einem gewissen, grösern als gewöhnlichen Grade von Dichtigkeit beim sanguinischen sich eine verhältnißmäsig grösere Beweglichkeit finden kann, wodurch wir dann ein mittleres Temperament zwischen dem sanguinischen und melancholischen bekommen, vielleicht dasjenige, was die Alten unter dem Nahmen des cholerischen meinten, das ist, von gröserer Stärke, als im sanguinischen, und von gröserer Reizbarkeit als im melancholischen. Auch ist es möglich, daß die einfachen festen Theile in dichterm Zustande vorkommen können, als gewöhnlich bei dem sanguinischen Temperament der Fall ist, und zugleich wegen der feuchtern Beschaffenheit von gröser Biegsamkeit, als im melancholischen. Sollte

Der größere Theil dieser Idiosynkrasien scheint mir in einem widernatürlichen Grade von Empfindlichkeit oder Reizbarkeit gewisser Theile des Körpers, oder in einer besondern Empfindlichkeit oder Reizbarkeit des ganzen Körpers, oder besondrer Theile desselben zu bestehen, blos bei Gelegenheit gewisser an ihnen angewendeten Dinge und Mittel.

Unter diesen Idiosynkrasien hat man diejenigen am vorzüglichsten angemerkt, welche in Rücksicht der Wirkungen auf Geschmack und Geruch vorkommen. Der Geschmack ist sehr verschieden; die Geschmacke der Dinge lassen sich aber unter gewisse Klassen und Ordnungen bringen, über welche der größte Theil der Menschen so gut einverstanden ist, daß man wohl sieht, daß sie auf alle Menschen fast gleich wirken. Dies ist gewis der Fall in Ansehung der einfachen Empfindung; aber im Betref der Rückempfindung vom Angenehmen oder Widrigen giebt es oft beträchtliche Abweichungen bei verschiednen Personen, zum Beweise, daß hier eine Idiosynkrasie statt finde, wovon man viele Beispiele in arzneilichen Büchern findet.

Die Fälle von besonderer Abneigung besondrer Personen gegen gewisse Gerüche aber sind noch weit häufiger. Die Bücher der Aerzte sind voll davon, und Beispiele dieser Art sind fast jedermann bekant. Die durch Geruch entstehenden Empfindungen scheinen bei verschiednen Menschen größer Abweichung unterworfen zu seyn, als die vom Geschmack entstehenden; so daß die Menschen kaum einen andern Unterschied zwischen den Gerüchen fest gesezt haben, als den von Annehmlichkeit oder Widerwärtigkeit. Man hat Unterabtheilungen durch kurze Benennungen versucht; hat aber keine allgemeine Zustimmung erhalten. Vermuthlich ist also diese Empfindung bei verschiednen Menschen sehr abweichend, und giebt zu Idiosynkrasien Anlaß, wobei wir nicht vermögend sind, die Gerüche auf besondere Klassen und Ordnungen zu bringen, und welche nicht nur wegen des von ihnen bewirkten Eindrucks gleichen Geruchs auf verschiedne Personen, sondern auch dadurch merkwürdig sind, daß sie sich so gewaltsam erzeigen, und Ohnmacht, Hysterie und Fallsucht hervorbringen.

Diese besondern Empfindungswirkungen haben sichtbaren Einfluß auf den Speisekanal. In diesem, besonders aber im Magen, ist die Empfindlichkeit nicht gleichförmig mit der allgemeinen Empfindlichkeit und Reizbarkeit des Körpers, da es starke Personen giebt, welche von sehr kleinen Gaben Brechmitteln bewegt werden, während auf der andern Seite, sich, dem Ansehen nach, schwächliche Personen finden, welche nur von sehr grosen Dosen derselben Mittel Wirkung erhalten.

Es giebt Fälle von Empfindlichkeit im Magen, welche gewissen Personen eigen sind, und bei wenigen andern vorkommen. Ich muß aber gestehen, daß in Hinsicht auf verschiedne dieser Idiosynkrasien es nicht leicht sei, auszumachen, ob ihre Wirkungen von einem auf die Nerven des Magens gemachten Eindrucke, oder von einer Modifikation abhangen, welche diese Substanzen in den daselbst entstehenden Gährungen und Auflösungen veranlassen. Zum Beispiele, wenn frischer Honig gewissen Personen Magenschmerzen verursacht, diese aber verhindert werden, wenn man den Honig, ehe er genossen wird, kochen läßt, so wird es zweifelhaft, ob dieser flüchtige Theil des frischen Honigs mittelst eines auf die Magennerven gemachten Eindrucks, oder durch Erregung einer thätigern Gährung daselbst, diese Wirkung hervorbringe. Die saure Gährung, welche immer in einem grösern oder geringern Grade erfolgt, wird offenbar bei einigen Personen leichter als bei andern erregt; denn wir kennen viele Leute, welche Säuren und leicht sauernde Dinge in groser Menge zu sich nehmen, ohne daß Spuren von Magensäure sich zeigen sollten, indeß ich gewisse andere Leute kenne, welche von einer sehr kleinen Menge säuerlicher Dinge die stärksten Merkmale von krankhafter Säure alsbald spüren.

Wir wissen vom Magensafte in seiner Wirkung auf verschiedne Substanzen so wenig, daß es sehr schwer hält, die Idiosynkrasien zu erklären, welche bei gewissen Personen, und nicht bei andern ſtatt finden, wenn ſie Milch, Oeſe, Muſcheln und einige andere Dinge genieſen. Eine der merkwürdigſten iſt, daß das Eyweiß eine der mildeſten Subſtanzen in der Natur, welche faſt von allen Magen leicht verdauet wird, doch von gewiſſen Perſonen, ſelbſt nicht in der kleinſten Menge, genoſſen werden kann, ohne ſo gleich viel Schmerz und Uebelkeit zu erregen.

Bei jedem Verſuche, die Urſache dieſer Beſonderheiten aufzuſpüren, ſollte man den Umſtand nicht aus den Augen laſſen, daß der Magen nicht nur durch Empfindungen, welche auf unmittelbaren Eindrücken beruhen, ſondern auch von ſolchen Empfindungen erregt werde, welche von Bewußtſeyn, oder der Wahrnehmung des Zuſtandes ſeiner Thätigkeit abhängen, und daß unſtreitig viele ſeiner Empfindungen letzterer Art ſind.

Es ſcheint nicht nöthig zu ſeyn, mich in die Betrachtung der Idioſynkraſien des Darmkanals einzulaſſen, da ſie gleichfalls durch denſelben Grad von Empfindlichkeit erkläret werden können, welche hier dem Magen eigen ſeyn kann. Was ferner für eine Modifikation von einer beſondern Beſchaffenheit der Galle oder anderer Säfte, welche ſich in die Gedärme ergießen, entſtehen können, davon können wir nicht zu urtheilen uns anmaſen. Die mancherlei Beſchaffenheit der Ausleerung durch den Stuhl hängt von vielen verſchiednen Urſachen ab, welche hier zu unterſuchen nicht Raum iſt; es iſt aber höchſt wahrſcheinlich, daß einige dieſer Urſachen von beträchtlicherer und beſonderer Wirkung bei gewiſſen Perſonen, als bei andern ſeyn, und in dieſer Rückſicht eine Idioſynkraſie erregen können. Man hat beſonders eine Trägheit oder langſamere Bewegung des Darmkanals zu argwohnen.

Wir haben uns alſo bemühet, die verſchiednen Fälle von Idioſynkraſie auszuheben, und wenn wir es vielleicht auch nicht vollſtändig gethan haben, ſo iſt doch hoffentlich genug angeführt worden, um zu zeigen, daß ein Arzt bei Anwendung der Arzneimittel eben ſo wohl die Idioſynkraſien, als das allgemeine Temperament zu Rathe ziehen müſſe.

Bei jeder Person also, welche dem Arzte zuerst vorkömmt, sollte er besonders nach den Idiosynkrasien forschen,
welche bei seiner Körperbeschaffenheit herrschend sind, und
sollte er auch die Wirkungen von der Anwendung gewisser
Dinge nicht in Erfahrung gebracht haben, so muß er
sich hienächst nach den Idiosynkrasien der Aeltern befragen;
denn solche Eigenheiten sind sehr oft erblich.

So hätten wir dann versucht, die verschiednen Zustände
der Körperbeschaffenheit zu verzeichnen, welche in beständi-
gerer Verschiedenheit bei verschiednen Personen angetroffen
werden. Es wird jedoch nun dienlich seyn, die Bemerkung zu machen, daß diese Körperbeschaffenheit noch verschiedene Modifikationen erleide, von Umständen des Erb-
strichs, der Diät, Leibesübung und anderer ähnlichen
Dinge, denen Menschen im Leben ausgesezt sind, und welche, wie wohl bekannt ist, eine grose Macht besitzen, die
natürliche Körperbeschaffenheit in eine nicht nur sehr verschiedne, sondern auch vielleicht entgegengesezte zu verändern. Daher muß bekanntlich ein Arzt, wenn er menschliche Körper behandelt, entweder um sie bei Gesundheit zu
erhalten, oder ihre Krankheiten zu heilen, nicht nur die
Temperamente und Idiosynkrasien, welche ihnen die Natur
ursprünglich verliehen hat, in Betrachtung ziehen, sondern
auch die zufälligen Beschaffenheiten derselben erwegen,
welche von den Umständen und der Lebensart hervorgebracht
worden seyn können.

Es ist jedoch hier nicht meine Pflicht, weder diese verschiedenen zufälligen Verfassungen zu erklären, noch ihre
Ursachen zu bestimmen, wiewohl es gut seyn könnte, diese
Lehre durch Erklärung der Macht der Gewohnheit überhaupt zu begründen, wie ich ehedem in meinen Vorlesungen über die Materia medika gethan habe. Es scheint mir
indessen jezt nicht nöthig zu seyn, da ich denjenigen, welcher
sich über diesen Gegenstand völlig belehren will, auf eine
Streitschrift: de consuetudine, verweisen kann, welche
mein Sohn, *Heinrich Cullen*, vor einigen Jahren her-

ausgab, und welche er bald vollständiger ans licht stellen wird.

Zum Schluß dessen, was wir noch über die Wirkungsart der Arzneien vorzulegen haben, wird es jezt dienlich seyn, anzumerken, daß, wie ich oben gesagt, bei Betrachtung dieses Gegenstandes es sehr nöthig sei, auf das Mitgefühl und den Zusammenhang Acht zu haben, welcher zwischen den verschiednen Theilen des menschlichen Körpers statt findet; und ob wir gleich diese Betrachtung hier nicht völlig ausführen können, so dürfen wir doch nicht unterlassen, eines sehr gewöhnlichen Falles Erwähnung zu thun, welcher den grösten Einfluß auf fast alle Lehren der Materia medika hat, indem diese besondere Sympathie bei der Wirkungsart der meisten Arzneien mit im Spiele ist, und die Wirkung vieler derselben erklärt, die sonst sehr schwer einzusehen wäre.

Es ist die Wirkung der Arzneien auf den Magen, von welchem aus oft Bewegungen bis zu jedem selbst entferntesten Theile des menschlichen Körpers fortgepflanzt, und besondere Erfolge in diesen Theilen hervorgebracht werden, indeß die Arznei selbst nur den Magen berührt.

Der Magen ist der Theil, durch welchen die meisten in die innern Theile des Körpers zu bringenden Substanzen gewöhnlich hindurch gehen, und mit einer besondern Empfindlichkeit begabt, welche ihm das Vermögen ertheilt, von jeder in ihn gelangenden Substanz Eindrücke anzunehmen, welche in Rücksicht des menschlichen Körpers Wirksamkeit besizt. Jede so geartete Substanz also, wenn sie in den Magen gebracht wird, äussert fast stets daselbst, und gröstentheils blos hier, seine Wirkungen. Doch ist es jezt den Aerzten wohl bekannt, daß das stärkste Beispiel von oberwähnter Mitleidenheit sich beim Magen ereignet, welcher mit fast jedem andern Theile des Körpers in so genauer Verbindung stehet, daß die in ihm erregten Bewegungen fast allen übrigen Theilen des Körpers mitgetheilt werden, und besondere Wirkungen in ihnen erzeugen, sie mögen auch noch so entfernt vom Magen selbst seyn. Dies ist zwar sehr wohl bekant; aber, daß die Wirkungen vieler Arzneien, welche sich in andern Theilen des Körpers hervorthun, gänzlich ihrer Einwirkung auf den Magen zuzuschreiben sind, und daß der gröste Theil der in dem Körper wirkenden Arznei unmittelbar und einzig auf den Magen wirke, hat man nur erst neuerlich eingesehen, und scheint noch eben nicht in voller Maße und allgemein von den Arzneimittellehrern begriffen worden zu seyn. Es wird daher dienlich seyn, hier zu sagen, auf welche Art diese Lehre sich feststellen lasse.

1. Daß Arzneien, welche beträchtliche Kräfte im ganzen Körper zeigen, besonders und einzig auf den Magen wirken, wird aus allen den Fällen sichtbar, in welchen die Wirkungen gleich nach dem Einnehmen der Substanz und lange zuvor erscheinen *), ehe man annehmen kann, daß sie tiefer in den Körper eingedrungen, oder die Blutmasse erreicht haben können. So schließt John Pringle aus der plötzlichen Wirkung der peruanischen Rinde, in Hemmung der Wechselfieberanfälle, sehr wohl, daß sie es nicht durch ihre Fäulniß widrigen Kräfte in den Säften thun könne, sondern durch eine gewisse unmittelbare Einwirkung auf den Magen **).

2. Da die Arzneien gewöhnlich zuerst den Magen berühren, so müssen alle die mit flüchtigen, thätigen und

*) Alle von kleinen Gaben Brechwurz in entfernten Theilen hervorgebrachten Wirkungen scheinen blos durch Eindruck auf den Magen zu geschehn. Die Natur eines solchen Brechmittels ist weit entfernt, in die zweiten Wege überzugehn — was es also, vorzüglich schnell, thut, muß durch bloße Einwirkung auf den Magen und seine Nerven geschehn. Ich habe nach trocken eingenommener Brechwurz fast augenblicklich Krampfhusten, Fieberbewegungen u. s. w. gestillt gesehen. Ein Zwölftel bis Zehntel eines Grans Arsenik in Auflösung nimt fast augenblicklich den herannahenden Paroxysm eines Wechselfiebers weg. Alles dies können diese Mittel nicht erst nach Vermischung und Aneignung mit den Säften der zweiten Wege verrichten. Die Zeit ist zu kurz — die Mittel sind abgeneigt eingesaugt zu werden — die Wirkung ist unleugbar.
Anm. d. Ueb.

**) Diseases of the Army, Appendix. p. XXV.

durchdringenden Theilen begabt sind, unmittelbar und vorzüglich auf den Magen wirken; dieser Umstand so wohl als die gewöhnlich erfolgende Geschwindigkeit ihrer Wirkungen läst uns schliesen, daß ihre Wirkung blos bei dem Magen stehen bleibe. So schliese ich, daß die Wirkung des flüchtigen Laugensalzes und einiger andern salzhaften Substanzen sich blos auf den Magen einschränke, und sehr selten durch fäulnißwidrige Kräfte auf die Flüssigkeiten sich äussere.

3. Wenn auch Arzneien keine flüchtigen oder thätigen Theile im Geschmacke oder Geruche verrathen, so ist doch, wenn ihre Wirkungen blos auf der von ihnen in der Beschaffenheit der Nervenkraft erzeugten Veränderung beruhen, schwerlich zu zweifeln, daß sie blos auf die empfindlichen und reizbaren Theile des Magens wirken. Dies, deucht mir, ist der Fall beim Mohnsaft und den meisten der übrigen betäubenden Dinge, deren Substanz bekanntlich noch in dem Magen bleibt, wenn sie schon lange ihre Wirkungen in den entferntesten Theilen des Körpers zu erkennen gegeben haben.

4. Wenn man Arzneien nimt, von welchen man glaubt, daß sie blos dann wirken, wenn sie in Berührung mit den Theilen kommen, die die Einwirkung empfangen sollen, und eine gewisse Menge davon an diese Theile kommen müste; und wenn ferner solche Arzneien entweder nur in geringer Mase in den Magen genommen werden, oder so geartet sind, daß sie sich langsam darin auflösen, dergestalt, daß man nicht glauben kann, so daß sie aller Wahrscheinlichkeit nach nicht in hinreichender Menge in Berührung mit den Theilen kommen, auf welche ihre Kraft ausgeübt werden soll, und dennoch ihre Wirkungen in diesen Theilen sich zu erkennen geben; so muß, glaube ich, hieraus gefolgert werden, daß die entstehenden heilsamen Veränderungen blos auf der Wirkung dieser Arzneien auf den Magen beruhen. Dies läst sich, wenn ich mich nicht irre, auf die meisten zusammenziehenden Gewächse anwenden, und vielleicht auch auf die mineralischen Substanzen, deren Wirkungen, besonders die plözlicheren derselben auf entsezte

über die Arzneimittellehre. 131

Theile des Körpers blos durch ihre Einwirkung auf den Magen erklärt werden können.

5. Ein andrer Umstand, welcher uns glauben macht, daß die Arzneien unmittelbar auf den Magen wirken, und mittelst ihrer Einwirkung auf denselben die beabsichteten Wirkungen in dem übrigen Körper hervorbringen, ist die Betrachtung aller der Fälle, wo sie Einfluß auf den ganzen Körper haben, und indeß nicht nur plötzlich, sondern auch in kleiner Menge wirken, folglich unter Umständen, welche uns nicht verstatten, zu vermuthen, daß sie in Substanz auf die Theile übergetragen worden, in welchen sich ihre Thätigkeit äussert. So kann man, wie oben bemerkt worden, von Arzneien, welche fast allgemein auf das Nervensystem, oder auf die besondern vom Magen entfernten Theile desselben wirken, nicht annehmen, daß sie in Substanz auf das Ganze, oder auch nur auf einzelne Theile des Nervensystems hingebracht würden; daher man nothwendig glauben muß, daß sie blos im Magen wirken. Und dies ist nicht blos in Rücksicht des Nervensystems, sondern auch beim Gefäßsysteme der Fall; jede allgemeine in demselben hervorgebrachte Wirkung, zum Beispiel ein über den ganzen Körper erregter Schweis kann nicht anders durch innerliche Arzneien, ausser durch solche erregt werden, welche auf den Magen wirken, und von hier aus dem Herzen und den Schlagadern einen Reiz mittheilen. In vielen Fällen vermehrter Ausleerungen ist es zwar sehr sichtlich, daß die Ausleerungen erregenden Arzneien wirklich auf die Abscheidungs- oder Ausführungsorgane hingeleitet werden; dies kann man aber nicht beim Schweise annehmen, theils wegen der kleinen Menge der gebrauchten Arznei, theils auch wohl wegen der Natur der Ausleerung, welche gewis nicht von Drüsen und ihren Ausscheidungsgängen abhängt.

6. Ein andrer Umstand, welcher uns zur Vermuthung bringt, daß Arzneien blos auf den Magen wirken, ist der, daß sie sich von den aneignenden Kräften des Magens und

der Gedärme verändern lassen *). Haben solche Arzneien ja noch Wirkung, so müssen sie sie unmittelbar bei ihrem Eintritte in den Magen, oder ehe sie durch die Verdauung verändert werden, ausüben.

Wahr ist es in Rücksicht der Gewächse, auch gewisser thierischer Substanzen, daß oft nur ein gewisser Theil derselben unsern Verdauungskräften unterworfen werden kann, während der arzneiliche Theil der Substanz schwerlich verändert wird, und daher könnte man behaupten, daß ihre Wirkung auf die innern Theile nicht durch die Verdauungskräfte verhindert werde. Dies ereignet sich zwar wohl zuweilen; da aber die Verdauung das Gewebe der Pflanzen gänzlich zerstöhrt, und die verschiednen Theile derselben stärker entwickelt, als sie noch in dem ganzen Gewächse waren, so giebt sie ihnen hiedurch Veranlassung, unmittelbar auf den Magen zu wirken, kann auch wohl gar hiedurch verhindern, daß die Wirksamkeit derselben sich nicht über dies Organ hinaus erstrecke.

7. Ein anderer Umstand, welcher die Thätigkeit vieler Arzneien auf den Magen einschränkt, ist der, daß sie eine Veränderung daselbst, wo nicht durch die Verdauung, doch wenigstens durch Mischung erleiden.

Es scheint mir sehr ausgemacht zu seyn, daß sich bei allen Thieren, welche eine Menge Gewächspeisen zu sich nehmen, folglich auch beim Menschen, eine Säure, gewöhnlich in groser Menge, fast beständig im Magen befinde. Es ist daher wahrscheinlich, daß alle laugensalzigen Substanzen darin neutralisirt werden, und daß folglich, wenn sie noch als blose Laugensalze wirken, sie diese Wirkung nur auf den Magen äussern, ehe sie neutralisirt worden sind. Gleichwohl scheinet es, daß alkalische Substanzen sich oft als sehr kräftige Arzneien für entferntere Theile des Körpers erweisen, und ich glaube, daß hieraus geschlossen werden müsse, daß ihre Wirkungen der Veränderung

*) Joh. Dav. Schoepfii Diff. de medicamentorum mutatione in corpore humano, praecipue a fluidis, Erlang. 1776. 4to.
          Anm. d. Uebers.

derselben in Neutralsalze im Magen beizumessen sind, in wie fern sie dann blos als Mittelsalze auf andere Theile des Körpers ihre Kräfte äussern; oder vielleicht wirken sie dadurch, daß sie die Natur unsrer Säfte durch Wegnahme einer beträchtlichern Menge Säure verändern, welche einen Bestandtheil dieser Säfte hätte ausmachen sollen.

Bei Gelegenheit der Veränderungen, welche die Substanzen im Magen erleiden, ist anzumerken, daß die Magensäure in dieser Rücksicht auf zwei Arten wirke.

1. Die Säure kann Zusammensetzungen berühren, welche aus einem Laugensalze und einem andern Theile bestehen, welcher eine schwächere Anziehung gegen das Laugensalz, als die Säure des Magens, hat. In diesem Falle vereinigt sich die Magensäure mit dem Laugensalze, und macht die vorher mit ihm verbundne Substanz los, so daß der zusammengesezte Körper nicht mehr in der Gestalt wirken kann, in welcher er zuerst in den Magen gebracht worden, und dies, glaube ich, geschiehet mit allen eingenommenen Seifen, welche daher keine von den Wirkungen haben können, die sie unter ihrer Seifengestalt auf unsre Säfte nach unsrer Voraussetzung hätten hervorbringen sollen.

Gleiche Wirkung hat die Magensäure *) bei den Mittelsalzen, welche aus einem Laugensalze mit der Weinsteinsäure zusammengesezt sind, die gegen das Laugensalz eine schwächere Anziehung, als die Magensäure zu haben scheint. Daher verfehlen wir so oft die Wirkungen des auflöslichen Weinsteins, und erreichen wir ja unsre Absicht, so muß es dem Neutralsalze beigemessen werden, welches sich aus dem Laugensalze mit der Magensäure vereinigt, bildet, und ein eben so kräftiges Laxirmittel **) ist, als das mit Weinsteinsäure zusammengesezte.

*) Im gesunden Magensafte sticht die Säure nur wenig vor, und ist nicht so häufig als der Verf. sie annimt.
J. d. Uebers.

**) Dies scheinen meine Erfahrungen nicht zu bestätigen. Die Zersetzung des tartarisirten Weinsteins durch Magensäure,

2. Es giebt noch einen andern Fall, in welchem die Säure des Magens wirkt, nemlich, wenn sie gewisse erdige und metallische Substanzen vorfindet, welche in unsern Säften nicht auflösbar, und folglich für unsern Körper ganz unkräftig sind, welche aber, wenn die Magensäure an sie kommt, oft in sehr kräftige Arzneien verwandelt werden, wie wir wissen, daß es mit der Bittersalzerde und verschiednen Spiesglanz- und Quecksilberbereitungen sich ereignet.

macht den Weinsteinrahm los — ein schon vor sich laxierendes Salz, Potaschauflösung, zur Tilgung der übermäßigen Magensäure angewandt, machte unter meiner Beobachtung keine flüßigen Stühle.

Anm. d. Ueb.

Zweites Kapitel.

Von den verschiednen Mitteln, die Kräfte der Arzneien kennen zu lernen.

Wir haben schon gesagt, daß die Menschen sehr zeitig mit den arzneilichen Kräften einiger, nicht als Nahrungsmittel angewendeten, Substanzen bekant wurden, und wir können leicht begreifen, auf welche Weise sie eine solche Kentniß erlanget, ob wir gleich unsre Muthmasungen hierüber nicht auf einzelne Fälle erstrecken können, und fast gar nicht auf die vielen Mittel, welche sehr früh von ausübenten Aerzten angewendet worden zu seyn scheinen. Natürlich mögen diese Praktiker, die Zahl ihrer Mittel zu vermehren begierig, durch zufällige Beobachtung, durch blinde Versuche, oder durch einige Aehnlichkeit geleitet, neue Mittel endekt, ihre Zahl vermehrt, und vorzüglich diejenigen behalten haben, welche die Erfahrung zu bestätigen schien.

So sollen, hat man behauptet, die vielen von Dioscorides und andern alten Schriftstellern erwähnten Mittel ganz Früchte der Erfahrung gewesen seyn. Aus demjenigen aber, was wir in unsrer Geschichte gesagt haben, und unten über die Trüglichkeit der Erfahrung erwähnen werden wird es einleuchtend, daß die Erfahrung sehr wenig Theil bei der Angabe der Kräfte gehabt habe, welche man den meisten dieser Mittel gemeiniglich zugeschrieben hat. Jene fehlgeschlagnen Curen, welche den Nachahmern der Alten so häufig vorfielen, haben mit Recht die neuern Aerzte aufgefordert, sich nach Mitteln umzusehen, durch welche man nicht nur die Kräfte der gebräuchlichen Arzneien genauer bestimmen, sondern auch die Tugenden der bisher noch unversuchten Substanzen aufspüren könne.

In diesem Stücke machten die Chemisten die ersten Versuche, und Paracelsus führte die albernen Begriffe von Astralinfluenzen und Signaturen ein, während die nachfolgenten Scheidekünstler den Nutzen der chemischen Zergliederung betrachteten. Diese beiden erstern sind nun schon lange

ganz verlachet worden, ob gleich die Spuren davon noch nicht
völlig in den Schriften über die Materia medica verschwunden sind. Das dritte Mittel, die chemische Zergliederung,
führt, ob sie gleich nicht völlig nutzlos ist, doch eben nicht
sehr weit gegen den Entzweck, nach welchem wir streben.

Die Mittel, welche jezt vorzüglich in Rücksicht genommen und bearbeitet werden, sind von der chemischen Prüfung, von der botanischen Verwandschaft, von den sinnlichen
Eigenschaften und von der Erfahrung entlehnt. Die Anwendung jedes derselben werde ich nun mit möglichster Aufmerksamkeit betrachten.

I. Artikel.
Vom Nutzen der chemischen Auflösung zur Bestimmung der Kräfte verschiedner Substanzen.

Als zuerst eine beträchtliche Anwendung von chemischen
Mitteln unter den Händen des Paracelsus und seiner Nachfolger gemacht ward, so hatte sie so träumerische und alberne
Theorien zu Begleitern, daß die Lehren der Materia medika
dadurch ganz verwirret und gröstentheils verdorben wurden.
In der Folge der Zeit aber verbesserte die Chemie ihre Irrthümer, und ward endlich vom grösten Nutzen für die Vervollkommung der Arzneimittellehre; und zwar dadurch, daß
sie die Eigenschaften der bisher bekanten und gebräuchlichen Arzneien genauer bestimte. Besonders aber hat sie der
Materia medika nicht nur dadurch einen grosen Dienst erwiesen, daß sie die unkräftigen und überflüssigen Mittel heraus-
warf, und den Grad der Eigenschaften bei ähnlichen Substanzen anmerkte, sondern auch, daß sie Anleitung zu einer
vernünftigern Wahl derselben an die Hand gab. Außer
dem, daß sie so die alte Materia medika verbesserte und ver-
vollkommete, hat sie uns auch in der That eine wichtige neue
Materia medika durch die vielen neuen Erzeugnisse gegeben,
welche sie entdeckte, und durch die Bereitungen, welche sie
theils erfand, theils verbesserte. Fast alle salzhaften Substanzen aus den drei Reichen entlehnt, sind Früchte der Chemie, und die brennbaren Dinge, ausgepreßte Oele und ei-

über die Arzneimittellehre.

nige mineralische Substanzen weggerechnet, sind ebenfalls Produkte derselben Kunst.

Von dieser Art waren die Vortheile, welche man von der Chemie erhielt, da sie uns viele, und einige höchst wirksame Arzneimittel verschafte; indeß zur Auswahl *), und zu einem schicklichen Gebrauche des Ganzen eine genaue Kentniß der Chemie durchaus erforderlich ist.

Man hat zwar auch geglaubt, daß diese Kunst schon wirklich bei Aufsuchung der Kräfte der Gewächs- und thierischen Substanzen nützlich gewesen sei, oder seyn könte; mir scheint es jedoch, daß sie hierin nicht glücklich gewesen. Was man die chemische Aufschliessung genant hat, oder die trokne Destillation der Substanzen, hat den geschmeichelten Erwartungen nicht entsprochen. Nach vielen sehr zuverlässigen Versuchen ist man nun einverstanden, daß eine solche Aufschliessung **) keine richtige oder gewisse Belehrung über die Bestandtheile der Substanzen gebe, und man hat diese Art von Zerlegung daher jezt gänzlich, oder wenigstens zum grösten Theile anzuwenden aufgehört.

Die chemische Zerlegung, welche man jezt unternimt, ist diejenige, durch welche man die Theile einer Substanz trennen will, ohne ihre Natur zu verändern. So erhalten wir durch die Destillation der Pflanzen mit Wasser ihre Oele fast völlig von den übrigen Theilen getrennt, und in einer solchen Verfassung, als wir glauben können, daß sie in den frischen Pflanzen vorhanden gewesen. Durch Anwendung verschiedner Auflösungsmittel bei verschiednen Hizgraden, gedenken wir die durch diese verschiednen Flüssigkeiten auflösbaren Theile abzuscheiden, welche in gleicher Verfassung in der frischen Pflanze zugegen gewesen; wiewohl man eine solche Voraussetzung in vielen Fällen schwerlich zugeben kann, wie wir im Verfolge Gelegenheit haben werden, anzumer-

*) S. Kennzeichen der Güte und Verfälschung der Arzneimittel, von van den Sande und Hahneman. Dresden, 8vo. 178.. Wo die neuern und unbekantern Bestimmungen ganz von mir sind. Anm. d. Uebers.

**) Sie hat uns doch die Natur der Benzoe, des Bernsteins, des Ambra u. s. w. näher kennen gelehrt.
Anm. d. Uebers.

ken. Doch, dem sei wie ihm wolle, so müssen wir hier sagen, daß wir durch diese Verfahrungsarten selten unbekante Kräfte entdecken, und gewöhnlich blos ausfindig machen, in welchem Theile der Substanz die auf andere Weise bekannte Wirksamkeit eigentlich liegt. Durch einen solchen Aufschluß können wir wohl bei einigen Gelegenheiten eine Kraft finden, welche in dem concentrirten Zustande, in welchem man sie erhält, beträchtlicher *) ist, als da sie noch in der ganzen Pflanze zerstreuet lag, und wir können hierdurch zuweilen eine ganz neue Arznei zu finden das Ansehn haben; ich kenne aber kaum einen einzigen Fall hievon, oder, daß wir durch solche Bemühungen bisher unbekante Kräfte entdeckt hätten. Es ist wohl möglich, daß wenn wir Kräfte finden, welche fast durchgängig in Theilen wohnen, die durch besondere Auflösungsmittel abgesondert werden, wir eine Aehnlichkeit erhalten, welche uns anleitet, gleiche Kräfte in Substanzen zu vermuthen, welche, wie wir finden, sich durch gleiche Auflösungsmittel ausziehen lassen; aber dieser Aehnlichkeitsschluß ist sehr selten anwendbar. Wenn wir auch zum Beispiele finden sollten, daß die purgirende Kraft der Pflanzen gewöhnlich in ihren harzichten Theilen liege, so können wir doch nicht schliesen, daß eine Pflanze, welche einem geistigen Auflösungsmittel ein Harz mittheilt, deshalb auch eine purgirende Kraft besitze. Ich wage zu behaupten, daß der aus chemischer Auflösung gezogne Schluß in Aufsuchung der Arzneikräfte fast gar nicht weiter führt.

Doch würde ich es mir nicht verzeihen, wenn ich hier den grosen Nutzen zuzugestehen unterliese, welcher aus den Arbeiten geflossen, deren man sich bei Untersuchung der verschiednen Gegenstände der Materia medika, durch Auf-

---

*) Folglich auffallender in ihrer Wirkung und folglich geschickter, eine Arzneikraft an sich entdecken zu lassen — Ehe man Kirschlorbeerblätter und bitter Mandeln destillirte, hätte man so stark wirkende Kräfte nicht in ihnen gesucht; wer hätte im Biere Weingeist, im Flußwasser Lebensluft, im Bittersalze die Magnesie, in dem Benzoe und Bernstein ein saures Salz u. s. w. vermuthet? Anm. d. Ueb.

über die Arzneimittellehre. 139

sung, in verschlednen Flüssigkeiten derselben unterzogen hat. Gewislich haben diese Arbeiten die schickliche pharmaceutische Behandlung vieler Substanzen bestimt, und hierdurch um vieles unsre Kenntniß der Materia medika vervollkommet, vorzüglich in Betref der Bereitungen und Zusammensetzungen, die einen so beträchtlichen Theil derselben ausmachen.

So hätte ich dann den grosen Nutzen dieser Arbeiten ankannt, und werde an einem andern Orte Gelegenheit haben, zu sagen, wo sie noch eigentlicher nutzbar ist, und in welchem Umfange.

II. Artikel.

Von dem Nutzen der botanischen Verwandschaften bei Bestimmung der arzneilichen Kräfte der Pflanzen.

Zum Unglück für die Materia medika ist es geschehen, daß die Gewächskündiger es für ihre Pflicht gehalten haben, nicht nur, wie es ihr eigentliches Geschäft erforderte, die Pflanzen von einander zu unterscheiden, sondern auch ihre arzneilichen Tugenden anzugeben; ein Geschäft, dem sie oft sehr wenig gewachsen waren. Gleichwohl haben sie sich dessen gewöhnlich unterzogen, und es auf die unvollkommenste Art ausgeführt, indem sie blos aus den vorhergehenden Schriftstellern mit sehr wenig Wahl oder Ueberlegung zusammentrugen, und hiedurch blos die Menge der unnützen und fehlerhaften Schriften vervielfältigten.

Dies ist in der That die Beschaffenheit ihrer Arbeiten bei einzelnen Substanzen; die neuern Botaniker hingegen haben auf eine weit mehr umfassende Anwendung ihrer Wissenschaft gedacht, indem sie versuchten, sie blos ganz im Allgemeinen auf die Bestimmung der Kräfte der Gewächse auszudehnen.

Als die Botaniker fanden, daß die Pflanzen nach einer Aehnlichkeit in den Befruchtungstheilen unter gewisse Geschlechter, Ordnungen und Klassen zu bringen wären, so führten sie ein System ein, welches ich ihre botanischen Verwandschaften nenne. Diese Anverwandschaft hat sich in einem beträchtlichen Grade anwendbar auf eine grose Anzahl von Gewächsen gezeigt, wiewohl noch nicht auf alle derselben; wo sie aber auf die Ordnungen und Classen angewandt ward, und eine sehr grose Aehnlichkeit und Verwandschaft zwischen allen den verschiednen, unter ihnen begriffenen Gattungen sich zeigt, da siehet man sie mit Recht als natürliche Ordnungen und Classen an.

Nachdem man diese natürlichen Ordnungen schicklich aufgestellt hatte, wurden die Botaniker inne, daß wo eine grose botanische Verwandschaft statt fand, gewöhnlich auch eine merkwürdige Gleichheit oder Verwandschaft unter den verschiednen Gattungen in Rücksicht ihrer arzneilichen Tugenden anzutreffen war.

Dies hat im Allgemeinen guten Grund, und dergleichen arzneiliche Verwandschaft findet wirklich statt, nicht nur bei den Gattungen desselben Geschlechts, sondern auch in hohem Grade bei den Gattungen solcher Ordnungen und Classen, welche eigentlich als natürliche anzusehen sind. Dies giebt Aehnlichkeitswinke, nach denen wir sehr oft vermuthen können, daß ein unversuchtes Gewächs gleiche Natur und Eigenschaften als die von demselben Geschlechte und derselben Ordnung, besitze, zu welchem sie nach botanischer Verwantschaft zu setzen ist.

Dies ist gewis bis zu einer gewissen Ausdehnung richtig, und mit einigem Vortheile, aber auf keine Weise so durchgängig anwendbar, wie uns die Botaniker bereden zu wollen scheinen; indem sich viele Ausnahmen dabei finden.

Selbst bei den Gattungen desselben Geschlechts findet sich oft eine grose Verschiedenheit der Eigenschaften. Die Melone weicht sehr in ihren Eigenschaften von der Koloquinte ab, obgleich beide unter das Gurkengeschlecht gehören.

Bei den natürlichen Ordnungen finden sich überall noch beträchtlichere Ausnahmen. In einigen dieser Ordnungen, welche zum grösten Theile aus den gelindesten Pflanzen bestehen, giebt es auch einige von giftiger Art, und bei gewissen Ordnungen, welche die wirksamsten und kräftigsten Substanzen enthalten, siehet man einige von der unkräftigsten und mildesten Art. Der Taumellulch unter den Gräsern ist ein Beispiel der ersten Behauptung, und die Königskerze unter den trauerfärbigen (luridae) oder den nachtschattenartigen (solanaceae) ist ein Fall der zweiten Art.

Eine andere, Aufmerksamkeit beim Gebrauche allgemeiner Analogie verdienende Bemerkung ist, daß, obgleich Pflanzen von derselben Ordnung eine grose Aehnlichkeit an allgemeiner Eigenschaft haben, sie sie doch in so verschiednem Grade besitzen, daß sie auf keine Weise zu arzneilichem Behufe, ohne Unterschied eine statt der andern, angewendet werden können.

Eine zweite Bemerkung von noch gröserer Wichtigkeit besteht darin, daß obgleich einige Aehnlichkeit in den Eigenschaften der zu Einer Ordnung gehörenden Pflanzen sich finden mag, dennoch bei verschiednen Gattungen diese Aehnlichkeit nicht nur selten genau ist, sondern gemeiniglich in jeder eine besondere Modifikation statt findet, und daß sehr oft bei der der Ordnung zukommenden Eigenschaft eine andere sich beigesellet, welche völlig verschieden von jener und von jeder andern Eigenschaft der Pflanzen dieser Ordnung, und zuweilen von gefährlicher Art; so daß unbehutsame Aerzte sich sehr betrügen würden, wenn sie blos auf die botanische Verwandschaft trauen wollten.

Es verdient noch ferner Aufmerksamkeit, daß, obgleich Pflanzen von derselben natürlichen Ordnung gemeiniglich in allen ihren verschiednen Theilen die der Ordnung eignen Kräfte besitzen, dies dennoch gar nicht allgemein ist. Ueberhaupt sind in den Pflanzen die Eigenschaften ihrer verschiednen Theile sehr verschieden, so daß die Wurzel oft sehr abweichende Kräfte von denen der Blätter oder Saamen hat, und die Gleichheit, welche sie in ihren Befruchtungstheilen zeigen, auf denen vorzüglich ihre botanische Verwandschaft beruhet, darf durchaus nicht soweit ausgedehnt werden, daß alle Theile der Pflanzen in dieser Aehnlichkeit übereinkämen.

In ihren verschiednen Theilen kann nicht nur die gemeinsame Eigenschaft in verschiednem Grade verhanden seyn, sondern es kann auch eine sehr abweichende, ja ganz entgegengesezte Kraft in einigen Theilen sich befinden.

Aus allen diesen Betrachtungen wird leicht erhellen, daß die botanische Verwandschaft der Pflanzen, so gewiß sie einigen Nutzen bei Auffpürung ihrer arzneilichen Kräfte besizt, dennoch nie anders, als mit vieler Behutsamkeit zu Bestimmung dieser Tugenden angewendet werden, und nie einen gewissen Schluß verstatten kann, ohne daß zu gleicher Zeit ihre sinnlichen Eigenschaften geprüft werden, ja selbst dann nicht einmal, außer wenn die vermuthete Arzneikraft durch wirkliche Erfahrung am menschlichen Körper bestätigt ist.

III. Artikel.

Betrachtung der sinnlichen Eigenschaften der Substanzen, als Kennzeichen ihrer arzneilichen Kräfte.

Ein anderes zur Beurtheilung der Tugenden verschiedner Substanzen vorgeschlagne Mittels besteht in der Bemerkung ihrer sinnlichen Eigenschaften, des Geschmacks, des Geruchs, und der Farbe. Da wir schon die Anmerkung gemacht haben, daß die Wirkungsart der Arzneien vorzüglich auf das Nervensystem gehet, die Empfindungen des Geschmacks und Geruchs aber von einer Einwirkung gewisser Substanzen auf die Wirkung der Zunge und der Nase abhängen, von da sie sehr oft dem übrigen Körper mitgetheilt werden; so kann man einigermasen vermuthen, daß diese Einwirkungen auf die Organe des Geschmacks und Geruchs sich auf das übrige Nervensystem verbreiten können, oder eine ähnliche Kraft auf den Körper zeigen werden, wenn sie auf andre nervichte Theile desselben angebracht werden.

Ich verlasse mich in der That hierauf so sehr, daß ich es mit größter Zuversicht als eine sehr allgemeine Regel angeben zu können glaube, daß diejenigen Substanzen, welche

über die Arzneimittellehre.

gar keinen Einfluß auf Geschmack oder Geruch, oder dessen nur sehr wenig *) haben, als unkräftig und nutzlos angesehen werden können, so wie, daß alle solche Dinge aus den Verzeichnissen der Materia medika ausgestrichen werden sollten, sehr wenige ausgenommen, welche, ungeachtet sie ohne alle sinnliche Eigenschaften sind, eben deshalb nahrhafte, erweichende, oder schmeidigende Kräfte besitzen können.

Obgleich die Aerzte nicht hinlängliche Acht auf diese allgemeine Regel gehabt haben, so schlossen sie dennoch zu allen Zeiten bei Substanzen, welche sinnliche Eigenschaften besaßen, auf ihre Wirksamkeit in dem menschlichen Körper, und beurtheilten nach der Beschaffenheit ihrer sinnlichen Eigenschaften, ihre arzneilichen Kräfte. Es ist auch fast jederzeit geschehen, daß die Aerzte aus einer Aehnlichkeit verschiedner Substanzen in Geschmack und Geruch leicht eine Aehnlichkeit der Kräfte vermuthet haben.

Eine solche Vermuthung hat nun zwar in vielen Fällen guten Grund; man hat sie aber zu weit getrieben, und geglaubt, daß eine Aehnlichkeit verschiedner Pflanzen im Geschmacke und Geruche gleiche arzneiliche Tugenden mit einiger Zuverlässigkeit andeute. John Floyer, David Abercrombie, Hoffman, und nach ihrer Zeit verschiedene andere haben nach diesem Plane Systeme der ganzen Arzneimittellehre aufgebaut.

Im Folgenden werde ich Gelegenheit haben, diese allgemeine Lehre verschiedentlich anzuwenden, wobei ich mich bemühen werde, zu zeigen, wie weit man sie mit Recht ausdehnen könne. Indessen ist es sehr nöthig, daß ich mir angelegen seyn lasse, die Trüglichkeit darzustellen, welche die durchgängige Anwendung dieser Lehre bei sich führt.

Zuerst ist es sehr schwierig, die Verschiedenheiten des Geschmacks in den mancherlei Substanzen bestimt anzugeben. Es giebt deren einige, als die sauren, die süßen, die bittern, und die zusammenziehenden Geschmacke, welche sehr

*) Wie wenig oder keinen Geschmack und Geruch haben Brechwurzel, Brechweinstein, das Viperngift, die verborbne, die Libradtluft, u. s. w.? Anm. d. Ueb.

gut von einander unterschieden werden können, und worüber die ganze Welt übereinkommt; dagegen giebt es viele andre Geschmacke, welche unter keine dieser Hauptabtheilungen gebracht werden können. Mich deucht, daß der gemachte Versuch *) einige Hauptgeschmacke festzusetzen, wo nicht unschicklich, doch von sehr geringem Nutzen ist. So hat man eine Klasse mit dem Namen der scharfen (acrid) aufgebracht, ein Ausdruck, welcher mehr die Stärke des Eindrucks, als eine besondere Empfindung bezeichnet. Sie faßte immer Substanzen von übrigens sehr verschiednen Kräften unter sich, die wir nachgehends genauer bei der Abtheilung von Reizmitteln durchgehen werden.

Ein anderer mit nicht besserm Erfolge ersonnener Titel, eine Klasse von Geschmacken zu bezeichnen, ist der der Widrigen (nauseous), welcher offenbar allzu generell ist, da er viele Dinge unter sich begreift, welche zwar im Allgemeinen einen unangenehmen, doch zugleich einen besondern Geschmack haben, das ist, einen Geschmack, welcher bei der einen Substanz anders, als bei der andern ausfällt, und welcher also nicht unter eine Hauptabtheilung hätte gebracht werden sollen. Eben so sichtlich ist es, daß die Klasse der widrigen Geschmacke viele Dinge von sehr verschiednen Kräften in sich faßt, welches stets eine unübersteigliche Schwierigkeit bei Ordnung der Arzneikräfte nach Maasgabe des Geschmacks verursachet.

Außer den allgemeinen Geschmacksarten, welche, wie wir gesagt, ziemlich gut bestimt sind, giebt es noch eine Menge Verbindungen derselben, welche eine Verschiedenheit von Geschmacke erzeugen, welche nicht genau zu bestimmen, noch je, so viel wir bis jezt wissen, für Kennzeichen besonderer Kräfte anzunehmen sind.

Ferner, wenn wir nun eine Menge Substanzen unter eine der allgemeinen Geschmacksklassen gebracht haben, so

---

*) Carol. Linnaei Diss. de sapore medicaminum, Resp. Rudberg. Upsal. 1751, 8vo und in Amoen. acad. Vol. a. S. 365.

finden wir, daß jede derselben sehr verschiedene Grade derselben Eigenschaft, und deshalb sehr verschiedene Kräfte besitzet. In vielen Fällen indeß, wo die Eigenschaft der Klasse in einer Pflanze herrschend ist, hat sie jedoch zu gleicher Zeit andere Eigenschaften bei sich, welche ihr Kräfte mittheilen, die von denen der Klasse überhaupt verschieden sind. Doch, es ist nicht nöthig, mich hier weitläuftiger über die Trüglichkeit der allgemeinen Lehre einzulassen, da wir unten häufige Gelegenheit haben werden, wieder darauf zu kommen, um die vielen Ausnahmen auszuzeichnen, unter denen sie zuläßig ist.

Körper, welche einen starken Geruch von sich geben, er sei nun angenehm oder widrig, scheinen vorzügliche Fähigkeit zu besitzen, auf unser Nervensystem zu wirken, und einige unserer kräftigsten Arzneien zeigen diese Eigenschaft im merkwürdigen Grade. Linné *) treibt jedoch die Sache allzuweit, wenn er behauptet, daß geruchvolle Körper blos auf die Nerven wirken, während geschmackvolle Dinge blos Einwirkung auf die Muskelfaser hätten; da es doch sichtlich ist, daß geschmackvolle Substanzen ebenfalls, und zuweilen sehr mächtig auf die Nerven wirken.

Dem sey wie ihm wolle, so gehe ich zu der Bemerkung über, daß die Beurtheilung der Pflanzenkräfte aus ihrem besondern Geruche noch weit gröserer Trüglichkeit unterworfen ist, als die Lehre von Geschmacken. Gerüche enthalten noch grösere Verschiedenheiten, als der Geschmack, und es ist noch weit schwieriger, sie unter allgemeine Klassen zu bringen. Ich wüßte nicht, daß man eine andere Abtheilung derselben machen könne, als die vom Angenehmen und Unangenehmen. Wahr ists, daß jedes dieser beiden wieder eine grose Menge Gerüche unter sich begreift, sie können aber nicht mit einiger Genauigkeit in Abtheilungen gebracht werden. Linné versuchte es; man darf aber nur seine allgemeine Benennungen, und seine Ordnung der Pflanzen, unter jede derselben, ansehen, um inne zu werden, daß sie

*) Diss. Odores medicamentorum, Resp. Wahlin, Ups. 1752, 4to. und in Amoenit. acad. Vol. 3. S. 183.

K

keine genauen Begriffe liefern, oder einige allgemeine Eigenschaften ausdrücken, welche nicht aus den Hauptbenennungen des Angenehmen und Widrigen entsprängen, auch daß eben diese in Rücksicht der Wirksamkeit beträchtlich abweichen, und sehr oft verschiedene Wirkungen zeigen, je nach der Verschiedenheit der Person, bei welcher sie angewendet werden. Aus dieser Ursache ist die Aehnlichkeit, welche sich bei den Gerüchen zeigt, von ausnehmend geringem Nutzen bei Erläuterung der Arzneimittellehre.

Wenn Linne behauptet, daß die Kräfte der Arzneien aus ihren sinnlichen Eigenschaften zu erkennen wären; so nimt er auser dem Geruche und Geschmacke. an, daß auch die Farbe einige Anzeige auf die Kräfte gebe. Diesemnach sagt er folgendes: „Die blasse Farbe deutet auf eine Unschmackhaftigkeit, die grüne auf einen rohen, die gelbe auf einen bittern, die rothe auf einen sauern, die weiße auf einen süsen, die schwarze auf einen unangenehmen Geschmack." *) Jedem aber, wer nur die mindeste Pflanzenkentniß hat, müssen eine Menge Ausnahmen für jeden dieser Sätze einfallen, und jeder wird begreifen, daß die Bemühung, solche allgemeine Sätze aufzurichten, äuserst unnütz und thöricht ist.

IV. Artikel.
Wie erlangt man die Kentniß der Arzneikräfte durch die Erfahrung?

Die Erfahrung von den Wirkungen der Substanzen auf den lebenden menschlichen Körper ist gewiß das einzig sichere Mittel, ihre arzneilichen Tugenden zu bestimmen. Die Anwendung dieser Erfahrung aber ist äuserst täuschend und ungewiß, und die Schriftsteller über die Materia medika sind voll unzähliger Trugschlüsse, welche man gleichwohl aus der Erfahrung gezogen zu haben wähnte, oder vorgab.

*) Color pallidus *insipidum*, viridis *crudum*, luteus *amarum*, ruber *acidum*, albus *dulce*, niger *ingratum* indicat.

über die Arzneimittellehre.

Hier stehen die Sachen so, daß Niemand diese Schriftsteller mit Sicherheit oder Erfolg zu Rathe ziehen kann, wenn er nicht mit einem grosen Antheile Zweifelsucht ausgerüstet sich an diesen Gegenstand macht. Aus Mangel von Unterscheidungskraft in dieser Materie ist es geschehen, daß diese Schriftsteller, einer dem andern, so viel alberne und falsche Dinge nachgeschrieben haben. Es möchte daher Anfängern von Nutzen seyn, wenn wir hier die mancherlei Fehltritte und Unwahrheiten auszeichneten, welche aus angeblicher Erfahrung gezogen worden zu seyn scheinen.

Das erste hievon zu gebende Beispiel betrift jene angeblichen Mittel, welche theils ihrer Natur nach, theils weil sie in einer Entfernung vom menschlichen Körper sich befinden, unmöglich einigen Einfluß auf ihn haben können. Von dieser Art sind die mancherlei Besprechungen, (Charms), abergläubige Behandlungen, sympathetische Pulver und geruchlose Amulete, deren man sich sonst bediente. Diese sind nun zwar heutzutage fast durchgängig ausser Gebrauch, doch dienet es hinlänglich, die Täuschung der Erfahrung zu beweisen, daß diese Mittel ehemals so zahlreiche *) Zeugnisse für sich aufzuweisen hätten. Boyle glaubte mit seinen eignen Augen die Wirkung des sympathetischen Pulvers angesehen zu haben, und er hatte das Zeugniß verschiedner Aerzte und andrer behutsamer Personen auf seiner Seite. Es ist nicht nöthig, jezt mehrere Beispiele hievon zu geben, wäre es aber dienlich, so wollte ich auf den zweiten Band der Acta N. C. Obs. 195. verweisen, eine Samlung alter Weibermährchen, unter dem Siegel einer gelehrten Gesellschaft vor 40 Jahren ans Licht gestellt. Hier eine Probe: Art. 21. Ueberfluß und Mangel an Milch. „Neulich haben mich zwei verständige und ehrbare Matronen, für gewiß versichert, sie hätten die Wirksamkeit des Schwarzküm-

---

*) So hat man ein Werk von drei Quartbänden voll gerichtlicher, mit geschwornen Zeugen bestätigter, Wunderkuren, die die Erde vom Grabe des Abt Parisis verrichtet haben soll — giebt es nicht also Fälle, wo die Vernunft die oberste Instanz ist? Anm. d. Ueb.

melsaamens vielfältig selbst erfahren, daß er nämlich, auf den Rücken gehangen, die überflüssige Milch vertrieben, vorwärts aber angehängt, sie vermehrt habe" *). Es ist in der That zu bedauern, daß solche Mittel noch nicht in die allgemein verdiente Verachtung gekommen sind, da wir noch so angesehne Aerzte daran hangen sehen, wie der verstorbene de Haen, welcher noch einigermaßen dem Eisenkraute, als Anhängsel gebraucht, Glauben beimas. Ein Mann aber, der, gleich ihm, an übernatürliche Kräfte glaubte, muß ein Spiel jedes abergläubischen Traums gewesen seyn.

Ein anderes Beispiel von falscher Erfahrung, welches ich geben wollte, betrift die verschiednen Substanzen beigelegte Tugenden, welche, ob sie gleich eingenommen werden, doch durch den Körper ganz unverändert hindurch gehen, und ganz kraftlos sind, indem sie weder in unsern Säften auflöslich sind, noch auch einige Eigenschaft besitzen, wodurch sie entweder auf unsre festen oder flüssigen Theile wirken könnten. Dergleichen sind die verschiednen kieselsteinartigen Körper, vom Bergkrystall an bis zu den kostbarsten Edelsteinen, die sonst ihre Stelle in unsern Dispensatorien hatten, und, zwar jetzt aus den englischen vertrieben, doch noch in vielen andern ihre Stelle behaupten. Noch werden ihre Tugenden als gegründet vorausgesezt und von Arzneimittellehrern in Büchern aufgeführt. Wenn so der verstorbene Vogel die Kräfte des Bergkrystalls aus seiner eignen Erfahrung bestätigt, so zweifle ich nicht, daß er sich in seinen Erfahrungen betrogen hat.

Ein drittes Beispiel zu geben; so bald man Substanzen von offenbarer Kraftlosigkeit, oder von wenig Kraft, auf den menschlichen Körper zu wirken, so wie solchen, welche täglich in großer Menge verschluckt werden, ohne merkbare Veränderung hervorzubringen, beträchtliche Wirkung zuschreibt, so kann man es für Trug der Erfahrung

---

*) Pro certo affirmarunt mihi nuper matronae binae prudentes et honestae, se in se ipsis efficaciam seminis nigellae multoties expertas esse, quod nempe retro appensum lac abundans discusserit, antrorsum autem, auxerit.

über die Arzneimittellehre.

halten. — So, wenn uns der vortrefliche Linne erzählt, daß er sich vor Podagra dadurch geschützt habe, daß er alljährlich eine Menge Erdbeeren gegessen, so bin ich überzeugt, daß ihn die Erfahrung betrogen. Es ist in der That zum Erstaunen, daß dieser grose Mann sich einen solchen Trugschluß zu Schulden habe kommen lassen; doch kommen in den Schriften über die Materia Medika solcher Trugschlüsse unter sehr ehrwürdigen Namen zu Hunderten vor.

In fast allen Büchern dieses Gegenstandes sind eine Menge Tugenden Substanzen zugeschrieben worden, welche entweder kraftlos waren, oder nur in sehr geringem Grade sinnliche Eigenschaften besaßen. Diese Kräfte werden zwar oft auf eine angebliche Erfahrung gestützt; die praktischen Aerzte aber haben die Trüglichkeit derselben so klärlich entdeckt, daß sie sie schon seit langer Zeit immer mehr und mehr als kraftlose und unvermögende Substanzen verworfen haben. Die Verzeichnisse der Arzneimittel haben sich in den auf einander folgenden Ausgaben unserer Dispensatorien immer mehr und mehr vermindert; vorzüglich durch Weglassung solcher nutzlosen Sachen. Doch ist es in den mehrestem derselben nicht soweit gegangen, als es vielleicht hätte geschehen können. Ich könnte hier eine lange Liste von solchen aufführen, welche mit Ungrunde beibehalten worden zu seyn scheinen; ich enthalte mich aber dessen vor jetzt, da ich Gelegenheit haben werde, es bei den meisten unten anzuführenden Mitteln am schicklichern Orte zu thun.

Ein vierter Fall von betrogener Erfahrung ist, wenn Mittel Krankheiten geheilt oder körperliche Uebel verbessert haben sollen, die nie vorhanden waren. Ein Beispiel hievon ist, wenn von Arzneien gesagt wird, sie hätten die schwarze Galle verbessert, eine Beschaffenheit der Säfte, welche je in dem menschlichen Körper statt gefunden zu haben, mich Boerhaaves gesamte Vernünfteleien nicht bereden können. Sie scheint eine blosse Hypothese der Alten gewesen zu seyn, welche gar nicht in der Verfassung waren, über solche Materien richtig zu urtheilen.

Ich bin geneigt, in Rücksicht der widernatürlichen, so gewöhnlich von den Neuern angenommenen, Dicke oder Zähigkeit der Säfte, ein gleiches Urtheil zu fällen. Ich wollte eben nicht geradezu behaupten, daß so eine kränkliche Verdickung nie vorkommen könne; doch wird es wohl in keinem Falle überzeugend, daß sie wirklich statt gefunden, vielmehr wahrscheinlich, daß in 99 Fällen von hunderten, wo man sie zu sehen glaubte, sie sich blos auf Voraussetzung gründete. Ueberlegt man beides nebst der falschen Theorie in Rücksicht der Wirkungsart der sie heilen sollenden Arzneien, so wird man wenig Anstand nehmen, zu behaupten, daß viele Fälle von falscher Erfahrung bei Schriftstellern über die Materia medika vorkommen.

Ein anderes Beispiel dieser Art, welches ich hier anführen könnte, betrist die sogenannten urintreibenden Mittel. Daß es Arzneien von dieser Kraft gebe, weiß jederman, zugleich aber wird jeder Praktiker einräumen, daß dies eine Wirkung sei, welche oft versagt, wenn auch gleich die in der Arzneimittellehre zu diesem Behufe empfohlenen Medicinen angewendet werden, und man kann vermuthen, daß in sehr vielen Fällen, wo diese Schriftsteller einer Arznei diese Tugend zuschreiben, sie falsche Erfahrung, oder gar keine zum Grunde gehabt haben.

Wenn aber Monatreinigung und Harn treibende Kräfte so oft fälschlich den Arzneien zugeschrieben worden sind, so wird dies noch öfterer der Fall bei den Geburt befördernden seyn, und noch gewisser bei denen, welche die Nachgeburt und die todte Frucht austreiben sollen. Solche Mittel haben bei den neuern Aerzten ihren Glauben völlig verloren, und wenn eine partheiliche Vorliebe für die Alten, welche solche Kräfte fleißig angeben, glauben kann, daß sie sich durch Erfahrung haben leiten lassen, so kann man unstreitg behaupten, daß sie uns zahlreiche Beispiele von falscher Erfahrung gegeben haben.

Ein sechster Fall, eine sehr reichhaltige Quelle von falscher Erfahrung, besteht darin, wenn Wirkungen, die sich in der That ereignen, auf Rechnung angewandter Mittel

über die Arzneimittellehre.

geschrieben werden, während sie gewiß von einer andern Ursache herrühren, und vorzüglich, wenn die den Arzneien zugerechneten Wirkungen von eigner Kraft der thierischen Haushaltung, oder, wie wir gemeiniglich sprechen, der Natur herrühren. Es ist kaum nöthig, als ein Beispiel hievon, den verlachten Wahn, die Vereinigung zerbrochener Knochen betreffend, anzuführen, die man ehedem gewissen Arzneien zuschrieb, jezt aber allgemein, als falsche Erfahrung ansieht, da man nun weiß, daß blos die Natur die Vereinigung der Knochen bewirkt.

Dies ginge vielleicht noch an; aber mit wenigerm Rechte würde ich ein Beispiel derselben Art anzuführen unterlassen, welches fast noch in jeder Materia medika gefunden wird. Ich meine, daß man eingenommenen Arzneien die Kraft beilegt, die Kur der Wunden zu befördern, und daß in dieser Rücksicht noch immer eine grose Menge Gewächse unter dem Namen von Wundkräutern aufgeführet werden. Es scheint, als ob man diese Tugend den Arzneien dann am öftersten beigelegt habe, wenn man ihnen keine andern beizulegen wuste.

Jezt scheint man der allgemeinen Meinung geworden zu seyn, daß die Heilung der Wunden gänzlich oder gröstentheils das Werk der Natur ist, welche, wenn ihr nicht zufällige Umstände im Wege stehen, dies Geschäft unausbleiblich vollführen wird. Englische Aerzte sind von diesem Satze so überzeugt, daß sie vielleicht nur in den seltensten Fällen innerliche Arzneien als Wundmittel anwenden, oder so verfahren, als wenn sie glaubten, daß irgend eine innerliche Arznei zur gewöhnlichen Heilung der Wunden Hülfe leisten könnte. Es ist wohl möglich, daß eine gewisse Schlappheit des angegriffenen Theiles die Eiterung der Wunden verzögern, oder sie zum Brande disponiren kann; in welchen Fällen unsre Praktiker innerlich die peruanische Rinde geben; sie ist aber auch das einzige Wundmittel, dessen sie sich bedienen. Ob es nun wohl in den von den Schriftstellern angeführten Verzeichnissen von Wundkräutern noch einige Mittel geben kann, die der Rinde an Wirkungsart ähnlich sind, so glaube ich doch, daß die Aerzte, die sich ihrer sonst bedienten, es nicht in dieser Hinsicht thaten, und es wird sehr wahrscheinlich, daß der größte Theil der besondern wundvereinigenden Arznelen, die man dafür ausgab, wenig Kräfte überhaupt besaßen; wenigstens läßt sich gewiß nichts von den thörichten und ungereimten Zusammensetzungen erwarten, die man mit dieser Benennung belegte.

In wie viel Fällen aber die Ereignisse der Naturwirkungen fälschlich auf Rechnung der Arzneikräfte geschrieben worden sind, bedarf kaum erwähnt zu werden. Vom ersten Entstehen der Arzneikunde an, bis auf den heutigen Tag, ist man der durchgängigen Meinung gewesen, daß viele Krankheiten gänzlich oder hauptsächlich von den Kräften der Natur geheilt werden, und daß viele angeblich durch Arzneien bewirkte Kuren, oft einzig das Werk der Natur sind, oder vielleicht entweder von zufälligen Vorfallenheiten in der thierischen Haushaltung, oder von gewissen äussern Umständen, welche zufällig statt gefunden, entstehen, und daß deshalb die angeblich auf Erfahrung gegründeten Wirkungen der Arzneien in unzähligen Fällen Unwahrheit und Täuschung sind.

Ich brauche hier nicht erst zu sagen, wie oft dergleichen geschehen sei, oder wie oft hiedurch Mißgriffe in die Schriften über die Materia medika gerathen sind. Doch wird mir es erlaubt seyn, eines Falles zu erwähnen, welcher, wie mich deucht, in fast jedem Buche dieses Inhalts vorkömmt. Er betrift die Gelbsucht, eine in allen Zeitaltern angemerkte Krankheit, deren Natur aber nur erst in den neuesten Zeiten eingesehen worden ist, dergestalt, daß selbst Boerhaave nur einen sehr unvollkomnen Begriff davon hatte. Es scheint jezt ziemlich allgemein angenommen zu seyn, daß diese Krankheit nie von unterbrochener Abscheidung der Galle, sondern stets von der nachgehenden Unterbrechung ihres Uebergangs von der Leber in den Zwölffingerdarm herrühre.

Ob die Gelbsucht von Wiedereinsaugung der Galle entstehen könne, welche sich häufig in die Gedärme ergossen, wie einige Aerzte geglaubt haben, möchte ich nicht entscheidend bejahen; ich bin geneigt, zu glauben, daß die schon erwähnte Unterbrechung ihres Uebergangs fast allgemein die Ursache der Gelbsucht werde, wegen der Wiedereinsaugung oder Zurücktretung der in den Gallengängen angehäuften Galle in die Blutgefäse. Die gedachte Unterbrechung kann verschiedene Ursachen zum Grunde haben; doch ist es zu unserm gegenwärtigen Behufe hinlänglich, wenn wir anmerken, daß unter hundert Fällen dieser Krankheit bei neun und neunzigen *) der Durchgang der Galle von in der Gallblase erzeugten Steinen unterbrochen werde, indem sie sich vor den gemeinschaftlichen Ausführungskanal setzen, und daß besonders in Fällen dieser Art, verschiedene Arzneien den Ruf erlangt haben, daß sie die Gelbsucht heilten, da sie doch alle vielleicht als falsche Erfahrungen angesehen werden können. Wir kennen keine Arzneien, welche Gallensteine aufzulösen fähig sind, die so in den Körper gebracht werden könnten, daß sie die Steine bei ihrem Aufenthalte im gemeinschaftlichen Gallengange erreichten. Unter hundert Mitteln, von denen man erzählt hat, sie hätten die Gelbsucht geheilt, ist keines, bei dem wir eine Kraft, entweder den Stein aufzulösen, oder seinen Uebergang in den Zwölffingerdarm zu befördern, gewahr würden. Solche Angaben von ihrer Heilsamkeit in diesem Uebel können also als eben so viele Fälle von falscher Erfahrung angesehen werden. Gewöhnlich rührten sie von einer fallacia causae

*) Würde aber die Gelbsucht nicht weit seltner (sei's durch Kunst, sei's durch Naturbestrebungen) geheilt werden, wenn dies so oft der Fall wäre, als der Verf. meint? Nicht selten hat unter meinen Augen Dover's Pulver mit kühlem Verhalten verbunden, dies Uebel plötzlich und sichtlich gehoben — welches wohl nur durch Hebung eines krampfhaften Reizes des Gallgangs, vermuthlich ohne Hinwegführung eines Steins, geschehen seyn mag. —

Anm. d. Ueb.

pro non causa her *) Die Membranen des menschlichen Körpers lassen leicht eine allmähliche und beträchtliche Ausdehnung zu, und daher erleiden die Häute des Gallenganges oft eine solche Erweiterung, daß sie die Gallensteine in den Zwölfingerdarm übergehen lassen. Geschiehet dies, so nimmt die Erscheinung der Gelbsucht gar bald ein Ende. Hat indessen aber eine mit der Gelbsucht behaftete Person eine hiewieder angepriesene Arznei einige Zeit lang gebraucht, so schreibt man dieser die Kur zu, ob sie gleich aus oben angegebenen Gründen gewiß keinen Theil daran hat.

Ein siebenter Fall von falscher Erfahrung ist derjenige, welcher aus Miskenntniß der Natur der Krankheit entstehet, die wohl in gewissen Umständen einander ähnlich, aber in ihrer Natur sehr verschieden sind. So ist in Schriften über die Materia medika, nichts alltäglicher, als ein und dasselbe Mittel zur Heilung des Bauchflusses und der Ruhr angerühmt zu finden. Als zusammenziehende Mittel können sie in ersterm dienlich seyn, In letzterer aber, vorzüglich bei ihrem Anfange, sind sie nicht nur unnütz, sondern auch zwecklos und gefährlich. Wenn sie also nach gehabten Erfahrungen letztere geheilt haben sollen, so scheint dies geschehen zu seyn, entweder da man einen Bauchfluß für eine Ruhr ansah, oder wenigstens, weil man nicht auf die Umstände des Falles Acht hatte, und so ein Mittel, als ein allgemeines anwendete, welches nur auf einen besondern Umstand der Krankheit passete. Diese Behandlungsart der Materia medika hat grose Verwirrung, und viele verderbliche Irrthümer in die Ausübung der Arzneikunde gebracht.

*) Kann nicht eben so wohl eine in der Galle erzeugte oder im Zwölffingerdarm befindliche Schärfe die Verschließung des Gallganges krampfartig bewirken? Ist dies nicht vermuthlich oft der Fall, wenn die Gelbsucht schleunig nach Aergerniß (im erstern Falle) oder nach verschluckten scharfen Giften (im zweiten Falle) erfolgt? Ich vermuthe dies, wie gesagt, bloß, in einem Uebel von dunkler Natur. —

A. d. Ueberſ.

über die Arzneimittellehre.

Der achte und lezte von mir zu erwähnende Fall von falscher Erfahrung ist von der Verkennung der Arzneien entstanden. So haben neuere Schriftsteller aus dem Dioscorides abgeschriebene Kräfte Arzneien beigelegt, welche sehr weit von dem verschieden sind, welchen die alten Schriften sie zutheilten, obgleich immer mit Unterlegung angeblicher Erfahrungen der Neuern.

Ueberdenkt man diese vielen Fälle von falscher Erfahrung, deren sich die Schriftsteller der Materia medika haben zu Schulden kommen lassen, Fälle, die fast in jedem Schriftsteller dieses Fachs anzutreffen sind, so wird es einleuchtend, daß diese Schriften größtentheils eine Samlung von Irrthümern und Unwahrheiten sind, von denen sich nicht verführen zu lassen, ein Anfänger sich sehr zu hüten hat. Es gehört wahrhaftig mehr Kentniß, Unterscheidungskraft und Erfahrung hiezu, als ein Anfänger haben kann; doch ist es von Nutzen, ihm hiegegen überhaupt Mistrauen und Zweifel einzuflößen, und zu hoffen, daß die Bemerkungen, die ich aufzustellen mir die Freiheit genommen habe, sowohl dem Lehrer der Materia medika, als auch in der Ausübung begriffenen Aerzten einigermaßen nützlich seyn können.

Ehe ich diesen Gegenstand aus den Händen lasse, ist es meine Pflicht anzumerken, daß die Schriftsteller über die Arzneimittellehre bei Anführung der erwähnten falschen Erfahrungen, sich vorzüglich von ihrer Urtheilskraft haben irre führen, und selten eine wissentliche Unwahrheit sich haben zu Schulden kommen lassen. Doch muß man auch gestehen, daß auch lezteres leider statt gefunden, und daß viele Thatsachen der Welt von Personen aufgedrungen worden sind, welche wohl wusten, daß sie unrichtig waren. Dies geschah zuweilen aus Anhänglichkeit für besondere Theorien, die ihre Urheber unterstüzt zu sehen wünschten, und daher oft durch angebliche Thatsachen und Erfahrungen beglaubigten. Zuweilen hat man solche Wirkungen vorgegeben aus Vorliebe für eine besondre Kurmethode, oder für gewisse Arzneien, die ihre Urheber entdeckt oder erfunden haben wollten, und die sie oft mit Thatsachen unterstützten, die ihnen ihre Vorurtheile vielleicht als wahr verspiegelten, die sie aber ohne strenge Prüfung, ob sie wahr wären, annahmen, zuweilen auch ihrer Ungegründetheit wohl bewußt.

Dies leitet mich auf die Bemerkung, daß sich vor einer nicht gar langen Zeit eine sehr ergiebige Quelle falscher Thatsachen eröfnete; die Eitelkeit einiger jungen Aerzte, welche gern für die Urheber von Beobachtungen wollten angesehen seyn, die sie oft allzurasch gemacht, zuweilen auch wohl im Studierzimmer fast ganz geschmieder hatten. Wir dürfen uns hier nicht in Einzelheiten einlassen, das künftige Zeitalter aber wird viele Fälle von vielleicht positiven Unwahrheiten, wenigstens die zu unsern Zeiten emporgekommenen Irrthümer über die Kräfte und Tugenden der Arzneien einsehen lernen.

So hätte ich dann genug von den Unwahrheiten gesagt, welche in Arzneimittellehren geherrscht haben, oder ferner herrschen können.

Doch muß ich noch hier bei Gelegenheit der Aufspürung der Arzneikräfte durch Erfahrung, die Bemerkung machen, daß es noch verschiedene Arten der Versuche giebt, die nicht sehr schicklich zu diesem Behufe angewendet worden sind. Eine derselben ist, wenn man Thieren Substanzen eingiebt, und ihre Wirkungen auf sie beobachtet. Dies ist ein sehr schickliches Mittel, die Kräfte aller unversuchten Substanzen zu erfahren, und kann zur gehörigen Vorsicht anleiten bei Versuchen derselben im menschlichen Körper. Weiter aber kann es nicht gehen, da es wohl bekannt ist, daß die Wirkungen bei beiden sehr verschieden ausfallen können, da einige Substanzen weit mächtiger, andere schwächer auf den menschlichen Körper, als auf die Thiere wirken; daher wir denn auch keine gewissen Schlüsse aus den Wirkungen der Mittel auf die Thiere herleiten können, bis sie wirklich beim menschlichen Körper versucht worden sind.

Eine andere Versuchsart, die Kraft einer Arznei zu bestimmen, ist die, daß man sie mit frisch aus der Ader gelassenem Blute vermischt. Dies hat uns einigen Aufschluß über die Natur unsrer Säfte und über die Wirkungen einiger Substanzen bei ihrer Mischung mit dem Blute, gegeben. Vielleicht liessen sich einige allgemeine Schlüsse aus diesen Versuchen ziehen, aber die Schriftsteller der Materia medika haben oft Folgerungen daraus hergeleitet, ohne auf die Verschiedenheit Acht zu haben, die viele Substanzen durch ihre Veränderung in den ersten Wegen, ehe sie sich mit dem Blute vermischen, erleiden können, und ohne den Unterschied in Betracht zu ziehen, der zwischen Vermischung einer solchen grosen Menge eines Mittels mit einer kleinen Menge Blut, und zwischen einer kleinen einzunehmenden Menge desselben Mittels statt finden kann, welche sich in der ganzen Blutmasse zertheilen soll. Eine Folge hievon sind die vielen irrigen Urtheile, deren sich die Schriftsteller über die Materia medika schuldig gemacht haben, wie ich bei Gelegenheit der einzelnen Arzneien erwähnen werde, über welche man sie gefället hat.

Eine dritte Versuchsart, deren man sich zur Aufspürung der Arzneikräfte bedient hat, war die Einspritzung derselben in die Adern lebender Thiere; Versuche, die man häufig angestellt hat, welche aber sehr wenig Aufschlüsse, oder gewisse Belehrung gegeben haben. Die Wirkungen auf diese Art angewendeter Substanzen mögen seyn, welche sie wollen, so müssen sie ungemein von denjenigen abweichen, die sie haben würden, wenn sie durch den Mund in den Körper kämen; wegen der Veränderungen, die sie in den ersten Wegen, vorzüglich von der unausbleiblich erfolgenden Verdünnung und Vertheilung erleiden, können sie unmöglich gleiche Wirkung haben, als wenn sie in die Gefäse eingespritzt worden. Auch ist es nicht unbienlich, zu bemerken, daß die allgemein von solchen Einspritzungen in die Gefäse der Thiere erfolgenden Wirkungen, vorzüglich die von jedem in das Blut gebrachten Dinge entstehende Gerinnung, uns vermuthlich noch abhalten werden, diese Anwendungsart der Arzneien auf den menschlichen Körper zu versuchen.

Ueber beide diese leztermähnten Versuchsarten muß man die Bemerkung machen, daß das Resultat der angeführten Erfahrungen oft so widersprechend ist, und daß sich oft so viel Mangel an chemischen Kentnissen bei Anstellung der Versuche zeige, daß man vor der Hand sehr wenig Schlüsse daraus herzuleiten, im Stande ist.

Wir haben nun die verschiednen Punkte zu Ende gebracht, welche zu untersuchen zur Einleitung in das Studium der Materia medika nöthig schien. Ehe ich jedoch zu den einzelnen Gegenständen übergehe, halte ich es für nöthig, etliche Worte über den schicklichsten Plan zu einer Abhandlung dieser Art, und in Betref der Ordnung, zu sagen, in welcher die verschiednen Gegenstände der Arzneimittellehre am schicklichsten aufgestellet werden können.

über die Arzneimittellehre.

Drittes Kapitel.

Ueber den schicklichsten Plan, nach dem die Arzneimittellehre abzuhandeln ist.

Die Ordnung, in welcher die verschiednen Gegenstände
der Materia medika angesehen worden, weicht bei
verschiednen Schriftstellern verschiedentlich ab. Man hat
gestritten, welches die schicklichste sei; während Andre es für
gleichgültig angesehen haben, man möge dieser oder jener
folgen. Im Allgemeinen hat man es für gut gehalten, einen
Plan zu befolgen, in welchem die Gegenstände nach einer
gewissen Aehnlichkeit zusammengestellt werden, um so eine
Zahl derselben als Arzneimittel unter Einem Gesichtspunkte
übersehen zu können. So hat Boerhaave sie nach seinem
botanischen Systeme geordnet, Linne aber nach dem sei-
nigen, worin ihm Bergius folgt. Doch wird es auffallend, daß, da kein botanisches System durchaus die Pflanzen nach ihrer natürlichen Verwandschaft sammelt, solche
Systeme nur dann, wenn sie viel natürliche Klassen und
Ordnungen haben, die zugleich durch ihre arzneilichen Kräfte
in Verbindung stehenden Gegenstände der Materia medika
zusammenstellen, folglich dieser Hauptzweck nicht irgend ein
ganzes System hindurch erreicht werden kann.

Dem zufolge hat man für dienlich erachtet, den botanischen Verwandschaften nur in so ferne zu folgen, als sie in
natürliche Ordnungen gebracht werden können, und dies ist
es, was der gelehrte Murray, so weit er gekommen ist,
zu thun versucht hat. Aus demjenigen aber, was wir in
Betreff der Unvollkommenheit der botanischen Verwandschaften, eine Aehnlichkeit arzneilicher Kräfte anzugeben, gesagt haben, wird man sehen, daß dieser Plan die Gegenstände nicht überall unter lezterm Gesichtspunkte vereinigen
könne; setzen wir hinzu, daß es immer noch viele Pflanzen
giebt, die in keine der natürlichen Ordnungen passen, so
müssen diese an einem willkührlichen Orte, wahrscheinlich

ganz ausser Verbindung, aufgestellt werden. Bei dem allen muß man gestehen, daß obgleich das Schema der botanischen Verwandschaften nicht durchaus der Absicht entspricht, es doch ziemlich weit führt, und bei den Unterabtheilungen irgend eines anzunehmenden allgemeinen Planes nicht ausser Acht gelassen werden sollte.

Einige haben es für einen schicklichern Plan gehalten, die verschiedenen Substanzen, so wie sie sich nach ihren sämtlichen Eigenschaften ähneln, zusammenzubringen, und diesen Weg haben Cartheuser und Gleditsch eingeschlagen. Dies kann gewiß seinen Nutzen haben, doch siehet man aus dem, was oben über die Mangelhaftigkeit dieses Schema zur Aufsuchung der Arzneikräfte, gesagt worden ist, daß es nicht überall die Gegenstände vereinigt, die unter denselben Gesichtspunkt hätten gebracht werden sollen, und man wird finden, daß die gewünschte Absicht in den erwähnten Schriftstellern, die es auf die bestmöglichste Weise ausgeführt haben, ganz und gar nicht erreicht worden ist. Die Schwierigkeit, irgend einen dieser Plane erträglich genau und vollkommen zu machen, hat einige Schriftsteller bewogen, sie insgesamt zu verlassen; sie haben es für das beste geachtet, die Droguen in eine alphabetische Ordnung zu setzen, wie Neumann und Lewis gethan haben. Wenn jedoch noch irgend ein Vortheil von der Zusammenstellung der Arzneimittel nach einer gewissen Verwandschaft zu erhalten steht, so ist diese alphabetische Ordnung die ungeschickteste zur Absicht; da sie ähnliche Substanzen von einander trennt, so muß sie den Anfänger in beständiger Zerstreuung erhalten. Sie kann also keinen andern Nutzen, als den eines Wörterbuchs, haben, da sie auf jeden einzelnen Gegenstand, den man erst nachschlagen muß, hinweist, dieser Vortheil aber läßt sich bei jedem systematisch geordneten Werke durch ein Register erhalten, welches auch bei einem alphabetischen Werke nicht unterbleiben darf, da die verschiednen Namen, unter welchen eine und dieselbe Substanz bekannt ist, nothwendig einen Index erfordern, welcher alle diese verschiednen Namen in sich begreift.

über die Arzneimittellehre.

Denen in alphabetischer Ordnung kommen diejenigen Arzneimittellehren bei, welche die verschiednen Artikel nach dem gebräuchlichen Theile der Pflanze, nach Wurzeln, Blättern u. s. w. ordnen, und diese hinwiederum in alphabetische Ordnung bringen, wie Alston und Vogel gethan haben. Offenbar entsteht hierdurch keine Verbindung unter den Gegenständen, die so auf einander folgen, und diese Methode kann vor der alphabetischen nichts voraus haben. Da ferner hier die verschiednen Theile der Gewächse an verschiednen Orten abgehandelt werden, so werden nicht nur die zusammen abzuhandelnden Gegenstände getrennt, sondern es entstehen auch unnöthige Wiederholungen.

Nach Verwerfung aller dieser Plane wird es, deucht mir, einleuchtend, daß, da das Studium der Materia medika eigentlich Betrachtung der Arzneikräfte ist, derjenige Plan, welcher die verschiedenen Substanzen nach Masgabe ihrer Uebereinkunft in gewissen allgemeinen Tugenden ordnet, sich am besten zur Erlernung der lezteren schicken, und den Praktiker am leichtesten belehren wird, welche verschiedne Mittel er zu diesem allgemeinen Endzwecke anwenden könne. Auch wird er ihn belehren, in wie fern die verschiedenen ähnlichen Substanzen in ihrem Grade der Stärke von einander abweichen, und wie er sich von den besondern jeder derselben zugeeigneten Eigenschaften in seiner Wahl leiten und bestimmen lassen solle.

Wenn es dienlich ist, daß jeder Arzt in der Ausübung so viel möglich nach allgemeinen Indikationen gehet, so bestehet offenbar sein Studium der Materia medika vornehmlich in Erlernung der verschiednen Mittel, die ihnen entsprechen können. Ein solcher Plan muß also zur Unterweisung des Anfängers der schicklichste seyn; da nun, während die Arzneien geordnet werden, je nachdem sie gewisse allgemeine Indikationen befriedigen, auch die einzelnen Droguen so viel möglich nach ihren sinnlichen Eigenschaften und botanischen Verwandschaften in Ordnung gestellet werden, so wird ein solcher Plan die Vortheile aller übrigen in sich vereinigen, welche vorgeschlagen worden sind, um diejenigen Ge-

genſtänbe zuſammen aufzuſtellen, welche zu gleicher Zeit betrachtet werben ſollten, und das beſte Mittel an die Hand geben, alles, was ſie betrift, gehörig anzubringen.

Von dieſer Art iſt der Plan, den ich befolgen werde, und ich wünſche beſonders, dieſer Abhandlung von der Materia medika das Anſehen einer Therapie zu geben, von welchem Theile der arzneilichen Kunſt auch die Arzneimittellehre nicht füglich getrennet werden kann. Man könte zwar einwenden, daß, da die Therapie ſich auf ein beſonderes Syſtem von Phyſiologie und Pathologie ſtützen müſſe, ſie auch allen Irrthümern und Trugſchlüſſen der leztern nicht entgehen könne; ſo müſte aber jede Abhandlung über die Materia medika, welche die Kräfte der Arzneien allgemeinen Indikationen anpaſſet, gleichen Vorwürfen ausgeſezt ſeyn. Ob ich mir gleich nicht anmaſe, meinen Plan in dieſer Rückſicht von allen Misgriffen freizuſprechen, ſo wird er doch, da er in den meiſten ſeiner Theile ziemlich mit den meiſten andern Syſtemen übereinkömt, wie ich die Zuverſicht habe, nicht ſehr fehlerhaft ſeyn. Da zudem ein Haupteinzweck dieſes Buchs dahin geht, die Kurart, oder die Feſtſtellung allgemeiner Indikationen zu berichtigen, und den einzelnen Arzneien beſſer anzupaſſen, als bisher geſchehen iſt, ſo giebt mir dies einen beſondern Grund, dieſen meinen Plan beizubehalten, welcher im Ganzen gröſtentheils mit dem des Boerhaave in ſeiner Abhandlung de viribus medicamentorum und dem einiger Neuern, des **Spielman**, **Löſecke** und **Lieutaud** übereinkömt.

Bei Befolgung dieſes Plans werde ich einige Hauptbenennungen in einem von andern Schriftſtellern abweichenden Sinne brauchen, und deshalb wird es nöthig, damit ich nachgehents beſto leichter verſtanden werde, hier einige Erläuterung dieſer Ausdrücke voranzuſchicken; und da ich gleichfalls oft genöthigt ſeyn werde, der von andern Schriftſtellern angewendeten Benennungen zu erwähnen, ſo wird auch zu erklären nöthig ſeyn, in welchem Verſtande dieſe zu nehmen ſind.

Um dies füglich zu thun, wird es meines Erachtens für Anfänger in der Arzneimittellehre dienlich seyn, wenn ich mich bemühe, die von Schriftstellern über diesen Gegenstand gebrauchten Hauptbenennungen hier insgesamt zu erklären. Ich werde hiebei, in Betreff jedes Ausdrucks, anzuführen nicht unterlassen, in welchem Sinne er gewöhnlich oder besonders gebraucht worden, mit welchem Rechte dies geschehen sey, warum ich ihn nicht so gebrauche, und sehr oft, warum er ganz und gar nicht gebraucht werden soll. In dieser Absicht werde ich die Benennungen insgesamt in alphabetische Ordnung bringen, und so ein Wörterbuch liefern, welches hoffentlich Anfängern in der Arzneimittellehre angemessen und nützlich seyn kann. Hiebei dünkt es mir dienlich und nöthig, die lateinischen Benennungen zum Grunde zu legen, und sollte man bei irgend einer Gelegenheit die Erklärung eines englischen Ausdrucks nachsuchen wollen, so wird man ihn leicht durch Hülfe des dem Ende des Buchs beigefügten Registers finden können.

Wörterbuch der Hauptbenennungen, deren sich die Schriftsteller über die Materia medika bedienen.

A.

Abluentia, (Abluents) **abwaschende Mittel.** Arzneien, welche dienlich sind, von den äusern oder innern Flächen des Körpers, alles nicht dahin Gehörige abzuwaschen. Sie bestehn entweder in Wasser oder andern Flüssigkeiten, die durch ihre nasse Beschaffenheit, in der Gestalt der Gurgelwasser, der Einspritzungen oder der Umschläge (lotion), wirken können. Man bedient sich selten des Worts abluens, gewöhnlicher des Ausdrucks *abstergens* oder *detergens*, und unter diesem Namen versteht man gewöhnlich Arzneien, die nicht nur wegen ihrer Flüssigkeit anhängende Stoffe abwaschen, sondern auch solche, von denen man annimt, daß sie dieses thun wegen ihrer Kraft, den Zusammenhang der Theile des anhängenden Stoffs zu trennen und lockerer zu machen. In diesem Sinne aber genommen, sind diese Ausdrücke allzuvieldeutig (general), und sollten nicht so gebraucht werden; wenn man sich ihrer in Beziehung auf die innern Theile bediente, so geschah es gewöhnlich unter der falschen Voraussetzung, daß sie eine Kraft besäßen, zähe Substanzen aufzulösen, welches, wie ich weiter unten zu zeigen mich bemühen werde, gemeiniglich ein Irrthum ist.

Abortiva, (abortives) **abtreibende Mittel.** Arzneien, welche schwangere Weiber zum Abortiren bringen können. Man hat sie sonst Amblotica und Ecbolica genannt, und ihnen auch die Kraft zugeschrieben, die natürliche Geburt zu befördern, den Mutterkuchen herauszutreiben, ja selbst die todte Frucht auszustosen. Diese lezterwähnten Kräfte, so vielen Arzneien sie auch von den Alten zugeschrieben worden sind, scheinen jedoch mir, und vielleicht den meisten Aerzten heutzutage, auf der Einbildung zu beruhen, und man gebraucht daher jezt schwerlich mehr dergleichen Dinge. Die

Meinung, daß irgend eine Arznei ihre Wirkung specifisch auf die Gebärmutter bestimme, hat wenig Grund, und wahrscheinlich giebt es keine abtreibenden Mittel, als solche, deren Kraft auf einer allgemein gewaltsamen Wirkung beruhet.

Abforbentia, (Abforbents) **Einsaugende Mittel.** Trockne Körper, welche fähig sind, Feuchtigkeiten in ihre Poren aufzunehmen. In diesem allgemeinen Sinne wird dies Wort jetzt nur selten gebraucht, und beschränkt sich fast blos auf gewisse Erdarten, welche Säuren einsaugen, und zu gleicher Zeit ihre saure Beschaffenheit zerstören können. Sie werden weiter unten unter dem Titel Antacida vorkommen.

Abstergentia, m. f. abluentis.

Abfumentia so viel als septica, erodontia, caustica.

Acopa. Arzneien, und vorzüglich Salben, welche die durch Anstrengung und Bewegung hervorgebrachte Ermüdung hinwegnehmen sollen. Der Ausdruck kann zu einigen allgemeinen Maasregeln zu diesem Behufe angewendet werden, ich kenne aber keine Arznei, die sich, auser wegen einer allgemeinen Wirkungsart hiezu schickt, und wünschte daher nicht, dies Wort von Arznien gebraucht zu sehen.

Acoustica, **Gehörmittel.** Arzneien, welche die Taubheit, oder andre Fehler des Gehörs heilen sollen. Dies ist ein Beispiel von den allgemeinen Benennungen, welche die Arzneimittellehre, und die ausübende Arzneikunde in Verwirrung gesetzt haben. Da Taubheit, oder eine jede andre Krankheit von verschiedenen Ursachen herrühren kann, welche abweichende, ja selbst entgegengesezte Mittel erfodern können, so können Anfänger sich nicht schicklich belehren, wenn die Mittel nicht angegeben werden, welche auf die besondere Entstehungsursache und den eigentlichen Krankheitsumstand passen. Unmöglich kann ein Arzt Taubheit durch ein gewisses Mittel erleichtern oder heilen, wenn er sich weder von der Beschaffenheit des Uebels noch von der Wirkungsart vergewissern konte, vermöge deren das Mittel nützlich wäre. Ich würde nicht unterlassen, solche Thatsachen

anzuführen, wenn sie nicht bei so bewandten Umständen **blos
zu einer empirischen Praxis aufs Gerathewohl anleiteten,**
welche, wie jedem bekannt, nicht nur ohne Nutzen, sondern
auch oft schädlich gewesen ist. Solche allgemeine Ausdrücke also, wie Gehörmittel ist, dienen mehr, irre zu führen,
als zu belehren, und sollen nie gebraucht werden.

Agglutinantia, (Agglutinants) **wundvereinigende
Mittel.** Arzneien, welche dienen sollen, getrennte weiche
Theile zusammenzukleben und zu vereinigen, folglich bei
Wunden und Geschwüren anzuwenden. Unsre englischen
Wundärzte kennen aber weder dergleichen Mittel, noch wen-
den sie welche an, denen sie so etwas zutrauten. Sie glauben, daß dies Geschäft gänzlich ein Werk der Natur ist, und
daß ihnen blos obliege, jedes ihr im Wege stehende Hinderniß hinwegzuräumen.

Der Ausdruck Agglutinantia ward auch von **Quincy,**
und vielleicht noch von einigen Andern, für Arzneien gebraucht, welche die leeren Räume ausfüllen sollen, welche
vom Abscheuern der festen Theile durch eine immerwährende
Bewegung der flüssigen Theile gegen dieselben, oder **vielleicht** durch die Gegenwirkung der festen Theile auf einander
entstehen. Der Begrif aber von dieser Krankheit beruht
auf einer sehr zweifelhaften Theorie, und die vorausgesezte
Wirkungsart der Mittel, ist nicht weniger zweifelhaft. Hat
ja dieser Ausdruck etwas zum Grunde, so muß er in dem
Begriffe des Nährenden liegen. Man kann sich nicht mit
Recht eines von zweifelhafter Theorie erschaffenen Ausdrucks
bedienen.

Alexipharmaca, (Alexipharmacs) **gifttreibende Mittel,** welche den Körper gegen die Wirkung der Gifte verwahren, oder die schon in den Körper aufgenommenen verändern (correct) und austreiben sollen. Man bezeichnet
sie auch mit dem Ausdrucke Alexiteria und Antidota, auch
werden sie, unter der Voraussetzung, daß sie das Gift der
Thiere herauszutreiben vermögen, theriaca genannt. Wir
haben in unsrer Geschichte der Materia medika gesagt, daß
das Studium der Gifte und Gegengifte sehr zeitig unter den

lezten Griechenlands und Roms sich hervorthat, und ein
groſer Theil der arzneilichen Wiſſenſchaft blieb, ſo lange die
griechiſche Arzneikunde dauerte; daher die groſe Menge der
Antidoten und Theriaken, deren ſo häufig in dieſen alten
Schriftſtellern Erwähnung geſchieht. Wir haben daſelbſt
gleichfalls der ungereimten Zuſammenſetzungen gedacht, wodurch die Alten die Gifte unſchädlich machen wollten, von
denen jezt wohl Niemand mehr zweifelt, daß ſie ſo kraftlos
als thöricht geweſen; daher man nun ſagen kann, daß ſie
ſich dieſer Worte ſehr unſchicklich bedienten. Da die neuern
Aerzte aber, vorzüglich die Galeniſten, viel von den Ideen
der Alten aufnahmen, ſo brauchten ſie folglich auch ihre Mittel fort; die Neuern trugen den Begrif von den ſichtlich in
den Körper gerathenen Giften auf die ſchädlichen Dinge über,
die oft durch Anſteckung in den Körper kommen, oder auf
andre Weiſe darin entſtehen. Sie ſetzten daher voraus, daß
die Kur der von leztern Dingen entſtehenden Krankheit durch
die Verbeſſerung und Austreibung der Krankheitsmaterie
zu erhalten ſtehe, und gaben daher den zu dieſer Abſicht
dienlichen Mitteln oft den Namen Alexipharmaca und Alexiteria.

Wie ungegründet aber der gröſte Theil dieſer Theorie
ſei, habe ich an einem andern Orte (firſt Lines of the Pra-
ctice of Phyſic) zu zeigen mich bemüht. Von welcher Art
aber auch meine allgemeinen Sätze hierüber ſeyn mögen, ſo
kann ich doch nicht begreifen, daß Arzneien, welche man unter dem Namen Alexipharmaca und Alexiteria giebt, irgend
eine beſondere Kraft haben ſollten, den Krankheitsſtoff herauszutreiben. In ſo fern ſie einigermaſen zu dieſem Behufe dienen, ſind ſie Ausdünſtung befördernde oder ſchweis-
treibende Mittel, und müſſen als durchgängig reizende und
erhitzende Subſtanzen mit groſer Behutſamkeit angewendet
werden. Der Ausdruck, Gifttreibende, Alexipharmaka und Alexiteria ſollte daher aus den Schriften über
die Materia medika wegbleiben, denn obgleich unter dieſem
Namen wirklich heilſame Mittel angeführt wurden, ſo können ſie dennoch in der falſchen Idee, die bei dieſen allgemei-

nen Ausdrücken zum Grunde liegt, zu einer irrigen Anwendung verleiten, welchen Schaden sie durchgängig in vorigen Zeiten veranlaßten, dem entgegen zu arbeiten, es dem Sydenham soviel Mühe kostete.

Alexiteria m. f. den vorigen Namen Alexipharmaca.

Alliotica, soviel als Alterantia.

Aloëdaria und *Aloëtica* (Aloëtics). Zusammengeseze Arzneien, zu welchen Aloe als Hauptbestandtheil kömmt.

Aloëphangina. Arzneien, welche aus der Verbindung der Aloe und gewürzhafter Dinge bestehen.

Alterantia (Alteratives) Blutreinigungen. Arzneien, welche die Beschaffenheit der Blutmasse, besonders aus einem kranken in einen gesunden Zustand verändern sollen, deren man sich oft bediente, nicht nur das Blut zu verbessern, sondern es auch von gewissen, angeblich darin vorhandenen Unreinigkeiten zu befreien. Mit welchem Rechte und in welchem Sinne dieser Ausdruck anzuwenden sei, werde ich in der Folge Gelegenheit haben, umständlich zu erklären.

Alviduca (Openers of de Belly) Abführmittel. Arzneien, welche die natürliche Ausleerung durch den Stuhl befördern, und sonst laxantia genennt werden. Die Schicklichkeit dieser Benennungen, und die ihnen zu sezenden Gränzen, werden umständlich bei den Arzneimitteln selbst unter dem Artikel Cathartica betrachtet werden.

Amblotica m. f. Abortiva.

Anacathartica. Arzneien, welche oberwärts abführen, worunter man zuweilen Brechmittel, zuweilen speicheltreibende verstand, worunter aber am gewöhnlichsten, nach der von Hippokrates ursprünglich gebrauchten Bedeutung expectorantia (brustlösende), oder solche Mittel gemeint wurden, welche den Auswurf aus den Lungen beförderten, er mochte nun eiterichter oder schleimichter Art seyn. Mit welchem Fuge und unter welcher eigentlichen Bedeutung der Ausdruck zu gebrauchen sei, wird unter dem Worte expectorantia weiter unten vorkommen.

Analeptica (Restoratives). Ermunterungsmittel, Erquickungsmittel. Arzneien, welche die Kräfte des

Körpers wiederherstellen sollen, wenn sie verlohren sind. Es ward zuweilen von reizenden Mitteln, gewöhnlicher aber von solchen Substanzen gebraucht, welche die mangelnde Nahrung ersetzen. Einigermaßen zweideutig aber, sollte dieser Ausdruck gar nicht mehr angewendet werden.

Anamnestica. Arzneien, welche das Gedächtnis stärken, oder wieder herstellen sollen, wenn es verlohren gegangen ist. Ein genereller Ausdruck, welcher gar keinen Grund zu haben scheint, oder wenn er auch dergleichen hätte, doch zu allgemein, folglich sehr unschicklich anzuwenden ist. M. s. Acoustica.

Anaplerotica. Arzneien, welche den Verlust von Substanz überhaupt, oder an gewissen Theilen, als in Wunden oder Geschwüren, ersetzen sollen. In ersterm Falle ist er uneigentlich, da er keine bestimte Wirkung bezeichnet, und in letzterm wissen die Wundärzte wohl, mit wie wenig Grunde man sich eines solchen allgemeinen Ausdruckes bediene.

Anastomotica. Ein Ausdruck von gleicher Bedeutung als Aperientia, wovon unten. Bedient man sich aber des Worts, Anastomotica, im engern Verstande, so bedeutet es Mittel, welche die äussersten Mündungen der Blutgefäse eröffnen sollen.

Anodyna (Anodyns) Schmerzstillende. Mittel, welche den Schmerz heben sollen. Es kann ein genereller Ausdruck seyn, und alle Mittel, Schmerz zu lindern, in sich begreifen, und dann ist er fehlerhaft; da er aber jezt durchgängig blos von solchen Mitteln verstanden wird, welche durch Verminderung oder Zerstörung der Empfindungskraft Schmerzen stillen, so ist er zulässig.

Antacida (Antacids) Säurebrechende. Arzneien, welche die Säuren umändern, und in Mittelsalze verwandeln. Von wie vielerlei Art dieselben sind, und auf welche derselben der Ausdruck eigentlich passet, werden wir unten in der Arzneimittellehre selbst zeigen.

Antacria (Antacrids). Arzneien, welche die Schärfe entweder im ganzen Körper, oder in besondern Theilen desselben verbessern. Welchen Arzneien dieser Titel eigentlich zukomme, werden wir in der Arzneimittellehre selbst sagen.

Antalkalina (Antalkalins). Arzneien, die alkalischen Salze oder laugensalzigen Stoffe im ganzen Körper oder in besondern Theilen zu verbessern. In welchem Sinne das Wort Antalkalium eigentlich zu brauchen sei, werden wir in der Materia medika erklären.

Antaphrodisiaca, oder *Antaphroditica*. Arzneien, welche die Liebesbegierden hemmen oder vertilgen sollen. Es ist zweifelhaft, ob es Arzneien von einer specifischen Kraft dieser Art gebe; hätte man auch Mittel, welche diese Wirkung zeigten, so würde es dadurch geschehen, daß sie gewissen besondern Indikationen Genüge leisteten, unter denen sie eigentlich hätten angeführt werden sollen, aber nicht unter einer allgemeinen Benennung unbestimter Wirkungsart *).

Antasthmatica. Arzneien, welche Asthma heilen, oder überhaupt Schweräthmigkeit erleichtern sollen. Auf alle diese Benennungen, in welchen das Wort anti mit dem Namen einer besondern Krankheit oder einer krankhaften Körperverrichtung zusammengesetzt ist, passet dieselbe Bemerkung, die ich oben unter dem Titel Acoustica machte.

Die Wörter, vor denen das Wort anti steht, lassen sich wohl gewöhnlich leicht verstehen; doch werde ich, um der Anfänger willen, sie hier mit einer kurzen Erklärung ihrer Bedeutungen anführen.

Antemetica. Arzneien, übermäsiges Brechen zu stillen.

Anthelminthica (Anthelmintics); Wurmmittel. Arzneien, die Würmer im Speisekanale zu tödten, oder sie auszutreiben. Da wir nicht immer bestimmen können, ob unsre Wurmmittel auf leztere oder auf erstere Art wirken, und da man von verschiednen derselben glauben kann, daß sie auf beide Arten zugleich wirken, so kann der allgemeine Ausdruck gröstentheils beibehalten werden; ob es gleich ist

---

*) *Antarthritica*. Mittel gegen die Gicht.

Jam. d. Lich.

wünschen wäre, daß wir unter den eigentlichen Wurmmitteln und den heftigen Purganzen einen Unterschied zu machen müßten.

Anthypochondriaca. Arzneien gegen die Hypochondrie.

Anthypnotica. Arzneien, den Schlaf zu vertreiben.

Anticachectica. Arzneien zur Kur der Kachexie.

Anticolica. Arzneien wider das Bauchgrimmen.

Antidinica, Arzneien, welche den Schwindel heben sollen.

Antidota (Antidotes) **Gegengifte.** Arzneien, die der Macht der in den Körper gekommenen Gifte widerstehen oder sie zerstören sollen.

Antidysenterica. Mittel gegen die rothe Ruhr.

Antifebrilia. **Fiebermittel.** Arzneien, das Fieber zu heben.

Antihectica. Mittel gegen das schleichende Fieber.

Antihysterica. Arzneien gegen Mutterbeschwerden und Hysterie.

Antiloimica, **Pestarzneien.** Mittel, welche gegen die Pest verwahren.

Antilyssus. Eine Arznei, die die Hundswuth bei Menschen und Thieren heilen soll.

Antinephritica. Arzneien, den Gries oder andre Fehler in den Nieren zu kuriren.

Antiparalytica. Arzneien, Lähmungen zu heilen.

Antipharmaca. Arzneien, welche den Giften widerstehn sollen.

Antiphlogistica. **Entzündungswidrige.** Arzneien, welche Entzündungen oder die entzündliche Beschaffenheit des Körpers verhindern, vermindern oder heilen.

Antiphthisica. Arzneien, die der Lungensucht widerstehn oder sie heilen sollen.

Antipleuritica. Arzneien gegen Seitenstechen.

Antipodagrica. Gegen Podagra dienende Mittel *).

Antipyretica so viel, als *Antifebrilia.*

*) *Antiputredinosa.* Fäulnißwidrige Mittel, wofür besser *Antiseptica.*   Anm. d. Ueb.

Antiquartium. Mittel gegen das viertägige Fieber.
Antiscolita eben das, was *Anthelmintica.*
Antiscorbutica. Mittel, welche den Scharbock heilen sollen, worunter oft Pflanzen aus der Klasse Tetradynamia verstanden werden.
Antiseptica. Der Fäulniß widerstehende oder sie verbessernde Mittel.
Antispasmodica. Krampfwidrige Arzneien. Gewiß ein fehlerhafter Ausdruck, wenn er allgemein genommen wird; doch ist es schwer, ihn auf besondre Wirkungsarten zurück zu führen, die er unter sich begreift. Wir werden es unten zu thun, uns bestreben. *)
Antitoxica so viel als Alexipharmaca, Antipharmaca und Antidota.
Antivenerea kann so viel heisen, als Antaphrodisiaca, wird aber gröstentheils von Arzneien gebraucht, die gegen die venerische Seuche oder einige ihrer Symptomen dienen. Als ein so genereller Ausdruck ist er unanwendbar.
Aperientia (Aperients) Eröfnende. Arzneien, welche verstopfte Gänge räumen sollen, besonders welche unterdrückte Abscheidungen und Ausleerungen wiederherstellen, am gewöhnlichsten aber solche, welche die Bärmuttergefäse eröfnen um so den zögernden oder gehemmten Monatfluß in Gang bringen sollen. Als so verschiebner Deutung, sowohl in Rücksicht abweichender Fälle, als auch der mancherlei Wirkungsarten, ist dieser Ausdruck höchst unschicklich. Er ist ferner allzuoft von einigen Mitteln gebraucht worden, deren Dienlichkeit zu dem angeblichen Entzwecke äusserst zweifelhaft ist.
Aphrodisiaca. Stimulirende. Arzneien, von denen man glaubt, daß sie die Liebesbegierde erregten, oder die Kräfte dazu vermehrten. Ich wüste nicht, daß es irgend eine Arznei von dieser Art specifischer Kraft gäbe, und der Ausdruck ist daher sehr uneigentlich gebraucht worden.
Apocrusticum, dasselbe als Repellens.

*) *Antisyphilitica.* Mittel wider die venerischen Krankheiten.
Anm. d. Ueb.

über die Arzneimittellehre.

Apophlegmatica, Apophlegmatizantia, Apophlegmatisonta. Arzneien, welche die Abscheidung des Schleims aus der Schneiderschen Haut erregen sollen, sie sind von zweierlei Art. Wenn die Ausleerung durch die Nase geschieht, werden sie Errhina; wenn sie aber durch den Mund geschieht, so werden sie Masticatoria genennt.

Archealia. Arzneien, welche dem auf Einbildung beruhenden Archäus, nach dem Systeme des *van Helmont*, angenehm seyn sollen; ein Ausdruck, den die Stahlianer, auf die leeresten Hirngespinnste gestützt, annahmen, welcher aber wohl in keines Arztes Schriften mehr gebraucht wird.

Aristolochica. Arzneien, welche die Ausleerung der Kindbettreinigung befördern sollen. Die Schicklichkeit dieses Ausdrucks wird an seinem Orte unter dem Namen Menagoga untersucht werden.

Arteriaca. Arzneien, welche die Krankheiten der Luftröhre heben oder ihre Verrichtung befördern sollen; ein Wort, welches zu keinem genauen Begriffe führt, und also unschicklich ist.

Arthritica. Arzneien, welche in Krankheiten der Gelenke nützlich seyn, und vorzüglich die Gicht heilen sollen. Es ist ein Ausdruck von so schwankender und unbestimmter Bedeutung, daß er gar nichts taugt.

Adstringentia (Astringents) Zusammenziehende. Arzneien, welche den Zusammenhang vermehren und die einfachen festen Theile und die Muskelfaser des menschlichen Körpers zu einer Art von Zusammenziehung bringen. Ihre Wirkungsart wird an gehörigem Orte vollständiger betrachtet.

Attenuantia (Attenuents). Arzneien, welche die Konsistenz der thierischen Flüssigkeiten vermindern sollen, entweder durch Zertheilung zusammenhängender Massen, oder durch Verkleinerung der größern Theilchen. Mit welchem Rechte einem Mittel dergleichen Wirkung zugeschrieben werden könne, wird unten gesagt werden, und ich hoffe zu zeigen, daß die Voraussetzung falsch; folglich der Ausdruck unrichtig ist.

Attrahentia. Arzneien, welche, angeblich, die Säfte in ungewöhnlich gröserer Menge nach den Theilen leiten, auf welche das Mittel angebracht wird; eine Wirkung, welche man wohl bei gewissen Arzneien annehmen kann, die aber schicklicher durch eine Benennung auszudrücken ist, welche die Art bezeichnet, wodurch das Mittel die Wirkung äussert.

B.

Basilica. Ein Ausdruck der Quacksalber von Arzneien, welche eine erhabne, königliche Wirkung haben sollen. Da aber dergleichen Wörter irre führen können, und die Welt schon oft irre geführt haben, so sind sie der Arzneikunde unwürdig.

Bechica. Arzneien zur Erleichterung des Hustens; da sie nun verschiedner Art seyn können, so kann dieser allgemeine Ausdruck misleiten und taugt folglich nichts.

Bezoartica. Mittel, welche bezoarähnliche Kräfte haben und vorzüglich krankhafte Materien austreiben sollen. Da aber die dieser Substanz eigenthümlich zugeschriebnen Kräfte grundlos sind und auf Einbildung beruhen, so ist auch die Anwendung dieses Worts auf andre Substanzen oder Bereitungen unrichtig und unschicklich.

C.

Calefacientia. Erhitzende Arzneien, oder solche, welche die Wärme des Körpers vermehren. Ob es dergleichen wirklich gebe, welche anders, als durch Vermehrung der Blutbewegung wirken und so die Thätigkeit des Herzens und der Schlagadern erhöhen, wird unter dem Titel Stimulantia erwogen werden.

Cardiaca (Cordials) Herzstärkungen. Arzneien, welche die Lebhaftigkeit des Herzens erhöhen sollen. Dies ist die eigentliche Bedeutung des Worts; man hat es aber auf alle Mittel ausgedehnt, welche die Thätigkeit des Nervenſtems erhöhen und vornämlich jähling erhöhen, in welchem Falle aber der Ausdruck nicht die gehörige Bestimtheit haben kann. *)

Calagmatica. Mittel, welche der Vereinigung zerbrochner Knochen behülflich ſeyn ſollen; eine Wirkung die in keiner Arznei mit Gewisheit liegt, daher dann auch der Ausdruck falſch gebraucht worden iſt.

Cathaeretica. Mittel zur Reinigung fauler Geſchwüre. Da aber die Wirkungsart der zu dieſem Behufe angewendeten, verſchiednen Mittel, nicht ſtets dieſelbe iſt, auch wie ſie verſchiedentlich wirken, nicht wohl erklärt worden iſt, ſo kann die Schicklichkeit des allgemeinen Ausdrucks noch zweifelhaft ſeyn.

Cathartica. Arzneien, welche die Ausleerung durch den Stuhl vermehren. Die verſchiedne Wirkungsart derſelben, folglich der verſchiedne Gebrauch dieſes Ausdrucks wird am gehörigen Orte unterſucht werden.

Cauſtica. Aezmittel. Mittel, welche die Miſchung und das Gewebe der thieriſchen Subſtanz zerſtören. Als ein figürlicher, von der Wirkungsart des wahren Feuers hergenommener Ausdruck, iſt er nicht paſſend, da er aber durchgängig gebraucht wird, ſo kann er noch bleiben.

Cephalica. Arzneien, welche die Krankheiten des Kopfs erleichtern oder heilen ſollen. Ein ſo vieldeutiger Sinn reicht ſchon hin, zu zeigen, daß das Wort gar nichts tauge, ſo oft es gebraucht worden. Man hat es auf eine beſtimtere Bedeutung einſchränken, und blos auf ſolche Mittel anwenden wollen, welche die Kraft haben, die Thätigkeit des Gehirns und die Wirkſamkeit des Nervenſyſtems zu erhöhen; man hat es aber hierauf ohne gehörige Unterſcheidung und Beſtimtheit angewendet; und ehe dies geſchehen kann, wird es beſſer ſeyn, den Ausdruck beiſeite zu legen.

*) *Carotica.* Betäubende. Mittel, welche durch erregte Unempfindlichkeit im ganzen Körper oder in einzelnen Theilen Schmerzen hinwegnehmen, und Schlaf bringen ſollen. Sie kommen mit dem Worte Narcotica und Anodyna überein.

A. d. Ueberſ.

Chologoga. Purganzen, von denen man glaubte, daß sie besonders und vorzugsweise die Galle abführten; da aber dergleichen besondere Kraft von keiner Arznei deutlich bewiesen werden kann, so hat man den Ausdruck schon längst abgeschafft.

Cicatrizantia (Cicatrisers) **Vernarbende.** Arzneien, welche Wunden und Geschwüre mit einer Narbe oder neuen Haut versehen sollen. Da es äusserst zweifelhaft ist, ob sich dergleichen Kraft in irgend einem Mittel finde, so ist es noch sehr streitig, ob man dergleichen Wort gebrauchen solle *).

Consolidantia. Arzneien, welche den in Wunden und Geschwüren hervorwachsenden Theilen Festigkeit geben und in Vereinigung bringen sollen.

Cosmetica (Cosmetics). Mittel, welche Schönheit des Gesichts erhöhen, oder wenn sie verlohren gegangen, wiederherstellen sollen. Die Indikation wird durch Mittel von verschiedenen und selbst entgegengesezten Eigenschaften erfüllet, daher ist der allgemeine Ausdruck unschicklich, und hat, als solcher, viel Schaden gethan.

D.

Demulcentia (Demulcents). **Schmeidigende.** Arzneien, welche Schärfen verbessern, oder der davon entstehenden oder noch zu befürchtenden Reizung begegnen sollen. Von welcher Art die Mittel sind, die dieser Absicht entsprechen können, wollen wir unten betrachten **).

Deobstruentia (Deobstruents). **Eröfnende.** Arzneien, welche Verstopfungen heben sollen, welche in irgend einem

---

*) *Confortantia* dafür besser Roborantia.
A. d. Uebers.

**) *Densantia.* Mittel, die Substanz der festen Theile zu verdichten und die Theile ihres Gewebes näher an einander zu bringen; man hielt sie für gelinder, als die Adstringentia. Besonders die Wirkung des kalten Wassers zog man hieher, welche man unter die Mittel, welche abstringirenden Stoff enthalten, sich nicht zu bringen getraute. Anm. d. Ueb.

Gefäse des Körpers statt haben. Als ein genereller Ausdruck ist er unschicklich; und da er gewöhnlich von solchen Mitteln gebraucht wird, welche Verstopfungen heben sollen, die durch einen die Gefäse anfüllenden Stoff verursacht wird, so beruht er gemeiniglich auf einem falschen Grunde, und ist daher gänzlich unschicklich.

Deoppilantia (Deobstruents). Sie sollen auf letzterwähnte Art wirken, und daher steht der Ausdruck auf sehr schwachen Füßen.

Depilatoria. Enthaarende Mittel, welche die Haare an dem Orte ausfallen machen, auf dem sie angewendet werden.

Depurantia. Arzneien, welche die Unreinigkeiten verbessern oder ausführen sollen, die bei irgend einer Gelegenheit im Körper vorwalten; da aber keine solche specifische Kraft in irgend einer einzelnen Arznei angenommen werden kann, so ist der allgemeine Ausdruck grundlos, und äusserst unschicklich *).

Diaphoretica. Arzneien, welche die unmerkliche, gewöhnlich durch die Haut bringende Ausdünstung erregen oder befördern sollen. Der Ausdruck ist oft von solchen Arzneien gebraucht worden, welche Schweiß erregen oder befördern, und es giebt vielleicht keine genauen Gränzen, welche man zwischen den Ausdünstung und Schweis treibenden Arzneien festsetzen könnte; giebt es dergleichen Gränzen, so wird das Wort diaphoretica von solchen Dingen gebraucht, welche diese Ausleerung nur in unsichtbarer Gestalt befördern.

Diapnoica. Ein Ausdruck, der im eigentlichen Verstande von Mitteln gebraucht wird, welche die Ausdünstung auf eine gelinde Art befördern, wie von dem Worte diaphoretica ist gesagt worden.

Digerentia und *Digestiva*. Arzneien, welche die Hervorbringung eines gutartigen Eiters in Wunden und Geschwüren befördern sollen. Es giebt gewiß verschiedene Mittel, welche dieser Absicht zu entsprechen scheinen; ob sie aber geradezu hiezu beitragen, oder blos die Umstände verbessern,

*) *Detergentia* so viel als *Abstergentia*. A. d. Uebers.

die der Wirkung der Natur im Wege stehen, ist ziemlich ungewiß, folglich zweifelhaft, ob der generelle Ausdruck schicklich oder nöthig sey.

Diluentia, (Diluents). Arzneien, welche das Blut flüssiger machen, indem sie die Menge der flüssigen Theile in demselben vermehren. Dies ist der genaue Begriff der verdünnenden Mittel, wendet man aber den Ausdruck auf Substanzen an, welche auf andere Weise die Flüssigkeit des Bluts erhöhen, so scheint er sehr unschicklich angewendet.

Discutientia, (Discutients) Zertheilende Arzneien, welche Geschwülste und Verhärtungen vertreiben sollen. Die Wirkungsart solcher Mittel scheint mannigfaltig zu seyn, und daher sollte dieser allgemeine Ausdruck wo möglich vermieden werden.

Diuretica, Harntreibende Arzneien, welche die Abscheidung des Urins befördern oder vermehren. Ein Ausdruck, welcher umständlicher an seinem Orte betrachtet werden wird.

E.

Ecbolica eben soviel als Abortiva.

Eccoprotica. Abführende Arzneien von gelinderer Art, oder genauer, Arzneien, welche die natürliche Ausleerung durch den Stuhl befördern.

Emetica, Brechmittel. Arzneien, welche Erbrechen erregen. Auf wie mancherlei Substanzen der Ausdruck angewendet werden könne, wird in der Materia medika gezeigt werden.

Emollientia, Erweichende Arzneien, welche die Kraft des Zusammenhangs unsrer einfachen festen Theile vermindern, und daher die Härte und Straffheit der Theile, an welchen sie angebracht werden, gelinder machen und vermindern. Ihre Art zu wirken, und in wie fern sie auf die Muskelfaser Einfluß haben, wird an gehörigem Orte vollständiger in Betrachtung gezogen werden. *)

---

*) *Emplastica*. Mittel, welche den Theil, auf welchen sie angebracht werden, ihrer zähen und öllichten Beschaffenheit wegen, vor der Einwirkung scharfer Dinge beschützen. Dieser Ausdruck kömmt mit dem Worte Obtundentia, Demulcentia, Obvolventia überein. Anm. d. Ueb.

Epispastica. Arzneien, welche die Säfte häufiger an die Theile hinziehen, auf die man sie legt, und daher im genauen Verstande von derselben Bedeutung als Attrahentia; da aber die Wirkung der Epispastika gewöhnlich darin besteht, daß sie Blasen ziehen, so wird der Ausdruck oft statt Vesicantia und Vesicatoria gebraucht.

Epulotica. Ein Ausdruck von derselben Bedeutung als Cicatricantia.

Erodentia. Mittel, welche das Gewebe unsrer einfachen festen Theile zerstören, und daher einen Theil derselben geneigt machen, sich von den übrigen abzusondern, auf die Art, wie unten deutlicher erklärt werden soll.

Errhina. Arzneien, welche die Ausleerung des Schleims von der innern Haut der Nase befördern. Der Ausdruck kömt an seinem Orte vollständiger zu betrachten vor.

Escharotica. Ein Ausdruck von derselben Bedeutung als Erodentia; wie weit er davon abweiche, wird unten betrachtet werden.

Evacuantia. Arzneien, welche die natürlichen Ausleerungen befördern, oder auf sonst eine Art die Flüssigkeiten aus dem Körper abziehen.*)

Expectorantia. Arzneien, welche die Ausscheidung, oder den Auswurf des Schleims oder Eiters aus den Lungen befördern. Welchen Umfang man diesem Ausdrucke geben könne, wird an seinem Orte gesagt werden. **) ***)

F.

Febrifuga. Arzneien, welche Fieber verhüten oder heilen sollen; ein Ausdruck, welcher, mit so vielem Rechte er auch ehedem zulässig gewesen seyn mag, jezt nur in einer

---

*) *Exobstruentia* soviel als Deobstruentia.

Anm. d. Ueb.

**) *Exentantia.* Mittel, welche das Fett schmelzen und mager machen sollen.

Anm. d. Uebers.

***) *Extrahentia.* Mittel, welche äusserlich aufgelegt, alle fremde Körper (Dornen, Splitter, Kugeln und Pfeilspitzen) oder Gift aus den Wunden ziehen sollen. Wie lächerlich und undenkbar eine solche Bedeutung war, so unbrauchbar ist auch das dazu angewendte Wort.

Anm. d. Uebers.

schwankenden und unbestimten Bedeutung, folglich höchst unschicklich, gebraucht werden kann.

G.

Galactophora. Arzneien, welche die Absonderung der Milch im menschlichen Körper vermehren, und sie häufiger nach den Brüsten führen sollen; da wir nicht begreifen können, daß es Arzneien von solcher Kraft gebe, so müssen wir den Ausdruck als ungegründet ansehen, und folglich als unschicklich.

H.

Hepatica. Arzneien, welche dem Vorgeben nach die Krankheiten der Leber heilen sollen; da mir aber kein Mittel bewußt ist, welches entweder einen besondern Hang nach diesem Eingeweide, oder eine Kraft besäße, die Bewegung des Bluts in dasselbe zu befördern, oder welches specifisch auf die Beförderung der Absonderung der Galle wirkte, so halte ich die Wirksamkeit solcher Arzneien für eingebildet, und den Ausdruck für ganz unschicklich.

Humectantia. Arzneien zur Befeuchtung der festen Theile des Körpers, folglich von fast gleicher Bedeutung mit *Emolientia*, wie wir unten umständlicher erklären werden.

Hydragoga. Arzneien, welche durch den Stuhl ausschließlich Wasser abführen sollen. Mit welchem Grunde man bei irgend einer Purganz eine solche Kraft vermuthe, werden wir unter der Abtheilung *Cathartica* sehen.

Hydrotica. Ein Wort von gleicher Bedeutung mit Sudorifera und Sudorifica.

Hypnotica. Arzneien, welche Schlaf hervorzubringen fähig sind. Ob es dergleichen Arzneien gebe, welche diese Kraft mittelst einer allgemeinern Wirkungsart besitzen, und daher mit einem generellern Namen zu bezeichnen sind, werden wir unter dem Titel Sedativa betrachten. *)

---

*) *Hysterica* soviel als Uterina. Mittel, welche die Bärmutter stärker und fruchtbar machen, auch die Monatreinigung erregen sollen; ein vieldeutiges Wort, dessen ersterer Sinn überdies nichts Wirkliches zum Grunde hat, und seine Anwendung verdient.
        Anm. d. Ueb.

I.

Immutantia, von derselben Bedeutung als Alterantia.

Incidentia. Arzneien, welche die Theilchen unsrer Säfte, dem Vorgeben nach, trennen, oder, so zu sagen, zerschneiden, oder eine widernatürlich zusammenhangende Menge dieser Theilchen von einander bringen sollen; eine Arzneikraft, welche, da sie mechanisch ist, ich für ein bloses Hirngespinst halte, wie ich mich bemühen werde, zu beweisen, wo von der Einwirkung der Arzneien auf die Säfte die Rede seyn wird.

Incrassantia. Mittel, welche die Kraft haben sollen, die Konsistenz unsrer Säfte zu verdicken. In wieweit der Gebrauch eines solchen Ausdrucks Grund habe, oder in welchem Sinne er zu nehmen sey, werden wir unten untersuchen.

Indurantia. Mittel, welche unsre festen Theile härter machen sollen. In wiefern, oder in welchem Sinne eine solche Kraft in Arzneien angenommen werden könne, soll unter dem Titel *adstringentia* vorkommen.

I.

Lactifuga. Arzneien, denen man die Kraft beilegt, die in Frauenbrüsten angesammelte Milch zu vertreiben. Man kann wohl nicht annehmen, daß eine Arznei eine specifische Kraft in diesem Stücke besitze, und wenn es welche giebt, die diese Wirkung hervorbringen können, so müssen sie es durch eine allgemeinere Wirkungsart thun, und wären dann mit dem Ausdrucke **milchvertreibende Dinge** zu bezeichnen.*)

Laxantia. Ein Ausdruck, der in gleichem Sinne, wie *Emollientia* gebraucht werden könnte; aber dieser Ausdruck wird jetzt gewöhnlicher auf solche Arzneien angewendet, welche, unter dem Namen (Laxatives) Laxanzen, die Ausleerung durch den Stuhl auf eine gelinde Art befördern.

---

*) *Laevigantia.* Mittel, welche entweder befeuchten, (f. Humectantia) oder wegen klebrichter, schlichter Beschaffenheit die Theile gegen Schärfe beschützen. (f. Obtundantia) Diese Vieldeutigkeit macht dies Wort unbrauchbar. Anm. d. Ueb.

Lenientia. Arzneien zur Minderung des Reizes und seiner Folgen, besonders aber zur Verbesserung und Umänderung des reizenden Stoffs.

Lithontriptica. Arzneien, welche dem Vorgeben nach, die steinichten Anhäufungen in den Harnwegen auflösen sollen. Es ist noch immer, deucht mir, die Frage, ob irgend eine innerlich eingenommene Arznei eine solche Kraft habe, und ob ich gleich nicht die Möglichkeit einer solchen Kraft zuversichtlich ableugnen will, so muß ich doch bekennen, daß ich sehr in Zweifel stehe, ob es dergleichen gebe, und ich bin gewiß, daß sie in den meisten Fällen von den Schriftstellern der Materia medika fälschlich vorgegeben worden ist.

M.

*) *Maturantia.* Arzneien, welche die Hervorbringung und völlige Bildung des Eiters in Entzündungsgeschwülsten befördern sollen. Es giebt gewiß Mittel, welche diese Naturverrichtung begünstigen, da man aber nicht zugeben kann, daß irgend eine Arznei mit einer specifischen Kraft zu diesem Behufe begabt sei, so scheint der Ausdruck für diese Mittel ganz uneigentlich.

Melanagoga. Arzneien, welche die Kraft haben sollen, ausschließlich die schwarze Galle (Atrabilis) durch den Stuhl abzuführen. Wenn wir auch mit den Alten und mit Boerhaave die Gegenwart eines solchen Stoffs annähmen, so würden wir doch eine solche auswählende Eigenschaft bei irgend einer Purganz nicht zugeben, folglich auch einen solchen Ausdruck nicht für schicklich halten; ein Einwurf, welcher noch stärker wird, wenn wir die Anwesenheit einer solchen Feuchtigkeit im Körper verneinen können.

Menagoga und *Emmenagoga.* Arzneien zur Beförderung des monatlichen Blutflusses bei Frauenzimmern, oder ihn zu erregen und wiederherzustellen, wenn er zögert, oder gehemmt ist. Wir können eine solche Kraft in Arzneien nicht durchaus ableugnen, folglich auch nicht die Anwendung dieses Ausdrucks; ich wünschte aber ihn behutsam angewen-

*) *Malactica* fast dasselbe als Emollientia.

A. d. Ueberf.

det zu sehen, da ich der Meinung bin, daß man sich dessen in sehr vielen Fällen ohne Grund bedient hat. Doch mehr hiervon unten am gehörigen Orte.

Mundificantia. Arzneien zur Reinigung der Geschwüre von jeder daran hängenden Unreinigkeit. Die Bedeutung des Ausdrucks kömt fast mit der von Detergentia und Cathaeretica überein, und der allgemeinste Ausdruck ist immer der ungleichste.

N.

Nephritica. Arzneien, welche die Fehler der Nieren heilen sollen; ein allzugenereller, folglich ganz unanwendbarer Ausdruck.

Nervina. Arzneien, welche die Krankheiten des Nervensystems erleichtern, oder die Unordnungen in demselben heben sollen. Die Dunkelheit, welche noch immer die Wirkungsart der Arzneien auf das Nervensystem umhüllt, könnte diesen Ausdruck entschuldigen; er scheint aber allgemeiner zu seyn, als nöthig ist, und wir werden nie die Dunkelheit besiegen, bis man mehr Genauigkeit über den Gegenstand zu verbreiten gesucht hat.

Nutrientia. Dinge, welche sich im Körper zu flüssigen und festen Theilen verwandeln lassen.

O.

Obtundentia. Arzneien, welche die Schärfe der Säfte abstumpfen und bedecken können. Ueber die Schicklichkeit des Ausdrucks sehe man unter dem Artikel Demulcentia in der Arzneimittellehre im zweiten Theile nach.

Ohvolventia dasselbe, als Obtundentia.

Odontalgica. Arzneien, die Zahnschmerzen zu erleichtern. Dieser und die drei folgenden Ausdrücke sind als gar zu allgemeine nicht zu brauchen.

Odontica. Arzneien, die Krankheiten der Zähne zu vertreiben.

Ophthalmica. Arzneien gegen die Krankheiten des Auges.

Otica. Mittel wider die Gehörkrankheiten.

P.

Panchymagoga. Arzneien zur Ausleerung aller Arten von Feuchtigkeiten durch den Stuhl.

Paregorica, ein Ausdruck von derselben Bedeutung als *Anodyna.*

Pectoralia. Brustmittel. Arzneien gegen die Krankheiten der Brust. In diesem allgemeinen Sinne angewandt, taugt dies Wort durchaus nichts und hat gewiß zu Misbrauch verleitet. Da man sich dessen jezt gewöhnlich statt des Wortes Expectorantia bedient, so könte man es noch gestatten; da aber der leztere Ausdruck bestimter ist, so sollte man sich dessen einzig bedienen. Wenn die Brustmittel nach Lieutaud dreierlei Art sind, demulcentia, adstringentia und resolventia, so wird man leicht einsehen, daß dieser allgemeine Ausdruck zu vielen Misbräuchen verleiten kann.

Phagedaenica von derselben Bedeutung als erodentis.

Phlegmagoga. Arznien, welche eine besondere Kraft haben sollen, ausschließlich den schleimichten Stoff durch den Stuhlgang abzuführen. Man sehe oben Cholagoga. °)

Pneumonica und *Pulmonica.* Arzneien für die Krankheiten der Lungen; Ausdrücke, welche gleich andern schwankenden und allgemeinen durchaus vermieden werden sollten. **)

Psilothra, ein Ausdruck von derselben Bedeutung als Depilatoria.

Ptarmica, von derselben Bedeutung als Errhina.

°) *Pinguantia.* Mittel, welche fett machen sollen. So thöricht es ist, einem Mittel dergleichen specifische Kraft zuzutrauen, so unnüz ist das dafür ersonnene Wort.

Anm. d. Uebers.

**) *Praeparantia.* Mittel, welche die Säfte flüssig und zum Ausgange geschickt machen und die Mündungen der Gefäse dazu eröfnen sollen, damit sie hernach gehörig leicht abgeführt werden könnten. So sollten Praeparantia melancholiam pru curde die schwarze Galle vom Herzen abzugehen geschickt machen, u. s. w. Ein so lächerlicher Wahn ist keines Kunstnahmens in der Arzneikunde werth. Anm. d. Ueb.

R.

*) *Refrigerantia.* Arzneien zur Verminderung der Hitze des Körpers. Die Schicklichkeit und genaue Bedeutung dieses Worts wird in dem Artikel Sedantia vorkommen.

Repellentia, Repercutientia und *Reprimentia.* Arzneien, welche das Eindringen der Säfte in die Theile, worauf die Arznei angebracht wird, vermindern, oder diese Flüssigkeiten, wenn sie schon in diesen Theilen sind, zurücktreiben sollen. In jedem Sinne gebraucht, sind jedoch diese Ausdrücke allzugenerell, folglich unanwendbar; sie werden aber weitläuftig unter dem Titel Adstringentia untersucht werden.

Resolventia, ein Ausdruck, der oft in derselben Bedeutung als discutientia gebraucht wird, für Arzneien, welche die äusserlichen Geschwülste, von denen man glaubt, sie rühren von einer Verstopfung her, vertreiben sollen; in sofern sie aber äusserlich oder innerlich gebraucht werden, sollen sie, wie man annimmt, ihre Wirkungen durch Zerstörung des Zusammenhanges verhärteter Flüssigkeiten äussern. Der Ausdruck scheint auf einem sehr ungewissen Grunde zu beruhen.

Restaurantia, ein Ausdruck für Arzneien, welche die verlornen Kräfte wieder ersetzen sollen, doch gewöhnlich von solchen gebraucht, welche die durch Verlust der Säfte verlornen Kräfte wiederherstellen, in welchem Sinne sie ziemlich mit dem Ausdrucke Nutrientia, welchen man oben nachzusehen hat, übereinkommen.

Roborantia, (Strengtheners) **Stärkungsmittel.** Arzneien, welche dem Körper Stärke geben sollen, folglich die verlornen Kräfte wiederherstellen. Als ein allgemeiner Ausdruck, kann er unschicklich seyn, da er aber gewöhnlich von solchen Arzneien gebraucht wird, welche die Spannkraft der Muskelfibern erhöhen, so kann er beibehalten werden.

Rubefacientia. Mittel, welche auf die Haut gelegt, Röthe hervorbringen, und einige Entzündung in derselben erregen; wovon man ein Weiteres unter dem Titel stimulantia in der Materia medika nachzusehen hat.

*) Reficientia soviel als Analeptica. Anm. d. Ueb.

§.

Sarcotica Arzneien, welche das Wachsthum des Fleisches in Wunden und Geschwüren hervorbringen oder begünstigen sollen. Da die Kraft irgend eines Mittels zu diesem Behufe sehr zweifelhaft ist, so muß die Schicklichkeit des Ausdrucks es nicht weniger seyn.

Sedantia, (Sedatives) Arzneien, welche die Bewegungen und die Kraft der Bewegung im Körper vermindern. Welche Arzneien unter diesem Titel begriffen werden können, wird unten am schicklichsten Orte vorkommen.

Sialogoga. Arzneien, welche die Abscheidung des Speichels erregen und vermehren; ein unten vollständiger zu betrachtender Ausdruck.

Sistentia. Arzneien, welche vermehrte Ausleerungen vermindern oder hemmen; ein offenbar allzuschwankender unschicklicher Ausdruck.

Somnifera und *Soporifera*. Ausdrücke von gleicher Bedeutung mit Hypnotica.

Splenetica. Mittel zur Hebung der Krankheiten der Milz. Man sehe unsre Bemerkungen über den Ausdruck Hepatica, welche auch hierauf passen.

Sternutatoria. Mittel das Niesen zu erregen.

Stimulantia. (stimulants) **Reizmittel**. Arzneien, welche geschickt sind, die Bewegung der Muskelfaser und überhaupt die thätigen Kräfte des Körpers zu erregen; ein allgemeiner Ausdruck, der jedoch zulässig, und in unsrer Abhandlung über die Arzneimittel nöthig ist, wo die verschiedne Wirkungsart solcher Mittel insbesondere erklärt wird.

Stomachica. Mittel, die Thätigkeit des Magens zu erregen und ihn zu stärken. Ich war unschlüssig, in wiefern dieser so oft gebrauchte Ausdruck mit Grunde verwerflich wäre, bin aber überzeugt, daß er verwerflich seyn muß, aus derselben Ursache, als andere allzuallgemeine Benennungen.

Suppurantia, ein Ausdruck, welcher in Rücksicht der Entzündungsgeschwulsten von gleicher Bedeutung als Maturantia, und gleich unschicklich ist; er wird aber auch von Arzneien gebraucht, die in Wunden und Geschwüren Eiter erzeugen sollen: da man aber eine specifische Kraft zu dieser

Absicht schwerlich in Arzneien annehmen kann, so ist der Ausdruck in diesem Sinne nothwendig unanwendbar.

T.

Temperantia, ein Ausdruck von schwankender und ungewisser Bedeutung, zuweilen in demselben Sinne, wie Refrigentia für Arzneien gebraucht, welche die Hitze vermindern und hiedurch auch die Thätigkeit des Körpers; zuweilen in demselben Sinne, als Demulcentia, für Arzneien, zur Umänderung und Einhüllung der reizenden Stoffe und zuweilen, Lieutaud zufolge, für Arzneien, welche schädliche und reizende Stoffe aus dem Körper führen. Nach dieser gemachten Bemerkung, daß dies Wort in so verschiednen Bedeutungen angewendet werden könne, läst sich nicht zweifeln, daß dieser Ausdruck einer der schwankendsten und unschicklichsten allgemeinen Benennungen sei. Wer Lieutauds Werke liest, wird finden, daß die Anwendung dieses Worts oft viel Zweideutigkeit verursachte.

Theriaca. Mittel, welche den Wirkungen des Gistes vom Bisse giftiger Thiere widerstehen sollen; ein von den Alten aus einer sehr falschen Voraussetzung eingeführter Name, welcher von den Neuern aus nicht bessern Gründen beibehalten worden ist, von gleichem Sinne als die Ausbrücke Alexipharmaca und Alexiteria. Aber auch bei den albernen Formeln, welche so lange unsre Apothekerbücher ekelhaft gemacht haben, und welche gleiche Benennung führen; sollte dies Wort ebenfalls verworfen werden.

Thoracien. Arzneien zur Kur der Brustkrankheiten; ein eben so fehlerhafter und unschicklicher Ausdruck, als die Wörter Pectoralia und Pulmonica, bei welchen wir oben unsre Anmerkung gemacht haben.

Traumatica, von gleicher Bedeutung als Vulneraria, wovon unten.

Tyliotica, von gleicher Bedeutung als Catagmatica, wovon oben.

U.

Uterina. Mittel zur Kur der Bärmutterkrankheiten; eine allzuweite Benennung, als daß sie zugelassen werden könte.

Vulneraria, Mittel die Heilung der Wunden zu begünstigen und zu befördern. Da die Heilung der Wunden durchaus eine Verrichtung der Natur seyn muß, so hat der Wundarzt hiebei schwerlich etwas anders zu thun, als die Umstände zu vermeiden und zu entfernen, welche die Naturwirkung verhindern könnten. Fallen solche Umstände bei frischen Wunden vor, so ist sehr zu zweifeln, daß irgend ein inneres Mittel sie verhindern oder entfernen könne, wenigstens ist es nicht wahrscheinlich, daß die unter dem Titel Wundkräuter gegebenen Mittel, etwas hiezu thun können. Daher unterlassen englische Wundärzte gänzlich, solche Arzneien zu brauchen, und es ist zum Erstaunen, daß ausländische Wundärzte sie noch geben, so wie die thörichten Zusammensetzungen derselben, die man vorgeschlagen hat. Auch ist es erstaunlich, daß selbst neuere Schriftsteller über die Materia medika sich noch so häufig eines so unbestimmten und so ungegründeten Ausdrucks bedienen. Es ist zwar möglich, daß die peruanische Rinde, und andere ähnliche Substanzen in einigen Fällen zur Verbesserung der Schwäche des Körpers und folglich gegen die Schlaffheit der leidenden Theile von Nutzen seyn könne, auch können vielleicht in andern Fällen einige innerliche Arzneien dienlich seyn; man sollte sie aber als einer besondern Indikation entsprechend anführen, und durchaus nicht unter dem schwankenden Namen der Wundmittel.

Da ich nun meine Ausdrücke erklärt habe so halte ich es für dienlich eine allgemeine Uebersicht über den ganzen Gegenstand meiner Abhandlung in folgender Tabelle vorzulegen, und damit Wiederholungen, welche ausserdem in der Folge nöthig wären, vermieden werden, wird es gut seyn, ein methodisches Verzeichniß von den einzelnen Nahrungsmitteln und Arzneien beizufügen, welche in der Folge abzuhandeln sind. In diesen beiden Stücken meines Werks ist es aus sichtlichen Gründen nöthig, die lateinischen Benennungen beizubehalten.

Materiae medicae Tabula generalis,

in qua medicamenta ad Capita quaedam secundum indicationes morborum curatorias, quibus respondent, referuntur.

Materia medica conflat ex

Nutrimentis, quae funt, P. I.
   Cibi, Sect. I.
   Potus, Sect. II.
   et quae cum his assumuntur Condimenta, Sect. III.

Medicamentis, quae agunt, in P. II.
  Solida
    Simplicia:
      Adstringentia, Cap. I.
      Tonica, C. II.
      Emollientia, C. III.
      Erodentia, C. IV.
    Viva:
      Stimulantia, C. V.
      Sedantia.
        Narcotica, C. VI.
        Refrigerantia, C. VII.
      Antispasmodica, C. VIII.
  Fluida,
    Immutantia
      Fluiditatem,
        Attenuantia, C. IX.
        Inspissantia, C. X.
      Mixturam,
        Acrimoniam corrigentia,
          In genere,
            Demulcentia, C. XI.
          In specie,
            Antacida, C. XII.
            Antalcalina, C. XIII.
            Antiseptica, C. XIV.
    Evacuantia,
      Errhina, C. XV.
      Sialagoga, C. XVI.
      Expectorantia, C. XVII.
      Emetica, C. XVIII.
      Cathartica, C. XIX.
      Diuretica, C. XX.
      Diaphoretica, C. XXI.
      Menagoga, C. XXII.

Abhandlung über die Arzneimittellehre.

Allgemeine Uebersicht
der Arzneimittellehre.

Sie besteht

aus Nahrungsmitteln, welche sind: • Erster Theil.
    Speisen, Erster Abschnitt.
    Getränke, Zweiter Abschnitt.
    und die dabei gebrauchten Gewürze, Dritter Abschnitt.
aus Arzneien, welche wirken • • • Zweiter Theil.
  in die festen
    Einfachen Theile,
      Zusammenziehende, Erstes Kapitel.
      Stärkende, Zweites Kap.
      Erweichende, Drittes Kap.
      Aetzende, Viertes Kap.
    Lebenden Theile
      Reizende, Fünftes Kap.
      Besänftigende,
        Betäubende, Sechstes Kap.
        Kühlende, Siebentes Kap.
      Krampfwidrige, Achtes Kap.
  in die flüssigen Theile,
    welche verändern
      die Flüssigkeit,
        Verdünnende, Neuntes Kap.
        Verdickende, Zehntes Kap.
      die Mischung,
        Schärfe verbessernde,
        überhaupt,
          Schmeidigende, Eilftes Kap.
        insbesondere,
          Säurewidrige, Zwölftes Kap.
          Laugensalzwidrige, Dreizehntes Kap.
          Fäulnißwidrige, Vierzehntes Kap.
    welche ausleeren:
      Niesmittel, Funfzehntes Kap.
      Speichelbefördernde, Sechzehntes Kap.
      Auswurferregende, Siebenzehntes Kap.
      Brechmittel, Achtzehntes Kap.
      Abführungsmittel, Neunzehntes Kap.
      Harntreibende, Zwanzigstes Kap.
      Ausdünstungerregende, Ein u. zwanzigstes Kap.
      Monatflußbefördernde, Zwei u. zwanzigstes Kap.

Verzeichniß der einzelnen Substanzen, woraus die Materia medika besteht.

Nach der Ordnung der vorigen Tabelle, wo 1. der Apothekernahmen, 2. der botanische Nahmen des Linneischen Systems nach dem von Murray 1784. herausgegebnen Systema vegetabile, 3. der deutsche,
(4. der englische).

Erster Theil, Nahrungsmittel.

Erster Abschnitt, Speisen.

I. Aus dem Gewächsreiche.

  A. Obst.

    a) säuerlich süsse, frische:

      Steinfrüchte

        Cerasus,
        Prunus Cerasus, Syst. Veg. Murr. S. 463.
        Kirschen (Cherry).

        Prunus,
        Prunus domestica, M. S. 463.
        Pflaumen (Plum).

        Malum armeniacum,
        Prunus armeniaca, M. 463.
        Aprikosen (Apricot).

        Malum persicum,
        Amygdalus persica, M. 462.
        Pfirschen (Peach, Nectarine).

      Kernfrüchte:

        Malum hortense,
        Pyrus Malus, M. 466.
        Aepfel (Apple).

        Pyrus hortensis,
        Pyrus communis, M. 466.
        Birnen (pear).

Obst.

  Kernfrüchte:
    Aurantium,
    Citrus aurantium, M. 697.
    Pomeranzen (seville orange) Apfelsinen (China orange).

    Limonium,
    Citrus medica, M. 697.
    Zitronen (Lemon).

  Beeren:
    Fraga,
    Fragaria vesca, M. 476,
    Erdbeeren (Strawberry).

    Ribes rubrum,
    Ribes rubrum, M. 242.
    Rothe, weisse Johannisbeeren (Red currant).

    Ribes nigrum,
    Ribes nigrum, M. 243.
    Schwarze Johannisbeeren (black currant).

    Grossularia,
    Ribes Grossularia, M. 243.
    Stachelbeeren (Goosebery).

    Uvae vitis,
    Vitis vinifera, M. 244.
    Weintrauben (Grapes).

b) Säuerlich süsse, trockne
  Beeren:
    Uvae passae majores,
    Vitis vinifera, M. 244.
    Rosinen (Raisins).

    Uvae passae minores,
    Vitis vinifera apyrena, Linn. Spec. pl. Var. ß
      S. 293.
    Korinthen (Dried currants).

Von reizenden Mitteln.

Hederich (Erysimum).

Es sind verschiedene Arten dieses Geschlechts von den Schriftstellern der Materia medika erwähnt worden; ich rede hier aber blos vom Wegsenf (erysimum officinale), und zwar nicht wegen seiner allgemeinen Eigenschaften, die er mit den Siliquosâ gemein hat, und die er in keinem beträchtlichen Grade besitzt, sondern wegen seines besondern Behufes, wozu er vorzüglich angewendet worden ist, nämlich zur Hellung der Heischerkeit.

Es ist fast allen freßartigen Pflanzen gemein, daß sie, wenn man sie isset, die Schleimdrüsen des Rachens reizen, und dadurch eine häufigere Ausscheidung des Schleimes bewirken. Rührt also die Helscherkeit, wie es oft der Fall ist, von der unterbrochnen Abscheidung dieser Flüssigkeit her, so fällt es in die Augen, daß der Reiz, von dem wir reden, Dünste leisten könne.

Zu diesem Behufe ist es gewöhnlich gewesen, den Wegsenf anzuwenden; man hat ihn aber allgemein auf eine sehr unschickliche Art verordnet, nämlich in Gesellschaft vieler andern unbedeutenden Dinge. Die einfachste Form aber, der bloße Saft des Wegsenfs mit gleichen Theilen Honig oder Zucker versetzt, ist gewiß die dienlichste.

Wenn der Wegsenf zu diesem Behufe einigen Vorzug vor den übrigen Pflanzen der Ordnung besitzt, so scheint es mir daher zu rühren, daß er weniger Schärfe enthält, als die andern, daher man sich desselben öfterer und im reichlichern Maße bedienen kann.

Wo der Wegsenf nicht bei der Hand war, habe ich gefunden, daß der Sirup des Mährrettigs seine Stelle ersetzen kann; dieser Sirup muß aber sehr schwach bereitet seyn, sonst kann er nicht häufig oder langanhaltend gebraucht werden, ohne den Mund und den Rachen wund zu machen. Ich habe gefunden, daß ein Quentchen der frischen geschabten Wurzel hinlänglich war, wenn man sie mit vier Unzen kochenden Wassers in einem verschloßnen Gefäße zwei Stunden lang infundirte, und mit noch einmal so vielem Zucker einen Sirup daraus bereitete. Einen Theelöffel voll oder zwei von diesem Sirup, nach Gefallen hintergeschluckt, oder wenigstens zwei oder dreimal wiederholet, habe ich oft sehr plötzlich wirksam gefunden, die Heiserkeit hinwegzunehmen.

Kohl (Brassica).

Der verschiednen zur Speise gebräuchlichen Arten dieses Krautes habe ich im ersten Theile gedacht. Hier führe ich es in arzneilicher Rücksicht wieder an, und bemerke in dieser Absicht, daß die verschiednen Arten oder Varietäten dieses Geschlechts von fast allen andern Pflanzen dieser Ordnung abgehen, indem sie, wenigstens in ihren Blättern, weniger von der derselben eignen Schärfe besitzen.

Hiedurch werden sie zum Behufe der Diät geschickter, und insbesondere diesem Behufe angemessen wegen ihrer grösern Saftigkeit, und weil sie, wie oben bemerkt worden, eine grose Menge zuckerhafter Materie enthalten.

Ob ihnen gleich jene Schärfe fehlt, welche den Siliquosis die besondere Kraft zu geben scheint, nach welcher sie scharbockwidrige Pflanzen genannt werden, so besitzen doch die Kohlarten noch immer sehr grose Kräfte dieser Art, und haben sich, häufig als Nahrungsmittel genossen, als eine wirksame Kur dieser Krankheit bewiesen. Dies schreibe ich ihrer Neigung zur Säurung zu, da, wie es jezt wohl bekannt ist, wenn sie durch eine schickliche Veranstaltung zur säuerlichen Gährung gebracht werden, und man sie in dieser Verfassung erhalten kann, sie sehr hülfreiche Mittel abgeben, dem Scharbocke vorzubeugen und ihn zu heilen.

Die Kunst, das Weißkraut zu dieser Absicht zuzubereiten, und es zu Sauerkraut zu machen, ist jezt so wohl bekannt, und in sehr vielen Büchern beschrieben, daß ich nicht nöthig habe, eine Beschreibung davon hier einzuschalten.

Märrettig (Raphanus rusticanus).

Man bedient sich von demselben blos der Wurzel, welche eine der schärfsten Substanzen dieser Ordnung ist, und sich daher als ein kräftiges Reizmittel erweiset, man mag sie äusserlich oder innerlich gebrauchen. Aeusserlich entzündet der Mårrettig leicht die Haut und beweist sich als ein rothmachendes Mittel, dessen man sich mit Vortheil bei Lähmung und Rheumatismen bedienen kann. Legt man ihn länger auf, so bringt er Blasen zuwege mit dem vorhin erwähnten Erfolge.

Ich habe gesagt, auf welche Weise man, wenn er innerlich genommen wird, seine reizende Kraft auf den Rachen, zur Kur der Heiserkeit handhaben müsse. Bringt man ihn in den Magen, so reizt er denselben und befördert die Verdauung; daher man sich desselben mit gutem Fuge als eines Gewürzes zu Fleischspeisen bedienet.

Wird er mit Wasser aufgegossen, und ein Theil dieses Aufgusses mit einer ziemlichen Menge warmen Wassers getrunken, so bringt er leicht Erbrechen hervor; da man ihn dann entweder allein zur Erregung des Erbrechens, oder zur Beihülfe der Wirkung anderer Brechmittel anwenden kann.

Mit Wein aufgegossen, und so eingenommen, beweist er sich als ein Reizmittel des Nervensystems, und wird dadurch nützlich bei Lähmungen; in groser Menge eingenommen, beweist sich dies Mittel erhitzend für den ganzen Körper, und ist daher oft nützlich im chronischem Rheumatism, er mag nun von Schaarbock, oder andern Ursachen entspringen.

Bergius hat uns eine besondere Methode, diese Wurzel zu nehmen, angezeigt; ohne sie zu zerreiben, schneidet man sie in sehr kleine Stücken, die man, ohne Kauen verschluckt, in groser Menge, bis zu einem Eßlöffel voll, zu sich nehmen kann. Auf diese Art einen Monat lang jeden Morgen genommen, hat sich diese Wurzel, wie der Verfasser versichert, ausnehmend wirksam in gichtischen Zufällen erwiesen, die jedoch, wie ich vermuthe, von rheumatischer Art gewesen sind.

Es scheint, daß der auf diese Weise gebrauchte Mårrettig, nach Aehnlichkeit des unzerstosen eingenommenen Senfsamens, im Magen seine feinen flüchtigen Theile von sich giebt, welche beträchtlich reizen, ohne zu erhitzen. Der wirksame Stoff des Mårrettigs geht, gleich dem der andern kreßartigen Pflanzen, so bald er in die Blutgefäse gebracht worden, leicht zu den Nieren über, und erweiset sich als ein kräftiges harntreibendes Mittel, welches daher in der Wassersucht von Nutzen seyn kann.

Ich brauche nicht zu sagen, daß der Mårrettig, indem er Harn und Ausdünstung befördert, lange Zeit als eins der kräftigsten scharbockwidrigen Mittel bekannt gewesen ist.

Senf (Sinapi).

Von dieser Pflanze braucht man blos den Samen, den man in Gewohnheit gehabt hat, zu arzneilichem Behufe in zwei Gattungen zu unterscheiden, in den schwarzen und weissen Senf, welche beide zwar verschiedne Arten zu seyn scheinen, auch wohl kaum in ihren sinnlichen Eigenschaften von einander abweichen, aber ohne Unterschied zu gleichem Behufe angewendet werden können.

Dieser Samen enthält einen flüchtigen Theil, welcher sehr stechend im Geschmack und Geruche ist. Durch Destillation mit Wasser behandelt giebt er ein wesentliches Oel von sich, welches dieselbe Schärfe zeigt, die in der ganzen Substanz gefunden wird, und zu erkennen giebt, daß diese Schärfe von ihm herrühre.

Der Senf enthält auch eine Menge milden Oeles, welches man durch Auspressen aus dem zerstoßnen Samen erhalten kann; ist dies geschehen, so findet man die scharfen und wirksamen Theile in dem übrigbleibenden Kuchen.

In diesem Samen befindet sich eine grose Menge mehlichten Stoffes, welcher der Gährung fähig ist, während welcher sich das flüchtige Oel mehr entwickelt, und seine Thätigkeit leichter zeigt. Daher geschieht es, daß das frische Pulver wenig beissende Kraft beweist, und ziemlich bitter ist, da es hingegen, wenn man es, mit Essig angefeuchtet, einen Tag über stehen läßt, weit schärfer wird; wie denen wohl bekannt ist, welche den Mustard zum Behufe der Tafel

Von reizenden Mitteln.

zubereiten. Dies beziehet sich auch besonders auf dessen äusserlichen Gebrauch.

Wenn man den Senf etwas befeuchtet auf die Haut bringt, so macht er sie nach und nach roth, und ziehet Blasen; war er aber zu Mustard bereitet, so ist er schneller wirksam, als das frische Pulver, daher man nicht wohl thut, ihn wie gewöhnlich frisch *) gepülvert zu unsern Sinapismen zu verordnen, da der Tafelmustard weit geschwinder wirksam ist.

So äusserlich angewendet, hat der Senf alle die im letzten Artikel erwähnten Kräfte des Märrettigs, und ich bin verwundert, den gelehrten Professor Murray versichern zu sehen, Senf reize den Körper weniger, als gewöhnliche Blasenpflaster, das ist, wie ich vermuthe, als spanische Fliege. Mir scheint die Sache sich ganz anders **) zu verhalten.

Eingenommener gepülverter Senf besitzt alle die Kräfte und Wirkungen der übrigen Siliquosä, nur daß sie bei ihm thätiger und wirksamer sind, als bei fast jeder andern Pflanze dieser Ordnung, den zulezt abgehandelten Märrettig etwa ausgenommen.

Eine Gewohnheit, die, so viel ich erfahren kann, vor etwa 50 Jahren ihren Anfang genommen hat, ist seitdem sehr häufig geworden. Sie besteht darin, daß man den ganzen, unzerstoßnen Senfsamen zu einer halben Unze einnimmt, oder soviel, als in einen gewöhnlichen Eßlöffel geht. Dies erhizt den Magen nicht, sondern reizt vielmehr den Darmkanal, und erweiset sich gewöhnlich laxirend, oder hält wenigstens den gewöhnlichen täglichen Stuhlgang im gehörigen Stande. Er vermehrt auch gewöhnlich die Abscheidung des Urins, wiewohl ich ihn hierin oft habe fehlschlagen sehen.

*) Ich habe gepülverten Senf in viel Fliedpapier gewickelt, und da nach einiger Zeit das Oel in das Papier sich gezogen hatte, das übrige Pulver zu sehr wirksamen Sinapismen angewendet. Anm. d. Ueb.

**) Auch ich habe in Erfahrung gebracht, was der Verfasser versichert. Anm. d. Ueb.

Wenn man ihn zweimal täglich giebt, wie wir zu thun gewohnt sind, so hab' ich doch nicht gefunden, daß er den Körper reizt oder erhizt, welches er gleichwohl gewiß thun muß bei der schwedischen Anwendungsart, wo man ihn vier- oder fünfmal des Tages giebt, das Wechselfieber zu vertreiben.

Ich glaube es sehr leicht dem Zeugnisse des **Bergius**, wenn er uns erzählt, daß er auf diese Art oft Frühlingswechselfieber geheilet hat, und desto leichter, da er aufrichtig gestehet, daß er zur Kur der Herbstquartanfieber nicht hinreichend gewesen sei. Man wird leicht einsehen, daß der in groser Menge mit irgend einem abgezognen Geiste eingenommene zerstosene Saamen nicht nur zu diesem Behufe kräftiger sei, sondern auch, daß er in solchen Gaben allzusehr reizen möchte, und, wie uns **van Swieten** belehrt, ein heftiges Fieber zuwege bringen kann.

Bergius sagt, er habe in langdauernden und oft wiederkehrenden Wechselfiebern gepülverten Senf mit gutem Erfolge*) zur peruanischen Rinde gesezt. Er merkt an, daß seine Kranken bei diesem Verfahren oft eine Hitze im Magen verspürt hätten, ohne jedoch Schaden davon zu erfahren.

Ich kann zum Schlusse dieses Artikuls zwei verschiedne Meinungen über den Senf nicht unbemerkt lassen. **Murray** sagt, Senf verursache eine angenehme Empfindung im Magen, und erheitere so den Geist;**) da hingegen **Linné** ganz entgegengesezter Meinung ist ***). Ich kann für die Wahrheit keiner dieser beiden Meinungen Gewähr leisten.

D. Laucharten (Alliaceae).

Die unter diesem Titel zu erwähnenden Pflanzen sind allesamt Arten desselben Geschlechts; und ob es gleich Pflanzen von andern Geschlechtern giebt, welche den beson-

---

*) Da der Senf die Kraft der Rinde, ein künstliches Fieber zu erregen, verstärkt. Anm. d. Ueb.
**) Ita adjuvat cibi concoctionem, ventriculo sensum gratum impertit, mentique certe in momer hilaritatem haud mediocrem, forsitan ex aere fixo, quod extricatur, conciliat.
***) Nimius usus causatur languorem et tollit laetitiam.

Von reizenden Mitteln.

dern Geruch mit jenen gemein haben, auch wohl etwas von ihren Eigenschaften besitzen können, so besitzen sie doch nicht so viel davon, daß sie hier erwähnt zu werden verdienten.

Unter den Arten des Lauchs können verschiedene als von sehr ähnlichen Tugenden betrachtet werden; diese Tugenden aber sind am beträchtlichsten in dem von uns zuerst abzuhandelnden.

Knoblauch (allium sativum).

Die ganze Pflanze besizt etwas von denselben Eigenschaften, aber nur der Wurzel bedient man sich in der Arznei. Diese hat einen sehr stechenden Geruch, und einen sehr beissenden Geschmack; Eigenschaften, welche auf einem sehr flüchtigen Theile beruhen, der leicht beim Trocknen verfliegt, wenn man die Wurzeln zerstößet, und die innern Theile derselben der Luft aussezt, oder wenn man sie in Wasser kocht.

Diese flüchtige Substanz ist, wenigstens zum Theil, ein wesentliches Oel, welches man auf gewöhnliche Art durch die Destillation bekommen kann, und gleich den Oelen der kreßartigen Pflanzen, in Wasser untersinkt. In allen diesem Rücksichten sind die Laucharten den Siliquosa gleich, so wie auch an Tugend, obschon immer mit einigem Unterschiede in ihren chemischen Eigenschaften.

Die Laucharten lassen sich nicht so völlig von Weingeiste ausziehen, als die Siliquosa, und ob sich gleich erstere von demselben zum Theil extrahiren lassen, so geht ihr wirksamer Bestandtheil doch nicht mit dem Weingeiste bei der Destillation über, wie bei leztern geschiehet. Die Kräfte der Laucharten verfliegen zwar nicht so leicht beim Trocknen, als die der kreßartigen Pflanzen, doch erleiden sie immer von jedem Trocknen einige Verminderung ihrer Wirksamkeit, die, wenn man das Trocknen weiter treibt, endlich ganz vergehen kann. Meiner Meinung nach, schlägt Lewis mit Unrecht den getrockneten Knoblauch in irgend einer Menge als Arznei zu gebrauchen vor.

Die arzneilichen Eigenschaften des Knoblauchs sind sehr ansehnlich, und ich gedenke ihrer zuerst bei der äuserlichen Anwendung. Zerquetschter und aufgelegter Knoblauch entzündet die Haut leicht, und erregt, wenn man ihn einige Zeit liegen läßt, Blasen, wie wir vom Senfe und Märrettige gesagt haben; die Folgen der entstandnen Blase aber sind nicht so anhaltend, noch so langsam im Heilen vom Knoblauch, als von den kreßartigen Pflanzen. Es kann jedoch die Frage entstehen: ob nicht die so sehr vertheilbare Natur des Knoblauchs in einigen Fällen einen schnellern und beträchtlichern Reiz dem ganzen Körper geben könne, als die kreßartigen Substanzen thun?

Eingenommener Knoblauch scheint den Magen zu reizen und die Verdauung zu begünstigen, und kann daher als eine nützliche Würze unsrer Speisen angesehen werden; sein Geruch und Geschmack aber ist für viele Personen so wiedrig, daß er in vielen Fällen nicht zu gebrauchen ist. Da er aber in wärmern Ländern, weit milder an Geruch und Geschmack seyn soll, so kann man sich desselben doch öfterer und häufiger bedienen.

Selbst in seinem schärfsten Zustande wird er in kleiner Menge zu vielen unsrer Saucen genommen. Sein sich so sehr verbreitender Geruch theilt sich sehr leicht und in Menge dem Magen mit, und läßt sich daher nicht nur beim Aufstoßen, sondern selbst bei der gewöhnlichen Ausdünstung spüren, die fast immer aus diesem Organ aufsteigt. Er wird dadurch oft denen, die ihn genossen, unleidlich, noch mehr aber den Umstehenden; doch läßt sich alles dies durch flüchtige Gewürze verbessern, die man zu gleicher Zeit genossen hat.

Der Reiz des Knoblauchs, wenn er genossen worden, theilt sich leicht dem übrigen Körper mit, gegen den er sich gewöhnlich erhitzend und entzündend beweist. Daher können in allen Fällen, wo entzündungsartige Anlage, oder andere Reizbarkeit schon vorwaltet, starke Gaben davon sehr schädlich seyn. Es ist wahrscheinlich, daß einige Schriftsteller wegen einiger Beispiele seines Misbrauchs so starke Vorur-

Von reizenden Mitteln.

theile gegen ihn faßten, und uns allzustarke Versicherungen von seinen durchgängig schädlichen Eigenschaften vorgelegt haben, während auf der andern Seite Viele, die dergleichen Vorurtheile nicht hatten, den Knoblauch als eine der nüzlichsten Arzneien rühmten.

Sein Reiz verbreitet sich leichter und schneller durch den Körper, als fast irgend eine andere bekannte Substanz. Er theilt sich nicht nur der Ausdünstung und der Harnabscheidung mit, sondern scheint auch jedes Gefäs des Körpers zu durchdringen. Bennets Erzählung, daß seine Wirkungen sich so schnell in Fontanellen zeigen, ist ein starker Beweiß hievon.

Da aber sein Reiz sich so sehr verbreitet und so kräftig ist, so kann er gewiß in vielen Krankheiten von Nuzen seyn, z. B. wo eine Schwäche des Blutlaufs in irgend einem Theile, oder wo unterbrochene Abscheidungen vorhanden sind. Daher sind seine Ausdünstung und Harn erregende Kräfte in der Wassersucht oft nüzlich gewesen. Sydenham sahe einige Wassersuchten blos durch Knoblauch geheilet.

Nach dem, was wir von einigen andern Arten dieses Geschlechts wissen, läßt sich nicht zweifeln, daß der Knoblauch ein Hülfsmittel des Scharbocks sei.

Da er auf irgend eine Art gebraucht, ja selbst äuserlich aufgelegt, sich so leicht in dem aus den Lungen aufsteigenden Dunste zu erkennen giebt, so läst sich nicht zweifeln, daß er die Absonderungen, folglich die Ausdünstung aus diesem Organe befördere. Daher wird man seinen Gebrauch bei schleimichter Engbrüstigkeit ja selbst bei krampfhafter Schwerathmigkeit, welche Auswurf erfordert, leicht zuläßig finden, und ich bin geneigt, der Behauptung beizustimmen, daß er sogar äusserlich auf die Fussohlen gelegt, in diesen Krankheiten nüzlich gewesen sei *).

Die gifttreibenden Tugenden des Knoblauchs sind sehr gerühmt worden, und in so fern Ausdünstung befördernde und fäulniswidrige Substanzen sich als dergleichen erweisen

---

*) Hier verirrt sich der Verf. in eine Schwachheit, die er andern so oft zum Verbrechen machte. Anm. d. Ueb.

können, hat Knoblauch so viel Anspruch darauf, als viele andere. Selbst in der Pest, welche so gewöhnlich ein Nervenfieber (low fever) bei sich führt, ist es wahrscheinlich genug, daß er nüzlich gewesen seyn kann; die ihm zugeschriebene Kraft aber, der Ansteckung vorzubeugen und zu widerstehen, scheint mir im höchsten Grade zu bezweifeln.

Man kann sich der reizenden Kräfte des Knoblauchs, wie der vieler andern schon erwähnten Substanzen, zur Verhütung der Wiederkehr der Wechselfieberanfälle bedienen, und Bergius erzählt uns, daß er selbst viertägige Fieber dadurch geheilt gesehen hat. Er theilt uns eine besondere Art, ihn zu gebrauchen in folgender Stelle mit: „Man muß mit einer einzigen Zehe früh und Abends anfangen, aber täglich eine Zehe mehr nehmen, bis der Kranke jedesmal vier oder fünf derselben auf einmal genommen hat. Ist dann das Fieber verschwunden, so muß man die Gabe vermindern, und man braucht nachgehends nur eine oder zwei Zehen früh und Abends mehrere Wochen lang zu nehmen *).“

Derselbe Schriftsteller erwähnt einer besondern Tugend des Knoblauchs in Heilung der Taubheit, und ich bin geneigt, sie zu glauben, da ich selbst verschiedenemal den Saft des Knoblauchs in solchen Fällen sehr nüzlich befunden habe. Es wird gut seyn, des Bergius Gebrauchsart des Knoblauchs mit seinen eignen Worten anzuführen: „Bei rheumatischer Taubheit hat es oft Erleichterung geschaft, wenn man Baumwolle mit Knoblauchsaft getränkt, einen Tag über mehrere Mahle in das Ohr steckte. Der Gehörgang wird davon roth, er schmerzt, und wird ein Paar Tage über empfindlich, dann juckt er, und schuppt sich endlich ab, oft mit Rückkehr des Gehörs. **)“

*) Incipiendum a bulbulo unico mane et vesperi, sed quotidie unus bulbulus super addendus, usque dum 4 vel 5 bulbulos sumserit aeger, qualibet vice. Si febris tunc evanuit, diminuenda erit dosis et sufficit postea sumere unicum vel etiam binos bulbulos mane et vesperi per plures septimanas.

**) In surditate rheumatica saepius levamen attulit, lanam bombycinam succo allii imbibere, illamque auri intrudere, re-

Knoblauch wird als Arznei in verschiednen Gestalten angewendet. Zuweilen läßt man die Zehen, in Oel getaucht, ganz verschlucken, und so kann man eine Menge Zehen auf einmal zu sich nehmen, ohne daß sie Hitze im Magen verursachen, ob sie gleich sichtlich auf den Körper, auf Harn und sonst wirken. Dies halte ich für die Anwendungsart des **Bergius** bei der oberwähnten Heilung der Wechselfieber. Für viele Personen, die keine ganzen Zehen verschlucken können, läßt man sie klein schneiden, ohne daß sie zerquetscht werden, und so läßt sich eine beträchtliche Menge davon einnehmen, wenn man die Stückchen ungekauet verschluckt, ohne daß der Knoblauch viel Hitze im Magen verursacht, ob er gleich als eine thätige Arznei befunden wird.

Wenn man den Knoblauch auf keine dieser Arten ganz einnehmen kann, so muß er zerrieben, und mit ähnlich wirkenden Pulvern zu Pillen gemacht werden; es ist aber keine sehr schickliche Formel zur langen Aufbewahrung, da die wirksamen Theile des Knoblauchs leicht bei dem Trocknen verfliegen.

Diese thätigen Theile lassen sich gewisser erhalten, wenn man den zerstoßnen Knoblauch mit warmen Wasser aufgießt, und nach gehörigem Aufgusse die entstandene Flüssigkeit nach Art des londoner Dispensatoriums zu einem Sirup oder Essighonig macht. In dieser Form ist der Knoblauch beträchtlich wirksam, kann aber in keiner grosen Menge eingenommen werden, ohne den Schlund, ja selbst den Magen anzugreifen. In jeder Menge, die ich davon in dieser Form eingeben konnte, hat er mir oft seine harntreibenden Kräfte versagt.

Schlangenzwiebel (allium scorodoprasum).

Dies ist eine Art, welche an Schärfe dem Knoblauche am nächsten kömmt; ich müste aber nicht, daß man sich der-

petitis vicinus per diem unicum. Meatus auditorius inde rubet, dolet et sensibilis fit per diem unum alterumque, tum prurit, tandemque desquamatur, redeunte saepe auditu.

selben als Arznei bedienet hätte, ob es gleich vielleicht füglich geschehen könnte, da die Zwiebelchen in den Blumenköpfen sich leichter verschlucken lassen, als die Zehen des Knoblauchs.

Zwiebel (allium cepa).

Sie enthält einen sehr flüchtigen Theil, welcher gleichwohl so leicht verfliegt, wenn man sie in Stücken schneidet und an die Luft bringt, daß sie zu keinem arzneilichen Entzwecke bererbnet werden kann. Ist dieser verflogen, so hat das Ueberbleibende an Geruch und Geschmack viel von der Schärfe des Knoblauchs, doch in so viel gelinderm Grade, daß, ob man gleich nicht zweifeln kann, daß sie den Magen stark reizt, und sich so als eine dienliche Würze für unsre Speise erweiset, und ob sie gleich gewiß durch Ausdünstung und Harn gehet, und dadurch nützlich werden kann, es dennoch nicht möglich zu seyn scheint, ein thätiges Heilmittel in ihr zu finden.

Ausser der dem Geschlechte eignen Schärfe, enthält sie auch eine zuckerartige und schleimige Substanz, welche nahrhaft ist, und als ein nützliches Gegenmittel des Scharbocks angewendet werden kann.

Viele Schriftsteller haben alle Arten Lauch als dienlich in Nieren- und Steinbeschwerden empfohlen; sie scheinen aber nicht anders, denn als harntreibende Mittel zu wirken, deren Gebrauch in Nieren- und Steinbeschwerden im Allgemeinen sehr zweideutig ist.

Es scheint nicht nöthig zu seyn, der äusern Anwendung der Zwiebeln zur Beförderung der Eiterung zu gedenken, denn da man sie vor dem Gebrauche erhitzet, so scheinen sie keine andern Kräfte, als die der schleimichten Breie, übrig zu behalten.

Den Gebrauch ihres Saftes zur Kur der Taubheit, indem man einige Tropfen davon beim Schlafengehen in das Ohr tröpfelt, habe ich bei Gelegenheit des Knoblauchs oben erwähnt.

Man bedient sich einiger andern Arten auch, des Porros, der Schalotten, des Schnittlauchs u. s. w. zur Nahrung, aber kaum zur Arznei; da ihre Eigenschaften weit geringer sind, als die des schon erwähnten. Als Speise liefert der Porro eine grose Menge Nahrungsstoff, und die Schalotte wird schicklich als ein angenehmes Gewürz gebraucht, da sie weit weniger von dem Geruche besitze, der beim Knoblauch, oder auch bei der Zwiebel so widrig ist.

E. Zapfengewächse (Coniferae).

Von dieser Ordnung giebt es nur zwei Geschlechter, die Fichte und die Wacholder; welche hier zu erwähnen sind; denn ob es gleich noch viele andere Pflanzen giebt, die zu dieser natürlichen Ordnung gehören, so besitzen doch viele derselben Eigenschaften, welche sehr von denen abweichen, wovon wir handeln. Haben einige derselben etwas ähnliches von Eigenschaften, so besitzen sie dergleichen doch nicht in einem so hohen Grade, daß sie dadurch berechtigt würden, eine Stelle in der europäischen Arzneimittellehre zu finden.

Fichte (pinus).

Dies Geschlecht begreift eine grose Menge Arten von fast ganz gleichen Eigenschaften unter sich; in welchen verschiednen Graden aber, kann ich nicht genau bestimmen, so wie ich es denn auch nicht für nöthig halte, es zu versuchen, da meines Erachtens die Tugenden aller derselben auf dem Terbenthin beruhen, den sie enthalten. Die Kräfte dieser wohl bekannten Substanzen sind es eigentlich, wovon wir handeln.

Diesen hat man zwar wiederum als von verschiednen Arten angesehen, und man kann zugeben, daß die Terbenthinarten nach dem Grade verschieden sind, in welchem sie diese allgemeinen Eigenschaften besitzen, ich zweifle aber sehr, ob diese Verschiedenheit in irgend einem Falle so beträchtlich sei, daß sie Einfluß auf den arzneilichen Behuf hätte, und bin der Meinung, daß das edinburger Kollegium recht gethan hat, in das Arzneiverzeichniß blos den lerchenterbenehin, oder, wie er gewöhnlich genennt wird, den venetianischen aufzunehmen. Da dieser die einzige Gattung ist, von welcher ich Erfahrung habe, so ist er auch der einzige, von dem ich hier am eigentlichsten verstanden seyn will; ich hoffe aber, daß dasjenige, was ich davon zu sagen habe, sich auf alle andere Gattungen anwenden lassen wird, die man in Gebrauch gezogen hat, oder noch ziehen könnte.

Terbenthin ist in seinem völligen Zustande eine scharfe Substanz, welche die Haut in beträchtlichem Grade entzündet, wenn man ihn darauf legt. Er könnte vielleicht vor sich ein nützliches rothmachendes Mittel seyn; aber wenn man seiner Wirkung Einhalt thun will, daß sie nicht weiter gehe, so läßt er sich nicht leicht von der Haut abwaschen. Als man ihn in dem Emplastrum volatile der vorigen Ausgaben des edinburger Dispensatoriums anwendete, bewies er sich als ein sehr kräftiges rothmachendes Mittel, welches weit wirksamer war, als die flüchtige Salbe aus flüchtigem Laugensalze und ausgepreßtem Oele zusammengesetzt.

Die einzige Schwierigkeit, welche ich bei der Anwendung des Terbenthins in dieser Form fand, war diejenige, daß er oft mehr Schmerzen verursachte, als meine Kranken mit gutem Willen ertragen konnten, und daß ich genöthigt war, ihn hinweg zu nehmen, ehe er seine Wirkung ausgerichtet hatte, die Schmerzen der Gelenke zu heben, wozu ich ihn auflegte.

Aus dieser Erzählung von der Schärfe des Terbenthins wird leicht erhellen, daß man ihn unschicklich auf frische Wunden gelegt hat, und daß alles dasjenige, was in diesem Betreff die Schriftsteller ehedem von der Kraft dieser und andrer Substanzen gesagt haben, welche den Namen der Balsame führen, aber fast von ganz gleicher Natur sind, von Irrthum seinen Ursprung genommen haben müsse. Wahr ist es, daß wenn Wunden oder Geschwüre wegen Schlaffheit der Theile nicht zu einer gehörigen Eiterung kommen wollen, die Reizkraft des Terbenthins *) von Nutzen seyn könnte;

*) Auch seine stärkende Kraft. Anm. d. Ueb.

Von reizenden Mitteln.

aber selbst. In diesem Falle kann man sich des Terbenthins oder der Balsame von gleicher Natur nicht füglich allein bedienen, sie müssen immer *) unter eine andre Substanz vertheilt, und damit eingehüllet werden, welche vermögend ist, ihre Schärfe zu mäsigen, wie bei dem gewöhnlich von unsern Wundärzten angewendeten Digestivsalben.

Ich halte es für eine Verbesserung in der neuern Wundarznei, daß man auf frische Wunden, selbst wenn sie im eiternden Zustande sind, nur die mildesten Dinge auflegt, und daß die Auflegung der terbenthinhaltigen Substanzen nicht nur für unnöthig, sondern auch für schädlich geachtet wird.

Dies sind die Bemerkungen, die ich über den äusserlichen Gebrauch des Terbenthins machen kann; man hat sich desselben aber auch sehr häufig innerlich bedient. Wegen seiner widrigen Schärfe auf der Zunge und dem Schlunde kann er nicht leicht vor sich eingenommen werden, sondern man muß ihn mit irgend einem andern Stoffe, mit Zucker, Honig, oder Eydotter dergestalt versetzen, daß seine Schärfe gemildert, und er dadurch in einer Flüßigkeit auflösbar gemacht werde; oder man kann ihn mittelst eines Pulvers zu Pillen machen. Er mag aber auch gegeben oder gemildert werden, wie er wolle, so bewirkt er doch leicht, in irgend einer starken Menge genommen, Hitze im Magen, und jene Uebelkeit, welche, meines Erachtens, von Substanzen entspringt, welche mit den thierischen Säften sich nicht leicht vermischen lassen.

Seine reizenden Kräfte auf den Magen, und die daher rührende Verbreitung des Reizes in den ganzen Körper, läßt sich nicht in Zweifel ziehen; seine besondern Wirkungen auf diesem Wege aber habe ich nicht Gelegenheit gehabt, deutlich wahrzunehmen.

So wie er ferner in dem Speisekanale fortgeht, reizt er diesen offenbar, und beweist sich mehr oder weniger als ein

---

*) Der peruanische Balsam wird doch nicht selten vor sich in Geschwüren mit dem besten Erfolge angewandt, welche wegen Erschlaffung der Theile an der Heilung verhindert werden.

Anm. d. Ueb.

Abführungsmittel, ob er wohl schwerlich in so grosser Menge eingenommen werden kann, daß er sich auffallend purgirend zeigen könnte.

Gleichwohl erhellet seine Kraft, die Gedärme zu reizen, besonders dann, wenn er in Klystiren angewendet wird, indem man eine halbe bis ganze Unze davon sehr genau mit Eydotter abreibet, dergestalt, daß er vollkommen auflösbar in einer wässrigen Flüssigkeit wird, und dann diese einspritzt. Ich habe gefunden, daß er so das gewisseste Abführungsmittel wird, dessen man sich nur in Kollken und andern Fällen von hartnäckiger Leibesverstopfung bedienen kann.

Wenn er in die Blutgefäse hinüber geführt wird, so beweißt er in denselben seine Kraft, den ganzen Körper zu reizen. In dieser Verfassung hat man ihn nützlich in chronischen Rheumatism, und gleich einigen andern terbenthinartigen Reizmitteln zur Verhütung des Podagras nüzlich befunden. Er zeigt immerdar eine Neigung durch die Harnabscheidung fort zu gehen; er schwängert den Harn mit einem besondern Geruche, und beweist sich fast durchgängig urintreibend.

Zu gleicher Zeit ist dies keinem Zweifel unterworfen, daß er durch die Ausdünstung gehet; Wirkungen, welche sehr wohl erklären, warum man ihn sehr oft im Scharbock heilsam befunden hat.

Da man leicht annehmen kann, daß die gleichen Mittel, welche durch die Ausdünstung der Haut fortgehen, auch mit der Ausdampfung aus den Lungen abgehen werden, so kann dieser Umstand zum Theil die Tugenden erklären, die den terbenthinartigen Substanzen, welche den Namen der Balsame führen, in einigen Brustkrankheiten zugeschrieben worden sind.

Hier ist der Ort, anzuführen, daß wegen eines Mißverständnisses in Rücksicht des Gebrauchs des Terbenthins in Wunden und Geschwüren, noch mehr aber, meines Erachtens, wegen falscher Aehnlichkeitsschlüsse, der Gebrauch desselben auf innerliche Geschwüre aller Art übergetragen worden ist.

Von reizenden Mitteln.

Doch siehet man jezt ziemlich durchgängig ein, daß terbenthinartige Arzneien in solchen Fällen nicht nur ohne Nuzzen, sondern gewöhnlich höchst nachtheilig sind. Dies zeigte zuerst Boerhaave an; und nach ihm, doch ohne ihn zu nennen, hat es Fothergill eingeschärft. Nächst beiden kann man den Grund in Erwägung ziehen, daß solche innerliche Verschwärungen so weit entfernt sind, des entzündenden Reizes zu bedürfen, wodurch die Balsame in äusserlichen Geschwüren oft Nutzen schaffen, daß im Gegentheile eben die allzugrose Entzündung sie verhindert, von freien Stükken zu heilen.

Was den innerlichen Gebrauch des Terbenthins betrift, so merke man, daß er als ein harntreibendes Mittel zur Verhaltung der steinichten Anhäufungen in den Urinwegen, und zu Abführung solcher steinichten Stoffe empfohlen worden ist, so lange sie sich in der Verfassung befinden, durch diese Ausscheidungswege abzugehen.

Aus allem dem aber, was wir noch von der Steinerzeugung im menschlichen Körper wissen, können wir keinen Grund zur erstern Meinung gewahr werden, und was den zweiten betrift, so hat man beim Gebrauche eines solchen Reizes immer die Gefahr, daß er schädlich werden könne, zu befürchten, wie er sich denn auch gewöhnlich so erweiset.

Eine andere Heilkraft des Terbenthins in den Harnwegen ist im Falle von Nachtrippern. Gleichwohl ist die eigentliche Natur derselben in verschiednen Fällen nicht so genau bestimmt, daß man sich belehren könnte, welches Hülfsmittel für jeden derselben angemessen sei; doch giebt es einen Fall, wo ich fand, daß das Uebel durch Veranlassung einiger Entzündung in der Harnröhre sich heilen ließ, und ich bin versichert, daß Terbenthin, oder, was ziemlich dasselbe ist, der Kopaivabalsam blos auf diese Weise wirkt, denn ich habe viele Fälle gehabt, wo sowohl Terbenthin als Kopaivabalsam eine offenbare Entzündung in der Harnröhre erregte, dergestalt, daß eine Urinverhaltung daraus entstand, indeß, als diese Wirkungen vorüber waren, ein Nachtripper, welcher schon lange vorher gedauert hatte, gänzlich geheilt war.

O

Von reizenden Mitteln.

Allem Ansehn nach sind die Aerzte von der Aehnlichkeit der Nachtripper angeleitet worden, sich der terbenthinartigen Arzneien im weissen Flusse der Frauenzimmer zu bedienen, eine Krankheit, die sich eben so schwierig einsehen, als heilen läßt. Die Aerzte haben den Gebrauch dieser Arzneien im weissen Flusse empfohlen, und ich habe sie häufig, wiewohl selten mit Erfolge, gebrauchet. Eine von den Hindernissen der Heilung war, daß wenige Magen von Frauenspersonen dahin gebracht werden konnten, die Menge von dem Mittel zu vertragen, welche etwa nöthig war.

Es ist nun Zeit, daß ich erinnere, daß alle die Tugenden des Terbenthins, deren ich gedacht habe, insbesondere, wo nicht gänzlich, von einem wesentlichen Oele herrühren, welches sich durch Destillation mit Wasser in groser Menge aus ihnen erlangen läßt, und welches oft vor sich als Arznei gebraucht wird. Aeusserlich angebracht, reizt dieses Oel und erregt einige Entzündung in der Haut, doch nicht so leicht, oder so beträchtlich, als der ganze Terbenthin.

Indessen ist es ein nüzliches rothmachendes Mittel, und scheint so wirksam zu seyn, als irgend eins der gewürzhaften Oele, und besäse es nicht den widrigen Geruch, so würde es häufiger, als diese, in Verbindung mit Kampher, oder sonst gebraucht werden.

Seine reizende Kraft, wenn es äusserlich aufgeleget wird, wird dadurch hinreichend sichtbar, daß es, ins Rückgräd eingerieben, in Wechselfiebern nüzlich befunden worden ist.

Innerlich genommen, erregt das Terbenthinöl eine Empfindung von Hize und ein Uebelbefinden von gleicher Art, als das von ganzem Terbenthin entstehende; auch ist es eben so unverdaulich. Welter in die Gedärme fortgeführt, läßt es nicht die laxirende Eigenschaft spüren, wie der ganze Terbenthin.

Es gehet leicht in die Blutgefäse über, und von da gewöhnlich zu den Urinwegen, in denen es die Abscheidung des Harns vermehret. Da es aber nicht leicht in groser Menge eingenommen werden kann, so habe ich es nie als ein sehr nüzliches, sogar nicht immer als ein sichres Diuretikum be-

Von reizenden Mitteln.

funden, da es zuweilen die Harnwege allzusehr reizt, wovon wir zwei merkwürdige Fälle von Steedmann in den Edinburgh Medical Essays, Vol. II. art. 5. aufgezeichnet finden.

Es scheint ein sich sehr weit ausbreitendes Reizmittel zu seyn, und durchdringt vielleicht den ganzen Körper. Es scheint an allen Orten die Enden der Gefäse zu reizen, und der Vorschlag des Pitcairn und Cheyne, es in der Hüftgicht zu brauchen, ist sehr wahrscheinlich. Ich habe zwar bisher noch keinen Magen gefunden, der es in der von ihnen vorgeschlagnen Menge hätte vertragen können, und vielleicht sind mir deshalb seine Wirkungen bei der völligen Heilung dieser Krankheit fehlgeschlagen, doch auch in geringern Dosen habe ich es oft als ein dienliches Hülfsmittel gefunden.

Da das flüssige Pech oder der Theer eine Substanz ist, welche durch eine besondere wohlbekannte Art aus verschiednen Bäumen des Fichtengeschlechts erhalten wird, so muß er hier erwähnt werden. Er ist eigentlich ein bränzlichtes Terbenthinöl, und führt nicht nur viele der reizenden Kräfte des leztern noch bei sich, sondern besizt auch vielleicht noch einige andere, die er durch das Brennen erhält, so daß man der Meinung gewesen ist, seine Kräfte wären denen des Terbenthins ähnlich. Doch ist es für den Magen noch widriger, als der Terbenthin, oder sein Oel, auch habe ich in verschiednen Proben mit den Pilulå piceå der Pharmacopea pauperum nie gefunden, daß sie besonders anwendbar wären.

Eine Mischung von gleichen Theilen Theer und Schöpsentalg oder von fünf Theilen Theer und zwei Theilen Wachs bildet eine Salbe, welche Einige für nüzlich in gewissen Verschwärungen gehalten haben; ich habe aber in keinem Falle gefunden, daß sie bessere Dienste thäte, als Salben mit einem geringerm Antheile an Terbenthin, und die Theersalbe, welche Einige zu Krebsgeschwüren vorgeschlagen haben, hat sich mir immer schädlich reizend zu erweisen geschienen.

Ich habe eine empirische Anwendung des Theers von besonderer Art gesehen. Man bratet eine Hammelkeule am Spiese, und begießt sie mit Theer statt der Butter. Bei

Von reizenden Mitteln.

dem Umwenden sticht man mit einem spitzigen Werkzeuge oft in die Substanz des Hammelfleisches, um zu veranstalten, daß der Fleischsaft herauslaufe; mit dieser Mischung von von Theer und Fleischsaft, welche sich in der Tropfpfanne befindet, wird der Körper drei oder vier Nächte nach einander eingesalbet, indeß man dieselbe Wäsche tragen läßt. Man hält es für ein Hülfsmittel in verschiednen Fällen von Aussatz und ich habe einen Fall gehabt, wo es in der Lepra ichthyosis mit grosem Erfolge gebraucht ward; aus leicht zu erachtenden Ursachen aber habe ich nicht Gelegenheit gehabt, dies Mittel mehrere Male anzuwenden.

Da ich von Theer rede, könnte man erwarten, daß ich auch von Theerwasser handeln sollte, ich verspare es aber auf ein anderes Kapitel, in welchem die Tugenden dieser Flüssigkeit füglicher zu betrachten sind.

Die dem Theer zugeschriebnen Kräfte, der Ansteckung der Pocken vorzubeugen, und sie zu verbessern, verdient keiner Erwähnung. Wallerius folgte hierin der Gebrauchsart des gemeinen Mannes, und glaubte, das Verfahren sei von Erfolge; doch ist er so aufrichtig zu gestehen, daß die Wirkungen entweder dem Gebrauche des Theers oder andern Ursachen zuzuschreiben wären, die er nicht bestimmen könne.

In allem bisher Angeführten habe ich die Kräfte des Terbenthins als den ganzen Terbenthinarten gemein angesehen, welche das Fichtengeschlecht liefert, und nicht für nöthig geachtet, der verschiednen Gattungen Erwähnung zu thun, welche von den Schriftstellern der Materia medica angeführt werden, je nachdem sie von verschiednen Fichtenarten, oder von Pflanzen andrer Geschlechter kommen; da ich voraussezte, daß der Lerchenterbenthin jede zum arzneilichen Behufe nöthige Tugend besitze.

Doch mag ich in allen diesen vielleicht zu weit gegangen seyn, und ich muß gestehen, daß einige der andern Terbenthinarten von angenehmerm Geruche und von milderm Geschmacke sind, wie besonders der Fall beim Canadischen Balsam ist. Doch habe ich nach aller Aufmerksamkeit, die ich anzuwenden fähig gewesen bin, nicht wahrnehmen können, daß er irgend eine besondere Tugend, oder überhaupt mehr Kraft besitze, die ihn zu der vorzüglichen Achtung berechtigte, welche Viele für ihn gefasset zu haben scheinen.

Wacholder (Juniperus).

Dies ist das andere Geschlecht der Zapfengewächse, welches wir anzuführen haben. Mit vielem Rechte wird er mit dem vorigen verbunden, sowohl wegen seiner botanischen Verwandtschaft, als wegen seiner ähnlichen Eigenschaften. Er enthält ein durch seine ganze Substanz sein verbreitetes wesentliches Oel, welches fast ganz mit dem Terbenthinöle übereinkömmt nur von angenehmerm Geruche ist. Es ist offenbar harntreibend, und schwängert den Urin mit demselben Veilchengeruche, wie die Terbenthinarten thun.

Wer die Schriftsteller der Materia medika aufmerksam durchliest, wird, denke ich, inne werden, daß alle die den verschiednen Theilen des Wacholders zugeschriebnen Tugenden dem wesentlichen Oele, dessen ich gedacht, zugeschrieben werden können; und ich muß erinnern, daß ich es nicht als ein stärkeres harntreibendes Mittel befunden habe, als das Terbenthinöl ist, und ob es gleich von etwas angenehmerm Geruche ist, so habe ich doch nicht gefunden, daß der Magen es eben in stärkerer Menge vertragen könnte, als leztes.

Der Theil des Wacholders, dessen man sich vorzüglich in der Arznei bedient, sind die Beeren, welche, besonders wenn sie in etwas wärmern Erdstrichen, als der unsrige ist, gewachsen sind, in ihrer ganzen Substanz, hauptsächlich in ihrem Saamen, das erwähnte wesentliche Oel in gröserer Menge besitzen. Bei der gewöhnlichen Anwendung der Wacholderbeere wird der Aufguß, wenn man sich nicht die Mühe nimt, diese Saamen mit gehöriger Kraft zu zerquetschen, ein zwar angenehmer aber schwacher Trank, welcher folglich sehr wenig Kraft, als Arzneimittel betrachtet, äussert.

Nimt man Weingeist zu diesen Saamen, so zieht er das wesentliche Oel aus den Schalen, dem Marke und dem zerquetschten Saamen sehr vollständig aus, und nimt sie bei der Destillation mit über. Er wird hiedurch zu einem harntreibenden Mittel, welches aber, meiner Beobachtung nach, nie sehr kräftig wirkt, und in grosser Menge gebraucht, schädlicher durch das Auflösungsmittel wird, als es durch die urintreibende Eigenschaft des aufgenommenen Oeles gewinnt.

Der eigenthümliche Geruch der Wacholderbeere ist vielen Personen, besonders, wenn sie davon öfterer genossen haben, ziemlich angenehm; Andern aber muß man diesen Trank durch Zusaz andrer Gewürze angenehm zu machen suchen, wie beim zusammengesezten Wacholderwasser geschiehet.

Die Wacholderbeeren werden auch mit Wasser abgekocht, wie bei der Destillation derselben der Fall ist, und man dunstet nachgehends diesen Absud zur Consistenz eines Extraktes ein, welches dann das gewöhnlich sogenannte Wacholdermus abgiebt. Da man zur Bereitung desselben gewöhnlich die Vorschrift ertheilet, die Zerknirschung der Saamen zu vermeiden, so wird bei diesem Safte nur wenig wesentliches Oel ausgezogen, und das etwa noch ausgezogne verfliegt fast gänzlich beim Sieden. Ich habe ihn immer für eine unkräftige Bereitung angesehen. Er ist süslich und sehr wenig aromatisch, ich habe aber nie in ihm die Tugenden gefunden, die Hoffmann und Andere ihm in so reichem Mase beilegen.

Ich könnte hier des Sandarachs oder des Wacholderharzes gedenken; da ich ihm aber keine arzneilichen Kräfte beizulegen weiß, so halte ich auch seine fernere Erwähnung nicht für nöthig.

Sadebaum (Juniperus sabina).

Wir haben dessen schon unter dem Titul der stinkenden Substanzen gedacht, und werden mehr von ihm in dem Kapitel von den monatzeittreibenden Mitteln sagen.

F. Balsame (Balsamica).

Nach der Betrachtung des Terbenthins, seze ich diese Artikel hierher, da fast alle diese Substanzen, welche man Balsame nennt, das Ansehn und die Konsistenz des Terbenthins haben, und zum grösern Theile aus leztern bestehen.

Diesem nach glaube ich, daß sie sehr ähnliche Tugenden besitzen; in wie fern aber dieselben in den verschiednen Arten abweichen, finde ich schwer zu bestimmen.

Copaivabalsam (Balsamum copaivae).

Er ist von einer dünnern Consistenz, als der venetische Terbenthin; offenbar aus der Ursache, weil er eine grösere Menge wesentliches Oel enthält, welches er bei der Destillation mit Wasser von sich giebt. Seine Tugenden, von welcher Art sie auch seyn mögen, beruhen auf diesem wesentlichen Oele, denn wenn ihm dies durch die Destillation benommen worden, so ist die übrig bleibende harzichte Substanz ohne Geruch und Geschmack.

Das abgesonderte Oel ist nicht als Arznei gebraucht worden; ich getraue mich aber zu sagen, daß man sich desselben, wie des Terbenthinöls, nach Hoffmanns Vorschlage, mit einer doppelten Menge Schweinefett vermischt, in Lähmungen bedienen könnte.

Sehr oft ist der ganze Balsam angewendet worden, man hat aber seine Tugenden, wie die der andern Balsame, ungemein mißverstanden. Ein gewisser Schriftsteller hat eigends von diesem Balsame gehandelt, doch ganz anders, als sonst die Beschreiber einzelner Substanzen zu thun pflegen; er giebt treulich die schädlichen Folgen des starken Gebrauchs desselben an, und da sich dies auf andere Balsame eben so wohl, als auf diesen anwenden läßt, so, halte ich dafür, wird es zur Unterweisung der Anfänger gut seyn, wenn ich hier abschreibe, was Hoppe über diesen Gegenstand sagt.

Nachdem er Bericht von den Tugenden abgestattet, die gewöhnlich diesem Balsame zugeschrieben werden, sezt er folgendes hinzu:

„Alles dies leistet unter göttlichem Seegen der Kopaivabalsam in erwähnten Beschwerden, wenn er ächt, und mit keinem Zusatze weder verfälschet, noch geschwächet worden ist, und zu gehöriger Zeit, auf die rechte Weise, und in gehöriger Menge von einem verständigen Arzte, oder geübten Wundarzte gegeben wird; in gar zu grofer Gabe aber, oder wenn er allzulange Zeit über, oder am unschicklichen Orte genommen wird, reizt er durch seinen balsamischen und scharfen Schwefel die empfindlichen Häute der ersten Wege, bringt das Blut in allzustarke Wallung, und erregt so Fieber, Blutflüsse, Kopfweh, Herzklopfen, Brennen und Schmerzen des Unterleibes und andre Beschwerden. Der Misbrauch des brasilianischen Balsams verschlimmert leicht, besonders bei den mit Lungensucht und Nierengeschwüren Behafteten, den Husten, bringt Blutspeien und Blutharnen zuwege, und verstärkt das schleichende Fieber. Auch erhöhet er, wenn er häufig und in groser Menge genommen wird, die Schmerzen und den inflammatorischen Zustand der schon entzündeten Nieren. Ich habe beobachtet, daß wenn bei bösartiger Ruhr oder bei unächtem Leberflusse, welcher von Entblösung der Nervenhaut des Magens und der Gedärme entstehet, unser Balsam eingegeben oder zu Klystiren genommen wird, er oft innerliches Brennen erregt hat. In allen Bauchflüssen demnach, welche von Schärfe in den ersten Wegen angesammelter Feuchtigkeiten entstanden, und mit starker Entzündung der Gedärme verbunden sind, schadet der Copaivabalsam, innerlich genommen, mehr, als er nützet. Bei Blutharnen und Dysurie der Alten, welche von salzhafter Beschaffenheit der Säfte entstanden ist, schadet er gleichfalls, weil er das Blut in allzustarke Wallung sezt, und die schon mit Schmerzen behafteten Urinwege noch mehr reizt. Auch äusserlich angewendet ist der brasilianische Balsam nicht stets oder überall zuträglich, weil er über die Wunden und Geschwüre, welche nicht gehörig gereinigt, oder von dem überziehenden Eiter befreiet worden sind, allzuzeitig eine Narbe zieht, und so oft Hohlgeschwüre zuwege bringt, welche bald wieder aufbrechen, und sich schwierig heilen lassen *).

*) Haec autem omnia in recensitis affectibus praestat sub divina benedictione balsamum copayva, si genuinum nulloque mangonio corruptum vel infractum, debito tempore et modo, justaque quantitate a prudenti medico et exercitato chirurgo adhibetur, largiori enim dosi, vel longiori, quam

Von reizenden Mitteln.

In neuern Zeiten ist der Hauptgebrauch des Copalvabalsams vorzüglich bei Nachtrippern gewesen, wovon ich schon oben beim Terbenthin hinreichend geredet habe. Er hat mir oft seine Dienste versagt, vielleicht, weil ich die Natur des Falles verkannte, öfters aber, wie ich glaube, weil er in allzukleiner Menge genommen ward, und der Magen des Kranken oft eine gröfsere Gabe nicht zulassen wollte. Er hat mir zuweilen geglückt, ich befand ihn aber oft allzureizend und sehr nachtheilig.

Wo ich nur Verschwärung in den Urinwegen argwohnen konnte, da war er besonders schädlich *). Seinen Gebrauch

par est, minusve opportuno tempore assumtam sulphure suo balsamico et acri sensiles tunicas primarum viarum extimular, humores nimis exagitat, et sic febres, haemorrhagias, cephalalgias, cordis palpitationes, dolores et ardores ventris, aliaque incommoda parit. In specie phthisi et ulcera renum laborantibus abusus balsami brasiliensis facile tussim exasperat, haemoptoën et mictum cruentum infert, febremque lentam intendit. Nephriticis quoque frequentius et largius exhibitam dolores et inflammationes renum adauget. Dysenteria maligna et lienteria morba, quae ex denudatione tunicae nerveae ventriculi ac intestinorum oritur, vexatis balsamum nostram propinatum, vel clysmatibus additum saepe ardores internas excitasse observavi. In omnibus igitur alvi fluoribus, ab humorum in primis viis collectorum acrimonia natis, et cum gravi intestinorum inflammatione junctis balsamum copayvae assumtum plus obest, quam prodest. In mictu cruento et dysuria senum, ab humorum salsedine producta, similiter nocet, quia sanguinem nimis commovet, et vias urinarias, jam dolorifice affectas, magis irritat. Nec etiam extus adhibitum balsamum brasiliense semper et obivis conducit, quia vulneribus et ulceribus nondum satis detersis, seu a pure inhaerente liberatis, admodum intempestive cicatricem inducit, et sic ulcera saepe numero sinuosa infert, quae brevi tempore recrudescunt et difficilius sanantur.

M. s. Frid. Wilh. Hoppe in Valentini India literata, (Hist. Empl.) S. 624.

*) Dies habe ich nicht gefunden, wenn seine Gabe mäfsig und mit kühlenden Mitteln verbunden war. Ein Mann, der wegen Verschwärungen in der Blase und der linken Niere, die von Steinen herrührten, viel Eiter wegharnete, fand viel Er-

in welchem Flusse anlangend, habe ich zu dem oben Gesagten nichts hinzuzusetzen.

So wie ich oben bemerkte, daß der Terbenthin, wenn er auf die Gedärme wirkt, sich lapirend erweist, so beobachtet man dasselbe vom Copaivabalsam, wie ich es auch selbst erfahren habe.

Ob dieser Wirkungsart des Copaivabalsams gewisse Aeusserungen desselben zuzuschreiben seyn mögen, kann ich nicht bestimmen, muß aber anmerken, was ich von einem empirischen Arzte erfahren habe, daß er Erleichterung in Güldenaderbeschwerden *) schafft, wo ich ihn häufig mit Erfolg gebraucht habe. Zu diesem Behufe muß man ihn von zwanzig bis vierzig Tropfen mit gepülvertem Zucker gehörig gemischt, ein oder zweimal des Tages geben.

Peruanischer Balsam (Balsamum peruvianum).

Er ist eine terbenthinartige Substanz und kömmt von einem Baume, welcher eine Art von Terbenthinbaum (terebinthus) ist. Er ist von stärkerm Geruche und von einer grösern Schärfe, als die meisten übrigen; was aber für besondere Tugenden hieraus entspringen, ist nicht ausgemacht. Sonst rühmte man an ihm sehr dieselben Tugenden der andern Balsame; jetzt aber wird er wenig in unsrer Praxis gebraucht, vermuthlich weil wir ihn selten im ächten Zustande bekommen.

Die besondere Wirksamkeit desselben in Nervenwunden, die ihm van Swieten zuschreibt, hat die Erfahrung unsrer Wundärzte nicht bestätigt, welche sich mehr auf Durchschneidung des Nervens, auf erweichende Umschläge und auf die Verhinderung der Folgen des Reizes mittelst innerlichen Gebrauchs des Mohnsafts, als auf irgend einen in die Wunde gegossenen Balsam, verlassen.

leichterung durch häufiges Trinken der Buttermilch und acht bis zehn Tropfen dieses Balsams täglich dreimal genommen.

Anm. d. Ueb.

*) Von welcher Art waren sie? ohne dies anzumerken, kann der Verf. nicht verlangen nachgeahmt zu werden. A. d. U.

Wie können die ihm von **Sydenham** zugeschriebene Kraft in Heilung der Bleikolik leicht zugeben, da seine laxirenden Eigenschaften denjenigen ähnlich sind, die wir schon vom Terbenthin und dem Copaivabalsam wissen.

Hoffmanns warme Empfehlungen der mit Weingeist verfertigten Tinktur davon habe ich durch Erfahrung zu prüfen nicht unternommen; sie scheint aber blos auf seiner algemeinen Reizkraft zu beruhen, die wir, aller Wahrscheinlichkeit nach, von vielen andern Substanzen erhalten können.

Tolutanischer Balsam (Balsamum tolutanum).

Nächst einem sehr angenehmen Geruche ist dieser Balsam am Geschmacke der mildeste unter allen Balsamen. Man hat ihn in ähnlichen Brustbeschwerden, wie die andern, gerühmt, und ich kann blos sagen, daß er seiner Mildigkeit wegen der unschädlichste seyn mag.

Benzoe (Benzoinum).

Dies ist nicht die Stelle, die sie in meinem Verzeichnisse einnimmt; ich füge sie aber hier bei *), da ich eine gewisse Verwandtschaft derselben mit den unmittelbar vorhergehenden Balsamen annehme.

Die Benzoe ist eine besondere Zusammensetzung eines sauren Salzes mit einer ölichten und harzichten Substanz; da aber ein salzhafter Stoff derselben Art in den meisten Terbenthinen und Balsamen angetroffen wird, so läßt sich glauben, daß eine Verwandtschaft zwischen ihr und allen den Balsamen statt finde, deren wir gedacht haben.

Mich deucht, daß die Benzoe Anleitung giebt, die Zusammensetzung aller jener zu erklären, wiewohl die Scheidekunst noch lange nicht im Stande ist, die verschiednen Verbindungen einzusehn, die die Natur in Gewächsen macht.

---

*) Und mit Recht, da die Benzoe nicht zum Geschlecht Croton gehört, sondern nach den neuesten und gewissesten Nachrichten vom styrax benzoin ist. m. s. *Dryander* in Philos. trans. Vol. 77. Anm. d. Ueb.

Wegen der chemischen Geschichte der Benzoe muß ich auf verschiedene neuere Schriftsteller verweisen, die davon gehandelt haben; ich führe aber weiter nichts aus ihnen an, da sie über den Gebrauch derselben in der Arzneikunde kein Licht verbreitet haben.

Die Benzoeblumen, die einzige übliche Bereitung, sind offenbar eine salzhafte Substanz saurer Art von beträchtlicher Schärfe und Reizkraft, wie ich bei jeder Probe, die ich damit angestellt, gefunden habe. Man hat sie als ein Brustmittel empfohlen, und ich habe dieselben in einigen engbrüstigen Fällen angewendet, ohne sie von Nutzen zu finden; zu einem halben Quentchen gegeben schien sie erhitzend und nachtheilig.

Storax (Styrax calamita).

Ich füge diese Substanz hier bei, da sie, wiewohl in geringerm Verhältnisse, dasselbe wesentliche Salz, wie die Benzoe enthält, und daher von gleicher Natur und Kraft geachtet werden kann. Welches diese Kräfte sind, ist noch gar nicht bestimmt, und man braucht ihn so wenig in unsrer Praxis, daß ich keine Gelegenheit gehabt habe, von seiner Kraft nach Erfahrung zu urtheilen.

Flüssiger Storax.

Wo er herstamme, ist nicht genau ausgemacht, daher wir aus keiner Aehnlichkeit die Natur desselben bestimmen können, ausser nach dem ihm gewöhnlich beigelegten Namen, Storax. Dieses Namens wegen, habe ich ihn hierher gestellt, und zudem, weil sein Geruch dem Storax kalamita sich in etwas nähert.

Man hat sich desselben bisher fast blos zu äusserlichem Behufe bedient; welchen besondern Endzwecken er aber angemessen sei, ist nicht ausgemacht. Ganz neuerlich hat man mir von einer empirischen Anwendung gesagt, wo er mit zwei Theilen schwarzer Basilikumsalbe gemischt sichtliche Dienste in paralytischen Zufällen geleistet hat, besonders

aber bei einer Schwäche der Schenkel nach dem Zwei-
wuchse (rickets).

G. Harze (Resinosa).

Myrrhe (Myrrha).

Ich mache mit dieser den Anfang, um nicht Substanzen zu trennen, die zusammen betrachtet werden sollten.

Die Myrrhe ist ein Gummiharz, die schon längst als
eine schäzbare Arznei angesehen worden ist, und ihrer sinnlichen Eigenschaften, und des scharfen Stoffes wegen, den
eine chemische Untersuchung in derselben zeigt, einige Achtung zu verdienen scheint.

Indessen scheinen mir ihre eigentlichen Tugenden misverstanden worden zu seyn. Offenbar reizt sie den Magen,
und befördert, in mäsiger Menge genommen, Appetit und
Verdauung; in gröserer Menge aber, zu einem halben
Quentchen, oder zu zwei Skrupeln auf die Gabe genommen,
erregt sie eine unangenehme Empfindung von Hitze im Magen, und verursacht zu gleicher Zeit einen schnellen Puls und
eine Hitze durch den ganzen Körper.

Wegen dieser Kraft kann sie zuweilen nüzlich seyn in jener Schlaffheit des Körpers, die so oft eine Begleiterin der
Verhaltung der Monatreinigung ist; ich kann aber nicht gewahr werden, daß sie irgend eine besonders auf die Muttergefäse gehende Wirkung besitze, und sehe daher nicht ein,
was sie zu der Benennung eines monatreinigungtreibenden
Mittels, die man ihr gewöhnlich beigelegt hat, berechtigen
sollte. Ihren sinnlichen Eigenschaften nach, hat sie nicht einmal so viel Anspruch darauf, als die stinkenden Harze.

Eine andere von verschiedenen Schriftstellern der Myrrhe
beigelegte Tugend, um derentwillen man sie neuerlich in
England empfohlen, ist, daß man sie für ein Brustmittel
gehalten, und sie zum Gebrauche, selbst in Fällen von Lungensucht und hektischen Fiebern, vorgeschlagen hat.

Da ich immerdar und oft wiederholt die erhitzenden Eigenschaften der Myrrhe beobachtet habe, so kann ich ein solches

Verfahren schwerlich zugeben; auch habe ich nach verschiednen Proben keinen Nutzen von ihrem Gebrauche und oft sichtlichen Schaden gespürt, wenn sie entweder in grosen Gaben oder oft wiederholt gegeben ward. Cartheusers Zurückhaltung gefällt mir, da er, ungeachtet ausschweifend in den Lobeserhebungen der Myrrhe, dennoch folgendes sagt: „Sie verdünnt gelind, und beugt der bevorstehenden Verderbniß der flüssigen und festen Theile vor, verbessert sogar kräftigst die schon vorhandene, wenn nur noch kein schleichendes oder hektisches Fieber zugegen ist *).“

Man hat sich der Myrrhe äusserlich in Geschwüren mancherlei Art häufig bedienet, und sie ihrer so genannten balsamischen nnd antiseptischen Tugenden wegen sehr gerühmt. Nun ist zwar nicht zu zweifeln, daß sie die Kräfte der Balsame besitze; ihre Schärfe aber ist vielleicht gröser als in irgend einem der leztern, und alle ihre Tugenden werden jezt fast gänzlich von den gegenwärtigen Ausübern der Wundarzneikunst hintangesezt **).

Will man sich der Kräfte der Myrrhe bedienen, so können sie entweder von Wasser oder Weingeist ausgezogen werden, und zu den meisten Entzwecken gut genug durch Branntwein. Die Auszlehungen durch Weingeist sind schärfer; die durch Wasser milder.

Was ihre reizenden Eigenschaften besonders anlangt, so hat Stahl recht, daß die Menge Myrrhe in der geistigen Tinktur so viel thun wird, als zweimal so viel Myrrhe in Substanz. Folgt man aber der Meinung des grösten Theils der Aerzte, daß die Myrrhe am sichersten im mildern

*) Blande attenuat, et imminentem fluidorum non minus quam solidorum corruptionem avertit, vel jam praesentem, febre lenta tamen aut hectica nondum stipatam, efficacissime corrigit.

**) Bei gereinigten Geschwüren, deren Unheilbarkeit von Atonie der Theile herrührte, habe ich die mit versüßtem Salpetergeiste (durch den sie am kräftigsten extrahirt wird) bereitete und mit Wasser gemischte, auch in einigen Fällen vor sich angewendete Myrrhentinktur, so wie bei langwierigen Geschwüren der Zunge äusserst hülfreich gefunden. Anm. d. Ueb.

Zuſtände zu gebrauchen ſei, ſo wird der Auszug mit Waſſer
dem Entzwecke am beſten entſprechen. Auch hat man mit
einigem Anſcheine den Vorſchlag gethan, man ſollte die
Myrrhe in Subſtanz im Munde kauen, und nichts davon
niederſchlucken laſſen, als was ſich im Speichel aufgelöſt
habe.

Ladanumgummi (ladanum).

Dies folgt zunächſt in meinem Verzeichniſſe. Ich glaube
aber, es hätte ganz ausgelaſſen werden können, da es jezt
nie innerlich zu irgend einem arzneilichen Behufe gebraucht
wird. Man hat es zwar noch in unſern Apotheken, und es
komt zu einigen äuſerlichen Mitteln; es ſcheint aber mehr
wegen ſeines angenehmen Geruchs zu geſchehen, als daß es
irgend eine beſondre Wirkung haben ſollte.

Guajakum (guajacum).

Dieſe Arznei ward zuerſt im Gebrauch eingeführt zur
Kur der veneriſchen Krankheit, bald nachdem ſie zuerſt in
Europa erſchien. Einige Zeit nach dieſem Zeitraume blieb
ſie das vorzüglich angewandte Hülfsmittel und es iſt unmöglich *), die Zeugniſſe zu verwerfen, welche man damals,
und ſeitdem oft von einzig durch dieſes Mittel vollendeten
Kuren abgelegt hat. Gleichwohl giebt es auch viele Zeugniſſe von ſeiner Unkräftigkeit, und ſobald die Anwendung
und die gehörige Verordnung des Queckſilbers bekannt ward,
befand man die Heilkräfte dieſes leztern ſo ſtark und gewiß,
daß es bald das durchgängig angewendete Hülfsmittel, der
Guajak aber indeß eben ſo allgemein hintangeſezt ward.

Einige haben zwar ſeitdem, Boerhaave insbeſondere,
eine günſtige Meinung von ſeiner Anwendung in veneriſchen
Fällen, wenn er ſchicklich gebraucht werde, gehegt, und

---

*) Warum nicht? Man unterſchied damals nicht gehörig
die eigentlich veneriſchen Uebel von denen durch Queckſilber ver-
urſachten chroniſchen Krankheiten, in denen leztern Guajak als
ein reizendes Harn und Schweis treibendes Mittel wohl Dienſte
gethan hat. Anm. d. Ueb.

Astruc hat die besondere Meinung an den Tag gegeben, er sei besonders der Lustseuche angemessen, wenn sie mit Strophel verbunden sei.

Ich habe keine Gelegenheit gehabt, diese leztere Meinung durch Versuche zu prüfen, was aber seinen Gebrauch bei der Lustseuche betrift, so ist mir in neuern Zeiten kein Fall vorgekommen, wo man sich des Guajaks allein bedient hätte; auch weiß ich keinen Arzt in Europa, der sich auf ihn allein verließe, oder der Glück damit gehabt hätte.

Ich sage daher nichts weiter von der Anwendung des Guajaks in der venerischen Krankheit; er ist aber vieler andern Kräfte wegen gerühmt worden. Viele haben den fortgesezten Gebrauch des Absuds zur Kur der Hautbeschwerden empfohlen, und in einigen derselben ist er zuweilen hülfreich gewesen; da ich aber die Unterscheidung der verschiedenen Arten der Hautausschläge schwierig finde, so getraue ich mich nicht, seine Wirksamkeit in dieser Rüksicht gänzlich abzuleugnen, kann aber versichern, daß ich bei vielen Versuchen in keinem derselben irgend etwas kräftiges an ihm gespürt habe. Ueber die Wirkungen des Guajakharzes, äuserlich auf Hautgeschwüre gelegt, sehe man Hunter über die venerische Krankheit, nach.

In Fällen von chronischem Rheumatism sind seine Tugenden gewisser ausgemacht, und die Anwendung seines Absuds hat zuweilen guten Erfolg gehabt; theils aber, weil die Anwendung desselben in starken Gaben den meisten Personen zuwider ist, theils auch, da seine harzigen Theile, in denen seine Tugend vorzüglich liegt, sich nicht gut durch Wasser ausziehen lassen, hat man die Abkochung ziemlich ganz bei Seite gelegt, und selbst die Extrakte, die man aus ihm zu bereiten in Vorschlag gebracht hat, sind fast gar nicht im Gebrauche. Das Harz, welches von freien Stücken aus diesem Baume in dem Vaterlande desselben fließt, wird jezt vorzüglich in Fällen von Gicht und Podagra angewendet.

Zu uns kömmt diese Arznei unter dem Namen **Guajakgummi**, eine Substanz, welche eine grose Menge Harz, und, wie einige sagen, zu drei Vierteln seiner ganzen Substanz enthält. Ob ich gleich überzeugt bin, daß die Kräfte dieses Gummis ziemlich ganz auf seinen harzigen Theilen beruhen, so glaube ich doch kaum, daß es nöthig wäre, dieses Harz vor sich herauszuziehen, da es zu den meisten Behufen durch geistige Auflösungsmittel hinlänglich extrahirt wird. Soll eine wässrige Auflösung gebraucht werden, die, wie ich glaube, oft nöthig ist, so befördert der gummichte Theil die leichtere Auflösung des harzichten; daher es in allen Fällen am besten zu seyn scheint, das ganze Gummi anzuwenden.

Der harzichte Theil scheint der oben erwähnten Natur der Balsame und Terbenthine sehr nahe zu kommen, daher man vermuthen könnte, daß er sich sehr weit im Körper verbreite, und dadurch eine beträchtliche Kraft besitze, die Enden der Gefäß überall zu reizen. Dieses wenigstens scheint besonders den Grund abzugeben, warum es im chronischen Rheumatism Dienste leistet.

Da nicht gezweifelt werden kann, daß Guajakharz durch die Poren der Haut abgehet, so scheint es dem Ansehen nach ein Hülfsmittel in einigen Hautbeschwerden abzugeben. Zu diesen und andern Behufen hat man es in verschiednen Formen verordnet. Man hat es mit Weingeist ausgezogen, und die starke Auflösung davon ist der Guajakbalsam (ballasamum guajacinum) des londner, und das Guajakelixir des edinburgischen Dispensatoriums. Beiden derselben giebt man, ohne daß ihre Kräfte dadurch viel gewönnen, durch einen Zusatz peruanischen Balsams, Geruch. Diese Bereitungen sind Auszüge des reinen harzigen Theiles, ob aber dadurch einiger Vortheil in Rücksicht der Kräfte oder bequemern Einnehmungsart entstehe, zweifle ich sehr*).

Beide Dispensatorien haben auch die Verordnung gemacht, das Guajakharz mit geistigem Salmiakgeiste auszie-

*) Das gepülverte Guajakharz, mit gleichen Theilen zerflossenem Weinsteinsalze zusammen gerieben und dann mit versüßtem Salpetergeiste extrahirt, gab mir die wirksamste Bereitung dieser Art; sie schlägt sich am wenigsten im Wasser nieder und ist die kräftigste Tinktur dieser Art, welche ich kenne.

Anm. d. Ueb.

Von reizenden Mitteln.

hen zu laſſen, einer Flüſſigkeit, welche aus Weingeiſt und kauſtiſch flüchtigem Laugenſalze beſtehet, denn wenn man gleich ein mildes Laugenſalz vorſchreibt, ſo iſt es doch gewiß nur der kauſtiſche Theil *), welcher mit Weingeiſt verbunden werden kann. Dies Auflöſungsmittel zieht Guajakharz ſehr reichlich aus, und wird daher ſehr viel gebraucht, ob es ihm aber viele Vorzüge gebe, ſcheint ungewiß zu ſeyn. Ich bin der Meinung, daß dieſe Flüſſigkeit oft macht, daß man nicht ſo viel davon geben kann, als ſonſt hätte geſchehen können, und da in vielen Fällen ſchon das Guajakharz allzu ſehr erhitzend iſt, ſo muß es dieſe Form insbeſondere ſeyn.

Da man nun eine Auflöſung des Harzes in ſtarkem Rum oder Brantweine in gröſter Menge und ſicherer geben kann, und ſie, wo ich mich nicht irre, mit gleich guten Wirkungen gegeben worden iſt, ſo veranlaſſet mich dies, von dem groſſen Rufe zu reden, den das Guajakharz neuerlich als Mittel gegen das Podagra erhalten hat.

Das Guajakharz iſt in England ſowohl von Mead als Pringle zur Kur des Rheumatisms ſehr geſchätzt worden; daß es aber gegen das Podagra helfe, ward zuerſt von Herrn Emerigon zu Martinique entdeckt, welcher zuerſt aus ſeiner eignen Erfahrung verſicherte, daß es kräftig und hülfreich ſei, alle Schmerzen des Podagras gänzlich hinweg zu nehmen. Dies theilte er bald darauf unſerm Welttheile mit, über den ſich im kurzen der Ruf davon verbreitete. Seit dieſer Zeit iſt es von Vielen in allen Gegenden Europens in Gebrauch gezogen worden.

Es beſteht darin, daß man zwei Unzen Guajakgummi mit drei Pfund Handelsgewicht guten Rums aufgieſt, und wenn man beides acht Tage lang hat digeriren laſſen, die Tinktur durch Papier laufen läſt, und beim Kranken davon einen Eßlöffel voll ein Jahr lang oder länger nehmen läſt.

Die Berichte von den damit angeſtellten Proben aus verſchiednen Ländern ſind ſehr abweichend ausgefallen. Viele Leute haben ſich eines glücklichen Erfolgs gerühmt, aber Viele giebt es auch, welche ſich beſchweren, daß ſie in ihren

*) Eine ſehr ſchöne, richtige Bemerkung. A. d. Ueberſ.

Von reizenden Mitteln.

Erwartungen betrogen worden sind. Verschiedne beklagen sich, daß es ihnen Schaden gethan, und es erhellet, daß die schickliche Anpassung dieses Mittels auf die verschiednen Umstände und Körperbeschaffenheiten noch nicht gut *) aus einander gesezt worden ist.

Die Vertheidiger desselben haben behauptet, es könne sogar gegeben werden, wenn ein Anfall von Podagra vorhanden sei; ich bin aber nach verschiednen Fällen überzeugt, daß dies ein sehr schädliches Verfahren sei.

Was mich anlangt, so sind mir Verschiedne bekannt, welche es mit der Wirkung nahmen, daß ihre Anfälle von Podagra eine lange Zeit ausblieben, niemand aber ist mir vorgekommen, bei dem sie nicht wiederkehrten.

In Einem Falle verschwand das Podagra bei einer Person, welche alljährigen Anfällen unterworfen war, zwei Jahre lang, sie bekam aber nach und nach eine Brustwassersucht, woran sie starb, und ich argwohne, daß verschiedne Andre **), welche die Guajaktinktur genommen, gleiches Schicksal erlitten haben, da ich aus der Erfahrung mit dem portlandischen Pulver und andern Mitteln überzeugt worden bin, daß man schwerlich eine Arznei finden wird, welche die entzündlichen Anfälle des Podagras verhindert, ohne eine

---

*) Die Meisten, denen ich dies Mittel habe mit Nutzen brauchen sehen, waren schwammige Körper, die es nur zur Linderung einige Monat lang brauchten und wenn das Uebel wieder kam, es wiederholten, ohne strenge damit fort zu fahren. Anm. d. Ueb.

**) Hr. Dr. Ebeling sezt hier hinzu: „aber dies Mittel hat wahrscheinlich eben die schädlichen Folgen, deren Collen weiter unten von den bittern Mitteln erwähnt, denn von 8 bis 10 Podagristen, die ich kenne, und die dies Mittel seit zwei Jahren gebrauchen, sind schon 2 am Schlagflusse gestorben. Ich wage es zwar nicht zu behaupten, daß dies schlechterdings eine Folge von der Hemmung des Podagra sei, allein ich halte es für nothwendig, es hier anzuführen, um andere Aerzte auf dergleichen Fälle aufmerksam zu machen."

Atonie *) und einen gefährlichen Zustand des Körpers nach sich zu ziehen.

Verschiedne Aerzte haben Nachtheil von dem Gebrauche des Guajakharzes in einer geistigen Tinktur befürchtet, und ich bin gewiß, daß sich dergleichen zuweilen ereigne. Daher vermeide ich nach Vorgang Bergers in Copenhagen, eines sehr angesehenen Arztes, die geistige Tinktur des Guajaks, und bediene mich fast blos der Zertheilung dieses Harzes im Wasser. Um diese zu bereiten, bringe ich zuerst das Guajakharz mit gleichen Theilen harten Zuckers in ein feines Pulver, und reibe dieses dann mit etwas Eydotter oder Schleim von arabischem Gummi **) sehr sorgfältig zusammen, und bilde daraus eine Emulsion mit Wasser oder wäßerigen Getränken, wie es dienlich befunden wird.

Dieses Mittel gebe ich bei Schlafengehen in einer solchen Menge, daß der Kranke den folgenden Tag einmal ofnen Leib davon bekomme, welches bei verschiednen Personen sich von Gaben ereignet, welche von 15 bis 30 Gran Guajakharz enthalten. Nach Vorgang des verstorbnen **John Pringle** wende ich diese Bereitung einige Zeit nach einander im chronischen Rheumatism an, aber nie lange Zeit hindurch, um die Anfälle des Podagras zu verhindern, da ich dies aus oben angegebnen Gründen für ein gefährliches Verfahren halten würde. Wenn aber Magenbeschwerden oder herumziehende Schmerzen in andern Theilen des Körpers, auf Rechnung des atonischen oder zurückgetretenen Podagras geschrieben werden können, da habe ich dieses Mittel oft, und meines Erachtens mit grosem Vortheile angewandt.

Sassaparille (sarsaparilla).

Sie stehet hier, weil sie so häufig in der Ausübung zugleich mit dem Guajak gebraucht wird; ich würde aber, wenn

---

*) Hierüber habe ich mich, wenigstens was den Erfolg vom Gebrauch der bittern Mittel betrift, schon oben erklärt.
A. d. Ueb.

**) Diese Mischung ist nie lang, sie setzt das meiste Pulver ab, und sie laxiret leicht. Anm. d. Ueb.

ich meine eigne Erfahrung blos zu Rathe ziehen sollte, dieser Wurzel keine Stelle in dem Arzneiverzeichnisse geben, da ich sie in jeder Gestalt versucht, und sie nie als ein kräftiges Mittel in der Lustseuche, oder irgend einer andern Krankheit befunden habe. Andere Aerzte haben jedoch eine beßre Meinung von ihr gehegt, und dem Publikum vorgetragen. Ich überlasse es meinen Lesern, sie nachzulesen, und ihren Meinungen zu folgen, wenn sie es für dienlich erachten.

Saffafras (saffofras).

Dies ist ein Holz, dessen sinnliche Eigenschaften beträchtlicher sind, und da es eine starke Menge eines sehr scharfen wesentlichen Oeles enthält, so kann man vermuthen, daß es Kräfte besitze; von welcher Art aber diese sind, bin ich nicht fähig gewesen, zu bestimmen. Ich muß jedoch bekennen, daß ich es nie anhaltend oder in grosen Mengen bei irgend einer Krankheit gebraucht habe; auch ist mir nicht bekannt, daß man es auf solche Weise in neuern Zeiten anzuwenden versucht habe.

Gewöhnlich wird es blos durch Aufguß ausgezogen, und man vermeidet gemeiniglich langes Abkochen desselben; dies Verfahren hat jedoch eben keinen guten Grund, da man befindet, daß der Absud mit kräftigern Theilen geschwängert sei. Man sagt von diesem Holze, es beförderte die Ausdünstung, und ich glaube mit Recht, da ich fand, daß ein wässeriger Aufguß davon warm und in starker Menge getrunken, den Schweiß sehr wirksam beförderte; welchem besondern Entzwecke aber ein solches Schwitzen angemessen sei, bin ich nicht im Stande gewesen, zu bestimmen.

Gelber Sandel (santalum citrinum).

Noch immer hat der Sandel seine Stelle in den Verzeichnissen unsrer Dispensatorien, und er kann auch, vermöge des wesentlichen Oels und des Harzes, welches er enthält, gewiß eine thätige Arznei seyn. Doch obgleich Hoffmann ihn etwas übertrieben herausgestrichen hat, so ist doch sein Ansehn nicht im Stande gewesen, es dahin zu bringen, daß er noch jetzt gebraucht würde. Vermuthlich könnte man ihn weglassen, da wir wahrscheinlich in unsern Händen viele andre Mittel von gleichen Tugenden haben.

H. Gewürze (aromata).

Nachdem ich von den quirlförmigen und den Schirmpflanzen als Reizmittel gehandelt habe, welche diese Eigenschaft von dem wesentlichen Oele entlehnen, welches häufig in ihnen vorhanden, und größten Theils von angenehmem Geruche ist, so habe ich hierher solche Substanzen gestellt, welche obgleich durch keine botanische Verwandtschaft mit ihnen verbunden, dennoch ihre Tugenden sehr sichtbar ihrem wesentlichen Oele zu danken haben, welches im Allgemeinen den angenehmsten Geruch besitzt, von welchem der Begriff des Gewürzhaften vorzüglich hergenommen ist.

Diese gewürzhaften Substanzen sind fast insgesammt das Erzeugniß sehr heisser Länder, und ihre Oele besitzen gewöhnlich die Eigenschaft, im Wasser unterzusinken. Letztere sind insgesammt von grosser Schärfe und entzünden die Haut, wenn man sie auflegt; giebt man sie aber innerlich, so reizen sie den Magen so sehr, daß sie sehr starke krampfwidrige und blähungtreibende Kräfte zeigen.

Zu gleicher Zeit reizen sie die Gehirnkraft dergestalt, daß sie Einfluß auf das Herz und die Blutgefäse äusern, und daher mit Recht für Herz stärkende Mittel (cordial) geachtet worden sind. Offenbar beschleunigen sie den Puls, und vermehren die Hitze des Körpers, daher sie sich nur allzuleicht in allen den Fällen schädlich beweisen, wo eine solche widernatürliche Verfassung schon in erhöhtem Grade vorhanden ist, und insbesondere überall, wo eine Anlage zur Entzündung in dem Körper vorwaltet.

Zimt (Cinnamomum).

Dies ist ein Gewürz von dem lieblichsten Wohlgeruche. Das Oel desselben ist ziemlich scharf, doch da es in keiner*)

---

*) Man erhält gewöhnlich $\frac{1}{175}$; die verschiedne Güte des Zimtes aber macht dies Verhältniß abweichend von $\frac{1}{175}$ bis $\frac{1}{7}$.
Anm. d. Ueb.

grosen Menge in der Substanz des Zimtes vorhanden ist, wie ihn die Natur hervorbringt, so kann lezterer mit gröserer Sicherheit als die meisten der übrigen Gewürze angewendet werden.

Da er eine Rinde ist, so führen seine gewürzhaften Eigenschaften etwas Zusammenziehendes mit sich, welches Anleitung geben kann, ob man ihn in gewissen Fällen vorzugsweise vor einigen der übrigen Gewürze anzuwenden habe. Die zusammenziehende Kraft desselben ist aber nicht stark, und man kann sich allein auf sie niemals verlassen. Seine aromatischen Kräfte lassen sich durch Aufguß mit Wasser ausziehen, kräftiger aber, wenn er mit Wasser destillirt wird; auf beiden Wegen kann man auch Brantwein anwenden.

Beide englische Dispensatorien haben nun auch eine mit Brantwein (proof-spirit) zu verfertigende Tinktur verordnet. Auf alle diese Arten kann man dieses Gewürz mit Annehmlichkeit brauchen, doch sollten wir nie aus dem Gesichte verlieren, daß es reizet und erhitzet, da selbst einfaches damit destillirtes Wasser bei öfterm Gebrauche sich nachtheilig erwiesen hat, indem es den Schlund angriff.

Wir bekommen das wesentliche Oel davon blos wie es juans aus Ostindien gebracht wird. Ist es in ächtem Zustande, so giebt es das angenehmste und kräftigste Gewürz ab, welches wir haben.

Unser Kollegium hat nun in seine Arzneiliste den Mutterzimt (cassia lignea) aufgenommen, welcher alle die Eigenschaften des Zimtes nur in einem weit geringern Grade besizt, zu gleicher Zeit aber keine andere besondere Kraft hat. Er weicht vom Zimte dadurch ab, daß er eine starke Menge schleimichter Materie enthält, ich sehe jedoch nicht ein, daß dies zu irgend einem besondern Entzwecke dienlich seyn könne *).

*) Der Verf. gedenkt der vortreflichen Zimtblüten (Flores Cassiae) nicht, da sie doch der Erwähnung so werth waren. Ihr Preis ist gewöhnlich nur ⅓ des Zimtpreises, und sie ersezen in der Arznei die Stelle der Zimtrinde völlig. Das Oel der erstern kömt mit dem der leztern völlig überein, nur daß es in

Würznelken (caryophilli).

Dies ist eine aromatische Substanz von sehr lieblichem Geruche, welche viel wesentliches Oel enthält, wodurch es alle die Kräfte bekömmt, die wir den Gewürzen überhaupt zugeschrieben haben.

Destillirt man hier zu Lande dieses Oel aus den zu uns gebrachten Würznelken ab, so ist es dem Ansehn nach nicht sehr scharf; man bringt uns aber ein Oel unter diesem Namen von Holland, welches eine sehr grose Schärfe besizt. Es ist eine Schärfe, wie wir sie in dem durch Weingeist verfertigten Würznelkenextrakt antreffen, und man glaubt daher gewöhnlich, daß das fremde Oel seine grose Schärfe von einer Menge des Harzes entlehne, welches man durch Weingeist bekömmt, und mit dem Oele gemischet worden. Durch diesen Zusaz wird es gewiß weit kräftiger zu äusserlichem Gebrauche. In welcher Mase es aber, wenn man die Gabe gehörig wählt, zum innerlichen Gebrauche untauglich werde, kann ich nicht genau bestimmen.

Muskatennuß (Nux moschata).

Dies ist eine Substanz voll eines ölichten Stoffes von zweierlei Art; der eine ist fester, der andere aber flüchtiger, und gehet bei der Destillation sowohl mit Wasser als mit Weingeist über. Die fixen Oeltheile sind eine butterartige Substanz, ohne Geschmack oder Geruch, und daher in der Arznei zu eben nichts zu gebrauchen. Der flüchtigere Theil ist von zweierlei Art, indem ein Theil davon als ein dünnes flüchtiges Oel zum Vorschein kömmt, der andere aber wegen

noch kleinerer Menge in ihnen vorhanden ist, etwa $\frac{1}{144}$. Dies geringere Verhältniß an Oel ist Ursache, daß die Zimtblüten ein weit weniger erhizendes Gewürz abgeben, auch enthalten sie nichts Adstringirendes, welches sie zu gewissen Entzwecken brauchbarer, als den Zimt macht. Sie haben nur eine kleine beissende Schärfe vor der Zimtrinde voraus, die sich in der Substanz und in den Tinkturen zu erkennen giebt, sonst gleichen sie am Geschmack und Tugenden völlig der Zimtrinde, ausser daß sie etwas schwächer sind. Jam. d. Lieb.

Von reizenden Mitteln.

seiner Neigung zu geliefern dem Aeusserlichen nach etwas von Kampher, aber nicht dessen Natur hat.

Die wirksamen Theile der Muskatennuß kann man nicht nur durch die Destillation, sondern auch durch ein bloses Auspressen erhalten, nachdem sie zerstosen worden. So erhält man eine butterartige Substanz, welche in unsern Apotheken unter dem Namen Oleum macis expressum bekannt ist, und viel Geruch von der Muskatennuß hat. Sie wird gewöhnlich zu uns aus fremden Landen gebracht, aber selten ächt *).

Die Muskatennuß ist ein Gewürz, welches für die meisten Personen einen angenehmen Geruch und Geschmack hat; da sie aber eine unkräftige talgähnliche Materie bei sich führt, so ist sie von weniger scharfem Geschmacke als verschiedne der übrigen Gewürze. Wegen ihrer flüchtigen Theile wird sie zu einer Arznei von ansehnlicher Wirksamkeit, und hat alle die Tugenden der andern Aromen, sowohl in Rücksicht des Speisekanals als des Körpers überhaupt.

Einige Schriftsteller haben ihrer schlafmachenden Eigenschaft erwähnt, Lewis aber scheint, seinen Ausdrücken nach zu urtheilen, dergleichen nicht aus eigner Erfahrung bemerkt zu haben. Bontius aber redet von diesem Umstande als von einem öftern Ereignisse in Ostindien, welches seinen Beobachtungen oft vorgekommen sei, und in den Tagbüchern der naturforschenden Gesellschaft **) finden wir einen Bericht von ausserordentlichen Wirkungen einer grosen Menge eingenommener Muskatennuß auf das Nervensystem.

Ich habe selbst zufälliger Weise Gelegenheit gehabt, seine betäubende und einschläfernde Kraft wahrzunehmen. Aus Versehen nahm jemand zwei Quentchen oder etwas mehr gepülverte Muskatennuß; er fühlte Wärme in seinem Ma-

---

*) Ueber die Entdeckung der Verfälschung dieser und anderer Droguen sehe man, ich möchte fast sagen, mein Buch nach: Kennzeichen der Güte und Verfälschung der Arzneimittel von van den Sande und Hahnemann, 8. Dresden, Walther 1787.

**) Ephem. Dec. II, annus II, Observ. 120.

gen ohne einiges Uebelbefinden; in etwa einer Stunde aber, nachdem er sie genommen, ward er mit einer Schläfrigkeit befallen, die sich allmählig zu einer vollständigen Dummheit und Unempfindlichkeit erhöhete, und nicht lange hernach fand man ihn vom Stuhle gefallen, wie er in erwähnten Umständen auf dem Boden seines Zimmers lag. Zu Bett gebracht fiel er in Schlaf; wenn er aber von Zeit zu Zeit etwas aufwachte, so war er ganz ohne Verstand, und so blieb er wechselsweise im Schlafe und im Phantasiren verschiedene Stunden lang. Beide dieser Symptomen aber verminderten sich allmählig, so daß er etwa sechs Stunden darauf, nachdem er die Muskatennuß genommen, sich ziemlich gut von beiden wieder erholt hatte. Er beklagte sich nur noch über Kopfschmerz und einige Schlaftrunkenheit, schlief natürlich und ruhig die folgende Nacht hindurch, und befand sich den folgenden Tag völlig so gesund wie vorher.

Es ist kein Zweifel daß alles dies die Wirkung der Muskatennuß war, und es ist mir wahrscheinlich, daß verschiedne andere Gewürze in grosen Gaben genommen, gleiche Wirkungen zeigen würden, daher ich der Meinung bin, daß überhaupt ein starker Gebrauch derselben in Fällen von Schlagfluß und Lähmung sehr undienlich seyn könne.

Ich habe nur noch von der Muskatennuß zu erwähnen, daß ihre wirksamen Theile durch mäsiges Kochen nicht verfliegen. Das Einmachen der Muskatennuß (nux moschata condita) beraubt die Muskatennuß nicht ihrer Tugenden, wie bei vielen andern eingemachten Dingen der Fall ist, während uns diese Zubereitung ein Mittel an die Hand giebt, welches sich zu verschiednen Formeln schikt, worin man die Muskatennuß brauchen kann.

Muskatenblume (macis)

Dies ist ein Theil von derselben Muskatennußfrucht und besitzt daher sehr viel von denselben Eigenschaften, nur sind sie von etwas verschiednem Geruche und Geschmacke, und enthalten ein Oel, oder wenigstens einen Theil von Oele, welcher flüchtiger und etwas schärfer ist.

Nelkenpfeffer (Pimento).

Die bisher erwähnten Gewürze waren Produkte aus Ostindien, dasjenige, was wir nun anführen werden, kömmt blos von Amerika, wiewohl es fast ganz dieselben Eigenschaften, wie die orientalischen Gewürze, besitzet. Der Nelkenpfeffer ist von duftendem und lieblichem Geruche besonderer Art, und scheint gleichsam eine Zusammensetzung aus verschiednen der schon erwähnten zu seyn. Gleich dieser enthält er eine grose Menge wesentlichen Oels, welches im Wasser untersinkt. Seine einzige Anwendung ist zur Würzung der Speisen, und er besizt keine besondern Tugenden in der Arznei, die mir bekannt wären.

Cardamomen (Cardamomum).

Es ist die Art von Amomum, die man mit der Benennung der kleinern Cardamoine unterscheidet. Es ist ein Saamen von angenehmem aromatischem Geruche und Geschmacke, aber nicht so scharf, als verschiedne andere, er besizt mit den übrigen Gewürzen gemeinsame Eigenschaften, welche von einem wesentlichen Oele herrühren, welches jedoch von den übrigen schon erwähnten dadurch abweicht, daß es nicht im Wasser untersinkt.

Es giebt noch eine andere Art Amomum, die man ehedem in unsern Apotheken unter dem Namen Paradieskörner hielt; da sie aber genau von gleicher Natur mit der kleinern Cardamome und schwächer waren, so läßt man sie jezt mit Recht hinweg.

Ingber (Zingiber).

Diese Wurzel gehört zu einer Pflanze von gleichem Geschlechte als die vorige, und enthält, gleich ihr, ein wesentliches Oel von einer scharfen gewürzhaften Art; sie besizt daher gleiche krampfstoibrige und blähungtreibende Kräfte, wie die andern Gewürze.

Mir ist ihr Geruch weniger angenehm, an Geschmack aber ist sie stechender und erhitzender.

Meiner Beobachtung zufolge ist sie eben so erhitzend für den Körper, als die andern Gewürze, und, warum Lewis sie nicht dafür ansahe, kann ich nicht verstehen, auch finde ich nicht, daß die firere Beschaffenheit ihrer wirksamern Bestandtheile einen Grund hiezu angäbe, da die firern Theile in verschiednen Gewürzen, wie die Würznelken und der Pfeffer sind, eine grösere Schärfe besitzen, als ihre flüchtigen.

Diese Wurzel läßt ihre wirksamen Theile gut mit Wasser ausziehen, daher man sie füglich im Aufgusse gebraucht, auch läßt sich ihr Aufguß ziemlich gut zu einem Sirup machen.

Es ist jedoch nicht nöthig, wenn man dieses thun will, daß man, wie sowohl das londner als das edinburger Dispensatorium vorgeschrieben hat, die Flüssigkeit nicht kochen dürfe, indem, wie schon bemerkt worden ist, ihre thätigen Theile nicht beim Sieden verfliegen, und man durch Kochen des Ingbers in Wasser einen kräftigen und eben so angenehmen Sirup mit geringern Kosten verfertigen kann.

Eben wegen dieser firern Natur der thätigen Bestandtheile des Ingbers ist der eingemachte Ingber eine hinreichend thätige Bereitung desselben, welche sich zu verschiednen Formen schickt nur muß man den aus Ost- oder Westindien zu uns gebrachten jeder hier zu Lande verfertigten Bereitung vorziehen.

Zitwerwurzel (Zedoaria).

Ich habe sie hierher gesezt, weil sie zu demselben Geschlechte von Pflanzen gehört, als die beiden lezt erwähnten, ich glaube aber kaum, daß sie die Stelle verdient, die sie bisher in unsrer Praxis eingenommen. Ihr Geruch und Geschmack ist weniger angenehm, als der von irgend einem andern bisher erwähnten Gewürze, und ihre Bitterkeit ist allzu unbedeutend, als daß sie dadurch eine Stelle unter den tonischen Mitteln bekommen könnte. Ich bin überzeugt, daß man sie

Von reizenden Mitteln.

mit gutem Fuge aus unserm Verzeichnisse der Materia medika weglassen könnte.

Da sie einen Kampher enthält, so kann sie Kräfte haben, ich kann aber nicht finden, daß sie dadurch zu irgend einem besondern Entzwecke mit Vortheil anwendbar würde, ungeachtet der ausschweifenden Lobeserhebungen, die ihr, wie ich oben erwähnt, Cartheuser beilegt.

Pfeffer (Piper).

Dies ist ein Arom, welches zur Würzung unsrer Speisen weit häufiger gebraucht wird, als irgend ein andres. Er ist von weniger angenehmem Geruche, als die meisten der übrigen erwähnten, und verliert seinen Werth durch Verriechen weniger als die andern, während sein Geschmack stechender und dauerhafter ist.

Er enthält ein wesentliches Oel, welches, wie das der übrigen Gewürze, im Wasser untersinkt, aber weniger scharf, als der Pfeffer selbst ist; so wie es denn aus Gaubius Versuchen erhellet, daß die wirksamsten Theile des Pfeffers von einer sehr festen Natur sind. Sie lassen sich durch Wasser ausziehen, und durch Eindickung des Dekokts in Gestalt eines Extraktes von äußerster Schärfe erhalten. Mittelst dieses Theils, welcher eine harzigte Substanz zu seyn scheint und vermöge seines wesentlichen Oels, besizt er alle die Kräfte und Tugenden der andern aromatischen Substanzen.

Neumann aber, welcher blos auf die Eigenschaften des wesentlichen Oeles sahe, hielt den Pfeffer für weniger hizig, als andere Gewürze, und der gelehrte Gaubius hat dieselbe Meinung angenommen.

Sie zu unterstüzen, beruft er sich auf seine eigne Erfahrung, und sagt ausdrücklich, daß er von keiner auch noch so grosen Menge verschluckten Pfeffers gefunden hätte, daß sie je seinen Magen erhizt, oder sein Blut in grösere Wallung gebracht habe.

Ich vermuthe, daß dies von Gewohnheit herrührte, weil er sich dessen häufig bediente, denn meine Erfahrung war das Gegentheil. Ich habe mein ganzes Leben hindurch weder den Geruch noch den Geschmack des Pfeffers leiden können, welches ich einem Instinkte meiner Körperbeschaffenheit zuschreibe, denn wenn ich auch noch so wenig von diesem Gewürze zu mir nahm, so fühlte ich immer Hitze davon im Magen, und ich ward durch und durch heiß.

Mich deucht, Linne und Bergius urtheilen sehr richtig, und vermuthlich aus Erfahrung, wenn sie dem Pfeffer eine erhitzende Kraft beilegen, und Lewis ist der ausdrücklichen Meinung, daß Pfeffer den Körper mehr erhitzet, als einige andere Gewürze, die von gleich brennendem Geschmacke sind.

Bontius macht mit Recht die Meinung der Javaneser lächerlich, welche den Pfeffer von kalter Natur ansehen. Da der allgemeine Gebrauch desselben in Indien sich nicht merklich schädlich erweist, worauf sich Gaubius beruft, so kann man dies als die Wirkung einer starken Gewohnheit ansehen, welche der Gebrauch der Gewächsspeisen eingeführt hat, und man kann behaupten, daß die gemeine Meinung von seiner Unschädlichkeit oder wohl gar Nüzlichkeit, auf keinem guten Grunde beruhe, sondern blos zur Rechtfertigung des Verfahrens des gemeinen Mannes diene, welches in einigen ähnlichen Fällen solchen Volkswahn veranlaßt hat.

Die erhitzenden Kräfte des Pfeffers darzuthun, brauche man keinen andern Beweis, als daß er mit Erfolg zur Hinwegnehmung der Wechselfieberanfälle gebraucht wird, wenn man ihn einige Zeit vor dem zu erwartenden Paroxysm giebt, welches er, meines Erachtens, auf keine andere Weise thun kann, als daß er eine beträchtliche Hitze *) im Körper zu-

---

*) Man hüte sich deshalb vor der Pferdekur, Pfeffer mit Brantwein gegen kalte Fieber einzunehmen; wie oft ist nicht dadurch ein anhaltendes (hitziges) Fieber und der Tod erfolgt! Ueberhaupt mißbillige ich, daß der Verf. so eine Menge Mittel gegen Wechselfieber der Anführung würdige. Uebelkeit erregende kleine Brechmittel, vollständige Abführungsmittel von oben und unten, Mohnsaft und die Rinde sind uns hinreichend. A. d. U.

wege bringt. Ueber seine erhitzenden Wirkungen sehe man van Swieten (comm. in Boerh. Vol. II. S. 31.) nach.

Langer Pfeffer (piper longum).

Er kömmt von demselben Geschlechte, als lezterer, hee, hat auch genau dieselben Eigenschaften, nur in einem schwächern Grade, und hätte daher nicht jenes Stelle einnehmen sollen, wie in einigen unsrer in den Apotheken vorhandnen zusammengesezten Mittel, z. B. in der gewürzhaften Tinktur des londoner und edinburger Dispensatoriums, in dem Bitterweine, in dem zusammengesezten Boluspulver, in den aromatischen Species, und in der Pauluskonfektion des erstern, geschehen ist, in welchen Formeln insgesammt man füglich schwarzen Pfeffer hätte nehmen können. Lewis hält den langen Pfeffer für erwärmender als den schwarzen, Bergius aber denkt anders, und so thue auch ich.

Cubeben (cubebae).

Auch diese gehören zu gleichem Geschlecht als die zwei lezterwähnten Pfefferarten, und besitzen gleiche Eigenschaften, nur in einem noch schwächern Grade, und hätten daher in unserm Verzeichnisse wegbleiben können. Ihr Geruch aber ist angenehmer, als der von den andern beiden Pfeffersorten, und sie machen einen angenehmen Bestandtheil in dem Bitterweine aus, als Pfeffer oder Ingber.

Spanischer Pfeffer (Capsicum).

Er wird in unsern Dispensatorien unter dem Namen des Indianischen Pfeffers angeführt, und man nennt ihn überall Pfeffer, seines Brennens wegen, ob er gleich von einem ganz verschiednen Pflanzengeschlechte kömmt. Er hat im Geschmacke die Schärfe des Pfeffers, ohne das mindeste von seinem Geruche, oder den irgend eines andern Gewürzes zu haben, das ich kenne. Man bedient sich dessen jezt fast allgemein zur Würzung der Speisen, hat aber wohl noch nie eine Stelle in Arzneiformeln erhalten.

„Eine besondere Anwendung, die man davon machen kann, lernet man aus folgender Stelle und Vorschrift des Bergius.

„Man nehme 6 Gran spanischen Pfeffer, und 40 Gran Lorberbeeren, mische es zu einem Pulver, und theile es in drei gleiche Theile, wovon man die erste gleich zu Anfange des Fieberfrostes, die zweite Tages darauf zu derselben Stunde, die dritte aber am dritten Tage nimt. Ich habe sehr oft alte Wechselfieber *) mit diesem Pulver und gewöhnlich ohne Rückfall geheilt gesehen" **).

Weisser Zimt (canella alba).

Dies ist eine Substanz, welche, sowohl wegen ihres Geruchs als ihres Geschmacks unter die Gewürze zu rechnen ist, wiewohl diese Eigenschaften in demselben von schwächerm Grade, als in den meisten der erwähnten Aromen ist. Er hat keine besondern Tugenden, und ist blos zur Verbesserung des Geruchs und Geschmacks der Bitterkeiten gebraucht worden, wozu er in der Tinktura amara des edinburger Dispensatoriums sich besser schickt, als der Ingber, den das londner Kollegium vorschreibt.

Winters Rinde (cortex winteranus).

Unter diesem Namen hat man eine lange Zeit hindurch den weissen Zimt in ganz Europa gebraucht, und nur erst in

---

*) Es ist schwerlich glaubhaft, daß durch drei Gaben dieses erhitzenden Pulvers sehr oft alte Wechselfieber geheilt werden sollten, wodurch das ganze System der Lymphgefäse in grose Veränderungen und Unordnungen nicht selten gesetzt worden ist, die nicht so geschwind zu heben sind. Anm. d. Ueb.

**) R. Semin. piper ind. gr. Vj. bacc. laur. Ʒjj. M. F. pulvis dividendus in tres partes aequales, quarum prima portio sumenda incipiente primo rigore, secunda postridie eadem hora, tertia vero tertio die. Saepissime vidi febres intermittentes protractas hocce pulvere curatas plerumque sine relapsu.

Von reizenden Mitteln.

England ist die ächte Wintersrinde *) noch bekannt. Bergius macht die Bemerkung: „Viele Schriftsteller machen die Wintersrinde von dem weissen Zimt verschieden, mir ist aber keine andere winterische Rinde bekannt als diese". So verhält es sich in andern Ländern; in den leztern Jahren aber haben unsre Weltumsegler uns aus der magellanischen Meerenge eine Rinde gebracht, welche gewiß die ursprüngliche winterische Rinde ist, und eine Substanz, welche von dem weissen Zimte beträchtlich abweicht.

Nach den Berichten, die Fothergill in die londonschen medicinischen Bemerkungen eingerückt hat, erhellet, daß die ächte Wintersrinde von leichter und angenehmer gewürzhafter Bitterkeit sei; welchen besondern Nutzen sie aber als Arznei haben möchte, ist noch nicht bestimmt; daß sie ein Vorbauungsmittel gegen den Scharbock abgebe, beruhet auf keinen sichern Gründen. In Betreff alles dessen, was wir von ihr wissen, muß ich auf die London. Obs. Med. **) verweisen.

I. Scharfe Substanzen (Acria).

Aronwurzel (arum).

Diese Wurzel hat besondere Bestandtheile. Wie sie aus der Erde kömmt, enthält sie einen scharfen Stoff, welcher sich nicht durch Weingeist ausziehen läßt, folglich kein wesentliches Oel ist. Obgleich dieser scharfe Stoff keinen Geruch von sich giebt, so verfliegt doch seine Schärfe leicht beim Trocknen, und dünstet unter dem Abkochen mit Wasser ab, steigt aber weder mit Wasser noch mit Weingeist bei der Destillation dergestalt über, daß er die übergegangene Flüssigkeit im mindesten schwängerte.

Ausser diesem scharfen Stoffe, welcher wenig gegen das Ganze beträgt, bestehet die Wurzel aus einer mehlichten und

---

*) Auch in unsern Apotheken ist sie nicht unbekannt. Werlhof rühmt sie als ein vortrefliches Magen und Nerven stärkendes Mittel. Anm. d. Ueb.

**) Vol. V. S. 46. u. f. w. A. d. U.

nahrhaften Materie. Es macht daher blos dieser scharfe Stoff sie zu einer wirksamen Arznei. Die Schärfe derselben wird man gewahr, wenn man die frische Wurzel auf die Haut legt, welche, wenn sie empfindlich ist, davon roth wird, und sich in Blasen erhebt; doch ist sie in dieser Rücksicht nicht so entzündend, als verschiedne andre oben erwähnte Substanzen. Innerlich genommen, reizt sie den Magen, und erregt die Thätigkeit der Verdauungskräfte; wenn sie schläfrig sind. Zum Beweise ihrer den ganzen Körper reizenden-Kraft, ist sie, wie andere Reizmittel, in Wechselfiebern nützlich gewesen.

Bergius giebt einen Bericht von ihrer besondern Tugend, gewisse Kopfschmerzen zu heilen, und, um seinen Sinn nicht zu verfehlen, halte ich es für dienlich, meinen Lesern die ganze Stelle vorzulegen. "Ich habe von Zeit zu Zeit von dieser Wurzel, wenn ich sie mit alkalischen, absorbirenden und gewürzhaften Substanzen verband, vortrefliche Wirkung in den hartnäckigsten sympathischen Kopfschmerzen erfahren. Diese Art Kopfweh hatte alle Heilmittel verspottet, ehe ich auf das zusammengesezte Aronpulver verfiel. Ich verstehe nämlich unter dem sympathischen diejenige Art von Kopfweh, welche von den ersten Wegen, vermuthlich von schwarzer Galle, herrührt, wovon die Kranken mit gröstem Ungestüm gequält werden, welches nach Zwischenzeiten wieder ansezt, ohne Fieber ist, und einen zuweilen allzulangsamen, gewöhnlich aber natürlichen Puls bei sich führt. Oft wird die Zungenwurzel, ja selbst die Zähne werden schwarz, wie etwa bei Tabakrauchern geschieht. Aderlässe, Blutigel, Schröpfköpfe, Blasenpflaster, Laxiermittel, mineralische Wasser richten bei dieser Art Kopfweh nichts aus, und vermehren oft den Schmerz, welches auch von Salzen geschieht. Das zusammengesezte Aronpulver aber hat allemal Linderung verschaft. Bei Wechselfiebern habe ich alle zwei Stunden ein Pulver gegeben, welches aus fester Aronwurzel und Vitriolweinstein von jedem zehn Gran, und aus fünf Gran guter Rhabarber bestand. Sie führten mäsig ab, und nahmen nicht selten das Fieber hinweg, zuweilen ohne Rückfall;

erregten aber bei empfindlichern Personen Bauchgrimmen, in welchem Falle daher die Menge der Aronwurzel vermindert werden muste *).

Junker erzählt uns, daß sie, mit Brantwein gegeben, ein sehr starkes schweistreibendes Mittel sei; die Genauigkeit und Urtheilskraft dieses Verfassers aber verdient sehr wenig geachtet zu werden.

Ehedem ist sie in England häufig in der Arzneikunde gebraucht worden, in diesem Lande aber, so viel ich weiß, sehr wenig. In England ward sie vorzüglich in dem zusammengesezten Aronpulver (pulvis ari compositus) der leztem Ausgabe des londner Dispensatoriums gebraucht, welches eine sehr abgeschmackte Zusammensetzung war und jezt gänzlich weggelassen worden ist.

Das zusammengesezte Aronpulver des edinburger Dispensatoriums von 1756 ist etwas besser, aber immer noch so sehr mit andern Ingredienzen überladen, daß es ungewiß wird, was die Aronwurzel, und was die andern Ingredienzen wirken mögen; daher es in den leztern Ausgaben als eine officinelle Bereitung mit Recht ausgelassen wird.

*) Praeclarum effectum identidem expertus sum ex hac radice, alcalinis, absorbentibus et aromaticis maritata in cephalaeis sympathicis pertinacissimis. Haec species cephalaeae omnes eluserat medelas, antequam in pulverem ari compositum inciderem. Scilicet sympathica ea est a primis viis, forte ab atrabili profecta, dolore capitis insano vehementi cruciantur aegri saepe per intervalla recrudescente absque febre, pulsu subinde nimis tardo, plerumque vero naturali. Saepe linguae basis ipsique dentes nigrescunt, velut apud illos qui ore tabaci fumum hauriunt, venae sectiones hirudines, scarificationes, vesicatoria, laxantia, aquae minerales, in hac specie cephalaeae nihil efficiunt, sed saepe augent dolorem; quod etiam accidit a propinatis salinis. Sed pulvis ari compositus nunquam non solatium attulit. In febribus intermittentibus pulveres dedi quovis bihorio e rad. ari solid. et tart. vitriol. ℈ß. rhei selecti gr. V. Illi purgarunt alvum mediocriter, et subinde febrem sustulerunt, quandoque absque relapsa, sed apud sensibiliores tormina excitarunt, quare dosis ari tunc diminuenda fuit.

Bergius schlägt vor, sie nur mit gleichen Theilen Vitriolweinstein und halb so viel Rhabarber zu mischen. Da Lewis fand, daß die stechende Kraft derselben sich mit schleimichten und öllchten Substanzen gut bedecken ließe, so schlägt er zwei Theile der Wurzel, zwei Theile arabisches Gummi und einen Theil Wallrath, wohl unter einander gerieben, und dann mit einer wässerigen Flüssigkeit zu einer Emulsion gebracht, vor. „In dieser Form, spricht er, habe ich die frische Wurzel von 10 Gran bis zu einem Scrupel drei oder viermal täglich gegeben; sie verursachte gemeiniglich die Empfindung von einer mäsigen Wärme zuerst um den Magen, und nachgehends in den entferntern Theilen, erregte offenbar die Ausdünstung, und brachte oft einen reichlichen Schweiß hervor. Es wurden verschiedne hartnäckige rheumatische Schmerzen von dieser Arznei gehoben; und ich empfehle sie daher zu fernern Versuchen".

Bergius giebt die Anweisung, diese Wurzel nur dann zu sammeln, wenn die Saamen reif geworden, und die Pflanze abzusterben anfängt; und Lewis giebt hievon, meines Erachtens, den wahren Grund an. Er glaubt, daß die Wurzel von hinlänglicher Kraft zu arzneilichem Behufe in allen Stufen ihres Wachsthums sei; da sie aber bisher bloß in trocknem Zustande gebraucht worden ist, so habe man sie gewöhnlich um die Zeit ausgegraben, wenn die Pflanze zu vergehen anfängt, da die Wurzel dann am wenigsten saftig ist, und am wenigsten zusammentrocknet.

Seidelbast (mezereon).

Diese Pflanze ward als eine der schärfsten in unserm Verzeichnisse zwar ausgelassen, verdient aber hier erwähnt zu werden.

Blos die Rinde der Wurzel dieses Strauchs wird in Gebrauch gezogen, der holzige Theil derselben ist ganz geschmacklos und die Apotheker betrügen sich selbst, wenn sie auſſer der Rinde noch einen Theil des Holzes mitnehmen.

Diese Rinde enthält eine sehr scharfe Materie, welche auf die Haut gelegt, leicht eine Blase und einen starken

Abfluß von Feuchtigkeit erregt. Da man dies nun durch öftere Auflegungen fortsetzen kann, ohne daß der Theil angefressen werde, so hat man sich dieses Mittels in Frankreich häufig als eines immerwährenden Fontanels unter allen den Wirkungen solcher Mittel bedient. Vorschriften, wie man sie anwenden solle, giebt Baume in der lezten Ausgabe seiner Elemens de pharmacie. Vollständiger werden sie in dem Essai sur l'Usage et les effets de l'Ecorce du Garou, par M. Archange le Roy, Paris 1767, ertheilt und auch von Bergius ausgehoben.

Der innerlich zu gebrauchende Kellerhals wird im Absud verordnet, zwei Quentchen Wurzel in drei Pfund Wasser bis zu zwei Pfund eingekocht, und in verschiednen Zwischenzeiten binnen vier und zwanzig Stunden ausgetrunken. In dieser Gabe beweist sie sich etwas erwärmend im Magen, in größrer Menge aber getrunken, verursacht sie eine schmerzhafte Hitze mit Uebelkeit, ja selbst mit Erbrechen. Zuweilen beschleunigt sie den Puls, und erhizt den ganzen Körper.

Schon längst hat sie in dem Rufe gestanden, daß sie venerische Knoten heile, bei denen das Quecksilber fehlgeschlagen. Wie man sie in solchen Fällen zu gebrauchen habe, hierüber sehe man Russell in den Lond. med. obs. Vol. III. art. 22. nach *).

*) Herr D. Ebeling sezt hier hinzu: »Ich habe verschiedentlich im Edinburger Hospitale sehr gute Wirkungen davon gesehn, und sie selbst bei venerischen alten Geschwüren mit sehr gutem Erfolge statt des sonst gewöhnlichen Holztranks gebraucht. Doch würde ich hierauf nicht sehr bauen, wenn ich nicht bei einem jungen Manne, der mit venerischen Knochenschmerzen und der Gicht behaftet war, die besten Wirkungen davon gespürt hätte. Die Gicht versicherte er schon gehabt zu haben, ehe er jemals die geringste Spur einer venerischen Ansteckung merkte, welche, wie gewöhnlich, bald durch Mercurialmittel gehoben ward, und dennoch ward er sowohl von dieser als von den venerischen Knochenschmerzen innerhalb zehn Wochen befreit. Ich gab ihm alle Tage ein Pfund von obigem Trank und rieth ihm blos mäßige Bewegung und eine genaue Lebensordnung dabei an. Das Mittel wirkte stark auf den Harn, der oft ganz faserlcht war, und auf den Schweis, ohne ihn merklich zu entkräften, und die

Gleichfalls soll sie andere Ueberbleibsel der venerischen Krankheit heilen, welche das in grosen Mengen genommene Quecksilber nicht hat heben können. In einem Falle von Verschwärungen an vielen verschiednen Stellen des Körpers, welche übrig blieben, nachdem das Quecksilber lange Zeit und in groser Menge genommen war, fand ich, daß sie durch den Gebrauch des Absuds von Seidelbast, zwei bis drei Wochen gebraucht, gänzlich geheilet wurden.

Home fand, daß diese Abkochung nicht nur skirrhöse Geschwülste heilte, welche nach der venerischen Krankheit, und nach dem Gebrauche des Quecksilbers übrig blieben, sondern daß sie auch einige andere Drüsenverhärtungen heilte, welche von andern Ursachen entstanden waren. Ich habe sie oft, in verschiednen Hautbeschwerden gebraucht, und zuweilen mit Erfolge.

Schwärzliche Küchenschelle (pulsatilla nigricans).

Dies ist eins von den Heilmitteln, die wir dem gütigen Eifer des Baron Störck zu danken haben; er hat ihr aber so viele wundersame Wirkungen zugeschrieben, daß er bei vielen Personen an seiner Glaubwürdigkeit gelitten, und daß Viele veranlasset worden sind, dies Mittel zu vernachlässigen, und weder öftere, noch gute Proben damit anzustellen.

Hiezu ist noch in Schottland gekommen, daß die Pflanze in diesem Lande nicht einheimisch ist, und man sie nicht leicht

ganze Kur ward mit einer Abkochung von Quassienholze beschlossen. Er ist nun schon von der Mitte des Winters an gerechnet, völlig acht Monate bei vollkommner Gesundheit geblieben, ungeacht er seines Gewerbes wegen häufig einer schlimmen Witterung und Lebensordnung ausgesetzt ist." Ich setze hinzu, daß diese Wirkung vortreflich sei und zu ähnlichem Gebrauche der Kellerhalswurzelrinde anleiten sollte. Doch erinnere ich, daß alle diese Beschwerden wo Seidelbast half, nur Folgen des Reizes des vorgängig angewendeten Quecksilbers und nicht eigentlich venerisch waren (denn in diesen hilft gewiß nichts als das Metall). Aber diese Nachwehen sind oft schreckbarer und hartnäckiger als das vorgängige Uebel, und ein Mittel dawider muß willkommen seyn. Anm. d. Ueb.

bekommen konnte. Was aber auch Störck's Versuche für
Glaubwürdigkeit haben mögen, so muß ich erinnern, daß
die Pflanze eine scharfe Substanz ist, und daher wohl wirksam seyn kann. Wegen des besondern dem Kampher ähnelnden Stoffes, den das aus ihr destillirte Wasser enthält, mag
sie wohl besondre Eigenschaften und Kräfte haben.

Ich wollte sie immer noch der Aufmerksamkeit meiner
Landsleute empfehlen, und sie besonders zur Wiederholung
der Versuche in jener Krankheit, die sonst so oft unheilbar
ist, dem schwarzen Staare, aufmuntern.

Die verneinenden Versuche des Bergius und Anderer
sind nicht hinreichend, gegen alle Proben nutzlos zu machen; wenn man überlegt, daß diese Krankheit von verschiednen Ursachen herrühren kann, wovon einige den Arzneimitteln weichen können, ob es gleich andere nicht thun.

Ausser allen den in obigem Verzeichnisse befindlichen,
giebt es noch einige andere Reizmittel, deren man sich ehedem in der Arzneikunde bedienet hat. Da sie aber keine besondern Eigenschaften verriethen, so hat man sie in neuern
Zeiten bei Seite gesezt, und ich habe daher hier blos der
wenigen erwähnt, die noch in den Listen unsrer Dispensatorien
eine Stelle haben.

Indem ich diese Dinge auslasse, kann ich jedoch nicht
umhin, zu erinnern, daß wir von den schärfsten, und vielleicht giftigen Substanzen, das ist, solchen, welche am
kräftigsten auf den menschlichen Körper wirken, auch die
kräftigsten Heilmittel zu erwarten haben. Ob sie also gleich
gegenwärtig in den Listen unsrer Dispensatorien mit Recht
weggelassen werden, um den Apotheker nicht zu überladen,
so sind sie doch demungeachtet schickliche Gegenstände der
Nachforschung aller derer, denen die Vervollkommnung der
Arzneikunde am Herzen liegt.

Sechstes Kapitel.
Besänftigende Mittel (sedantia).

Dies sind die Arzneien, welche gerade zu, und ohne Ausleerung die Bewegungen und Kräfte des menschlichen Körpers vermindern. Sie sind verschiedner Art, je nachdem sie mehr unmittelbar auf das System der Nerven oder Blutgefäse wirken, und wir werden sie diesemnach unter dem Titel der betäubenden und der kühlenden Mittel abhandeln, und die erstern zuerst betrachten.

Erster Abschnitt.
Betäubende Mittel. (Narcotics.)

Dies sind die Mittel, welche die Empfindlichkeit und Reizbarkeit des Körpers, und hiedurch die Bewegungen und Kräfte desselben vermindern, sie zeichnen sich gewöhnlich darin aus, daß sie jenen Stillstand der Empfindung und der Bewegung, in welchem der Schlaf besteht, zuwege bringen, und daher oft schlafmachende (soporific, hypnotic) Arzneien genennt werden.

Weil ihre Kraft und Wirksamkeit so weit gehen kann, daß sie das Lebensprincipium ganz und gar auslöschen können, so machen sie diejenige Gattung von Substanzen aus, welche eigentlich, und im engern Sinne, Gifte genannt werden.

Da die Kräfte der Empfindung und Bewegung vorzüglich auf dem Zustande des Gehirns beruhen, so hat man gewöhnlich angenommen, die Arzneien, von denen wir zu handeln haben, wirkten vornämlich und besonders auf dieses Organ. Doch der Einwürfe nicht zu gedenken, welche gegen alle hierüber vorgebrachte Hypothesen gemacht werden könnten, wird es hinlänglich seyn, die Bemerkung zu machen, daß da die Wirkung der betäubenden Mittel die Bewegungen und Bewegkräfte, besonders in den Theilen vermindert, auf welche man sie unmittelbar anbringt, und sie dieses in

Theilen thun, welche von allem Zusammenhange mit dem Gehirne gänzlich entfernet sind, wir den Schluß machen müssen, daß ihre Einwirkung auf einen Stoff gehe, welcher dem ganzen Nervensystem gemein ist.

Mich deutlicher über diesen Gegenstand zu erklären, nehme ich die Hypothese an, die ich vorhin erwähnet habe, daß es eine feine elastische Flüssigkeit gebe, die in der Marksubstanz des Gehirns und der Nerven wohnt, von deren Bewegungen alle Empfindung und Lebensverrichtungen abhängen, und mittelst deren daher Bewegungen aus jedem einzelnen Theile jedem andern Theile des Nervensystems mitgetheilt werden.

Aus vielen Phänomenen erhellet es, daß die Beweglichkeit dieses Fluidums zu verschiednen Zeiten größer oder geringer seyn, und besonders in diesen Rücksichten durch von aussen an die Nerven gebrachte Körper Einfluß erleiden kann. Ich stelle mir daher die Wirkungsart der betäubenden Mittel dergestalt vor, daß sie die Beweglichkeit der Nervenkraft vermindern, und in einer gewissen Menge sie ganz vernichten können. Dies ist im Allgemeinen die Wirkungsart der betäubend besänftigenden Mittel; sie leidet aber verschiedne Abänderungen, die wir zwar nicht deutlich zu erklären vermögen, bei Betrachtung der einzelnen Betäubungsmittel aber werden wir uns bestreben, weiter zu gehen, als man sonst gethan hat.

Nach diesem allgemeinen Begriffe von der Wirkungsweise der narkotischen Mittel ist die Bemerkung zu machen, daß obgleich ihre Wirkung, wie ich gesagt habe, zuerst und insbesondere auf die Nerven geht, an die man sie unmittelbar anbringt, sie soll stets zu gleicher Zeit andern kommunicirenden Nerven mehr oder weniger mitgetheilet werde, nach Maasgabe der Menge und Empfindlichkeit der Nerven, auf welche diese Mittel ursprünglich angebracht worden waren.

Das auffallendste und häufigste Beispiel dieser Art ist bei Anbringung der narkotischen Mittel auf die innere Fläche des Magens, in welchem sowohl die Menge, als die besondere Empfindlichkeit der Nerven veranlasset, daß sich ihre

Wirkung von hier aus ungemein weit verbreitet. Denn man muß ferner bemerken, daß fast jedes Auflegen solcher Mittel auf einen einzelnen Theil seinen Einfluß mehr oder weniger dem Ursprunge der Nerven oder dem gemeinsamen Empfindungssitze mittheilet, von wo aus er sich wiederum mehr oder weniger auf den ganzen Körper erstreckt.

Aus den eben vorgelegten Erklärungen wird es einleuchten, daß besonders und am gewöhnlichsten mittelst der dem Gehirne mitgetheilten Wirkung der betäubenden Mittel auf den Magen die allgemeinen Einflüsse so leicht in dem ganzen Körper zum Vorscheine kommen; weshalb man auch auf diese vom Sensorium in den ganzen Körper ausfliesenden Effekte bei der Wirkungsart der narkotischen Substanzen vorzügliche Aufmerksamkeit gerichtet hat.

Es wird jedoch gut seyn, mich umständlicher auszudrücken, und daher anzumerken, daß die Effekte unsrer narkotischen Substanzen gewöhnlich und hauptsächlich zuerst in denjenigen Verrichtungen sich zeigen, in denen die Beweglichkeit des Nervenfluidums am leichtesten Veränderung verstattet, nämlich in den thierischen Verrichtungen, aus deren Stillstande der Schlaf besteht; daher dieser so gewöhnlich zuwege gebracht wird.

Zu gleicher Zeit geben sich auch die Folgen in den lebensverrichtungen zu erkennen, dergestalt, daß die Bewegungen derselben geschwächet, und das Spiel derselben langsamer wird; und obgleich dies, aus unten anzuführenden Gründen, nicht immer zum Vorscheine kommen mag, so giebt es doch unzählige Versuche, welche beweisen, daß es ein öfterer, ja selbst gewöhnlicher Erfolg der narkotischen Substanzen sei.

Die Macht der betäubenden Mittel in Verminderung der Beweglichkeit der Nervenkraft legt sich noch beträchtlicher, und ohne Zweideutigkeit in den natürlichen Verrichtungen zu Tage. So wird die Thätigkeit des Speisekanals, jenes Hauptorgans der natürlichen Verrichtungen immer durch die betäubenden Mittel, auf welche Weise sie auch in den Körper gebracht werden mögen, verringert.

Von besänftigenden Mitteln.

Eine andere Wirkung der Betäubungsmittel in Beziehung auf die natürlichen Verrichtungen ist die Verminderung und Hemmung aller Absonderungen, und jeder Ausscheidung, die des Schweisses *) ausgenommen.

Aus allem diesen wird es klar, daß der Einfluß der narkotischen Substanzen sich auf jede von der Gehirnkraft abhangende Verrichtung erstreckt, in welcher Rücksicht sie eine stillende und besänftigende Wirkung zu erkennen geben, welche, obgleich an Graden verschieden und verschiedentlich sowohl durch die verschiedne Beschaffenheit der narkotischen Substanz, als auch durch die verschiedne Verfassung des Körpers, bei welchem sie gebraucht wird, modificirt, sich dennoch durchgängig und geradezu stillend und besänftigend erweist.

Hier entstehet jedoch eine beträchtliche Schwierigkeit, indem man nämlich insbesondere zu bemerken hat, daß die betäubenden Mittel, statt sich immerdar stillend zu erweisen, oder die Thätigkeit des Herzens zu vermindern, oft einen starken Reiz auf lezteres abzugeben scheinen, und bei ihrer anfänglichen Wirkung oft die Stärke und Menge seiner Schwingungen vermehren.

Wie dies mit unserm Hauptsatze zu vereinbaren, und diesem gemäs zu erklären sei, ist schwer zu sagen. Einige haben sich eingebildet, daß es in derselben narkotischen Substanz einen reizenden, so wie einen beruhigenden Stoff gebe. Daß sie einigen Grund zu dieser Meinung haben, erhellet daraus, daß die narkotischen Mittel von Geschmack scharf sind, und wenn man sie äusserlich auflegt, die Haut gar leicht entzünden. Daß im Weine oder andern brennenden Geistern, die gewöhnlich narkotisch wirken, der reizende Stoff in groser Menge vorhanden sei, läst sich leicht zugeben.

Doch ist auf der andern Seite die direkte Reizkraft zweifelhaft, da sich bei vielen narkotischen Substanzen die besänftigende Eigenschaft schon von sehr kleinen Gaben äussert, daß in so kleiner Menge wohl kaum ein so groses Verhältniß reizenden Stoffes zugegen seyn kann, daß das Herz so stark

---
*) Nicht auch des Harns? Anm. d. Ueb.

erregt werden könnte, da wir keinen Fall von einem blos reizenden Mittel kennen, welches in gleich kleiner Menge diese Wirkung hätte, es mag nun in den Magen gebracht werden, oder auf irgend einem andern Wege zu dem Körper kommen. Auch kann noch ein andrer Umstand hier in Betrachtung kommen. Es giebt keinen Grund anzunehmen, daß, wo reizende und beruhigende Kräfte sich in demselben Stoffe vereinigen, die Reizkraft, wie oft hier geschiehet, gewöhnlich vor der beruhigenden wirken sollte.

Um daher die reizenden Wirkungen zu erklären, welche oft von Einnehmen narkotischer Dinge entstehen, scheint es nöthig, eine andere Ursache anzugeben, als die direkte Reizkraft der angewendeten Substanz ist. Es erhellet, daß diese derjenige Widerstand und die nachfolgende Thätigkeit sei, den die thierische Haushaltung, ihrer Einrichtung nach allem demjenigen entgegengesezt, was sie zu benachtheiligen trachtet.

Diese Kraft ist, wie wir oben gesagt haben, in den arzneilichen Schulen wohl bekannt unter der Benennung Erhaltungs- und Heilkraft der Natur, welche man, so schwer sie auch zu erklären seyn mag, als ein allgemeines Gesetz der thierischen Haushaltung, als Thatsache zugeben muß, wie wir vorhin, als wir von den Reizmitteln redeten, uns bemühet haben, sehr umständlich zu beweisen.

Ich hege keinen Zweifel, daß man sie hier füglich zu Hülfe nehmen könne, um die reizenden Wirkungen zu erklären, welche so oft vom Einnehmen betäubender Mittel entstehen, und gewiß nicht selten offenbar und von Belange sind. Sie setzen aber keine direkte Reizkraft in der narkotischen Substanz zum voraus, da sie sich so gut erklären lassen, wenn man diese Dinge als indirekte Reizmittel ansieht, auf die Art, wie wir oben und hier aus einander gesezt haben.

Ich will nur noch eine Erläuterung dieses Gegenstands hinzusetzen. Häufig erregen die narkotischen Substanzen jenes Delirium, welches unter dem Namen Trunkenheit so bekannt ist. Da dieses sich oft mit denselben Umständen zeigt, die man auf Rechnung einer reizenden Kraft schreibt, so hat man oft geglaubt, sie entstehe von einem auf das Gehirn angebrachten Reitze. Wahr ist es, daß sie zum Theil von der reizenden Wirkung herrührt, die hier auf die erklärte Weise statt findet; wäre es aber hier thulich, so könnte aus den Gesetzen der thierischen Haushaltung bewiesen werden, daß ein Reiz hiezu gewöhnlich unzureichend sei, und daß blos durch den Beitritt einer betäubenden Kraft die Symptomen der Trunkenheit sich erklären lassen, welche von eingenommenen narkotischen Mitteln hervorgebracht wird.

Aus allem diesen ziehen wir daher den Schluß, daß die Wirkung der narkotischen Dinge immer geradezu (directly) stillend sei. Ehe wir jedoch dies bei den einzelnen Mitteln ferner erläutern, wird es dienlich seyn, eines Umstands zu erwähnen, welcher sich auf die Wirkungsart der beruhigenden Mittel überhaupt bezieht. Im Betreff ihrer ist zu bemerken, daß wie die besänftigenden Mittel, wenn sie in den Körper gelangt sind, sich nicht durchaus tödlich beweisen, ihre Wirkung nur eine gewisse Zeit dauert, und daß sie daher nach einer gewissen Zeit, wenigstens früher oder später, je nach Maasgabe der Umstände völlig nachläßt, oder ihre Effekte wenigstens sich um ein grosses vermindern.

Wenn es nun diesem zufolge, nach den verschiednen arznellichen Entzwecken, nöthig ist, daß die narkotischen Mittel fortwirken sollen, so kann dies blos durch Wiederholung des beruhigenden Mittels in gehörigen Zwischenzeiten geschehen; da man dann bei solchen Gelegenheiten findet, daß das Gesetz der thierischen Haushaltung, nach welchem alle Eindrücke, welche nicht zur Thätigkeit anreizen, durch Wiederholung schwächer werden, hier statt findet, und daß daher, wenn man die narkotischen Mittel wiederholt, immer eine stärkere Gabe, als vorher, genommen werden müsse. Dies ereignet sich ziemlich durchgängig beim Fortgebrauch der besänftigenden Mittel, und giebt denen, welche mit den Kräften der Gewohnheit bekannt sind, einen Beweis grund *) an die Hand, daß diese betäubenden Dinge in den meisten Fällen mehr durch ihre besänftigende, als mittelst ihrer reizenden Kräfte wirken.

Dieser Nachlaß der Wirkungen der narkotischen Substanzen ist schwer zu erklären, und wir müssen, um dies zu thun, erinnern, daß dieser Umstand mit einer Frage in Verbindung stehe, welche bei dem natürlichen Schlafe entsteht, nämlich ob er, wenn er einige Zeit gedauert, immer von angebrachten Reizen aufhöre, oder ob er von freien Stücken nachlasse, wenn der Körper in denjenigen Zustand wieder versezt worden ist, in welchem er war, ehe die Ursachen des Schlafs statt fanden? leztere Erklärungsart werden diejenigen annehmen, welche glauben, daß die Nervenflüssigkeit eine Absonderung sei, welche erschöpft und wiedererseßt und ergänzet werden könne. Dies ist aber eine Voraussetzung, welche so unwahrscheinlich ist, daß sie meines Erachtens jezt von Wenigen behauptet werden wird. Wäre dies, so entstünde immer wieder die Frage: Wie die Verfassung der Nervenflüssigkeit, entweder wenn der natürliche Schlaf einige Zeit angehalten hat, oder durch betäubende Dinge künstlich hervorgebracht worden, wieder in die zum Wachen gehörige Verfassung zurückkehre, oder versezt werden könne?

Ob es gleich schwer seyn mag, zu erklären, auf welcher physischen oder mechanischen Beschaffenheit die verschiednen Zustände des Schlafs und des Wachens beruhen, so ist es doch höchst wahrscheinlich, daß diese beiden Zustände in der That mit einander abwechseln. Man wird leicht zugeben, daß der Zustand des Wachens nicht nothwendig den Zustand des Schlafs hervorbringe, und gleich wahrscheinlich ist es, daß eine gewisse Zeit des Schlafs nicht nur den Zustand des

---

*) Aber auch wahre Reizmittel z. B. Brechweinstein, verhalten sich so. Wenn lezterer in kleinen Gaben gegeben wird, daß kein Erbrechen erfolgt, so kann man in Progressionen wie 3, 4, 5, 6, 7 steigen, ohne daß der mindeste Effekt erfolgt. Wenn man nicht ums Duplum steigt, so bekömt man keine gehörige Wirkung. So ists mit dem Mohnsafte kaum.

Anm. d. Ueb.

Schlafs hinwegnehme, sondern auch die zum Wachen nöthige Verfassung zuwege bringe. Giebt man dies in Rücksicht des natürlichen Schlafs zu, so wird man leicht einräumen, daß gleiche Umstände auch auf den durch betäubende Mittel hervorgebrachten Zustand einwirken und ihm daher endlich ein Ziel setzen werden.

Dies sind die Betrachtungen, die ich in Betreff der beruhigenden Mittel überhaupt vorlegen kann. Was sich hierüber noch ferner thun läßt, wird noch besser aus demjenigen erhellen, was bei den einzelnen Substanzen gesagt werden soll, welche unter dieser Benennung abzuhandeln sind. Ich mache den Anfang mit Betrachtung desjenigen Beruhigungsmittels, welches vor allen übrigen am meisten in der arzneilichen Kunst angewendet worden ist.

Einzelne betäubende Mittel.

Mohnsaft (opium).

Man erhält ihn auf verschiedne Weise von einer Art Mohn, dem man mit Recht den Namen papaver somniferum gegeben hat. Die botanische Geschichte dieser Pflanze, und die verschiedne Weise, das Opium davon zu erhalten, ist jetzt in so vielen Büchern beschrieben worden, daß es gar nicht nöthig ist, dergleichen hier zu wiederholen, oder zu bestimmen, auf welche von diesen Arten der Mohnsaft unsrer Apotheken vorzüglich erhalten werde.

Ich lasse um desto leichter alle Erzählung darüber aus, da es hinreichend zu vermuthen ist, daß obgleich diese Verschiedenheiten Substanzen von abweichender Reinigkeit und Kräftigkeit geben können, sie doch nicht eine Arznei von verschiednen Eigenschaften liefern; daher ich dann sogleich zur Untersuchung derjenigen Eigenschaften übergehe, welche man in dem, gewöhnlich in unsern Apotheken vorhandenen Mohnsafte antrift.

Zuerst werden wir seine Wirkungsart und Effekte auf die thierische Haushaltung im Allgemeinen betrachten, und nachgehends in Ueberlegung ziehen, wie diese Effekte durch die verschiednen Umstände einzelner Krankheiten, in denen er gebraucht wird, Abänderung erleiden und modificirt werden.

Die allgemeinen Wirkungen des Mohnsafts sind ziemlich ganz dieselben, welche schon als den betäubenden Mitteln überhaupt zukommend erwähnt worden sind; in der That wurden sie auch vorzüglich vom Mohnsafte entlehnt, obgleich eine umständlichere Betrachtung hier immer noch am rechten Orte stehen wird.

Die allgemeine Wirkung der betäubenden Mittel, und vielleicht jeder besondere Effekt, den wir berührt haben, beruhet, unsrer Voraussetzung zufolge, auf der Kraft dieser Substanzen, die Beweglichkeit des Nervenfluidums zu vermindern, und auf eine gewisse Weise seine Bewegung zu hemmen.

Dies verfolgen wir daher umständlicher in Rücksicht des Mohnsafts. Die Wirkung desselben, welche zuerst der Erwähnung werth zu seyn scheint, ist seine Kraft, Schlaf zu machen.

Dieser ist ein Zustand der thierischen Haushaltung, welcher von freiem Stücken bei dem Menschen, und vielleicht bei allen andern Thieren, wenn sie sich in natürlicher Verfassung und gesund befinden, einmal in dem Zeitraume eines vier und zwanzigstündigen Tages eintritt.

Bei dem Menschen, um den es uns eigentlich nur zu thun ist, leidet er verschiedne Abänderungen; in seiner natürlichsten und vollständigsten Verfassung aber bestehet er in einem gänzlichen Aufhören der Ausübung aller Sinnen, Empfindungen und Gedanken, folglich aller intellektuellen Verrichtungen, zu gleicher Zeit also, aller Ausübung der Willenskraft, und der von ihr abhängenden Bewegungen des Körpers.

Da ich es für ausgemacht annehme, daß alle Ausübung der Sinnen und der willkührlichen Bewegung von der Bewegung des Nervenfluidums und aus dem Gehirne herrühren, so schließe ich, daß der Schlaf in einem Stillstande die-

Von besänftigenden Mitteln. 257

ser Bewegungen bestehe. Man hat verschiedne Ursachen dieses Stillstandes angegeben, es scheint aber nicht nöthig zu seyn, diese verschiednen Meinungen hier zu untersuchen, da ich anderswo erwiesen zu haben glaube, daß er auf der Natur der Nervenflüssigkeit selbst beruhe, welche zu wechselseitigen Zuständen von Trägheit und Beweglichkeit geneigt ist.

Von welcher Art die physische oder mechanische Beschaffenheit des Nervenfluidums in diesen verschiednen Zuständen sei, maße ich mir nicht an, zu erklären, doch scheint es zu unserm gegenwärtigen Behufe hinreichend zu seyn, wenn ich sage, daß Mohnsaft denselben Zustand hervorbringt, welcher beim natürlichen Schlafe sich ereignet. Da nun in lezterm die Bewegungen des Nervenfluidums von den Enden der Nerven bis zum Sensorium still stehen, so können wir leicht einsehen, wie Mohnsaft in Erzeugung dieses Zustandes den Nachlaß aller Empfindung von Schmerz oder einem andern Reize, der in irgend einem Theile des Körpers entstehet, zuwege bringen könne.

Zu gleicher Zeit kann, so wie im Schlafe die Ausübung des Willens und jeder Einfluß aus dem Gehirne auf die andern Theile des Körpers gänzlich nachläßt, auch der Mohnsaft jeden Einfluß vom Gehirne in die willkührlichen Organen zum Stillstehen bringen, diese Einflüsse mögen sich nun in diesen leztern in Gestalt der Zuckungen oder des Krampfes zu erkennen geben.

Doch kommen diese Kräfte des Mohnsaftes nicht blos in den thierischen Verrichtungen zum Vorscheine, sondern, in so fern die übrigen Aeusserungen im Körper von der beständigen Thätigkeit des Gehirns abhängen (wie ich vermuthe, daß geschiehet), vermindert der Mohnsaft gewißlich die Kraft des leztern, und vermindert dadurch alle die lebens- und natürlichen Verrichtungen, und bringt sie gewissermaßen zum Stillstande.

Die Aehnlichkeit des natürlichen Schlafs mit dem vom Mohnsafte hervorgebrachten weiter zu verfolgen, ist es bienlich, zu erinnern, daß der natürliche Schlaf mehr oder weniger

R

leicht erscheinet, je nachdem die ihn hervorbringenden Ursachen gröser oder kleiner waren, folglich besonders nach Masgabe der Anstrengungen des vorgängigen Tages, noch gewisser aber, wenn diejenigen Reizungen, welche gewöhnlich von der Ausübung der Verrichtungen, oder von äusserlichen Eindrücken entstehen, vollständiger abwesend sind, besonders die der erstern Art, welche ihren Grund in gestörter Verdauung, in eifrigen Beschäftigungen des Geistes und in erhöhter Thätigkeit des Systems der Blutgefäse haben.

Diese Umstände bei Seite gesezt, richtet sich die Wiederkunft des Schlafes gar sehr nach den periodischen Umläufen, denen der Körper unterworfen ist, da er dann durch Einfluß der leztern in seinem gewöhnlichen Zeitraume erscheinen kann, obgleich die Anstrengungen des vorgängigen Tages weit geringer, als gewöhnlich waren, und läßt sich blos durch eine der eben erwähnten, oder durch andere in dem Körper vorwaltende Reizungen abhalten.

Wenn der Schlaf der Umstände ungeachtet, welche ihn zu verhindern fähig sind, dennoch erscheint, so kann er doch durch diese Reizungen, das ist, durch die häufig darzwischen kommenden Ursachen des Wachens unterbrochen werden, oder wenn sie nicht vermögend sind, völliges Wachen zu erregen, so können sie den Schlaf unvollständig machen, indem sie nur eine einseitige Unterbrechung zuwege bringen. Da nun diese Fortsetzung der Gedanken, wenn sie nur zum Theil und einseitig geschiehet, unregelmäsig seyn muß, so kann nichts anders, als jenes unzusammenhängende und ungereimte Gedankenspiel entstehen, welches wir Träumen nennen.

Nach Masgabe der Stärke der Ursachen können die Träume sanft und vielleicht angenehm, oder, je nach der Heftigkeit ihrer Ursachen unruhiger und stürmischer seyn. Es erhellet, daß sie selbst von gemäsigten Ursachen verschieden ausfallen können, und entweder freudig oder traurig sind, je nach der damals herrschenden Gemüthsstimmung der Person; warum sie aber durch heftige Ursachen gewöhnlich schreckbarer Art sind, kann ich nicht erklären.

Von besänftigenden Mitteln. 259

Dies sind die verschiednen Zustände des natürlichen Schlafs. Auch wenn er vorüber ist, sind die Effekte desselben verschieden, indem man entweder eine Empfindung von Erleichterung aller der Reizungen spürt, die den Körper vorher befallen hatten, da man dann sagt, der Schlaf sei erquickend, oder es sind noch einige Reizungen übrig, welche den Schlaf gestört hatten, und es entsteht daher ein Verlangen, ihn fortzusetzen.

Ob der Zustand des Schlafes nicht auch ohne irgend eine dieser Reizungen eine Neigung veranlasse, ihn fortzusetzen, überlasse ich meinen nachdenkenden Lesern zur Ueberlegung; doch mögen sie entscheiden, wie sie wollen, so hat es keinen Einfluß auf den oben von mir vorgetragnen Satz, daß der Zustand des Schlafs den zum Wachen geschickten Zustand herbeiführt, da es einleuchtend ist, daß der einige Zeit anhaltende Schlaf den Körper in eine Verfassung setzt, von Reizen aller Art leichter erregt zu werden.

Von ähnlicher Art, wie diese verschiednen Zustände des natürlichen Schlafs und seiner Folgen, sind die von Mohnsaft zuwege gebrachten Zustände. Wenn der Körper ziemlich frei von Reizung ist, so bringt Mohnsaft einen Schlaf hervor, der nicht von freien Stücken erfolget wäre. Selbst dann, wenn einige Reizungen vorwalten, doch aber mäßig seyn sollen, kann Mohnsaft durch Verminderung der Empfindung Schlaf erzeugen, und wird es mehr oder weniger thun, je nach der Gröse der angewendeten Gabe. Wenn in einigen Fällen die Stärke der gebrauchten Dosis auch nicht hinreichend wäre, Schlaf hervorzubringen, so kann sie doch vermögend seyn, die Ursachen der Schlaflosigkeit, welche vorgewaltet hatten, hinwegzuräumen, oder wenigstens zu vermindern, und dadurch eine Ruhe geben, welche, wenn sie einige Zeit anhält, oft der Erquickung des Schlafs gleich befunden wird *).

*) „Bei schweren Operationen, z. B. beim Steinschnitt pflegen die Wundärzte im edinburger Krankenhause eine Stunde nach der Operation und nachher noch einige Mahle Mohnsaft zu verordnen, wodurch dem Kranken seine Schmerzen erträgli-

Es giebt jedoch Fälle, wo die Reizungen des Körpers allzustark sind, als daß sie von der Kraft irgend einer gemäsigten Gabe Mohnsafts überwältigt werden könnten, da dann in solchen Fällen kein Schlaf entstehet, sondern wo vielmehr der zwischen den erregenden Reizungen und der beruhigenden Kraft des Mohnsafts entstehende Streit in dem Körper noch mehr Reiz hervorbringt, der ihm oft sehr schädlich ist.

Doch gehet die Gewalt der beruhigenden Kraft des Opiums in Hervorbringung des Schlafes so weit, daß, wenn die Gabe stark ist, sie selbst starke Reizungen überwältigen wird. Wie denn auch zu bemerken ist, daß der eben erwähnte Streit oft dadurch entstehet, wenn die Gabe des Mohnsafts allzuklein ist, und wo eine gröfere die Reizungen völliger besiegt haben würde.

Das gehörige Verfahren in dieser Rücksicht (oft eine schwierige Sache in der Ausübung), muß nach der Natur der herrschenden Reizungen eingeleitet werden. Es erhellet, daß wenn die Reizungen vornämlich und besonders auf das Gehirn gehen, und gar nicht auf das System der Blutgefäse, man sich der Kraft des Mohnsafts sehr reichlich und bis zu jedem Grade bedienen könne; da er dann in einer grosen Gabe die Reizung entweder gänzlich hinwegnehmen, oder doch einige Zeit in ihrer Wirkung aufhalten wird. Hieraus wird einleuchtend, daß in blosen Nervenbeschwerden Mohnsaft in sehr grosen Gaben mit vieler Sicherheit gebraucht werden könne.

Ich habe aber oben angemerkt, daß betäubende Mittel, und besonders Mohnsaft bei seiner anfänglichen Wirkung das System der Blutgefäse reize, und den Lauf des Blutes verstärke. Wir mögen uns auch über die Ursachen hievon streiten, wie wir wollen, so ist doch die Sache gewiß, und der Mohnsaft erhält in gewissen Graden die Eigenschaften eines herzstärkenden und aufheiternden Mittels. Bei dieser Gelegenheit ist anzumerken, daß obgleich die Wirkung des Reizes die betäubende Kraft nicht gänzlich verhindern sollte, sie leztere doch einige Zeit aufhält, und einen Mittelzustand zuwege bringt, den wir Trunkenheit nennen, welcher, je nach dem Uebergewichte der reizenden oder betäubenden Kraft im grösern oder geringern Grade erscheinen, oder längere oder kürzere Zeit anhalten kann, welches die Wirkung des Mohnsafts bei verschiednen Personen und Fällen umständlicher erklären wird.

Die Betrachtung der reizenden Kraft des Mohnsafts wird insbesondere erklären, warum bei Personen, bei denen die Reizkraft sich beträchtlich zeigt, die Wirkungen einer mäsigen Gabe Mohnsafts, statt Schlaf hervorzubringen, mittelst der erhöhten Thätigkeit des Herzens, ihn zu verhindern das Ansehen haben können, welches auch vermuthlich ist die Ursache seyn mag, warum Mohnsaft nicht Schlaf zuwege bringt.

Eben so einleuchtend wird es seyn, daß in jedem Falle, wo die schon im Körper herrschenden und den Schlaf zurückhaltenden Reizungen auf einer vermehrten Thätigkeit des Herzens und der Schlagadern beruhen, der hinzukommende Reiz des Mohnsafts, (und er wird sich in solchen Fällen nur desto leichter reizend verhalten) den Schlaf gewiß verhindern, und dabei alle die übeln Folgen des oben erwähnten Streites veranlassen müsse. Doch gewinnt in vielen Fällen die beruhigende Kraft die Oberhand, und bringt endlich Schlaf hervor; die Natur dieses Schlafes und seine Wirkungen lassen sich aus dem oben Gesagten beurtheilen.

Wenn die narkotische Kraft des Mohnsaftes nicht nur über die allgemeine Gehirnkraft, sondern auch über dessen Einfluß auf die Erhöhung der Thätigkeit des Herzens die Oberhand gewinnt, so kann der Erfolg überhaupt vielleicht

Von besänftigenden Mitteln.

heilsam seyn; wenn aber die Reizung des Herzens entweder noch fortwähret, wann die Wirkung des Mohnsafts schon nachgelassen hat, oder eben durch diese Wirkung um diese Zeit sich noch leichter erneuert, so kann der Erfolg gewiß sehr übel ausschlagen.

Es erhellet deutlich, daß die reizende und betäubende Kraft des Mohnsafts zu einer und derselben Zeit wirken, doch in keinem Falle deutlicher, als wo der Mohnsaft sich als ein starkes schweißtreibendes Mittel erweiset. Die verstärkte Thätigkeit des Herzens, sie mag erregt werden wodurch sie will, ist geneigt, Schweiß hervorzubringen. Doch weiß jedermann, daß es schwer ist, durch die Kraft blos reizender Arzneien Schweiß hervorzubringen, und man hat zu allen Zeiten den Mohnsaft als das wirksamste aller schweistreibenden Mittel befunden. Dies schreiben einige gänzlich seiner reizenden Kraft zu, da es doch höchst wahrscheinlich ist, daß die zu gleicher Zeit beihelfende Beruhigungskraft, indem sie die Enden der Gefäse erschlaffet, mit desto gewissern Erfolge, und in desto beträchtlicherm Grade Schweis errege.

Sind nicht die Schweise, die oft im natürlichen Schlafe vorkommen, und besonders die schmelzenden Schweise bei hektischen Personen diesem ähnlich? Rühren sie nicht ebenfalls von einem Reize und einer Schwäche der äussersten Gefäse her, welche in Verbindung wirken?

Ehe ich die Wirkungsart des Mohnsafts überhaupt beendige, halte ich es für dienlich, in Ueberlegung zu ziehen, welche Veränderungen er in der Beschaffenheit der Säfte hervorzubringen vermögend sei. Man hat sich fast durchgängig eingebildet, Mohnsaft verdünne (rarefies) das Blut; ich kann aber keinen Grund hiezu finden. In vielen Fällen bringt er seine Wirkungen auf das Nervensystem hervor, während er noch im Magen ist, und ehe man annehmen kann, daß er in die Blutmasse gedrungen sei, und oft ehe er dem Ansehen nach die Thätigkeit des Herzens vermehret hat.

Wenn man aber auch annimmt, daß sich ein Theil davon in die Blutgefäse geschlichen hätte, und man nicht beweiset, daß er als ein Ferment wirkt, so verlassen wir uns auf den allgemeinen Grundsatz, daß keine Art von Stoff, wenn er nur in kleiner Menge zugegen ist, irgend einen beträchtlichen Einfluß auf die Mischung einer weit gröfern Masse von Feuchtigkeiten haben könne.

Aus einem theoretischen Grunde mache ich daher den Schluß, daß Mohnsaft das Blut nicht verdünne. Gleichwohl behauptet man, daß dies in der That so geschehe; ich aber setze dagegen, daß die Symptomen, welche zum Beweiß hievon dienen sollen, einzig oder völlig von der vermehrten Thätigkeit des Herzens und der Schlagadern herrühren können, die oft dergleichen Erscheinung geben, ohne irgend eine Veränderung in der Beschaffenheit des Bluts.

Führt man ferner an, daß die Blutgefäse nach dem Gebrauche der Mohnsaftmittel in einem strotzendern Zustande befunden würden, so bin ich bereit, dies zuzugeben, aber auch geneigt, dies auf Rechnung der in diesem Falle hervorgebrachten langsamern Bewegung des Blutes in den in schwächere Thätigkeit versezten Enden der Gefäse zu schreiben, welche die Anhäufung in den gröfern Blutgefäsen veranlasset; welches vorzüglich bei den Gefäsen des Kopfs, und in dem Pfortadersysteme erhellet, in welchen beiden Organen das Blut geneigter ist, in jedem Falle eines schläfrigen Blutumlaufs zu stagniren.

Was die Flüssigkeit des Bluts nach dem häufigern Gebrauche des Mohnsafts und anderer betäubenden Mittel anlangt, so können wir die Sache zugeben, glauben aber, daß es mehr eine Folge der Verfassung des Blutumlaufs, als einer veränderten Mischung sei.

Die Versuche, welche man zum Beweise der leztern Meinung angeführt hat, wurden mit Blut, welches aus den Gefäsen gelassen worden war, und in einem solchen Verhältnisse von Zumischung angestellt, daß sich dergleichen gar nicht auf das Blut anwenden läßt, so lange es noch im Umlaufe steht; folglich läßt sich aus solchen Versuchen nicht das geringste schliesen.

Nachdem ich nun die Wirkungen des Mohnsafts auf den menschlichen Körper mehr überhaupt betrachtet habe, so gehe ich zunächst zu der Untersuchung über, wie diese allgemeinen Wirkungen auf die Umstände einzelner Krankheiten passen, und rede zuerst von seiner Anwendung in anhaltenden Fiebern.

Die Natur der anhaltenden Fieber ward in den vorigen Zeiten von den Aerzten wenig eingesehen, und ich schmeichle mich, den Zustand unsrer Kenntnisse über diesen Gegenstand etwas erweitert zu haben, ob ich gleich gestehen muß, daß es verschiedene Umstände bei anhaltenden Fiebern giebt, die noch nicht gehörig weder erkläret noch eingesehen worden sind. In Rücksicht der allgemeinen Lehre, so fern ich im Stande war, sie vorzutragen, muß ich den Leser auf meine andern Schriften verweisen, und kann nur diejenigen Sätze hier ausheben, welche auf den Gebrauch des Mohnsafts in anhaltenden Fiebern Beziehung haben.

In dieser Rücksicht bin ich geneigt, zu glauben, daß fast alle unsere anhaltenden Fieber von Ansteckung entstehen, oder von gewissen sich als dergleichen erweisenden Verderbnissen menschlicher Ausflüsse, und es ist sehr wahrscheinlich, daß solche Ansteckungsstoffe, oder ihnen ähnliche Materien mit betäubenden Kräften wirken, und, zu dem menschlichen Körper gebracht, eine Schwäche erzeugen, welche nicht nur das Fieber hervorbringt, sondern auch den ganzen Verlauf der Krankheit hindurch anhält, und den Umstand ausmacht, aus welchem vorzüglich die Gefahr des Fiebers entspringet. Sehen wir die Sache so an, so kann der Mohnsaft, da er das Herz und die Schlagadern reizt, als ein Hauptmittel in diesen Fiebern gelten, und als ein solches bin ich, nebst dem grösten Theile unsrer jetzigen Aerzte, geneigt ihn anzusehen. Daß er sich aber durchgängig so verhalte, und in jedem Zustande des Fiebers dienlich sei, bin ich weit entfernt, zu glauben.

In sehr vielen dieser Fieber hiesigen Erdstrichs scheint zu Anfange eine grösere oder geringere Entzündungsanlage im Körper vorhanden zu seyn, während welchen Zustandes,

Von besänftigenden Mitteln.

wie ich auch oft erfahren habe, ich den Gebrauch des Mohnsafts für äusserst nachtheilig ansehe. Dann bringt er weder Schlaf zuwege, noch lindert er Schmerzen; vielmehr verschlimmert er die entzündungsartigen Symptomen, und bildet sie oft zu eigentlichen Entzündungen um, welche nachgehends tödlich werden.

In verschiednen Fiebern ist dieser entzündliche Zustand von verschiedner Stärke und von abweichender Dauer. In einigen Fällen der stärksten Ansteckungen, kann er sehr gering *) seyn, und dann, allem Ansehn nach, den zeitigen Gebrauch des Mohnsafts erlauben; in den meisten Fällen aber, in denen Verkältung so oft zur Hervorbringung des Fiebers mitwirkt, glaube ich, daß ein solcher entzündungsartiger Zustand gewöhnlich die erste Woche der Krankheit über anhalte, und ich sehe daher den Mohnsaft in diesem Zeitraum für ein gefährliches, wenigstens für ein zweideutiges Mittel an.

So wie die Krankheit fortgehet, verschwindet gewöhnlich der entzündungsartige Zustand in der zweyten Woche, und die Symptomen der Schwäche werden sichtbarer. In dieser Verfassung kann der Mohnsaft mehr oder weniger angewendet werden, je nachdem die Symptomen der Schwäche und des Reizes deutlicher unterscheidbar sind; doch selbst in diesem zweiten Stadium ist er ein zweideutiges Mittel, und kann, wenn er das Delirium vermehret, und nicht leicht Schlaf hervorbringe, sehr schädlich seyn, und muß daher mit grosser Behutsamkeit **) angewendet werden.

*) In eigentlichen, reinen Nervenfiebern ist gar kein Entzündungszustand zugegen, wie ich oben bei der Rinde angeführt habe; auch muß ich bekennen, nichts Gutes vom Mohnsaft in solchen Fällen gesehn zu haben, die Kräfte schienen mir noch schneller zu sinken. Wenn ich oben die Anmerkung machte, daß ich glaubte, die Kleinheit meiner Gaben wäre an dem widrigen Erfolge vielleicht Schuld gewesen, so soll dies keine Anleitung für Anfänger seyn, ungewöhnlich grosse Gaben Mohnsaft in solchen Fällen zu geben. Anm. d. Ueb.

**) Ich finde diese Bestimmungen höchst schwankend. Diese Ungewißheit eines unsrer größten Aerzte schrecke jeden Neuling

Von besänftigenden Mitteln.

In diesem weitern Fortgange der Fieber kömt ein Umstand vor, von dem wir als von einer Thatsache überzeugt sind, ob wir ihn gleich nicht gut erklären können. Die Ursache der Fieber erzeuget einen Reiz auf das Gehirn, welcher nicht entzündlicher Art ist, sondern Zuckungen der Gliedmasen bis zu einem beträchtlichen Grade hervorbringt, und dieser Reizung schreiben wir das Flechsenhüpfen zu, welches man so oft in dem höhern Fortgange der Fieber angemerkt hat.

Derselbe Reiz erzeugt auch oft ein Delirium, welches nicht entzündlicher Art und nicht Hirnwuth ist, und daher von uns Wahnsinn (maniacal) genennt wird. Diese Erfolge der Reizung hinwegzunehmen, befinde ich den Mohnsaft als ein herrliches Mittel, und es kann nicht nur ohne Einschränkung angewendet werden, sondern man muß es auch in grosen Gaben geben, und diese alle acht Stunden wiederholen, bis ein erfolgender Schlaf und ein Nachlaß der zuckenden Bewegungen und des Deliriums längere Zwischenzeiten zu machen verstatten. Doch sind diese Symptome in den höhern Stufen des Fiebers, ungeachtet sie durch den Gebrauch des Mohnsafts sehr gedämpft seyn mögen, dennoch einige Zeit hindurch geneigt, zurückzukehren, wenn man ihnen nicht durch wiederholte Mohnsaftmittel vorbeugt *).

Es giebt noch einen andern Umstand in der höhern Stufe der Fieber, welcher bei dieser Gelegenheit angemerkt zu werden verdient. Obgleich die meisten unsrer Fieber, welche

in unsrer Kunst vom Gebrauch des Mohnsafts in solchen Fällen ab, wo Tod und Leben so schnell entschieden ist, und wo kräftige sichre Gegenmittel schon da sind. M. s. oben bei der Rinde. Anm. d. Ueb.

*) Der Verf. scheint hier das schleichende Nervenfieber, welches vor dem vierzigsten Tage sich nicht zu enden pflegt, vor Augen zu haben. Der kindischwahnsinnige Zustand, die allgemeine Körperschwäche und die Zuckungen in der Höhe dieses Fiebers (wo ich in zwei Fällen nur 35 bis 40 Aderschläge zählte) muß ich gestehen, besiegte die Rinde reichlich mit Mohnsaft verbunden zusehends. Schlaf, ofner Leib, feuchte Haut, Kräfte und Verstand kehrten schnell zurück. Anm. d. Ueb.

Von besänftigenden Mitteln.

von Insteckung entstehen, wenig allgemeine Entzündungsanlage bei sich führen mögen, und im Gegentheile mit vieler Schwäche vergesellschaftet seyn können, so kommen dennoch aus nicht leicht anzugebenden Ursachen entstehende, örtliche Hirnentzündungen vor, die man häufig bei der Leichenöfnung nach Fiebern von höchst nervigter oder fäulichter Art wahrgenommen hat. Diese örtlichen Entzündungen, und das von ihnen herrührende Delirium läßt keinen Mohnsaft zu, und ihre Symptome werden durch dieses Mittel sehr verschlimmert.

Doch läßt sich die Gegenwart einer solchen örtlichen Entzündung nicht *) immer leicht bestimmen, und einige Röthe der Augen ist nicht immer ein gewisser Beweiß davon. Ich kann aber keine bessere Anleitung zu einem gehörigen Verfahren in diesem Stücke geben, als diejenige ist, die John Pringle in Betreff der Anwendung des Weines im Kerkerfieber vorgelegt hat.

Dies sind die Bemerkungen, die ich über den Gebrauch des Mohnsafts in anhaltenden Fiebern zu machen hatte. Viele sind in einen reichlichern Gebrauch dieses Mittels mehr verliebt, als man vorhem zu thun gewohnt war, und glauben, daß ihn ein gewisser bekannter Lehrer und Schriftsteller eingeführt habe; ich kann aber versichern, daß ich der erste war, der frei und reichlich Mohnsaft in Fiebern anwendete, freilich unter gewissen Einschränkungen, die, von andern Aerzten nicht geachtet, vielen Schaden veranlasset haben.

Bei Heilung der Wechselfieber ward Opium, oder einige der Mittel, in denen er den Hauptbestandtheil ausmachte, sehr von den Alten gebraucht; seitdem aber die peruanische Rinde eingeführt worden ist, hat man sich des Mohnsafts

---

*) Dies macht ebenfalls den Gebrauch des Mohnsafts beim akuten Nervenfieber und dem Faulfieber verdächtig, doch mehr bei lezterm. Bei ersterm, wenn es rein ist, zeigt die schnelle Heilsamkeit der Rinde in grosen Gaben mit Wein verbunden, daß selbst an eine Lokalentzündung nicht zu denken sei.
Anm. d. Ueb.

wenig bedient; blos Leute thaten es, welche gegen die Rinde vorurtheilig eingenommen waren. Herr Bryat, Mitglied der Akademie der Wissenschaften, hat, ohne das mindeste von demjenigen zu wissen, was vor ihm geschehen war, den Gebrauch des Mohnsafts zu empfehlen gesucht, ohne jedoch einige Einsicht in die Natur der Krankheit oder des Mittels an den Tag zu legen, welches er zum Gebrauche vorschlägt; er hat daher auch, so viel ich weiß, fast keine Nachfolger unter den Aerzten gefunden.

Um von seiner Anwendung ein schickliches Urtheil zu fällen, müssen wir unser Augenmerk auf die Natur der Krankheit richten, welche, wie ich hoffe, jetzt besser eingesehen wird, als sie vordem ward. Mir scheint es einleuchtend, daß die Wiederkunft der Paroxysmen der Wechselfieber auf der Wiederkehr eines Zustandes von Schwäche beruhe, welche entweder durch den Gebrauch der stärkenden oder der reizenden Mittel verhindert werden kann, welche die Thätigkeit des Herzens und der Schlagadern erre..n, und diese Erregung bis zu Ende des Anfalls fortsetzen ..nen.

Zu diesem Behufe hat man sich verschiedner Mittel bedient, Fieber und Schweis zu erregen, und es giebt vielleicht keine Arznei, welche dies wirksamer thäte, als Mohnsaft. Es erhellet, daß Boerhaaves Sudoriferum antipyreticum raro fallens seine Hauptwirkung von den zwei Gran Mohnsaft die es enthält, und es zu einem schweistreibenden Mittel macht, herleitete.

Man hat sich des Mohnsaftes allein bedient, indem man ihn eine oder zwei Stunden vor dem Anfalle gab, und er hat die Rückkehr des Paroxysms verhindert, ohne Schweis zu erregen, und blos als ein reizendes und krampfwidriges Mittel; die Folgen hiervon aber, wie sie Baron Störck und Andere angemerkt haben, sind zuweilen sehr übel ausgefallen, und es scheint, daß die sichre und gewissere Verfahrungsart darin bestehe, den Mohnsaft so zu verordnen, daß er durch Schweis wirke.

Wir brauchen kaum zu sagen, daß es fast jeder Arzt für nützlich befunden hat, Mohnsaft zur peruanischen Rinde, oder andern stärkenden Mitteln bei Heilung der Wechselfieber hinzuzufügen; nicht nur die purgirende Eigenschaft der Rinde, oder andrer Stärkungsmittel zu verbessern, welche zuweilen statt findet, sondern auch selbst da, wo keine solche abführende Beschaffenheit zu befürchten ist, bin ich gewiß, daß eine bestimmte Menge Mohnsaft zur Rinde gesezt, die Wirkung hat, daß der Magen sie leichter verträgt, als er sie ohne diesen Zusatz vertragen würde, und daß etwas Mohnsaft zu zwei oder drei Dosen Rinde gesezt, welche unmittelbar vor dem Eintritte des Anfalls gegeben werden, ihr die Kraft ertheilt, in geringerer Menge das Fieber zu vertreiben, als sie sonst im Stande gewesen wäre.

Vor nicht gar langer Zeit ist ein besondrer Gebrauch der Rinde in Wechselfiebern von D. Lind zu Haslar in Vorschlag gebracht und ausgeübet worden, welcher darin besteht, daß man den Mohnsaft zur Zeit der Fieberhitze der Paroxysmen giebt. Da ich keine Erfahrung von dieser Anwendung habe, so kann ich sie weder empfehlen, noch die Vermuthungen hersetzen, die ich über ihre Unbienlichkeit hege.

Ich gehe zunächst zu Betrachtung der Anwendung des Mohnsaftes in entzündungsartigen Krankheiten über, in denen die Aerzte fast aller Zeitalter ihn für schädlich erkläret haben, und ich würde mich sehr wundern, wenn irgend ein Praktiker die Arzneikunde auch nur einige Zeit ausgeübet, und nicht oft befunden haben sollte, daß er hierin schädlich sei. Die Ursache hievon liegt ebenfalls am Tage, denn wenn Entzündungskrankheiten in einer vermehrten Thätigkeit des Herzens und der Schlagadern, mit einer Entzündungsanlage verbunden bestehet, welche jene vermehrte Thätigkeit verursacht und unterstüzt, so ist es höchst wahrscheinlich, daß jeder in den Körper gebrachte Reiz dasselbe thue, und so die Krankheit verschlimmern müsse; Mohnsaft aber ist in vielen Fällen, wie ich bereits gesagt habe, eine reizende Substanz, und jeder, der es leugnet, wie Verschiedne in Schriften gethan haben, leugnet Thatsachen, die sonst jedermann zugiebt, und stellt sie in einem falschen Lichte vor.

Ich, meines Theils, mache mit der höchsten Zuversicht den Schluß, daß Mohnsaft überhaupt in allen entzündungsartigen Krankheiten schädlich und geneigt sei, die Entzündungsanlage des Körpers zu erhöhen; und da alle Praktiker einverstanden sind, daß Blutlassen das wirksamste Mittel zur Heilung dieser Anlage abgebe, so bin ich von der Richtigkeit jener allgemeinen Regel des D. Roung *) überzeugt, daß Mohnsaft in allen den Fällen unschicklich sei, in denen Aderlaß nöthig ist.

Doch muß ich zugeben, wie auch er thut, daß es Ausnahmen oder Umstände in gewissen inflammatorischen Krankheiten geben könne, welche die Anwendung des Mohnsafts gestatten, oder vielleicht fordern mögen. Von dieser Art sind jene Fälle, wo der entzündliche Zustand von einer Reizung in einem besondern Theile entspringt, welche Krampf und nachfolgende Entzündung erzeuget.

So habe ich in Gelbsuchten gefunden, wie ein Gallenstein bei seinem Durchgange durch die Gallgänge einen solchen Reiz verursacht, daß ein beträchtlicher Grad von Entzündung im Körper entstehet. Ob ich gleich nöthig fand, zur Mäsigung der leztern Blut zu lassen, so habe ich doch, da ich bedachte, daß der Durchgang des Steines hauptsächlich von einer krampfhaften Zusammenschnürung der Gänge unterbrochen werde, Mohnsaft zur Hinwegnehmung dieser leztern mit grosem Nutzen gebraucht **).

Aehnliche Umstände sind häufig bei Harnsteinen vorgekommen, wenn sie durch die Harnwege giengen, wo ich es für nöthig fand, Mohnsaft und Aderlaß zu gleicher Zeit zu brauchen.

*) G. G. *Young's* treatise on opium, London, 8. 1753.

**) Auch ich, wo die Gelbsucht auch aller Wahrscheinlichkeit nach von keinem Steine, sondern blos von krampfhafter Verengerung des gemeinschaftlichen Gallenganges verursacht ward. Ich gab gewöhnlich vorher eine Gabe trockner Brechwurzel, um drei bis vierstündige Uebelkeit vor dem Gebrauche des Mohnsaftes zu unterhalten. Anm. d. Ueb.

Von besänftigenden Mitteln.

Auf gleiche Art, als Mohnsaft zur Mäsigung der Ausleerungen dienlich ist, eben so wird er, wo der Reiz eine Vermehrung dieser Ausleerungen veranlasset, welche Beschwerden bei sich führt, welche den ganzen Körper erregen, vorzüglich dienlich befunden. Daher wird er so allgemein nützlich in katarrhalischen Beschwerden, und dem dabei gegenwärtigen Husten.

Vermuthlich geschahe es wegen der Aehnlichkeit mit diesen Uebeln, daß man sich des Mohnsaftes häufig in Lungenentzündungen zu bedienen anfieng. Es ist möglich, daß es Fälle von solchen Entzündungen geben könne, bei denen der Mohnsaft durch Hinwegnehmung des Hustens mehr Nutzen stiftet, als er durch Verschlimmerung der entzündungsartigen Verfassung des Körpers Schaden bringt; mir aber sind dergleichen Fälle kaum vorgekommen, und ich habe selbst im Anfange der Katarrhe von Verkältung den frühen Gebrauch des Mohnsafts offenbar nachtheilig befunden, und bei Lungenentzündungen habe ich stets wahrgenommen, daß er höchst schädlich war, wenn er gegeben ward, ehe die Heftigkeit des Uebels durch wiederholtes Blutlassen gemildert wurde.

Wenn dieses aber geschehen war, so fand ich den Mohnsaft sehr hülfreich in Besänftigung des Hustens, und ich habe kaum je wahrgenommen, daß er durch Stopfung des Auswurfs Schaden gebracht hätte. Er kann ihn einige Stunden aufhalten; wenn aber die Drüsen der Luftröhräste gehörig durch Blutlassen und Blasenpflaster erschlaffet worden sind, so kehrt der Auswurf nach dem Gebrauche der Mohnsaftmittel immer mit gröserm Vortheile zurück, als zuvor. Der vorher abgegangene Schleim wird aus den Lungenbläschen in einem scharfen Zustande ausgeworfen; bringt man ihn aber dahin, daß er einige Zeit still liegen muß, so wird er milder, kömmt, nach dem Ausdrucke der Alten in einen gekochten Zustand, und wird mit gröserer Erleichterung der Lungen abgeschieden.

Ob ich gleich fest versichert bin, daß Mohnsaft, wenn er keinen Schweis hervorbringt, in Entzündungskrankheien immer nachtheilig sei, so gebe ich doch gerne zu, daß wenn er, in der Absicht, Schweis zu erregen, gegeben wird, man es so einleiten könne, daß er die entzündliche Verfassung des Körpers hinwegnimt, und dadurch den grösten Theil des inflammtorischen Uebels heilet.

Dies sehen wir in der That aus der gegenwärtigen Behandlung des hitzigen Rheumatismus, welcher oft durch einen von Dover's Pulver erregten Schweis geheilet wird. Ich setze die Krankheit für blos entzündlicher Art an, mit allen Kennzeichen einer inflammatorischen Anlage begleitet; giebt man daher in dieser Krankheit den Mohnsaft blos in der Absicht, den Schmerz zu besänftigen, und Schlaf zu bringen, so habe ich ihn allemal schädlich gefunden; immer aber habe ich gesehen, daß der mit Dover's Pulver erregte Schweis das wirksamste Mittel war, die ganze Krankheit hinweg zu nehmen.

Ehe ich die Betrachtung des Mohnsaftgebrauches in Entzündungskrankheiten verlasse, muß ich erinnern, daß es einen gewissen Zustand in demselben giebt, wo ich ihn nicht nur für zulässig halte, sondern oft für sehr heilsam. Es ist bei der Verschwärung einer Entzündung; denn, so bald das Uebel diese Wendung genommen hat, nehme ich an, daß die Entzündungsanlage des Körpers grösten Theils vergangen ist, und daher der von der Verschwärung herrührende Schmerz mit Sicherheit durch Mohnsaft erleichtert werden kann, so wie ich auf der andern Seite überzeugt bin, daß Mohnsaft die Vereiterung befördert.

Die nächste Gattung von Krankheiten, in denen ich des Gebrauchs des Mohnsaftes zu erwähnen habe, sind die Hautausschläge. Ich bemerke zuerst, daß da man bei allen denselben eine durch den ganzen Körper verbreitete Schärfe annehmen kann, die einigen Reiz auf ihn äussert, ich der Meinung bin, daß Mohnsaft durch Mäsigung dieses Reizes gewöhnlich nützlich, und daher oft mehr zulässig seyn könne, als die übrigen Umstände dabei zu verstatten scheinen sollten.

Von besänftigenden Mitteln.

Um aber umständlicher zu seyn, so hat man vom Gebrauche des Mohnsafts in den Kindblattern seit Sydenhams Zeiten sehr viel gesprochen. In dem Entzündungszustande der Ausschlagsfieber habe ich immer gefunden, daß Mohnsaft nachtheilig war; so bald sich die Krankheit aber zur Vereiterung entschieden hatte, habe ich immer gefunden, daß er mit Nutzen gebraucht werde.

Da ich Gelegenheit hatte, diese Krankheit lange vorher zu behandeln, ehe die Einimpfung in diesem Lande gemein ward, so habe ich stets wahrgenommen, daß Sydenhams Methode, täglich Ein oder zwei Mahle ein Mohnsaftmittel zu geben, von größtem Nutzen sei, insbesondere wenn man zu gleicher Zeit allzugrose Hartleibigkeit durch den Gebrauch lapirender Klystire verhütet hatte. Seit die Einführung der Inokulation gemeiner geworden, und durch die Anwendung der verschiednen Mittel nur wenige Pocken zum Vorscheine kommen, sehe ich den Gebrauch der Mohnsaftmittel für unnöthig und überflüssig an; wenn es aber geschiehet, daß selbst nach der Einimpfung eine zahlreiche Menge Blattern im Gesicht entstehen, so halte ich immer noch den Gebrauch der Mohnsaftmittel für ausnehmend dienlich; und wenn entweder nach einer gewöhnlichen Ansteckung, oder nach der Inokulation zusammenfliesende Blattern entstehen, die immer mit einem nervichten und faulichten Fieber vergesellschaftet sind, da halte ich den Mohnsaft für eins der wirksamsten Mittel, die Kräfte des Körpers aufrecht zu erhalten, und eine so gelinde Eiterung hervorzubringen, als nur die Natur der Krankheit verstattet. Mit einem Worte, ich halte den Mohnsaft für eine sehr nüzliche Arznei in verschiednen Umständen der Blattern; möchte aber seine Nüzlichkeit nicht für so durchgängig und so gros annehmen, als der verstorbene de Haen zu behaupten von seiner Feindschaft gegen die Einimpfung verleitet worden ist.

Die Aehnlichkeit, die man so lange zwischen den Pocken und Masern angenommen hat, verleitete ehedem die Aerzte, die in der einen Krankheit nüzlich befundene Behandlung auf die andere überzutragen, und ich vermuthe, daß selbst Sydenham sich hierdurch verleiten ließ, den Gebrauch der Mohnsaftmittel in den Masern so stark anzuempfehlen.

Die Masern sind jedoch gänzlich, und oft im hohen Grade eine Entzündungskrankheit mit einer starken Neigung zur Lungenentzündung verbunden, und ich glaube, daß die meisten Aerzte das Blutlassen als das gewisseste Mittel befinden, den tödlichen Folgen dieser Krankheit zu widerstehen. Ich habe daher in vielen Fällen von Masern, ohne vorgängiges gehöriges Aderlassen den Mohnsaft nicht nur unwirksam, sondern oft schädlich befunden.

Es ist zwar wahr, daß die Masern fast durchgängig Husten bei sich führen, gegen den das einzig sichre Mittel Mohnsaft ist, und da dieses Symptom nicht nur beschwerlich ist, sondern auch dem Ansehn nach die Krankheit verschlimmert, so haben die Aerzte starke Lust, Mohnsaft zu gebrauchen, und ich bin der Meinung, daß er reichlicher anzuwenden sei, als die entzündliche Natur der Krankheit zu erlauben scheinen sollte. Doch wollte ich wünschen, daß die Aerzte durch dasjenige, was ich oben vom Gebrauch des Mohnsafts in Lungenentzündung und hier über diesen Gegenstand gesagt habe, sich bewegen ließen, im Gebrauche des Mohnsaftes bei den Masern so zurückhaltend als möglich zu seyn, bis die Heftigkeit des entzündlichen Zustandes durch Blutlassen, und andere entzündungswidrige Maßregeln gehoben worden ist.

Was den Gebrauch des Mohnsafts in andern Ausschlägen betrift, habe ich nur wenig zu erinnern. Wenn das einfache Scharlachfieber und das selbst mit Bräune verbundne blos entzündungsartig ist, ohne irgend eine Neigung säulichter Art, halte ich den Mohnsaft für ein unnöthiges Mittel, und wenn das bräunichte Scharlachfieber säulichter Art ist, bin ich überzeugt, daß Mohnsaft verderblich seyn kann.

Die nächst zu erwähnende Ordnung von Krankheiten, in denen man Mohnsaft brauchen kann, sind die Blutflüsse. Wegen der sichtlichen Kräftigkeit des Mohnsafts in Hemmung der Ausleerungen hat man sich durch Aehnlichkeit leiten

Von besänftigenden Mitteln. 275

laſſen, den Gebrauch deſſelben auf die Blutflüſſe überzutragen, und ſowohl Arzneimittellehrer als praktiſche Schriftſteller haben ſeinen Nutzen in ſolchen Fällen gerühmt; ich bin aber überzeugt, daß bei den Zeugniſſen, die ſie ſeinen guten Wirkungen beigelegt haben, ſich viel Täuſchung eingeſchlichen hat.

Ich bin gewiß, daß jeder aktive Blutfluß mit einer entzündlichen Anlage des Körpers vergeſellſchaftet ſei, von der wir nunmehro hinlänglich viel geſagt haben, um zu beweiſen, daß der Mohnſaft in ſolchen Fällen durchgängig nachtheilig ſei, auch habe ich verſchiedene Gelegenheit gehabt, bei aktiven Blutflüſſen zu beobachten, daß er wirklich ſchädlich ſei. Iſt der Mohnſaft daher in ſolchen Fällen je zuläſſig oder nüzlich, ſo muß es in ſolchen Fällen ſeyn, wo der Blutfluß durch einen beſondern Reiz verurſachet worden iſt und unterhalten wird. Wo demnach beim Blutſpucken, Blut ohne Huſten ausgeworfen wird, oder wenn der dabei gegenwärtige Huſten blos eine Folge des in die Luftröhräſte ergoſſenen Blutes iſt, wie in Fällen von Blutſpucken nach äuſſerlichen Gewaltthätigkeiten, da thut der Mohnſaft keine Dienſte, vielmehr oft Schaden.

Es giebt aber Fälle, wo das Blutſpeien durch Huſten veranlaſſet wird, und blos nach den wiederkehrenden Anfällen von Huſten zum Vorſchein kömmt; in dieſen Fällen kann der Mohnſaft Dienſte leiſten, und hat es gethan.

In Mutterblutflüſſen, die Weibern begegnen, welche nicht ſchwanger ſind, habe ich den Mohnſaft nicht dienlich gefunden. In Fällen aber von Abortiren und bei Schwangerſchaften hängt der Blutfluß ſehr oft von krampfhaften Beſchwerden ab, zu deren Beruhigung Mohnſaft höchſt nüzlich ſeyn kann.

Es giebt keine Krankheit, in welcher man den Mohnſaft häufiger gebrauchet oder nüzlicher befunden hätte, als die katarrhaliſchen Beſchwerden. Dieſe rühren ſehr oft von einem fehlerhaften Gleichgewichte des Körpers her, nämlich von einer trägen Ausdünſtung, welche nothwendig einen gröſſern Drang der Säfte nach den Lungen hervorbringt, und wenn diese ihren Schleim von sich geben, so ist viel Husten dabei.

Bei vielen Personen ist dies Uebel eine Gewohnheit, oder wird leicht erneuert bei der mindesten Verkältung, und in diesen Fällen und bei diesen Personen ist der Mohnsaft ein herrliches *) Hülfsmittel. Wo daher wenig Fieber und viel Husten zugegen ist, kann man sich desselben immer ohne Zurückhaltung bedienen, das ist, in Gaben, welche beruhigende Wirkungen äussern, ohne den Körper zu erhitzen. Die besondere Zärtlichkeit und Reizbarkeit, welche Young an sich bemerkte, darf uns nicht veranlassen, irgend eine allgemeine Regel aus seiner Erfahrung zu ziehen.

Die Bemerkungen, die ich jezt gemacht, beziehen sich besonders auf Katarrhe, welche zur Gewohnheit geworden sind; es giebt aber einen Katarrh, welcher auf einmal entstehet blos von einer starken Verkältung, immer eine ententzündungsartige Verfassung des Körpers, und vermuthlich einen gröfern oder geringern Entzündungszustand der Schleimdrüsen der Luftröhräste bei sich führt.

Eine solche Krankheit muß durch Blutlassen und ein antiphlogistisches Verfahren gehellet werden; der frühe Gebrauch des Mohnsaftes verstärkt den entzündungsartigen Zustand, und hat sich deshalb hier sehr schädlich erwiesen. Was ich oben von der Behandlung des Hustens bei Lungenentzündung gesagt habe, ist hier völlig anwendbar, und sollte einen Misbrauch abstellen, der nur allzu gemein und sehr schädlich gewesen ist.

Eine andere Ausleerung, in welcher man Mohnsaft viel gebraucht hat, ist die Ruhr, deren Natur man, ausgenommen in den neuesten Zeiten, sehr wenig eingesehen hat. Wenn ich in Erklärung dieser Krankheit, die ich anderswo aufzustellen mich bemühet habe, den rechten Weg eingeschlagen bin, so wird es einleuchtend seyn, daß wenn das gegen-

---

*) Dem ich in vollem Maße beistimme. Zuweilen war es zuträglich Kermes auch wohl Meerzwiebel zu Mohnsaftmitteln zu setzen; als Fälle, wo keine entzündungsartige Anlage herrschte.
Anm. d. Ueb.

Von besänftigenden Mitteln.

wärtige Verfahren mit dem öftern Gebrauche gelinder Laxanzen die wirksamste Methode ist, auch eben so gewiß die Mohnsaftmittel gewöhnlich nachtheilig seyn müssen.

Ungeachtet der Heftigkeit des Schmerzes, ist Mohnsaft wenigstens ein sehr entbehrliches Mittel, und sollte so viel als möglich vermieden werden. Dies scheinen jedoch unsre Aerzte jezt so wohl einzusehen, daß ich nicht nöthig habe, mich länger hiebei zu verweilen.

Ich habe nun den Gebrauch des Mohnsafts in allen den Fällen betrachtet, wo er am schwierigsten und kitzlichsten anzuwenden ist, nämlich, in allen den verschiednen Krankheiten fieberhafter Art; bei den übrigen werden wir leichteres Spiel haben.

In schlafsüchtigen Uebeln ist es sichtbar, daß Mohnsaft kaum in irgend einem Falle zuläßig seyn kann. In einigen Fällen von Lähmung, wo konvulsivische Bewegungen zugegen waren, habe ich ihn mit Erfolg gegen diese Zuckungen anwenden sehen, wo er aber offenbar zu gleicher Zeit das ursprüngliche Uebel verschlimmerte.

Bei Unverdaulichkeit und Hypochondrie kommen oft Schmerzen und krampfhafte Symptome vor, welche durch Mohnsaft erleichtert werden können, und meistentheils erleichtert worden sind. Er wird daher oft angewandt, und solche Kranke lassen sich ihn nicht leicht nehmen; ich habe aber den öftern Gebrauch der Mohnsaftmittel in diesen Krankheiten immer äusserst verderblich befunden.

Durch Verhütung der Beweglichkeit der Gehirnkraft, insbesondere in krampfhaften Beschwerden idiopathischer Art, hat der Mohnsaft eine grose Kraft an den Tag gelegt. In dem heftigsten und hartnäckigsten Uebel dieser Art, im Tetanus, hat sich der Mohnsaft, ob er gleich oft unzulänglich war, dennoch als das wirksamste Hülfsmittel erwiesen, und es ist einleuchtend, daß fast keins aller der andern Mittel, die man als nüzlich vorgeschlagen, und deren Dienlichkeit man behauptet hat, wirksam gewesen ist, wenn man nicht Mohnsaft zu gleicher Zeit anwendete.

Ich sage aber nichts weiter über diesen Gegenstand, da ich erwarte, daß die Untersuchungen, mit welchen sich die königliche Gesellschaft zu Paris jetzt beschäftigt, uns etwas mehr Licht über diesen Gegenstand geben werden; auch muß ich auf die Schriften dieser gelehrten Gesellschaft in Betreff des besten Unterrichts über den Gebrauch des Mohnsafts in der Wasserscheu verweisen.

In verschiednen konvulsivischen Beschwerden der Gliedmaßen, wobei kein Unbewußtseyn oder Verdunkelung des Verstandes zugegen ist, und die daher nicht für fallsüchtig angesehen werden können, habe ich den Gebrauch des Mohnsafts oft dienlich befunden. Da er aber nicht überall Nutzen stiftet, und ich nicht immer in verschiednen Fällen *) die Ursachen davon angeben oder sie nach den verschiednen Umständen unterscheiden kann, so kann ich auch die Fälle nicht bestimmen, in denen er vorzüglich dienlich ist.

Es giebt einen Fall, welcher meines Erachtens sich von allen andern unterscheiden läßt, und allgemein unter dem Namen Veitstanz bekannt ist. Weder über die Natur dieser Krankheit noch über die Behandlung derselben sind die Aerzte einstimmig, und ich kann mich in eine Untersuchung hierüber nicht einlassen; so viel aber kann ich aus einer guten Menge von Erfahrungen behaupten, daß Mohnsaftmittel fast durchgängig bei Heilung dieses Uebels dienlich gewesen sind.

Da wir von konvulsivischen Krankheiten reden, so kömmt die große Frage vor im Betreff des Gebrauchs des Mohnsaftes gegen Fallsucht, welche von verschiednen Schriftstellern verschiedentlich entschieden worden ist. Die Natur dieser Krankheit ist noch in manchem Betracht dunkel; wir können aber deutlich genug wahrnehmen, daß sie von verschiednen Zuständen des Körpers entspringt, und so weit ich diese einsehen und erkennen kann, will ich einen Versuch machen,

---

*) Wo Mohnsaft in solchen Fällen nichts ausrichtet, sind gewöhnlich Würmer im Spiele. Anm. d. Ueb.

zu bestimmen, in welchen Fällen von Fallsucht Mohnsaft schädlich, und in welchen er nützlich seyn könne.

In dieser Rücksicht erinnere ich, daß sie von starken Blutflüssen, oder andern grosen Schwächungen hervorgebracht werden könne; da mir aber fast nie Fälle dieser Art vorgekommen sind, so kann ich auch nicht sagen, in wiefern Mohnsaft in denselben nützlich seyn möchte.

Weit häufiger finden wir Fallsucht mit einem vollblütigen Körperzustande verbunden; und in allen solchen Fällen bin ich der Meinung mit dem grösten Theile der Aerzte, daß Mohnsaft ausnehmend schädlich sei. Vollblütigkeit scheint mir so sehr Anlage zu dieser Krankheit abzugeben, daß ich mit Cheyne der Meinung bin, daß Fallsuchten öfterer durch eine niedrige Diät, als durch irgend ein andres Mittel geheilt worden sind. Hier ist zu bemerken, daß die epileptischen Anfälle sehr oft von einem gelegentlichen Aufwallen *) des Blutes in den Gehirngefäsen veranlasset werden, und ich weiß aus häufigen Versuchen, daß Mohnsaft solche Anfälle nicht verhindert, sondern, wenn man ihn giebt, sie noch heftiger macht.

Es giebt Fallsuchten, welche von einem auf das Nervensystem wirkenden Reize entspringen, in denen Mohnsaft viel Gutes verspricht, und wenn die Rückkehr solcher Anfälle nur irgend periodisch sind, oder auch nur beinahe zu bestimmter Zeit eintreten, hat der Mohnsaft, kurz vor dem Anfalle gegeben, sich oft zur Verhütung ihrer Rückkehr nützlich erwiesen.

Doch sind die Anfälle der Fallsucht in vielen Fällen unordentlich, und in diesen schadet der häufige Gebrauch des Mohnsafts gar sehr, entweder, weil er jedesmal ein Aufwallen des Blutes veranlasset, oder die Beweglichkeit des Körpers vermehrt.

*) Dies setzt noch keine allgemeine Vollblütigkeit des Körpers voraus, wie denn leztere auch lange nicht so oft bei Fallsuchten vorwaltet, als der Verf. mit Cheyne annimmt.

Anm. d. Ueb.

Von besänftigenden Mitteln.

Ich sehe als Beispiele von Fallsucht, welche von einem auf das Nervensystem wirkenden Reize herrühren, alle diejenigen an, welche von einer Aura epileptica ihren Ursprung nehmen, da ich dann in verschiednen Fällen dieser Art, wo sich die Zeit des Anfalles vorhersehen ließ, ja selbst wo die verkündigenden Symptomen schon erschienen waren, den Mohnsaft oft als ein wirksames Mittel befunden habe.

De Haen hat uns einen anscheinend besondern Fall von Epilepsie aufgezeichnet, welche nur zur Zeit des Schlafs erschien, und wo die Wiederkunft der Anfälle durch Vermeidung des Schlafes verhütet ward; gleichwohl ward eben diese Krankheit durch den Gebrauch des Mohnsafts geheilet. Dieser Fall könnte, wie ich gesagt habe, sonderbar zu seyn scheinen; er ist es aber weniger, als man dem ersten Anblicke nach denken könnte, da vielleicht die meisten Fallsuchten in der Nacht und während des Schlafes vorfallen *). In verschiednen solchen Fällen habe ich nun oft gefunden, daß ein Mohnsaftmittel, beim Schlafengehen gegeben, die Wiederkunft der Anfälle verhütete.

Ich habe nun vom Gebrauche des Mohnsafts in krampfhaften Beschwerden der thierischen und der Lebensverrichtungen gehandelt, und habe nur noch der gestörten Verrichtungen des Herzens beim Herzklopfen und der der Lungen bei der Engbrüstigkeit und dem Keichhusten zu gedenken.

Herzklopfen ist gewöhnlich eine symptomatische Beschwerde, und, in so fern es von einer krampfhaften Krankheit abhängt, kann, wenn das Hauptübel Mohnsaft zuläßt, auch das Symptom des Herzklopfens davon gehoben werden.

Bei Engbrüstigkeit, wo das Uebel, wie oft, von einem jedesmaligen Aufwallen des Blutes in den Lungen herrührt, kann der Mohnsaft schwerlich mit Sicherheit gebraucht werden; hängt sie aber von andern Reizungen ab, und ist blos krampfhafter Art, so kann man sich des Mohnsaftes sowohl zur Verhütung, als zur Mäßigung der Anfälle mit grosem Nutzen bedienen.

*) Besonders wenn die Fallsucht eingewurzelt ist.
Anm. d. Ueb

Selbst wenn das Uebel katarrhalischer Art, der Mohnsaft aber zur Erleichterung des Katarrhes anwendbar ist, so kann man sich auch desselben zur Hebung der davon herrührenden Engbrüstigkeit bedienen. Zum Schlusse muß ich jedoch die Bemerkung machen, daß ich zwar den Mohnsaft häufig zur Erleichterung sowohl der krampfhaften als der katarrhalischen Engbrüstigkeit angewendet, nie aber gefunden habe, daß er zur völligen Heilung derselben hinlänglich sei.

Im Betreff des Keichhustens habe ich zu erinnern, daß im ersten Stadium desselben, besonders wenn er mit Fieber und Schwerathmigkeit verbunden ist, Mohnsaft sich mir immer sehr schädlich erwiesen hat. Hatte aber die Krankheit schon einige Zeit angehalten, und war, wie ich es nenne, in ihrem zweiten Stadium, so daß die Anfälle am häufigsten zur Nachtzeit eintreten, da habe ich den Mohnsaft von grossem Nutzen befunden, und er hat, so viel ich urtheilen kann, oft zur Beendigung der Krankheit das seinige beigetragen.

In den krampfhaften Beschwerden, welche die natürlichen Verrichtungen befallen, kann der Mohnsaft viel gebraucht werden. In der Pyrosis, welche hier zu Lande häufig unter dem Namen Water-brash und öfters in vielen Gegenden von Europa als eine vorübergehende Uebelkeit vorkömmt, aber von den Aerzten wenig erwähnt worden ist, gleichwohl aber ein schmerzhaftes Uebel abgiebt, und oft Hülfe erfordert, habe ich nichts gefunden, was Erleichterung schafte, ausser den Mohnsaft; er erleichtert aber nur den gegenwärtigen Anfall, und trägt nichts zur Verhinderung seiner Rückkehr bei.

In Rücksicht der Anwendung des Mohnsafts in der Kolik ist man nicht genau einverstanden. Er wird ganz gewiß den Schmerz auf einige Zeit hinwegnehmen; ist aber die Kolik von Hartleibigkeit entstanden, oder führt sie doch bei sich, so wird er gewiß verursachen, daß das Uebel sich fester setze, und die Wirkung der Abführungsmittel aufhalten, welche zur Heilung des Uebels durchaus nöthig sind.

Von besänftigenden Mitteln.

Doch ist Mohnsaft gewiß der Kur jeder krampfhaften Krankheit angemessen, und wenn man ihn so gebrauchen kann, daß man der Wirkung der Abführungsmittel nicht damit in den Weg tritt, so kann er als ein krampfstillendes Mittel so gar ihre Wirkung begünstigen, und gewisse Fälle von Kolik heilen helfen. Zu diesem Behufe haben einige Aerzte den Mohnsaft mit den Abführungsmitteln zugleich gegeben; man hat aber selten gefunden, daß dies der Absicht entspräche, und immer wahrgenommen, daß es bei dringender Heftigkeit der Schmerzen besser sei, das Mohnsaftmittel vor sich, und in vier, fünf oder sechs Stunden hernach, wenn seine Wirkung etwas nachgelassen hat, das Abführungsmittel zu geben. Bei dieser Verfahrungsart ist es gewöhnlich nöthig, eine Purganz von stärkrer Art, und welche gewöhnlich bald nach dem Einnehmen wirkt, zu gebrauchen. Diese Betrachtungen werden auf der einen Seite die Anwendung der Aloemittel untersagen, und auf der andern Seite das Ricinusöl empfehlen.

In Beschwerden des Speisekanals von einer der Kolik entgegengesezten Natur, das ist, wo die Thätigkeit des Kanals widernatürlich erhöhet ist, im Erbrechen, in der Cholera und im Durchlauf, ist der Mohnsaft ein unzweifelhafteres Hülfsmittel.

Erbrechen ist gewöhnlich ein symptomatisches Uebel, und rührt von mancherlei Ursachen her. In vielen Fällen kann es nicht durch Mohnsaft gehoben werden. Ich kann mich aber hier nicht in die Unterscheidung dieser Fälle einlassen, und habe blos anzumerken, daß es mehrere Fälle von Erbrechen gebe, als man sich gewöhnlich einbildet, die sich durch eine schickliche Anwendung des Mohnsafts erleichtern lassen.

Die Aerzte pflegen den Mohnsaft von oben einnehmen zu lassen, in welchen Fällen er oft also gleich wieder weggebrochen wird, ohne das mindeste zur Hebung der Krankheit beizutragen. Dies muß den Arzt immer in Ungewißheit lassen, in welcher Gabe es nöthig sei, das Mohnsaftmittel zu wiederholen.

In allen solchen Fällen, wo das Erbrechen nicht unmittelbar von dem gegebenen Opiat gehemmet, und dieser wieder ausgebrochen wird, ist es höchst unschicklich, es auf gleiche Art zu wiederholen. Weit sichrer ist die Masregel, den Mohnsaft, mit einer kleinen Menge einer gelinden Flüssigkeit verbunden, in den Mastdarm zu spritzen, da er dann, wenn man ihn in gehöriger Menge beigebracht hat, das Erbrechen eben so gewiß hemmen wird, als wenn er in den Magen selbst gelanget wäre.

Die Anwendung des Mohnsaftes in der Cholera, wie sie von Sydenham angegeben worden, ist so gut bekannt, daß wir hier nichts davon zu sagen haben, und ich gehe zu seinem Gebrauche im Durchlaufe fort, in welchem man sich desselben nicht so oft bedient hat, als meines Erachtens hätte geschehen sollen.

Da der Bauchfluß immer von einer erhöhten Thätigkeit der Gedärme herzurühren scheint, so habe ich, einige wenige besondere Fälle ausgenommen, in denen sich der Mohnsaft abführend erwies, fast durchgängig gefunden, daß er die Kraft besizt, die Thätigkeit der Gedärme zu vermindern, und einige Zeit über zum Stillstehn zu bringen, und daß er folglich im Durchlaufe fast allgemein von Nutzen *) sei.

Diese Beschwerde kann freilich zuweilen ein symptomatisches Uebel seyn, folglich nicht gänzlich durch Opiate gehoben werden; auch kann die Krankheit zuweilen auf einer Schärfe beruhen, welche, um eine vollständige Heilung zu bewirken, vorher ausgeführet werden muß. Gleichwohl

---

*) Eine mit Krämpfen beladene schwächliche Frau bekam jählling nach einer ehelichen Unbändigkeit ihres Mannes einen Durchlauf, der sie ungemein abmattete. Es war bloß an Krampf zu denken. Die stinkenden Mittel erleichterten sie wenig. Ein Gran Mohnsaft aller vier Stunden that mehr. Als aber die Wirkung von vier Gaben vorüber war, brach der stürmische Durchlauf wieder aus mit ungewöhnlicher Heftigkeit. Nun gab ich alle zwei Stunden drei Gran und nach vier Gaben war das Uebel gehoben; als wenn sie nicht krank gewesen wäre. Anm. d. Ueb.

scheint er in den meisten Fällen mit Sicherheit anzuwenden seyn; denn da seine Wirkung nicht von langer Dauer ist, so wird er dem Gebrauche andrer Mittel, die man etwa für nöthig hielte, nicht lange in den Weg treten. Auch geschiehet es selten, daß ein kurzdaurender Aufenthalt des Bauchflusses irgend eine üble Folge nach sich ziehen sollte. In vielen Fällen habe ich gefunden, daß die Abführungsmittel sehr schädlich waren, und das Uebel geschwinder blos durch den fortgesezten Gebrauch des Mohnsaftes geheilet ward.

Es giebt keine Krankheit, gegen die man den Mohnsaft häufiger als ein Hülfsmittel empfohlen hätte, als die hysterischen Beschwerden; es giebt aber nichts, welches mir schwerer fiel, kunstmäsig abzuhandeln.

Den Ausdruck Hysterie wollte ich gern für das Uebel behalten, welches ich unter diesem Namen in meinen ersten Grundlinien beschrieben habe; die meisten Schriftsteller aber sind geneigt, den Begriff davon viel weiter, und auf jede ungewohnte Empfindung oder unregelmäsige Bewegung auszudehnen, welche von einer Beweglichkeit des Nervensystems zu entspringen scheint.

Diesem Begriffe von Hysterie gehörige Gränzen anzuweisen, halte ich über meine Kräfte, und werde es hier nicht unternehmen. Ich kann blos in Rücksicht meines gegenwärtigen Vorhabens sagen, daß ich den Mohnsaft in der Hysterie, wie ich sie bestimmen würde, welche gewöhnlich vollblütige Personen befällt, und auf einen gelegentlichen Orgasm des Systems der Zeugungsorgane beruht, für ein undienliches und gewöhnlich nachtheiliges Mittel ansehe.

Auf der andern Seite aber ist der Mohnsaft in allen jenen Fällen von ungewöhnlichen Empfindungen und unregelmäsigen Bewegungen, die nicht auf einem vollblütigen Körperzustande, sondern offenbar auf einer Beweglichkeit des Nervensystems beruhen, ein sehr gewisses Hülfsmittel. Man kann ihn also überall, wo diese Symptome übermäsig sind, gebrauchen, ob es gleich schwer seyn mag, die gehörigen Gränzen für seinen Gebrauch fest zu setzen.

Von besänftigenden Mitteln.

Es giebt Fälle, in denen seine tonischen und krampfwidrigen Kräfte öfters wiederholt angewendet werden müssen; doch ist zu bemerken, daß, wo er nicht offenbar nothwendig wird, seine öftere Anwendung die Beweglichkeit des Körpers erhöhet, und eine Nothwendigkeit seines Gebrauchs hervorbringt, welche leicht in Gewohnheit ausartet, und fernerhin fortgesezt, den ganzen Körper zu zerstören geneigt ist.

Man hat den Mohnsaft in der Hundswuth und in dem heftigsten Zustande derselben, der Wasserscheu, gebraucht; der darüber vorhandnen Erfahrungen aber sind nicht so viele, daß sie unser Urtheil über diesen Gegenstand bestimmen könnten. Wegen alles dessen, was sich darüber sagen läßt, muß ich meine Leser auf die Arbeiten der gelehrten und unermüdeten königlichen Gesellschaft zu Paris verweisen, welche sich viele Mühe genommen, und die schicklichsten Masregeln in Ausübung gesezt hat, den Gebrauch unsers Mittels in dieser Krankheit auf einen festen Fuß zu setzen.

In der Manie ist der Mohnsaft kitzlich und schwierig zu gebrauchen. In dem Anhange von Wepfers Historia apoplecticorum finden wir Bericht von einem Wahnsinne, der durch starke Gaben Mohnsaft geheilet worden ist. Er kann wahr seyn; man hat aber seine solche Nachricht von diesen Fällen, welche den besondern Character derselben dergestalt aus einander zu setzen dienen könnte, daß man in Stand gesezt würde, das Verfahren nachzuahmen; während wir sehr genau wissen, daß es andere Fälle giebt, die dergleichen nicht zulassen.

Ich habe in verschiednen Fällen von Manie mich des Mohnsafts bedient, und in einigen derselben ihn zur Mäßigung der Heftigkeit des Uebels dienlich befunden; in andern Fällen aber sah ich ihn offenbar Schaden thun. Ich habe aber nicht so viel Gelegenheiten gehabt, die Krankheit zu behandeln, daß ich in Stand gesezt worden wäre, die Fälle deutlich zu unterscheiden, in denen er hülfreich seyn kann. Ich halte dafür, daß es viele Fälle dieser Krankheit giebt, welche auf einem organischen Fehler des Gehirns beruhen, in denen kein Nutzen vom Mohnsafte zu erwarten ist; doch giebt es gewiß auch viele andere Fälle, wo das Uebel so überhingehend ist, daß wir keinen solchen organischen Fehler dabei annehmen können, und wo daher der Mohnsaft zuläßig und vortheilhaft seyn kann.

Wenn wir glauben könnten, daß solche Fälle von gelegentlichen Ursachen einer Erregung, ohne Entzündung, herrührten, so würden wir den Mohnsaft für ein vielversprechendes Hülfsmittel halten können; vermuthlich aber müße er in stärkern Gaben gereicht werden, als wir gewöhnlich thun, und wohl in solchen starken Dosen, als Bernard Huet jetzt anwendet.

In einigen Versuchen habe ich gefunden, daß er die Krankheit mildert, und Schlaf hervorbringt, habe es aber nie so weit getrieben, daß ich eine vollständige Kur zu Stande gebracht hätte, weil ich in vielen Fällen vermuthete, die Krankheit gränze so sehr an eine Phrenitis, daß ein starker Gebrauch des Mohnsafts sehr gefährlich wäre.

Ich kann freilich diesen Gegenstand nicht mit so vieler Genauigkeit abhandeln, als zu wünschen wäre; andere Aerzte aber, welche diese Krankheit mehr zu behandeln haben, können, wenn sie dasjenige, was ich hier und weiter oben über das Delirium in Fiebern gesagt habe, in Betrachtung ziehen, diesen Punkt genauer festsetzen.

Es ist nur noch eine andere Krankheit übrig, in welcher der Gebrauch des Mohnsafts zu erwähnen ist, und worüber man unsre Meinung erwarten wird. Es ist die venerische Krankheit, in welcher man neuerlich den Mohnsaft in großer Menge, und mit abweichendem Erfolge, gebraucht hat. Ich halte es nicht für nöthig, einen Bericht von den verschiedenen davon vorhandenen Erzählungen und den verschiedenen über diesen Gegenstand gehegten Meinungen vorzulegen, da man dies alles in vielen Büchern findet, die in jedermanns Händen sind; es scheint mir blos obzuliegen, anzuführen, was ich durch eigne Erfahrung und aus der meiner Collegen in Schottland wahrgenommen habe.

Hier habe ich nun nicht *) wahrgenommen, daß Mohnsaft vor sich ein Hülfsmittel gegen die venerische Krankheit gewesen wäre, und jeder Versuch, der meines Wissens angestellet worden, bringt mich zu dem Schlusse, daß er nie vor sich zu dieser Absicht hinreichend sei. Durch fast alle darüber angestellte Erfahrungen aber bin ich überzeugt worden, daß er in fast jedem Zustande dieser Krankheit von sehr grosem Nutzen sei. Er mäsiget und erleichtert fast jedes Symptom, und in vielen Fällen thut er es, ohne Beihülfe andrer Arzneien.

Ich bin wohl überzeugt, daß er in fast jedem Falle, entweder bei Hinwegnehmung der Symptomen, oder bei völliger Heilung der Krankheit die Wirkungen des Quecksilbers befördere und erleichtere.

Wir haben nur noch zu erinnern, daß der Mohnsaft in diesem Falle seine Wirkung dadurch zu vollführen scheint, daß er den Folgen der allgemeinen Schärfe im Körper vorbeugt; eine Voraussetzung, welche theils erklärt, warum starke Gaben Mohnsaft nöthig sind, theils aber auch, warum Personen diese starken Gaben in dieser Krankheit besser, als in vielen andern Fällen, vertragen.

Die bisher angeführten Wirkungen des Mohnsafts sind gröstentheils solche, welche nach dem Einnehmen durch den Mund zu entstehen pflegen. Ich habe aber auch Gelegenheit gehabt, zu sagen, daß er durch den After in die Gedärme gebracht werden könne; und es ist dienlich, die Anmerkung zu machen, daß er nicht blos bei krankhaftem Erbre-

*) Auch ich nicht, nebst vielen andern deutschen Aerzten. Die allgemeine Reizung des Körpers, die durch den Gebrauch des Quecksilbers bei dieser Krankheit entsteht, macht, wenn das Metall aus dem Körper gewichen ist, den Mohnsaft zu einem unentbehrlichen Hülfsmittel gegen eine Reihe von Beschwerden, die man aus Unwissenheit oft noch für venerisch hielt, ob sie gleich nur Folgen des Quecksilbers waren. Ich glaube in meinem Buche über die venerischen Krankheiten genug davon gesagt zu haben. Anm. d. Ueb.

chen, sondern auch bei vielen andern Fällen auf diese Weise in die Gedärme gebracht werden, und auf diesem Wege alle die Wirkungen hervorbringen könne, die wir von ihm angeführt haben, wenn er von oben genommen wird. Es findet sich bei einigen Personen eine besondere Reizbarkeit des Magens gegen den Mohnsaft, woraus verschiedne Beschwerden entstehen, welche vermieden werden, wenn er im Klystire gegeben wird.

Einige Praktiker sind der Meinung, daß manche Wirkungen des Mohnsaftes auf das Nervensystem überhaupt, z. B. Kopfweh und Erbrechen, welche oft in der Frühe erscheinen, wenn Abends vorher eine Dosis Mohnsaft eingenommen worden, nicht so leicht zum Vorschein kämen, wenn er als Klystier beigebracht worden. Dies scheint aber daher zu rühren, daß die Gabe in lezterm Falle schwächer war, entweder wegen der geringern angewendeten Mühe, oder wegen der geringern Empfindlichkeit des Mastdarms. Dies leitet mich zu der Anmerkung, daß die Empfindlichkeit des Mastdarms um so viel geringer, als die des Magens ist, daß es gewöhnlich nöthig wird, wenn man den Mohnsaft in den erstern bringet, wenigstens doppelt so viel davon zu nehmen, als für den Magen hinreichend seyn würde.

Bringt man den Mohnsaft in den Mastdarm, so muß es in einer flüssigen Gestalt geschehen, und man muß alles dabei vermeiden, was für den Mastdarm sich nur im mindesten reizend erweisen könnte; daher ist eine Auflösung des Mohnsaftes in Wasser die bequemste Art, ihn auf diesem Wege beizubringen. Es ist ferner zu erinnern, daß wir zuweilen hierin unsre Absicht verfehlen, wenn die Mohnsaftklystiere, bald nachdem sie gegeben worden, wieder fortgehen. Daher ist es eben so unschicklich, sie in einigen Fällen von Durchlauf und Stuhlzwang einzuspritzen, als, wie wir oben sagten, es beim Erbrechen unschicklich ist, den Mohnsaft in den Magen zu bringen.

Doch selbst, wenn auch kein Durchfall, noch Stuhlzwang zugegen ist, werden die Mohnsaftklystiere zuweilen, gleich nachdem sie gegeben worden, wieder abgehen. Dies

Von besänftigenden Mitteln.

kann vielleicht von einer besondern Reizbarkeit des Mastdarms bei gewissen Personen herrühren; doch habe ich gefunden, daß es gewöhnlich von der allzugrosen Menge Flüssigkeit, die als Klystier eingespritzt ward, herrührte, und ich gebe daher den Rath, die Mohnsaftklystire nie stärker, als von drei oder höchstens vier Unzen Flüssigkeit, und zwar wie ich gesagt habe, von sehr milder Art, zuzubereiten.

Ich finde, daß drei Quentchen arabisches Gummi in drei Unzen Wasser aufgelöst, eine dienliche und leichte Bereitung zu diesem Behufe abgiebt.

Ich muß nun hinzusetzen, daß Mohnsaft nicht blos von oben, oder von unten genommen, sondern auch auf der Haut angewendet werden kann. Da in diesem Falle der Mohnsaft, wie wir oben gesagt haben, immer zuerst auf die Theile wirkt, die er unmittelbar berührt, so kann er oft mit einigem Vortheile auf die äusserlichen Theile gelegt werden, und, indem er die Empfindlichkeit dieser Theile vermindert, den sie befallenden Schmerz heben.

Wir finden auch, daß Mohnsaft nicht nur auf die Theile wirkt, auf die er unmittelbar aufgelegt wird, sondern daß er auch, ohne vorher dem Sensorium mitgetheilt zu werden, bis zu einem gewissen Umfange Einfluß auf die Nerven derjenigen Theile hat, welche in der Nähe desjenigen liegen, auf welchem das Mittel selbst angebracht worden, ihre Empfindlichkeit vermindert, und dadurch ihre Schmerzen hinwegnimmt. So hat ein Mohnsaftpflaster auf die Schläfen gelegt oft das Zahnweh gelindert.

Wird er in andern Fällen auf die Haut angebracht, so will ich nicht geradezu bestimmen, ob er durch die unorganischen Hautlöcher zu den Eingeweiden des Unterleibes bringe, oder ob er blos auf die Hautdecken und insbesondere auf die mit den Eingeweiden in Mitempfindung stehenden Muskeln wirke; ich habe aber gewißlich wahrgenommen, daß, wenn man ihn äusserlich auflegt, er die Schmerzen und Krämpfe des Magens und der Gedärme stillet *).

*) Ein 76jähriges Frauenzimmer, welches oft an Krämpfen litt, ließ mich zu einem heftigen Anfalle von Erbrechen ru-

Man hat ihn in verschiedner Form äusserlich aufgelegt, und ich glaube, daß er Dienste thun kann, man mag ihn entweder in Gestalt eines Pflasters oder eines Breies anbringen, bin aber völlig überzeugt, daß seine Wirkungen am beträchtlichsten seyn werden, wenn er in einer flüssigen Gestalt aufgelegt wird. Auf diese Art kann man entweder seine Auflösung in Wasser, Wein, oder Weingeist brauchen; ich vermuthe aber, daß er immer am wirksamsten seyn wird, wenn er im verstärkten Weingeiste aufgelöst worden ist. Dieser zieht gewiß am kräftigsten den flüchtigen Theil des Mohnsafts aus, auf welchem seine Tugenden vorzüglich beruhen, und von eben diesem flüchtigen Theile kann man vermuthen, daß er am leichtesten eindringe, und daher zum äusserlichen Gebrauche am geschicktesten sei.

Nachdem wir uns so bestrebet haben, die verschiednen Kräfte und Tugenden des Mohnsafts anzugeben, müssen wir zunächst etwas von seiner pharmaceutischen Behandlung, und wie er zu geben sei, erinnern. Die ehemaligen Mohnsaftmittel waren von sehr verschiedner Art, und fast gar nicht auf scientivische Gründe gebauet. Ich kenne keine Mittel, die durch ihre blose Einwirkung auf den Mohnsaft seine Tugenden verbessern könnten. Die flüchtigen und thätigen Theile desselben lassen sich aus den übrigen Theilen seiner Substanz durch verstärkten Weingeist herausziehen; die durch dieses Auflösungsmittel verfertigte Tinktur und das davon erhaltene Extrakt aber besizt dieselben Kräfte und Tugenden, als der rohe Mohnsaft, und sie weichen blos darin von ihm ab, daß er in einen kleinern Umfang dadurch gebracht worden ist. Zu gleicher Zeit findet sich, daß diese Bereitungen dem Magen mehr zuwider sind, als der rohe Mohnsaft, und sie werden daher sehr wenig angewendet.

sen. An Unverdaulichkeiten war nicht zu denken. Eine kleine Verkältung des vorigen Tages mochte Ursache seyn. Der Fall war dringend. Ich ließ ihr ein Stückchen Leinwand in thebaische Tinktur getaucht in die Herzgrube legen, und das Erbrechen kam nicht wieder, welches ihr vorher keine Minute Ruhe gelassen hatte. Sie genas durch Ruhe im Bette vollends, ohne weiteres. A. d. Uebers.

Die andern Auflösungsmittel, als Brantwein, Wein und Wasser, die man zur Ausziehung des Mohnsafts etwa braucht, wirken insgesamt fast auf gleiche Art, und ziehen sowohl die gummichten *) als die harzichten Theile aus, so daß die verschiednen Tinkturen blos nach dem Verhältnisse verschieden sind, in welchem sie gebraucht werden. In allen denselben sind die Eigenschaften mit denen des rohen Mohnsaftes gleich, eine sehr kleine Verschiedenheit abgerechnet, die von der festen oder flüssigen Gestalt herrührt, indem die erstere in gewissen Fällen von Reizbarkeit des Magens demselben leichter bekommt als die leztere.

Da Mohnsaft eben sowohl Schaden thun, als Nutzen schaffen kann, so sind die Aerzte darauf bedacht gewesen, seine übeln Eigenschaften zu verbessern, da sie sich aber nicht von den guten trennen lassen, so haben sie mit der Verbesserung nichts ausgerichtet. Wegen dem Wahne der Alten, daß der Mohnsaft kalt sei, hat man ihn dadurch zu verbessern getrachtet, daß man ihm gewürzhafte und erhitzende Arzneien zusezte, welches schon in sehr alten Zeiten Gebrauch war, und zum Theil bis auf die gegenwärtigen fortgesezt worden ist.

Einige Aerzte sind der Meinung, daß der Zusatz der Gewürze, den Mohnsaft angenehmer für den Magen mache, und ich getraue mich nicht zu behaupten, daß dies nicht in einigen Fällen geschehe; ich habe es aber fast nie beobachtet, und ich bin der festen Ueberzeugung, daß der Safran und die Gewürze, die man zu unsern thebaischen Tinkturen nimt, in der Menge, in welcher sie angewendet werden, weder Nutzen noch Schaden bringen können.

Sowohl das londoner als das edinburger Kollegium haben jezt jeden Zusatz zu der Mohnsaftinktur hinweggelassen, beide aber haben das Elixir paregoricum beibehalten, von dem ich, man mag die Wahl oder die Menge seiner Ingre-

―――――
*) In den gummichten Theilen des Mohnsafts liegt kein arzneiliche Kraft, wie man durch chemische Genauigkeit darthun kann. Anm. d. Ueb.

dienzen in Rücksicht nehmen, nicht einsehen kann, wozu es seyn soll, ausser daß es eine verschiedne Formel abgiebt.

So sind auch andere Versuche den Mohnsaft zu verbessern nicht weniger fruchtlos gewesen, und höchstens ist die angebliche dadurch zu erhaltende Verbesserung so weit gegangen, daß seine Kräfte sind geschwächet worden, ohne die mindeste Veränderung in seinen Eigenschaften hervorzubringen.

Einige Mittel seine Kraft zu schwächen, lassen sich leicht auffinden, besonders sind es solche Behandlungen, welche die Verdunstung seiner flüchtigsten Theile veranlassen. Von dieser Art ist die Bereitung des thebaischen Extrakts des londoner Dispensatoriums aus der Auflösung in Wasser. Wird diese zur Form eines Extrakts gebracht, so bedient man sich dabei so vieler Hitze, daß die erwähnten Theile verfliegen. Ich behaupte aber, daß der Mohnsaft dadurch seine Eigenschaften nicht verändere, und daß die einzige dadurch bewirkte Veränderung blos in der Schwächung seiner Wirksamkeit bestehet, so daß man zwei Gran davon nöthig hat, um die Wirkungen Eines Granes des rohen zur Extraktbereitung angewendeten Mohnsafts hervorzubringen.

Ein andres Mittel, die Kraft des Mohnsafts zu schwächen, ist die Anwendung der Säuren, welche diese Absicht sehr wirksam erreichen; sie ändern aber seine Eigenschaften nicht, denn, wenn man das Mittel in einer hinreichenden Gabe giebt, so hat es alle dieselben Wirkungen, wie der rohe Mohnsaft.

Ich kenne nur eine Art von Zusatz zum Mohnsafte, welcher seine Wirkung umzustimmen im Stande ist, und dies ist der Zusatz von Brechmitteln und Mittelsalzen, wie es bei Verfertigung des doverschen Pulvers geschiehet. Durchgängig hat man sich dazu der Ipecacuanha bedient, und angenommen, sie besäße eine specifische Kraft, die Gewalt des Mohnsafts zu vermindern, weil man in diesem Pulver grössere Gaben Mohnsaft geben könne, als beim Gebrauch des blosen Mohnsaftes dienlich seyn würde. Diese Meinung aber von der Kraft der Ipecacuanha auf den Mohnsaft kann

Von beschäftigenden Mitteln.

ich nicht zugeben, da ich annehme, daß die grosen Gaben Mohnsaft, die im doverschen Pulver gegeben werden, blos dadurch unschädlich sind, weil die andern Ingredienzen den Mohnsaft zur Hervorbringung des Schweises bestimmen.

Dies halte ich für die Wirkung der Brechwurzel, die sie nicht durch eine specifische, sondern vermöge ihrer emetischen Kraft äussert, da wir durch Spiesglanzbrechmittel dasselbe bewirken können. Mittelst der leztern eben so wohl, als mittelst der Brechwurzel können wir es dahin bringen, daß wir grösere Gaben Mohnsaft zu gleicher Zeit anwenden dürfen, als wir mit blosem Mohnsafte thun können.

Es gehört gewiß zu einer Abhandlung über die Wirkungen des Mohnsaftes, daß man die Tugenden des doverschen Pulvers erkläre und festsetze. Ich habe einige derselben schon oben erwähnt, als ich von dem Gebrauche desselben in Wechselfiebern, in Rheumatismen und in der Ruhr sprach, und den übrigen Gebrauch derselben mag man aus der Aehnlichkeit dieser Fälle abnehmen. Ich habe blos hinzuzusetzen, daß in allen Fällen, wo das doversche Pulver anzuwenden ist, seine Wirkung und Dienlichkeit gar sehr von einer schicklichen Gebrauchsart abhängen wird, die, wie ich sehr oft bemerkte, vernachlässiget oder misverstanden worden ist. Deshalb setze ich hierher, welches ich durch viele Erfahrung als die dienlichste Anwendungsart befunden habe.

Das Pulver muß des Morgens gegeben werden, wo der gewöhnliche Schlaf, oder die Schlafzeit vorüber ist. Schlaf schickt sich nicht uneben dazu, aber gewöhnlich ist er dem Schweise nicht günstig.

Um wegen der Verkältung sicher zu gehen, wird der Kranke in wollenes Bettzeug gelegt, nämlich in ein flanellenes Hemd, unter ähnliche Decken, die Leintücher werden ganz hinweg genommen.

Am besten wird das Pulver genommen, wenn man es mit etwas Sirup zu einem Bissen gemacht und in Oblate gewickelt hinterschluckt, damit der Geschmack davon keinen Ekel verursache.

Zur Bedeckung des Körpers mag blos dasjenige dienen, was die Person gewöhnlich zum Schlafen genommen hat; doch wird es gemeiniglich dienſam ſeyn, noch etwas mehr über den ganzen Körper herzubreiten und immer weit mehr die Füſſe und Schenkel zu bedecken.

Da das Pulver geneigt iſt, leicht ausgebrochen zu werden, ſo muß man nichts nachtrinken, bis einiger Schweiß ausgebrochen iſt.

Wenn ſich der Schweiß zu zeigen anfängt, dann kann der Kranke oft, anfänglich aber nur wenig auf einmal, von einem warmen Getränke, dünnen Habergrützſchleim, ſchwachen Salbeithee, oder Theboe zu ſich nehmen. Von ſolchem Getränke laſſe man öfters während des Schweiſes trinken.

Wenn der Schweis ausgebrochen iſt, und ſich nicht reichlich über die Schenkel und Füſe verbreitet, ſo muß man ſie noch etwas mehr bedecken, oder warm gemachte Ziegelſteine, oder mit warmem Waſſer angefüllte Flaſchen an die Fuſſohlen legen; denn es iſt immer dienlich, auf dieſe Weiſe den Schweis allgemein zu machen.

Da der Schweis mit ſo wenig Hitze und Uebelbefinden des Kranken, als nur möglich, hervorgebracht werden ſoll, ſo muß man, wenn er findet, daß er viel Hitze und Unruhe hat, die hinzugeſetzten Bedeckungen von dem Körper wieder wegnehmen, auch ein Theil deſſen, was man auf die Füße und Schenkel gelegt hat, kann nach und nach hinweggenommen werden.

Wenn der Kranke das Schwitzen leicht verträge, ſo iſt es von groſer Wichtigkeit, daß man es einige Zeit lang anhalten laſſe, und immer, wo möglich, zwölf Stunden. Dann wird es zuläſſig ſeyn, ihm dadurch ein Ende zu machen, daß man den Körper mit warmen Handtüchern wohl abtrockne, ihn in trockne Flanelltücher und unter trockne Decken bringe, und ihn nachgehends ſeine Hände, vielleicht auch ſeine Arme herausſtrecken zu laſſen; doch ſollte er in flanellenen Tüchern und Decken bis an den nächſten Morgen bleiben.

Währenden Schweiſes kann er, ſtatt der oben erwähnten Getränke öfters eine dünne Suppe trinken, als: Brühe

Von besänftigenden Mitteln.

den jungen Hühnern, oder Nachbrühe von Rindfleisch (beeftea), und zur gewöhnlichen Zeit der Mahlzeiten kann er etwas trocknes Röstebrod (toast) mit diesen Brühen nehmen; oder wenn der Schweis nicht reichlich fortgehet, aber auch zu gleicher Zeit nicht viel Hitze zugegen ist, so kann er, statt der erwähnten Getränke, häufig weisse Weinmolken geniesen.

Den Morgen nach dem Schwitzen, kann der Kranke aus dem Bette aufstehen, und seine Wäsche und andere gewöhnliche Kleidungsstücken anlegen, aber noch das Zimmer hüten, oder doch nicht aus der Wohnung gehen, den ganzen Tag über. Selbst noch einen oder zwei Tage hernach muß er sich sehr sorgfältig vor Verkältung in Acht nehmen.

Unter dieser Anwendungsart habe ich das doverfche Pulver als ein höchst nüzliches Hülfsmittel befunden.

Was die Gebrauchsart des Mohnsaftes anlangt, so habe ich zuweilen gefunden, daß eine kleine Gabe die Absicht erreichte. Da aber bei allmähligem Gebrauche des Mohnsafts und des Weines sich die reizende Kraft zuerst äussert, und kleine Gaben daher sich leicht mehr reizend als beruhigend erweisen, so ist es, leztere Wirkung zu erhalten, gewöhnlich nöthig, eine volle Dosis zu geben *). Dies ist zu einer Mittelgabe für Erwachsene wenigstens Ein Gran; und ich wundre mich, daß Bergius zur Mittelgabe einen halben Gran sezt, und daß Tralles uns erzählt, daß er nie über Einen Gran gehe. Beide Aeusserungen zeigen mir, daß man sich weder in Schweden, noch in Schlesien des Mohnsaftes ohne Zwang bediene. Wir finden es oft für un-

---

*) Der Verf. stellt hier und anderswo den Satz auf; daß kleine Gaben leichter reizen, grösere aber die Beruhigung desto eher bewirken. So gewiß dies im Allgemeinen wahr ist, so gewiß ist es auch, daß es nicht durchgängig so geschieht. Einige, die dem tödlichen Sopor auf Mohnsaftvergiftung noch durch schickliche Hülfe entrissen worden sind, konnten die Herzensangst, die Qual und die entsezlichen Empfindungen nicht genug beschreiben, die oft lange anhielten, ehe sie das Bewußtseyn verloren. Auch hier war also der Reiz von starken Mohnsaftgaben sehr groß. Anm. d. Ueb.

schädlich und dienlich, mehr als Einen Gran zu geben; und wo irgend eine Reizung im Körper zu überwältigen ist, da ist es gewöhnlich nöthig, noch weiter zu gehen.

In allen Fällen kann es zuträglich seyn, mit gemäßigten Gaben anzufangen; wo diese aber der Absicht nicht*) entsprechen, müssen sie so lange wiederholet und verstärket werden, bis man die gewünschte Wirkung erreicht hat; und ich finde sehr oft, daß sie mit Sicherheit zu einem sehr hohen Grade verstärket werden können **).

In einem Falle von Gicht im Magen, bin ich nach und nach bis zu der Gabe von zehn Granen zweimal des Tages, gestiegen, und als die Krankheit besiegt war, ward die Gabe des Mohnsafts allmählig vermindert, bis nach Verfluß von zwei oder drei Wochen gar nichts mehr genommen ward; und in allen diesen Fällen ward man nicht gewahr, daß der Körper den mindesten Nachtheil erlitten hätte.

Wir finden häufig, daß wo eine starke Reizung zu überwältigen ist, man sehr grose Dosen geben kann, ohne Schlaf hervorzubringen, und ohne daß sich die mindesten giftigen Wirkungen zu erkennen geben sollten, welche in andern Fällen von weit kleinern eingenommenen Mengen entstehen. Alles dies erhellet aus der jezt wohl bekannten Behandlung des Tetanus, des Wahnsinnes, der Pocken, der Gicht und der Lustseuche.

*) Dies ist die wahre Anwendungsart. Wenn auch kleine Gaben anfänglich reizen sollten, so erfolgt doch endlich einige Beruhigung, und nun ist die wohlthätige Wirkungsart des Opiums eingeleitet. Giebt man nun stärkere Gaben, so gehen sie geschwinder (mit abgekürzter Reizungsperiode) zu dem erwünschten Zwecke über. Anm. d. Ueb.

**) Diese Regel, und alles vorige, bitte ich jeden wahren Praktiker zu beherzigen, wenn er gewiß weiß, daß Mohnsaft indicirt ist. Dies göttliche Mittel ist in Deutschland bloß noch dadurch nicht im besten Rufe, weil man oft weder die Gabe sich zu verstärken getraute (und so nichts ausrichtete); oder den Fall nicht traf, wo das Opium nützlich und erforderlich war (folglich nicht selten schadete). Anm. d. Ueb.

Beim Gebrauche des Mohnsafts ist immer in Rücksicht zu nehmen, daß in Fällen einer Reizung, wo starke und wiederholte Gaben nöthig sind, die Wirkungen solcher Gaben nicht lange anhalten, und daß daher die Wiederholung in nicht langen Zwischenzeiten geschehen müsse. Ich habe oft beobachtet, daß die Wirkungen des Mohnsafts in solchen Fällen nicht länger als acht Stunden anhalten, und daß nach einem solchen Zeitraume, wenn die Krankheit nicht den vorigen Gaben gewichen ist, eine Wiederholung nöthig werde.

Es ist kaum nöthig, hier zu wiederholen, was ich oben von den betäubenden Mitteln überhaupt sagte, daß nämlich der Mohnsaft jenem Gesetze der Gewohnheit unterworfen sei, vermittelst dessen die Gewalt der Eindrücke, die der Körper erleidet, durch Wiederholung schwächer werden, und daß, wenn häufige Wiederholungen erforderlich sind, es immer nöthig sei, die Gabe zu verstärken *).

Schierling (cicuta).

Es giebt viele Beispiele von der Trüglichkeit der Erfahrung in Betreff der Arzneimittel, es giebt aber kein Beispiel, wo sie stärker hervorsteche, als bei der Geschichte unsers gegenwärtigen Gegenstandes. Seitdem Störck dieses Kraut aus eigner Erfahrung als das wirksamste Mittel in vielen Krankheiten empfohlen hat, ist es von vielen Aerzten in allen Theilen Europens gebraucht worden; und wenn ich alle die Berichte, die wir darüber erhalten haben,

---

*) Da der Verf. nichts von der Vergiftung mit den narkotischen Substanzen erwähnt, so halte ich es für Pflicht anzumerken, daß gegen übermäßige Gaben Mohnsaft (Schierling, Bilsenkraut, Wolfskirsche, Kirschlorbeer u. s. w.) nichts hülfreicher sei, als ein starker Aufguß von Kaffee bis zu der Maße gegeben, daß die Reizbarkeit wieder belebt wird. Es giebt gewiß, dies versichre ich nach vielfältiger Beobachtung, (da ich manche Mohnsaftvergiftung damit glücklich behandelte) kein stärkeres Gegengift der narkotischen Dinge, als starken Kaffee, dessen Hauptwirkung, Vermehrung der Reizbarkeit ist.

Anm. d. Ueb.

zusammen nehme, so bin ich immer noch ausser Stande, zu sagen, welches dann eigentlich die wahren Kräfte und Tugenden dieser Pflanze sind.

Ich bin geneigt zu glauben, daß der würdige Baron Störck theils aus Vorliebe für seine eigne Entdeckung, theils durch viele falsche Berichte, die man ihm aus Schmeichelei und Gefälligkeit für den Rang, in welchem er sich befindet, abstattete, hintergangen, die Tugenden des Schierlings für weit ansehnlicher ausgab, als sie je waren, oder je werden befunden werden, und es giebt eine Menge Fälle, in denen Aerzte von der grösten Wahrheitsliebe und Unterscheidungskraft diese Arznei weit weniger ausrichten sahen, als Baron Störck von ihr versprochen hatte.

Als Versuche, die denen des Baron Störck gerade entgegen stehen, mögte ich nicht die Zeugnisse eines erklärten Feindes aller neuen Meinungen und Mittel, den verstorbenen De Haen anführen; wir haben aber keine Ursache das Zeugniß von Personen zu verwerfen, die der Partheilichkeit nicht verdächtig sind.

Beim Krebse besitzen wir die Versuche des Peter Af. Bierchen, wie ihn Bergius anführt, welcher versichert, daß der Schierling nicht nur bei Heilung des Krebses fehlschlägt, sondern daß er die Krankheit auch verschlimmert, und den tödlichen Ausgang beschleunigt.

Unter den andern Fällen, welche dem Ansehen nach den Versicherungen des Baron Störck entgegen stehen, befinden sich viele, die wir als bloße Beispiele von Fehlschlagung dessen ansehen, wozu Baron Störck Hofnung gemacht hatte; aus solchen verneinenden Fällen aber läßt sich kein Schluß ziehen. Ich weiß aus meiner eignen Beobachtung, daß viele dieser Versuche nicht gehörig angestellt wurden.

Zuweilen hatte man sich der gehörigen Pflanze nicht bedienet, und oft war sie unschicklich zubereitet worden. Ich habe sehr oft das sowohl zu Wien als hier bei uns zubereitete Extrakt als ein ganz unkräftiges Ding befunden, welches keine sichtlichen Wirkungen auf den Körper hervorbrachte, ob es gleich in sehr groser Menge gegeben ward.

Daß Morris den feinen Unterschied zwischen den Extrakten aus verschiednen Gegenden machte, scheint in der gewöhnlichen Trüglichkeit dieser Bereitung seinen Grund zu haben. Woher sie rühre, kann ich nicht genau *) bestimmen; so viel aber ist ausgemacht, daß die Ungewißheit der Schierlingsextrakte so gros ist, daß die Aerzte hier zu Lande ziemlich allgemein die Anwendung dieser Bereitung verlassen haben, und wenn sie dies Kraut zu brauchen gedenken, es stets in Pulver anwenden. Dies ist zwar gewöhnlich zuverläßiger, als das Extrakt; doch ist auch das Pulver wegen ungeschickter Trocknung oder Aufbewahrung der Ungewißheit unterworfen, und ich habe es oft völlig unkräftig befunden.

Alles dies zu erläutern, gebe ich folgende besondre Geschichte. Einer Dame, welche den Krebs an der Brust hatte, ward gerathen, den Schierling zu brauchen; sie bekam daher eine Menge desselben in Pulver, und sie wog sich die Gaben selbst zu. Sie fieng mit einer kleinen Dosis an, und da sie keine merkliche Wirkung davon spührte, so vermehrte sie sie nach und nach bis sie ein Quentchen auf einmal nahm. So wie sie aber bis zu dieser Gabe gestiegen war, war auch die aus der Apotheke erhaltene Menge alle geworden, und sie ließ eine frische Quantität Pulver holen.

Sie hatte indeß die Warnung erhalten, daß wenn sie von einer Portion zu der andern übergienge, sie sich jederzeit vor der ungleichen Wirkungsart der verschiednen Pulver in Acht zu nehmen habe, und sie, ungeachtet der so grosen Gabe, zu der sie schon bei der ersten Portion gestiegen sei, sie doch bei der neuen Quantität nur mit kleinen Dosen wieder den Anfang machen sollte. Sie war also entschlossen, hier diesen Rath zu befolgen, und da sie von dem vorigen sechzig Gran genommen hatte, so wollte sie von diesem nur zwanzig nehmen.

Die Ungleichheit dieser beiden Portionen war aber so groß, daß sie beinahe ums Leben gekommen wäre, als sie die zwanzig Gran eingenommen hatte. In zehn bis funf-

---

*) Man sehe über die Ursachen der Unkräftigkeit weiter unten nach. Anm. d. Ueb.

zehn Minuten, nachdem sie sie verschluckt, ward sie von Uebelkeit, Zittern, Schwindel, Wahnsinn und Zuckungen ergriffen. Glücklicherweise stieg die Uebelkeit bis zum Erbrechen, mit dem ein Theil Pulver herauskam; das Erbrechen aber hielt an, und vermuthlich so lange, bis das ganze Pulver ausgebrochen war, und demungeachtet währte der Wahnsinn und selbst die Konvulsionen noch einige Stunden fort. So wie aber diese Symptomen nach gerade sich gaben, erfolgte endlich ein Schlaf, aus dem sie nach einigen Stunden erwachte, frei von allen vorigen Zufällen.

Dasselbe Pulver nur zu fünf oder sechs Gran genommen bewirkte einiges Zittern und Schwindel, da doch von der vorigen Portion selbst sechzig Gran nicht die mindesten merklichen Wirkungen hervorgebracht hatten.

Ich sehe für eine Regel an, daß wenn der Schierling entweder in Pulver oder im Extrakt zu zwanzig auf die Dosis genommen keine sichtlichen Effekte zeigt, die Arznei für unkräftig angesehen werden sollte, und wenn man das Mittel fortsetzen will, eine andre Portion davon anzuwenden sei.

Aus dem Gesagten wird zur Gnüge erhellen, daß die vielen fehlgeschlagnen Anwendungen des Schierlings, die man aufgezeichnet findet, keinen Beweiß abgeben, daß er als Arznei ohne Nutzen sei. Da er offenbar starke Kräfte besitzt, den menschlichen Körper zu erregen, so mache ich den Schluß, daß er, gleich allen andern Substanzen von ähnlichen Kräften, ein sehr wirksames Mittel seyn könne. Dies, glaube ich, wird man einräumen; aber noch immer kann die Frage seyn, in welchen Krankheiten und Fällen derselben er besondere Wirksamkeit besitze? Hier finde ich mich außer Stand gesetzt, nach meiner eignen Erfahrung oder nach der Erfahrung Anderer diese Frage zu beantworten.

Ich habe erfahren, daß er dienlich ist, verhärtete Drüsen (schirrosities) verschiedener Art, besonders die von skrophulöser Natur *) aufzulösen und zu zertheilen. Auch habe

---
*) Am allerheilsamsten fand ich ihn, wo durch Gewaltthätigkeiten von außen, durch Kneipen, Stoßen, Drücken — in

ich erfahren, daß er nützlich ist, Geschwüre zu heilen, welche in skirrhösen Geschwülsten entstanden sind, und immerdar mit solchen Skirrhositäten umgeben sind; auch in einigen Geschwüren in der That, welche der Natur des Krebses nahe kamen. Selbst in Fällen, welche man gewiß als wahre Krebse anzusehen hat, bin ich so weit entfernt, der Meinung **Bierchens** zu seyn, als verschlimmre er dieses Uebel, daß ich vielmehr verschiedne Fälle sahe, wo er die Schmerzen erleichterte, und die Beschaffenheit der Jauche, welche aus dem Geschwüre ging, verbesserte, ja selbst die Heilung derselben sehr weit brachte. Ich muß jedoch gestehen, daß ich nie mit einem Krebse zu thun gehabt habe, wo er die Heilung desselben zu Stande gebracht hätte.

Diese Arznei hat sich, nach Vieler Berichte, in der venerischen Krankheit nützlich erwiesen, und einer der wichtigsten Richter über diesen Gegenstand, **John Hunter** hat ihn so befunden. Auch ich habe ihn in einigen Fällen mit Vortheil angewandt, in verschiedenen andern habe ich keinen Nutzen von seinem Gebrauche gespürt *).

drüsichten Theilen schmerzhafte Drüsenverhärtungen entstanden. Ich hatte fast nie nöthig den innern Gebrauch des Schierlings zu Hülfe zu nehmen; das gut bereitete Extrakt legte ich auf, bis es entweder Blasen zog (es war nicht von der unkräftigen Sorte) oder bis es allzutrocken ward. In erstem Falle sezte ich es einige Tage aus, im zweiten erneuerte ich die Auflegung mit frischem Extrakt. Selbst sehr tief sitzende Brustknoten zertheilte ich ohne weiteres damit. Eben dieser blos äußerliche Gebrauch hat mir auch unempfindliche von Milchstockungen entstandene Brustverhärtungen, doch langsamer, bezwungen. Ganz besonders aber kann ich das gut verfertigte Extrakt äußerlich aufgelegt in der Hüftgicht rühmen, wo es mir sehr gute Dienste gethan hat. Anm. d. Ueb.

*) In Nachwehen vom Mißbrauch des Quecksilbers ist Schierling, nächst dem Mohnsafte, eins der besten Mittel, die unordentlichen Bewegungen der Nervenkraft, die mit Schwäche verbundne, oft ausserordentliche Reizbarkeit des ganzen Körpers, die daher rührenden bösartigen, sehr schmerzhaften Geschwüre, so wie die reissenden, gewöhnlich nächtlichen Schmerzen in der Gegend der sennichten Ausbreitungen und der Beinhaut (die sich

Die Alten waren der Meinung, er vermindere den Geschlechtstrieb; Bergius aber glaubt, er habe die gegenseitige Wirkung, und erwähnt eines Falles, wo er das Vermögen zum Beischlafe, als es verloren war, wieder herstellte. So weit jedoch meine Beobachtung geht, finde ich weder die eine noch die andere Meinung gegründet.

Ich habe oben gesagt, daß er oft fehl schlägt, wenn er unkräftig und verdorben ist, und daß man blos etwas mit ihm ausrichten kann, wenn er einige sichtliche Wirkungen auf den Körper zeigt.

Wahrheitsliebe aber nöthigt mich, zu bekennen, daß er in vielen Fällen, wo er sinnliche Wirkungen zeigte, Krankheiten zu heilen fehl schlug, ob sie gleich denen ähnlich waren, in welchen er sonst geholfen hatte; und noch bin ich unvermögend, die Fälle zu bestimmen, denen er am gewissesten angemessen ist.

Was die pharmaceutische Behandlung des Schierlings anlangt, so giebt es verschiedene Meinungen im Betreff der schicklichsten Zeit, diese Pflanze zu sammeln. Wir sind hier gewohnt gewesen, sie vor der Blüthe, ja so gar fast vor der Erscheinung der Blüthenstengel einzusammeln; und ich bin durch einige Versuche angeleitet worden, zu urtheilen, daß die Tugenden des Schierlings in dieser Zeit des Wachsthums am stärksten sind.

Fothergill war der Meinung, daß diese Kräfte bei einem höhern Alter der Pflanze stärker wären, wenn die Blüthen abfielen, und die Samen sich zu bilden anfiengen. Verstehe ich Bergius recht, so scheint er zu wollen, daß man sie noch älter werden lassen solle, bis die Samen eben abfallen wollten. Ich muß fernerer Erfahrung die genauere Bestimmung dieses Punkts überlassen, wiewohl ich glaube,

durch Quecksilber verschlimmern) zu erleichtern und nächst den Stärkungsmitteln zu heilen. Aber daß Schierling je eine wahre venerische Krankheit, gegen die noch kein Quecksilber gebraucht worden, dauerhaft geheilt hätte, hievon ist mir noch kein Beispiel vorgekommen. Anm. d. Ueb.

daß wenig darauf ankomme, welche von diesen Verfahrungsarten man eigentlich befolge.

Größtentheils habe ich die Blätter der Pflanze angewendet; ein Arzt aber, welcher sich sonst hier befand, war der festen Ueberzeugung, daß die Samen, wenn man sie abkoche, und das Dekokt zur Gestalt eines Extraktes bringe, eine kräftigere Bereitung abgäben, als das aus den Blättern bereitete Extrakt. Er gab Gelegenheit, daß ein solches Extrakt in unser Dispensatorium eingeführt ward. Diese Eigenschaft der Saamen aber habe ich durch meine eignen Beobachtungen nicht bestätigt gesehn, und muß glauben, daß sie meinen übrigen Kollegen nicht besser geglückt sei, da man findet, daß diese Bereitung nicht mehr verfertigt wird.

Wir haben oben bemerkt, daß sowohl das Extrakt, als das Pulver gar zu leicht unkräftig sind, und die Ursachen hievon anzugeben, nicht gewagt. Ich muß es aber dem Apotheker ernstlich und dringend empfehlen, jene Ursachen ausfindig zu machen, damit sie vermieden werden können *). Um aber seine Aufmerksamkeit auf diesen Gegenstand auf-

---

*) Die Ursachen der so häufigen Unkräftigkeit des Schierlingsextraktes sind nicht schwer ausfindig zu machen; jeder Apotheker weiß sie, wenn er sie wissen will. Mißkenntniß, und Verwechselung der Pflanze ist die erste (m f. Renz. d. Güte — d. Arz. v. von den Sande und Hahnemann) viele Apotheker kennen sie noch nicht. Die zweite ist die mehrjährige Aufbewahrung des Krautes an lustigen Orten; man sollte sie frisch und ohne Wärme getrocknet pulvern, und in gläsernen verschloßnen Flaschen aufbewahren. Die dritte und größte Ursache der Kraftlosigkeit des Extraktes, ist die übereilte Bereitung desselben. Der ausgepreßte Saft sollte in flachen Geschirren, welche in siedendem Wasser stehen, und nie im Sande oder über freiem Feuer abgeraucht werden; schon bei 212° geht viel kräftiges davon, geschweige bei der Hitze, die gewöhnlich bei der mehrern Verdickung des Saftes angewendet wird, die oft bis auf 400° steigt. Bei diesem Grade geht vollends alle Kraft in die Luft fort. Der bei der übereilten Verfertigung aufsteigende Dunst frißt Augen, Mund und Nase an, diese wirksamen Theile aber bleiben in dem auf ausgegebene Art verfertigten zurück. A. d. U.

zumuntern, muß ich, was oben gesagt worden ist, wiederholen, daß nemlich der Schierling, wenn er keine sinnlichen Wirkungen auf das Nervensystem äussert, unmöglich ein Hülfsmittel in irgend einer Krankheit abgeben könne, und ich bin geneigt hinzuzusetzen, daß diese Wirkungen sehr stark seyn müssen, wenn sie den Schierling zu einer kräftigen Arznei machen sollen.

Der Arzt sollte in der That die Sorgfalt anwenden, diese Wirkungen nur allmählig hervorzubringen, und zu vermeiden, daß dies Mittel kein Gift werde *). Doch ist zu befürchten, daß, wenn man die Wirkungen gar zu allmählig **) hervorbringt, die Arznei in vielen Fällen fehlschlage, und daß, wenn sich der Körper nach und nach daran gewöhnt hat, der Schierling weniger Dienste thun möge, als er sonst geleistet haben würde.

Baron Störck will gar zu gern den Schierling als eine sehr unschuldige Arznei angesehen wissen, und ich habe in Erfahrung gebracht, daß er sehr lange Zeit ohne irgend eine schlimme Wirkung eingenommen worden ist; ich bin aber gewiß, daß er sich giftig beweisen kann, und daß er blos dann, wenn sich der Körper allmählig daran gewöhnt hat, sich wie alle andere Gewächsgifte ziemlich unschuldig erweisen könne.

In Rücksicht der Gebrauchsart desselben müssen wir anmerken, daß er oft äusserlich, vorzüglich in der Gestalt eines

---

*) Von dem auf angezeigte Art bereiteten Extrakte darf man innerlich nur mit einem Grane (und kaum) anfangen; von dem unkräftigen kann man ohne Wirkung mehrere Quentchen eingeben. Ich muß einigen Dresdner Apotheken das Lob vorzüglich guter Bereitungen der Extrakte ertheilen. A. d. U.

**) Diese Regel: die Gaben des Schierlings bald so zu verstärken, daß binnen etlichen Tagen schon sinnliche Wirkungen und binnen noch einigen etwas heftige (Schwindel, Betäubung, Zittern u. s. w.) erfolgen, kann ich ebenfalls nicht dringend genug einschärfen, wenn man will, daß das Mittel seine Dienste leisten soll. Das Tändeln mit kräftigen Mitteln bei letztere oft mehr in üblen Ruf gebracht, als die heroische Gebrauchsart. Anm. d. Ueb.

Breies mit Vortheil angewendet werde; in Form eines Pflasters aber, in welcher man ihn öfters gebraucht, scheint er sehr wenig zu thun. In der Gestalt eines Breies hat er sich in Auflösung mancher Verhärtungen, besonders derer von strophulöser Art, nüzlich erwiesen; bei den unschmerzhaften Verhärtungen in den Brüsten der Frauenzimmer aber, ist er selten von einigem Nutzen gewesen *), und ich habe gefunden, daß die häufige Auflegung der Schierlingsbreie vielen Schaden that, und diese Geschwülste zeitiger zum Aufgehen brachte, so daß ein ofner Krebs daraus ward.

Wütscherling (cicuta virosa).

Es ist sehr wohl bekannt, daß die Wurzel dieser Pflanze für Menschen und Vieh ein starkes Gift ist, die Ziegen und die norwegischen Schweine ausgenommen, denen sie keinen Schaden thut. Ihre gefährlichen Wirkungen auf den Menschen sind so ansehnlich, daß sie ihren Gebrauch, als innerliche Arznei nicht zuließen; wiewohl dies in meinen Augen keinen hinreichenden Grund abgiebt, daß wir eine Probe mit dieser und einigen andern schirmförmigen Giftpflanzen nicht machen sollten.

Wenn es wahr ist, daß sowohl die Wurzeln, als die Blätter durch Troknen weit gelinder werden, so könnten wir vermuthlich einen Mittelzustand zwischen der frischen und trocknen Pflanze ausfindig machen, in der wir sie mit grösster Sicherheit zu Versuchen brauchen könnten.

Die Wurzeln des Wütscherlings sind in vielen Fällen als ein äusserliches Mittel sehr empfohlen worden; da aber diese Empfehlungen aus den aufgezeichneten Erfahrungen eines rohen Volkes herstammen, so können wir sie nicht viel achten.

*) Ich ziehe den Breien und dem stets unkräftigen Schierlingspflaster das blose reine Extrakt zum äusserlichen Gebrauche bei weitem vor, von dem ich auch bei unschmerzhaften Drüsengeschwülsten der Brüste grosen Nutzen erfahren habe, wie vorn bemerkt. Anm. d. Ueb.

Tollkirsche (belladonna).

Dies ist ein Mittel, welches seit langer Zeit seiner betäubenden und gefährlichen Wirkungen wegen bekannt war, und eben dieser Wirkungen wegen ist es hinreichend wahrscheinlich, daß sie eine kräftige Arznei seyn kann. Die Beeren und die Blätter dieser Pflanze sind die Theile, welche vorzüglich im Gebrauche gewesen sind. Die erstern haben, wenn sie Kinder unvorsichtiger Weise genossen, oft ihre giftigen Eigenschaften an den Tag gelegt; dies hindert uns aber nicht zu glauben, daß Geßner sie mit Sicherheit als eine schlafmachende und schmerzstillende Arznei brauchte. Auch ich war oft entschlossen, ihn in diesem Verfahren nachzuahmen, bin aber immer durch gewisse Zufälligkeiten davon abgehalten worden.

Die Blätter sind es, deren man sich in neuern Zeiten besonders zur Arznei bedient hat, und man hat sie im Pulver, im Aufguß, und als Extrakt aus dem wässerigen Aufgusse angewendet. Lezteres habe ich oft, wie das Schierlingsextrakt, als eine unkräftige Substanz befunden; das Pulver der Blätter aber und der Aufguß derselben sind gewisser wirksam. Beider hat man sich besonders zur Kur des Krebses bedient, und es giebt viele Fälle von ihrer Dienlichkeit, von glaubwürdigen Personen angeführt. Zu gleicher Zeit aber giebt es eben so viele Nachrichten, daß sie ohne Erfolg angewendet worden sind; die leztern Versicherungen rühren zuweilen von Personen her, die diese Pflanze bei andern Gelegenheiten mit Vortheil angewendet hatten.

Eben dieser verschiedene Ausgang begegnete mir selbst. Ich hatte einen Lippenkrebs gänzlich damit geheilet; eine Skirrhosität in einer Frauenbrust von der Art, wie sie oft in Krebs ausschlägt, sahe ich gänzlich durch den Gebrauch derselben zertheilt; ein Geschwür, etwas unter dem Auge, welches ein krebshaftes Ansehn gewonnen hatte, ward durch den äußerlichen Gebrauch der Belladonna sehr verbessert; der Kranke aber, da er etwas von der giftigen Natur dieser Arznei gehört hatte, verschmähete die fernere Anwendung derselben, worauf sich das Geschwür abermals ausbreitete und schmerzhaft ward, sich aber, wie man zum Gebrauche der Belladonna zurückkehrte, wiederum in beträchtlichem Grade verbesserte; er ließ sich nochmals dieselben Befürchtungen einkommen, sezte ihren Gebrauch wieder bei Seite, und derselbe Erfolg erschien, das Geschwür ward schlimmer. Verschiedene dieser wechselseitigen Zustände, welche mit dem Gebrauche der Belladonna, und der Beiseitesetzung derselben verknüpft waren, gelangten zu meiner Beobachtung; da aber der Kranke sehr weit von hier weg kam, so weiß ich nicht, wie lange diese Veränderungen anhielten; bin aber indeß von der Kraft und Wirkung des Mittels in gewissen Fällen sehr wohl überzeugt worden. Zu gleicher Zeit aber muß ich gestehen, daß es in verschiednen Fällen, sowohl von Drüsenverhärtungen, als von offenen Geschwüren, meinen Erwartungen nicht entsprochen hat.

Ich habe nur noch hinzuzusetzen, daß der Aufguß der Belladonna gar leicht eine Trockenheit und beträchtliche Zusammenziehung des Schlundes und der nahe liegenden Theile hervorbringt. Ein Fall ist mir bekannt, wo sich eine Person in einiger Entfernung von hier ohne meinen Rath dieses Mittels bediente, und da sie den Aufguß davon fast bis zur völligen Heilung eines Lippenkrebses genommen hatte, eine Trockenheit und Verengerung des Schlundes in hohem Grade bekam, und jählings durch einen sehr häufigen Blutsturz erstickt ward, welcher dem Ansehn nach, meinen Nachrichten zu Folge, aus dem Rachen kam.

Bilsenkraut (Hyoscyamus).

Dies ist eine Pflanze, welche längst ihrer betäubenden und gefährlichen Eigenschaften wegen bekannt war, und man erzählet viele Fälle von ihrer tödlichen Wirkung bei Menschen und Thieren. Ihrer gefährlichen Kräfte ungeachtet aber ist sie als Arznei in alten wie in neuern Zeiten gebraucht worden.

Man hat bald die Wurzeln, bald die Saamen und bald die Blätter davon angewendet: doch wurden bis noch ganz vor kurzem vorzüglich nur die Saamen sehr empfohlen zur

Hemmung der Blutflüsse aller Art, vorzüglich von dem vortreflichen Boyle. Doch stehet die Glaubwürdigkeit dieses grosen Mannes in Bestimmung der Tugenden der Arzneimittel aus den oben angegebnen Gründen in keinem hohen Ansehn bei mir.

Ich habe die Saamen nicht versucht, den Extrakt der Blätter aber sehr oft gebraucht. Diese können, wie andere betäubende Substanzen, zuweilen Blutflüsse mäsigen und hemmen; ich bin aber nach den oben bei Gelegenheit des Mohnsaftes angeführten Gründen überzeugt, daß, die Fälle ausgenommen, wo der Blutsturz sichtlich von einer besondern Reizung herrührt, daß Bilsenkraut und alle andere Betäubungsmittel sehr schädlich seyn können.

Schon seit langer Zeit sind die Saamen nicht mehr in England gebräuchlich gewesen, auch dachte man nicht mehr weder an die Blätter noch an irgend eine Bereitung daraus, bis neuerlich Baron Störck sich bemühete, das Extrakt der Bilsenkrautblätter einzuführen. Seiner Gewohnheit gemäs erzählt er uns viele Fälle von verschiednen Krankheiten, in denen dies Extrakt sich dienlich erwiesen habe, doch ist, so viel mir wissend, sein Ansehn von andern Aerzten nicht aufrecht erhalten worden.

Was seine Wirkungen in der Tollheit, der Melancholie, und der Fallsucht anlangt, so stehen Gredings Erfahrungen, so wie sie Ludwig in seinen Adversarien anführt, denen des Baron Störck sehr entgegen. In der Fallsucht und verschiedenen andern konvulsivischen Krankheiten, gegen die Baron Störck das Bilsenkrautextrakt vorzüglich empfiehlt, habe ich es sehr oft angewendet, aber es nie von groser Kraft befunden, wenigstens nicht von gröserer als wir am Mohnsaft finden. Zwar habe ich oft das Bilsenkraut als eine angenehme schmerzstillende und schlafbringende Arznei wirken sehn, nicht selten bei solchen Personen, welche besonderer Umstände wegen den Mohnsaft nicht

Von besänftigenden Mitteln. 369

vertragen könnten, und besonders deshalb, weil er den Leib weniger verstopfte als Opium *)

Doch glaube ich, daß es in stärkern Gaben mehr geneigt ist, Wahnsinn hervorzubringen, als der Mohnsaft thut, und habe daher in vielen Fällen gesehen, daß es einen unruhigen und unerquickenden Schlaf erweckt, weshalb ich genöthigt war, es, seiner leiberöfnenden Eigenschaften ungeachtet, derentwegen ich es anwendete, bei Seite zu setzen.

Baron Störck und einige andere Aerzte haben das Bilsenkrautextrakt in kleinen Gaben nützlich befunden; auch ich habe es in einigen wenigen Fällen so befunden. Doch ob ich gleich immer mit der kleinen Gabe von Einem oder zwei Gran anfange, so habe ich doch gefunden, daß das hier zu lande bereitete Extrakt selten schlafmachende oder schmerzstillende Wirkungen zeigte, bevor ich nicht bis auf acht oder zehn Gran stieg; oft fand ich nöthig Höhen zu gehn, bis zu funfzehn, ja selbst bis zu zwanzig Gran **).

Ich habe oft solche grose Gaben mit Nutzen gebraucht, und, wenn es allmählig bis dahin gebracht ward, ohne die mindesten übeln Wirkungen. Doch muß ich hier anmerken, daß das Bilsenkrautextrakt fast nur dann, wenn es in starken Dosen gebraucht wird, seine leiberöfnenden Eigenschaften recht merklich an den Tag legt.

Tabak (nicotiana).

Dies ist eine wohlbekannte Substanz von betäubender Eigenschaft, die sie bei allen Personen, selbst in kleiner Menge zeigt, wenn sie dergleichen zuerst gebrauchen. Ich habe gesehen, daß eine kleine Menge desselben, in die Nase geschnupft, Schwindel, Betäubung und Erbrechen zuwege brachte. Auch wenn man ihn auf verschiedne andere Weise

---

*) Auch ich kann diese Tugend des Bilsenkrautextraktes rühmen, so wie seine Dienlichkeit in krampfhaften Beschwerden; auf die schickliche Bereitung desselben bei gelinder Wärme kömmt ebenfalls viel an. Anm. d. Ueb.

**) Da doch Ein Gran eines guten Extraktes schon eine starke Gabe ist. Anm. d. Ueb.

in gröserer Menge anwendet, giebt es viele Beispiele von noch heftigern Wirkungen desselben, so daß er sich auch als ein tödliches Gift erweist.

In allen diesen Fällen wirkt er auf Art der übrigen Betäubungsmittel. Er besizt aber nebst seinen narkotischen Eigenschaften noch eine starke reizende Kraft, vielleicht auf den ganzen Körper, besonders aber auf den Magen und die Gedärme, so daß er leicht, auch in nicht grosen Gaben, sich als ein Brech- und Purgiermittel erweißt.

Nimmt man diese Eigenschaften zusammen, so lassen sich alle die Wirkungen des Tabaks erklären. Ich fange aber mit Betrachtung seiner Wirkungen an, wie sie beim Gebrauch desselben als eines Lebensbedürfnisses zum Vorscheine kommen.

Als ein solches bedient man sich des Tabaks zum Schnupfen, zum Rauchen und zum Kauen, Anwendungen, welche seit 200 Jahren in Europa gemein sind, und daher hier nicht beschrieben zu werden brauchen. Man kann sich, wie an andere betäubende Dinge, allmählig an seinen Gebrauch gewöhnen, so daß seine besondern Wirkungen, auch wenn man viel davon braucht, kaum oder gar nicht zum Vorscheine kommen.

Dies widerspricht aber gar nicht demjenigen, was ich von seinen Eigenschaften in Rüksicht der Personen, welche nicht daran gewöhnt sind, gesagt habe, ja selbst nicht der Neigung desselben, seine Wirkung auf Personen zu äussern, welche sehr daran gewöhnt sind; denn selbst bei leztern hat der Einfluß der Gewohnheit seine Schranken, so daß bei Personen, welche nur ein wenig die Menge überschreiten, woran sie gewöhnt gewesen sind, zuweilen sehr heftige Wirkungen sich geäussert haben.

Bei dieser Gelegenheit ist zu bemerken, daß die Macht der Gewohnheit oft ungleich *) ist, so daß Leute, welche

---

*) Der Tabak hat das besondere in seiner Natur, daß auch die öfterste Anwendung desselben ihn doch dem Körper nicht so zur Gewohnheit werden läßt, daß man ungestraft endlich seinen Gebrauch schnell erhöhen, oder daß er, mit andern Worten, endlich aufhörte, bei mäßiger Erhöhung der Gabe heftige

Von besänftigenden Mitteln.

an den Gebrauch des Tabaks gewöhnt sind, von einer geringern Menge, als wozu sie gewöhnt waren, oft stärkere Wirkungen erfahren, als vorher gewöhnlich erschienen.

Ich kenne eine Dame, welche sich schon seit mehr als zwanzig Jahren an den Schnupftabak gewöhnt hatte, und zu jeder Zeit des Tages dergleichen nahm; sie merkte aber endlich, daß wenn sie vor dem Mittagsmahle viel schnupfte, ihr Appetit verging, und fand endlich, daß auch eine einzige Priese, die sie Vormittags zu irgend einer Zeit schnupfte, ihr fast alle Eßlust für das Mittagsmahl hinwegnahm. Als sie aber sich gänzlich des Schnupfens Vormittags enthielt, so blieb ihr Appetit beständig gut, und Nachmittags nahm sie den ganzen übrigen Tag hindurch Schnupftabak in reichem Maße ohne die mindeste Beschwerde.

Dies ist ein Beispiel von der Ungleichheit der Macht der Gewohnheit des Tabaks in Ausübung seiner Wirkungen. In welchen Fällen aber dieses statt finden könne, kann ich nicht bestimmen, und muß nun weiter gehen, seine gewöhnlichen Effekte auszuzeichnen. Wenn man Schnupftabak oder gepülvertes Tabakskraut zuerst in die Nase bringt, so beweiset es sich als ein Reizmittel, und erreget Niesen; bei fortgesetzter Anwendung aber hört diese Wirkung gänzlich auf.

Anfänglich, wenn man zuerst Schnupftabak nimmt, und nicht sehr wenig davon anwendet, oder er nicht sogleich wieder durch Niesen herausgestoßen wird, so verursachet er einigen Schwindel und Unordnung im Kopfe; bei fortgesetzter Anwendung aber kommen diese Wirkungen nicht mehr zum Vorscheine, es ereignet sich auch sonst nichts weiter, wenn die daran gewöhnte Person nur nicht über die gewöhnliche Menge schreitet. Wird aber nur etwas weniges mehr, als man zu thun gewohnt war, davon genommen, so bringt er einen ähnlichen Schwindel und Unordnung im Kopfe hervor,

Wirkungen auf den auch noch so sehr an ihn gewöhnten Körper auszuüben. Diese Eigenheit macht ihn zur Arznei bei chronischen Krankheiten sehr dienlich, so wie sie bei seinem Gebrauche Behutsamkeit einflößen muß. Anm. d. Ueb.

gleich als wenn man sich dessen zuerst bediente; und diese Wirkungen sind bei den daran Gewöhnten, wenn sie von einer grösern Gabe herrühren, nicht nur beträchtlicher, da sie auf das Sensorium Einfluß haben, sondern sie geben sich auch in andern Theilen des Körpers zu erkennen, besonders in dem Magen, wo sie Mangel an Eßlust und andere Symptomen einer geschwächten Spannkraft dieses Organs veranlassen.

Hiebei ist zu bemerken, daß Personen, welche viel Tabak schnupfen, zwar der Gewohnheit wegen seiner narkotischen Wirkungen zu entgehen scheinen, aber dennoch da sie oft in den Fall kommen, eine übermäsige Menge davon zu sich zu nehmen, immer noch in Gefahr gerathen, die unmerklichen Folgen dieser Wirkungen zu erfahren.

Es sind mir verschiedene Beispiele vorgekommen, wo solche Personen eben den Nachtheil erlitten haben, wie Leute, von dem langfortgesezten Gebrauche anderer Betäubungsmittel, des Weines und des Mohnsaftes, daß sie Verlust des Gedächtnisses erlitten, in Albernheit und andere Symptomen verfielen, welche einem geschwächten Zustand des Nervensystems, oder dem frühzeitigen Alter eigen sind.

Ausser andern Folgen vom Uebermaas des Tabakschnupfens, habe ich alle die Zufälle von Unverdaulichkeit, vorzüglich Magenschmerzen, welche täglich wiederkamen, davon entstehen sehen. Daß diese Beschwerden von dem Gebrauche des Schnupftabaks herrührten, ward daraus sehr deutlich, daß wenn sie zufällig einige Tage zu schnupfen abgehalten wurden, diese Schmerzen nicht eintraten, aber wiederkamen, wenn man das Schnupfen wieder fortsezt. Als nach diesen Abwechselungen der Rückkehr der Magenschmerzen und des Gebrauchs des Schnupftabaks lezterer gänzlich bei Seite gesezt ward, so kamen die Schmerzen viele Monate hindurch, und, so viel ich habe erfahren können, die ganze übrige Lebenszeit nicht wieder.

Die besondere Wirkung des Schnupfens bestehet in der Erregung eines starken Abflusses von Schleim aus der Nase, und man hat verschiedne Fälle gehabt, wo Kopfschmerzen

Von besänftigenden Mitteln.

Zahnweh und Augenentzündungen durch dieses Mittel vergangen sind. Besonders ist es zu bemerken, daß, wenn der Schleimabfluß stark ist, die Hemmung und Zurückhaltung desselben, wenn man den Schnupftabak unterläßt, gar leicht eben diese Beschwerden, das Kopfweh, die Zahnschmerzen und die Augenentzündung zu Wege bringt, welche vorher dadurch vergangen waren.

Eine andere Folge vom Schnupftabak ist noch zu erwähnen, daß nämlich, da etwas Tabak oft hinten in den Schlund kömmt, ein Theil davon nicht selten in den Magen geräth, und dann nur desto gewisser die erwähnten Symptomen von Unverdaulichkeit zuwege bringt. Dies sind die Betrachtungen, welche sich auf das Tabakschnupfen beziehen; und einige derselben lassen sich leicht auf andere Gebrauchsarten dieser Substanz anwenden.

Wenn man zuerst Tabak raucht, so geben sich die betäubenden, Erbrechen, ja selbst Purgiren erregenden Kräfte des Tabaks in sehr heftiger Maße zu erkennen, wo er sich sehr oft als ein schmerzstillendes Mittel nützlich erweist: Sezt man aber seinen Gebrauch fort, so verschwinden diese Wirkungen, oder kommen nur zum Vorscheine, wenn man mehr raucht, als man vorher zu thun gewohnt war. Auch bei Personen, welche sehr daran gewöhnt sind, kann es so weit kommen, daß es sich als ein tödliches Gift erweiset. Von vielem Rauchen können alle jene Erfolge entstehen, die, wie wir gesagt haben, von übermäßigem Schnupfen entspringen.

Was die Ausleerung des Schleimes, die das Tabakschnupfen hervorbringt, betrift, so bewirkt das Rauchen etwas Aehnliches, indem es gemeiniglich die Schleimbehälter des Mundes und des Rachens, besonders aber die Ausführungsgänge der Speicheldrüsen reizt. Durch die Ausleerung dieser Art, und die dazu kommende betäubende Kraft wird das Zahnweh oft sehr erleichtert; ich habe aber nicht gefunden, daß das Tabakrauchen so viel im Kopfweh und Augenentzündungen hilft, wie das Schnupfen oft thut.

Zuweilen macht das Rauchen den Mund und den Rachen trocken, und erregt ein Verlangen nach Getränken;

da aber der Reiz, den dasselbe auf die Schleimbehälter und die Speicheldrüsen äusert, gewöhnlich diese Flüssigkeiten herauszieht, so veranlasset das Tabakrauchen auf der andern Seite ein öfteres Spucken.

Um so viel hier eigentlicher Speichel fortgeht, beraubt es den Körper dieser, zum Verdauungsgeschäfte so nöthigen Flüssigkeit, und diese Beraubung sowohl, als die zu gleicher Zeit ausgeübte narkotische Kraft des Tabakrauchens schwächt oft die Spannkraft des Magens *), und erzeugt jede Art von Zufällen der Unverdaulichkeit.

Obgleich beim Rauchen ein groser Theil des Rauchs wieder aus dem Munde geblasen wird, so muß doch nothwendig ein Theil davon in die Lungen gehn, da dann die daselbst ausgeübte narkotische Kraft oft krampfhafte Engbrüstigkeit erleichtert, und die reizende Wirkung desselben hier auch zuweilen Auswurf befördert, und sich so in katarrhalischer oder schleimiger Schwerathmigkeit nützlich erweist.

Man hat des Tabakrauchens häufig als eines Mittels gedacht, sich vor Ansteckung zu verwahren. In Rücksicht der Pest ist Diemerbroeks Zeugniß sehr stark; Rivinus aber und Andere erzählen uns viele Thatsachen, welche diesem widersprechen, und Chenot giebt uns einen merklichen Fall von seiner Undienlichkeit. Wir können freilich nicht annehmen, daß der Tabak ein Gegengift gegen irgend eine Ansteckung enthalte, oder daß er überhaupt irgend eine fäulnißwidrige Kraft besitze, und können daher nicht zugeben, daß er in diesem Falle irgend einen besondern Nutzen habe; doch ist es sehr wahrscheinlich, daß dieses und andere narkotische Mittel, indem sie die Empfindlichkeit vermindern, den Menschen weniger fähig zur Ansteckung machen können, daß, indem sie die Thätigkeit und Unruhe des Gemüths vermin-

*) Tabakraucher, welche beim Rauchen nicht ausspucken, erleiden fast keine Magenschwäche, wenn sie mäßig im Genusse desselben sind, so wenig, daß selbst die bei Verschluckung des Speichels in den Magen kommenden Salze von dem im Munde sich anlegenden Rauche, sichtlich zur Verdauung nach vollen Mahlzeiten dienen. Anm. d. Ueb.

Von besänftigenden Mitteln.

dern, sie auch den Menschen zur Furcht weniger aufgelegt machen, die so oft die Kraft der Ansteckung zu erregen im Stande ist. Die pestwidrigen Kräfte des Tabacks beruhen daher auf denselben Gründen, wie die des Weins, des Branteweins und des Mohnsaftes.

Die dritte Art, sich des Tabaks zu bedienen, ist das Kauen desselben, wo er seine narkotischen Eigenschaften eben so stark erweiset, als bei irgend einer andern Gebrauchsart; wiewohl der ekelhafte Geschmack desselben gewöhnlich verhindert, daß man es in dieser Gewohnheit nicht weit bringt. Da es aber bei fortgesetztem Gebrauche desselben sehr schwer ist, zu verhüten, daß nicht von dem im Speichel aufgelösten Tabake etwas in den Magen kommen sollte; so geschiehet es sowohl hiedurch, als auch wegen des durch den Geschmack erregten Ekels, daß auf diese Art leichter, als durch irgend eine andere Anwendungsart des Tabaks, Brechen erregt wird.

Durch starke und selbst widrige Eindrücke, wenn sie wiederholt werden, entstehen die dauerhaftesten und unabänderlichsten Gewohnheiten, und eben deshalb wird das Tabakkauen so leicht zu einer solchen. Man kann daher auf diese Weise den Taback am leichtesten zur Uebermaße gebrauchen, wo er dann alle die Wirkungen einer häufigen und starken Anwendung der narkotischen Mittel äusert. Da das Tabakkauen gewöhnlich sehr viel Speichel und Schleim aus dem Munde und dem Rachen führet, so ist es das wirksamste Mittel, rheumatische Zahnschmerzen zu erleichtern. Hiedurch gehet ebenfalls viel Speichel verlohren, wovon sich die Wirkungen in geschwächter Verdauung und der daher rührenden Ermagerung zu erkennen geben.

Dies sind die Erfolge von den verschiednen Gebrauchsarten des Tabaks, wenn er zur Gewohnheit und ein Lebensbedürfniß wird. Diese Erfolge beruhen vorzüglich auf seiner narkotischen Kraft und gewissen Umständen, welche seine Anwendung in der Nase und in dem Munde gelegentlich begleiten. Da er aber, wie wir vorhin bemerkt haben, ausser seiner narkotischen Kraft auch eine reizende Wirkung, besonders auf den Speisekanal besitzt, so wird er deshalb öfters als Arznei zur Erregung des Erbrechens oder des Purgirens angewendet, Wirkungen, welche er äussert, je nachdem man ihn in den Magen, oder in die Gedärme anbringt.

Ein einstündiger oder zweistündiger Aufguß eines halben bis ganzen Quentchens der getrockneten Blätter, oder derer, wie sie gewöhnlich zum Kauen zugerichtet werden, in vier Unzen kochendem Wasser, giebt ein Brechmittel ab, dessen sich einige Aerzte, gewöhnlich aber bles der gemeine Mann bedient. Da dieser Aufguß keine besondern Eigenschaften als ein Brechmittel besitzt, und seine Wirkungsart gewöhnlich mit sehr starker Uebelkeit vergesellschaftet ist, so ist es kein gewöhnliches Mittel der Aerzte geworden, wird es auch wohl nicht werden.

Gewöhnlicher bedient man sich desselben als eines Purgiermittels in Klystiren, und es wird, da es gewöhnlich sehr wirksam ist, in allen Fällen hartnäckiger Leibesverstopfung gebraucht; viele Schriftsteller haben dessen Kräfte gerühmt. Ich habe einige Aerzte gekannt, die es häufig in Gebrauch zogen; es ist auch gewiß ein sehr wirksames Mittel, nur mit der Unbequemlichkeit verknüpft, daß wenn man nur irgend etwas zu viel davon giebt, es starke Uebelkeit im Magen erregt. Ich habe gesehn, daß es öfters Erbrechen verursachte.

Es ist wohl bekannt, daß man in Fällen von hartnäckiger Verstopfung, bei der Darmwinde, und eingeklemmten Brüchen den Rauch von angezündetem Tabake mit großem Nutzen in den After gebracht hat. Der Rauch wirkt hier mit gleichen Eigenschaften, welche der obenerwähnte Aufguß besitzt; da aber der Rauch viel weiter in den Gedärmen fortgeht, als gewöhnlich flüssige Klystire können, so verbreitet er sich deshalb auch auf einer grösern Fläche, und kann daher ein wirksameres Mittel, als die Einspritzungen abgeben. Gleichwohl hat mir in verschiednen Fällen die Wirkung desselben fehlgeschlagen, und ich war genöthigt, zu andern Mitteln meine Zuflucht zu nehmen.

Der Aufguß des Tabaks hat, wenn er in die Blutgefäse geführt ward, zuweilen seine reizenden Kräfte auf die

Nieren ausgeübt, und man hat uns ihn ganz neuerlich als ein mächtiges, und in der Waſſerſucht ſehr dienliches Harntreibendes Mittel empfohlen. Im Vertrauen auf dieſe Empfehlungen haben wir nun dieſes Mittel in verſchiedenen Fällen von Waſſerſucht gebraucht, aber mit ſehr wenig Erfolge. Von den kleinen Gaben, mit welchen man anfangen muß, haben wir kaum irgend eine urintreibende Kraft wahrgenommen, und ob ſchon dergleichen einigermaſen von gröſſern Gaben zum Vorſcheine kamen, ſo fand ich ſie doch ſelten beträchtlich; und wenn ich, um dieſe Wirkungen zu verſtärken, mit der Gabe ſtieg, ſo ward ich immer durch die heftige Uebelkeit und ſelbſt durch das Erbrechen, welches ſie veranlaßten, zurückgehalten *), ſo daß ich dies Mittel noch nicht ſo habe anwenden lernen, daß ich mich deſſen als einer gewiſſen oder kenlichen Arznei in irgend einem Falle von Waſſerſucht hätte bedienen können.

Eben dies iſt verſchiednen andern Aerzten dieſer Stadt und dieſer Gegend widerfahren, und man hat kürzlich faſt durchgängig unterlaſſen, es zu verſuchen, vielleicht deswegen, weil unſere Aerzte zu gleicher Zeit auf den Gebrauch des Fingerhuts geleitet wurden, mit welchem ſie etwas mehr Glück hatten.

Aus einigen Verſuchen ſind wir verſichert, daß der Tabak eine Menge flüchtiger Theile enthält, die ſich durch langes Kochen in Waſſer zerſtreuen laſſen, und daß durch ein ſolches Verfahren ſeine Brechen und Purgieren erregenden, ſo wie ſeine narkotiſchen Eigenſchaften gröſtentheils vermindert werten können, und ich bin der Meinung, daß die Zubereitung deſſelben als Extrakt, wie das Würtemberger Dispenſato-

---

*) Man ſollte ſich durch die erträglichen Uebelkeiten vom Gebrauche dieſes Mittels nicht zurückhalten laſſen, da nach Fowlers unverwerflichen Zeugniſſen dies Mittel dann erſt gewöhnlich die ſtärkſten harntreibenden Wirkungen zeigte, wenn es Uebelkeit erregte. Die Tinktur von einer Unze virginiſcher Blätter in einem Pfunde Brantwein, zu 60 bis 150 und mehrern Tropfen etliche Mahl des Tages gegeben, ſcheint die beſte Gebrauchsart dieſes Mittels zu ſeyn. Anm. d. Ueb.

tarum vorschreibt, auf guten Gründen beruhe, und in Brustkrankheiten mit mehr Nutzen und Sicherheit angewendet werden könne, als der blose Aufguß oder Absud, blos durch ein kurzes Kochen verfertigt.

Da ich in der Anwendung des Tabakaufgusses zur Treibung des Harnes, wie ich gemeldet, nicht weiter gehen konnte, so hofte ich mit dem Absude besseres Glück zu haben, und ich habe gefunden, daß ein durch langes Kochen bereitetes Dekoft in weit gröfern Gaben, als der Aufguß, verordnet werden konnte; ich fand aber, daß er noch immer so viel Brechen erregende Kraft behielt, daß ich mich seiner nicht als eines urintreibenden Mittels bedienen konnte, ohne durch eben die brechenerregende Eigenschaft in seinem Gebrauche zurückgehalten zu werden, welche mich in der Anwendung des Aufgusses unterbrochen hatte.

Aufer der erwähnten innerlichen Anwendung des Tabaks, muß ich noch erinnern, daß man ihn auch wegen der Tugenden seiner äuserlichen Anwendung empfohlen hat. Ich habe gesehn, daß man sich des Aufgusses davon mit Vortheile in einigen hartnäckigen Geschwüren bedient hat; die vielen Fälle aber, wo er eingesaugt ward, und sich dann als ein heftiges Gift bewies, widerrathen eine solche Anwendung, besonders, da es andere Arzneien giebt, welche eben so kräftig sind, und mit gröserer Sicherheit angewendet werden können. Bergius empfiehlt ihn zu einem Umschlage im spanischen Kragen; ich habe aber nicht Gelegenheit gehabt, ihn hierin zu brauchen.

Stechapfel (stramonium).

Dies ist eine kräftige narkotische Substanz, und man hat viele Fälle aufgezeichnet, wo sie sich als ein tödliches Gift erwies. Vorzüglich merkwürdig haben sich hierin die Samen gemacht; doch besitzen die Blätter gleiche Eigenschaft.

Man hat sich keines von beiden als Arznei bedient, bis Baron Störck darauf dachte, sie, nächst den übrigen geistigen Pflanzen, zu versuchen. Er machte den ausgepreßten

Säft der Pflanze zum Extrakte, und wendete ihn in einigen Fällen von Wahnsinn, Fallsucht und andern konvulsivischen Krankheiten an, und zwar, wie er berichtet, mit einigem Vortheile; doch ist er in seinen Versuchen damit, so wie in der Empfehlung desselben zurückhaltender gewesen, als er bei den meisten der übrigen war. Einige andere Schriftsteller haben zwar diese Pflanze angewandt und empfohlen; doch sind es vorzüglich die Versuche Gredings, welche ihre Kräfte und Tugenden genau bestimmen.

Dieser fleißige Arzt gebrauchte sie in einer großen Menge von Wahnsinn und Tollheit. Er fing mit kleinen Gaben an, und ging bis zu sehr großen fort, konnte aber in keinem dieser Fälle, in denen er sie anwendete, eine Heilung bewirken. Es ist merkwürdig, daß er bei seinen Versuchen zwei verschiedene Bereitungen des Stechapfelextraktes gebrauchte, den einen, welchen er aus Wien vom Baron Störck erhielt, und den andern, welchen er aus Leipzig durch den Professor Ludwig bekam. Er fand, daß letzterer weit stärker, als ersterer war, und wirft hierüber die Frage auf, ob die Verschiedenheit dieser Extrakte der Verschiedenheit des Bodens, auf welchem die Pflanzen wuchsen, oder irgend einer andern Ursache zuzuschreiben sei?

Ich setze sie als einen Beweis der Trüglichkeit der Extrakte an, und gedenke ihrer hier als einer solchen.

Greding brauchte eben diese Extrakte in einer großen Menge Fallsuchten, und in Epilepsien, mit Manie verbunden, erhielt aber, einen einzigen Fall ausgenommen, keine Kur. Die große Menge der Fälle, wo es fehlschlug, bewegt mich, den Stechapfel für eine Arznei anzusehn, welche selten der Heilung dieser Krankheiten angemessen ist. Es giebt zwar Fälle von beiden Krankheiten, wo der Stechapfel, nach dem Berichte glaubwürdiger Personen, mit Erfolg begleitet war; ich halte dies aber nicht für einen Beweis irgend einer besondern Kraft dieser Pflanze, da man viel Fälle hat, wo andere narkotische Dinge gleichen Erfolg hatten. Ich hege keinen Zweifel, daß betäubende Dinge Hülfsmittel in gewissen Fällen von Tollheit und Fallsucht seyn köthnen; ich habe aber die Fälle, auf welche sich diese Mittel eigentlich passen, nicht unterscheiden gelernt, wie ich denn auch zweifle, daß dies irgend jemand anders kann.

Daher geschiehet es, daß wir die andern narkotischen Mittel, so wie den Stechapfel, in eben den Händen fehlschlagen sehn, denen sie in andern Fällen geglückt zu haben schienen. Diese Betrachtung ist Ursache gewesen, daß ich mich des Stechapfels nicht bedienet habe, und daher nicht genau aus meiner eignen Erfahrung über diesen Gegenstand sprechen kann *).

*) Der Sturmhut (Aconitum napellus) wird nicht erwähnt. Ich erinnere, daß er unter diese Ordnung reizend betäubender Gewächse gehöret, und von der heftigsten Wirkung ist. Meine Erfahrungen mit dem Extrakt desselben lassen mir es nicht zu, ihn mit Stillschweigen zu übergehn. In chronischer, und fliegender Gicht habe ich unter baldiger Hinwegnahme der Schmerzen das gut bereitete Extrakt auflegen lassen. Am sichtlichsten und auffallendsten bewies sich seine Kraft gegen chronischen Rheumatism und gegen herumziehende Gicht innerlich bis zu auffallender Wirkung gegeben. Nach gehöriger Befriedigung der ersten Krankheitsanzeigen gab ich es gewöhnlich drei bis vier Abende; die erste Gabe von Einem, die zweite von zwei, die dritte von vier Gran. Die erste Gabe, welche Schwindel, Unruhe und einen gleichartigen Schweiß brachte, ließ ich die letzte seyn. That auch die dritte Gabe nichts, so gab ich zur vierten acht Gran. Dies war jedoch selten nöthig, da ich gewöhnlich nur gut bereitetes Extrakt brauchte, wovon Ein Gran gemeiniglich hinreichte, das Uebel durch die erwähnten Bewegungen zu heben. Nur bei robustern Körpern war ich genöthigt, die zweite und bei ganz schwammigen die dritte Gabe zu verordnen. That letztere nicht ihre Wirkung, so war das Extrakt unkräftig, und ich unterließ es fortzubrauchen. Ich habe dergleichen unkräftiges unter den Händen gehabt, wovon ein Skrupel ohne merkliche Bewegung genommen werden konnte. Die Ursachen der Kraftlosigkeit liegen in der Bereitung, wie ich beim Schierling angegeben habe. Der frische Saft im Wasserbade abgedampft giebt das einzig zuverlässige Extrakt aus Sturmhut, Schierling, Bilsenkraut, Belladonna u. s. w.

So gebraucht, habe ich nie Schaden von dieser Anwendung des Sturmhuts gesehn. Anm. d. Ueb.

Kirschlorbeer (Laurocerasus).

Dies ist ein narkotisches Mittel von der mächtigsten Art, ward aber bisher wenig als Arznei gebraucht. Ich lasse mich aber hier in die Betrachtung desselben ein, da der Stoff den diese Pflanze enthält, und der sie so kräftig macht, auch in verschiednen andern Substanzen gegenwärtig ist, deren man sich häufig in der Arznei bedient hat, und deren Eigenschaften daher sich am besten beleuchten lassen, wenn ich zuerst vom Kirschlorbeer gehandelt habe.

Seit dem Jahre 1733, wo die erste Nachricht von der giftigen Eigenschaft des Kirschlorbeers bekannt gemacht ward, sind viele Versuche angestellt worden, welche sich vereinigen, zu zeigen, daß das destillirte Wasser aus dieser Pflanze eins der stärksten Gifte ist, die uns bekannt worden sind. Diese Versuche sind nun in so vielen Büchern aufgezeichnet worden, daß es ganz unnöthig scheint, sie hier zu wiederholen.

Die Wirkungsart dieses Giftes ist sehr verschieden gewesen je nach der Gabe, in welcher man es genommen, und nach der Gröse, vielleicht auch der Körperverfassung des Thieres, dem man es gegeben hat; in einer gewissen Dosis aber hat es sich durchgängig als ein tödtliches Gift erwiesen.

In vielen Fällen hat es sehr schnellen Tod zuwege gebracht, ohne vorher irgend eine Unordnung im Körper zu erregen; und wenn es in andern Fällen Zuckungen, Tetanus, Lähmung und mancherlei Ausleerungen verursacht hat, so scheine dies nicht von einer diesem Gifte besonders eignen Kraft, sondern von der geringen Gabe herzurühren, deren allmählige Wirkung dem Körper verstattet, verschiedne Gegenwirkungen zu veranstalten.

Dies wird sehr gut in Langrish Versuchen erläutert, wo er (S. 67.) erzählt, daß eine Unze Kirschlorbeerwasser heftigere und stärkere Konvulsionen veranlaßt, als fünf oder sechs Unzen thun. Hievon giebt er eine Reihe von Ursachen an, die ich nicht verstehe; ich glaube auch, daß man keiner andern nöthig hat, als die, daß eine gröfere Gabe augenblicklicher tödtet.

Offenbar geht die Wirkung des Kirschlorbeers dahin, die Beweglichkeit der Nervenkraft, und hiedurch das Lebensprincipium zu vernichten, dies thut er auch, wenn er in hinreichender Menge genommen wird, sehr plötzlich bei jedem Thiere, dem man dergleichen giebt, ohne in dem Theile, den er berühret hat, Entzündung zu erregen, und ohne irgend eine merkliche Veränderung in der Beschaffenheit der Säfte hervorzubringen.

Wenn er bei einigen Personen die Säfte zu gerinnen, bei andern aber sie dünner zu machen scheint, so habe ich mir nicht angelegen seyn lassen, die Wahrheit auf irgend einer Seite festzusetzen, da man keinen Beweis hat, daß er geradezu auf die Säfte wirke, und daher jede Veränderungen, welche sich etwa in leztern ereignen, einer Veränderung in der Thätigkeit der Gefäse zugeschrieben werden müssen, die, wie man weiß, auf die Veränderung der Beschaffenheit der Flüssigkeiten einen großen Einfluß haben. Doch muß ich gestehn, daß wir, um die Wirkungen des Kirschlorbeers in dieser Rücksicht zu erklären, noch allzuwenig von den Veränderungen wissen, welche das Blut durch die verschiedne Thätigkeit der Gefäse zu erleiden im Stande ist.

Was die beruhigende Kraft des Kirschlorbeers anlangt, so ist zu erinnern, daß seine Wirkung auf das Nervensystem von der des Mohnsaftes und anderer narkotischen Substanzen abweicht, welche anfänglich gewöhnlich Schlaf erzeugen, ein Erfolg, der, wie ich finde, noch nie von dem Kirschlorbeer beobachtet worden ist. Man könnte annehmen, daß die thierischen und die Lebensverrichtungen dergestalt auf einer verschiednen Beschaffenheit des Nervensystems beruhen, daß eine Art von Gifte auf eine dieser Verrichtungen leichter als auf die andere wirken könne, während eine andere Art von Gifte mehr gerade zu auf leztere Verrichtungen und weniger auf erstere wirkt. Hat diese Voraussetzung irgend etwas zum Grunde, so würde ich sagen, daß die narkotischen Gifte zuerst auf die thierischen Verrichtungen einwirken, obwohl ihre Kraft weiter hin sich auch auf die Lebensverrichtungen erstrecken können, und daß der Kirschlorbeer und anbere dem ähnliche Gifte unmittelbarer auf die Lebensverrichtungen wirken, ohne irgend einen Einfluß auf die thierischen Verrichtungen unterdessen zu zeigen.

Giebt man diese Theorie zu, so würde ich behaupten, daß das Gift des tollen Hundes unmittelbarer auf die natürlichen Verrichtungen, als auf die thierischen oder Lebensverrichtungen wirke. Ob man aber solchen Theorien Eingang verstatten könne, oder welchen Gebrauch man von ihnen zu machen habe, muß ich künftigen Philosophen zur Entscheidung überlassen.

Der thätige Stoff des Kirschlorbeers liegt in seinen flüchtigsten Theilen, und wird daher leicht in der Destillation mit Wasser oder Weingeist herüber geführt, kann auch immer noch kräftiger durch Kohobiren werden, besonders aber wenn er ohne Zusatz des Wassers aus dem Wasserbade destillirt wird. Bei der Destillation mit Wasser liefert er ein wesentliches Oel, welches entweder vor sich genommen, oder, wie leicht geschehen kann, in destillirtem Wasser zertheilet, zu erkennen giebt, daß es einige der kräftigsten Theile der Pflanze in sich enthalte.

Durch diese Operationen, in denen man die flüchtigern Theile des Kirschlorbeers bekömmt, erlangt man ein merkwürdig thätiges Gift, doch findet man auch dieselbe Kraft in der rohen Substanz der Pflanze, nur mit dem Unterschiede, daß sie, um gleichen Grad von Thätigkeit zu zeigen, in weit größern Gaben gebraucht werden muß, als jene Bereitungen. Hiedurch erklärt sich sehr wohl, warum die Pflanze, da man oft einen Theil derselben zu Speisen anwandte, nicht schon längst ihre giftige Eigenschaft verrathen hat, und dies führt mich zu der Erinnerung, daß man sie, selbst seitdem die Giftigkeit derselben entdeckt worden ist, als Arznei zu gebrauchen und entweder die flüchtigen Theile in kleinen Gaben, oder die ganze Pflanze in Substanz in größern Gaben anzuwenden vorgeschlagen hat.

Daß eine Substanz, welche so viel Kraft besitzt, den Zustand der thierischen Haushaltung zu verändern, sich unter gewissen Umständen als Arznei erzeigen müsse, zweifle ich

Von besänftigenden Mitteln.

gar nicht; wir haben aber noch nicht gelernt, welchen Umständen von Krankheiten sie insbesondere angemessen sei *).

Ihre Kraft das Blut flüssiger zu machen, ist nicht gewiß oder durchgängig erwiesen, und wenn sie es auch wäre, so sehe ich dennoch, da nach den oben gemachten Bemerkungen die sich ereignende Veränderung wahrscheinlich mehr auf der Beschaffenheit der Gefäße, als auf irgend einer unmittelbaren Wirkung auf das Blut beruhet, die Lage der Sachen für noch allzu dunkel an, als daß man irgend eine Anwendung von dieser Substanz in der Arzneikunde machen könnte.

Ich muß ferner erinnern, daß alle Schlüsse von dem Zustande des aus der Ader gelaßnen Blutes auf die Verfassung desselben in den Gefäßen ausnehmend trüglich sind, wo man nicht genau und sorgfältig auf die Umstände des Blutlassens Acht hat, welches, wie ich gefunden habe, gewöhnlich nicht geschehen ist.

Der Umstand, welchen man gewöhnlich zur Behauptung der Flüssigmachung des Blutes durch den Kirschlorbeer anführt, ist, daß man das Blut an verschiednen Stellen aus den rothen Gefäßen in die Wassergefäße übergegangen gesehn hat; da sich dies aber nur nach häufigen und stärkern Konvulsionen ereignet zu haben scheint, so kann man es mit größerer Wahrscheinlichkeit auf Rechnung einer vermehrten Thätigkeit in den Schlagadern, (welche oft den Erfolg gehabt hat, daß das rothe Blut in die Wassergefäße getrieben wurde), als auf die einer größern Flüssigkeit der Blutmasse schreiben. Auf gleiche Weise würde ich die Anfüllung der zurückführenden und die Leere der Schlagadern erklären, die, wie man gefunden hat, auf den Gebrauch des Kirschlorbeers gesehn worden ist. Diese Meinung wegen der Flüssigkeit des Blutes und der Anwendung dieser Pflanze zur Arznei zu bestätigen, brauche ich nur noch hinzuzusetzen, daß wenn der

---

*) Man wird sie dereinst als eins der kräftigsten harntreibenden Mittel befinden. Die Analogie mit dem bittern Stoffe der bittern Mandeln läßt mich dies mit größter Wahrscheinlichkeit vermuthen. A. d. Ueb.

Von besänftigenden Mitteln.

Kirschlorbeer auf solche Art gegeben wird, daß er augenblicklich tödtet, ohne fast die mindeste Beschwerde vorher zu verursachen, man kein Merkmal von Veränderung in der Beschaffenheit des Blutes wahrnehmen kann; daß auch hier der Tod von einer Einwirkung auf das Blut herrühre, kann, auser dem Abt Fontana, keinem Physiologen in Europa in den Sinn kommen.

Diese Bemerkungen habe ich vorgelegt, um alle übereilte Anwendung des Kirschlorbeers, in der Meinung, er verdünne das Blut, vorzubeugen; auch finde ich keinen Beweis, daß er unter dieser Voraussetzung angewendet, irgend einen guten Nutzen geschaft habe; daß er aber insbesondere in der Lungensucht, oder zur Auflösung der Verstopfungen in der Leber sich dienlich erwiesen habe, scheint man aus Versuchen von allzugeringer Anzahl zu schließen.

Ob ich gleich seinen innerlichen Gebrauch zur Auflösung der Verstopfungen nicht von bestätigtem Nutzen befinde, so bin ich doch einigermasen geneigt zu glauben, daß er sich äußerlich gebraucht bei Auflösung gewisser Drüsenverstopfungen hülfreich erweisen könne. Obgleich selbst diese Kraft nicht hinreichend bestätigt ist, so werde ich dennoch weiter unten einiger Aehnlichkeitsschlüsse gedenken, die sie zu bestätigen scheinen.

Auch nach einer andern Analogie finde ich eine dem Kirschlorbeer beigelegte Tugend sehr wahrscheinlich. Browne Langeish erzählt uns, daß der Kirschlorbeer in seiner Nachbarschaft häufig bei Heilung der kalten Fieber angewendet werde. Schade, daß er die Gabe, die Anwendungsart, und die besondern Umstände der Krankheit zu erwähnen unterläßt; doch bestätigen des Bergius Versuche mit den bittern Mandeln hinlänglich die gemeinsame Kraft solcher Bitterkeiten in der Kur der Wechselfieber.

Ich kann, um des Raums zu ersparen, nichts mehr von den arzneilichen Tugenden des Kirschlorbeers sagen, wiewohl dergleichen, seiner allgemeinen Kraft nach zu urtheilen, wahrscheinlich gewiß vorhanden sind, und dereinst durch die Hände eines künftigen Störck werden bestimmt werben. Zu einer solchen Untersuchung aufzumuntern, muß ich erinnern, daß der Kirschlorbeer kaum in einem einzigen Versuche irgend eine Neigung gezeigt hat, örtliche Entzündung zu erregen. Ob man gleich in vielen Versuchen mit Thieren die Anwendung des Kirschlorbeers so weit getrieben hat, daß verschiedne und sehr heftige Unordnungen im Körper entstanden, so hat sich dennoch das Thier, wenn man den Fortgebrauch unterließ, gar bald darauf wieder erholt, und seine völlige Gesundheit allem Ansehn nach wieder erlangt. Dies kann zu einigen Versuchen aufmuntern; doch hoffe ich, daß man nie aus den Augen lassen wird, daß eine Substanz, welche die Lebenskraft zu vernichten so leicht vermögend ist, mit der äusersten Behutsamkeit angewendet werden müsse.

Hier, gleich nach dem Kirschlorbeer, scheint es dienlich zu seyn, einige Substanzen des Arzneiverzeichnisses zu erwähnen, welche dieselbe Kernbitterkeit enthalten, die sich auch aus ihnen dergestalt ziehen läßt, daß sie eine gleich gefährliche Kraft äussern. Da sie sie aber in einem weniger koncentrirten und schwächern Zustande enthalten, so läßt man sie leichter unter den Arzneimitteln zu. Das erste, dessen wir gedenken wollen, ist die

Saure Kirsche (cerasa nigra).

Die Kerne in den Steinen dieser Früchte enthalten gewiß einen ähnlichen Stoff, wie der Kirschlorbeer, und man kann durch eine gewisse Behandlung derselben ein sehr wirksames Gift aus ihnen ziehen, ob sie es gleich gewiß nicht in gleichem Verhältnisse in sich haben. Es ist mir zweifelhaft, ob das destillirte Wasser, wie es vordem aus den sauren Kirschen und ihren zerstosenen Kernen gezogen ward, diesen Stoff in einer solchen Menge enthalte, daß sich sowohl das londner als das edinburger Kollegium bewogen gefunden hat, ein angenehmes Wasser aus ihrem Dispensatorium zu verweisen.

Wenn man die Kerne nur so zerstößt, daß die Schalen blos von einander gehen, und man zugleich ziemlich viel mehr Waſſer hinzuſezt, als das Gewicht der Kirſchen beträgt, auch wenn man nicht alles völlig abziehet, ſo bin ich überzeugt, daß ein ſolches Waſſer ſehr unſchädlich ſeyn wird, beſonders in der kleinen Menge, wie man es in unſern Julepen anwendet.

Ich würde freilich nicht rathen, eine ſolche Sache bei Kinderkrankheiten als ein Hausmittel zu brauchen; doch wird der Umſtand, daß eine Subſtanz in einer gewiſſen Zubereitung und in einer gewiſſen Gabe zum Gifte wird, jeziger Zeit kein Hinderniß abgeben, ſie unter andern Umſtänden zur Arznei anzuwenden.

Ich könnte hier der Blumen und Blätter des Pfirſichbaums erwähnen, welche beide die Kernbitterkeit enthalten; doch halte ich es nächſt dem, was ich von den ſauren Kirſchen geſagt habe, und von den bittern Mandeln noch ſagen werde, nicht für nöthig, von Dingen zu reden, mit denen ich in der Praxis keine Bekanntſchaft gemacht habe.

Bittere Mandeln (amygdalae amarae).

Dieſe ſind ſchon lange als ein Gift für viele Thiere bekannt, und man hat einige Beiſpiele von ihrer giftigen Wirkung auf den Menſchen angeführt. Dies ſehen wir jezt aus der Beobachtung ein, daß ſie dieſelbe beſondere Bitterkeit enthalten, welche man in dem Kirſchlorbeer und den andern lezt erwähnten Kernen antrift. Man behauptet, daß ſie für den Menſchen nicht ſo gefährlich, als für die Thiere wären, und man hat ſie oft in einer gewiſſen Menge, ſo wohl unter Speiſen als unter Arzneien genommen.

Ob nun gleich ihre arzneilichen Eigenſchaften, wie ich vorhin geſagt habe, nicht genau beſtimmt ſind, ſo giebt es doch eine Kraft derſelben, (daß ſie nämlich in Wechſelfiebern ein Hülfsmittel abgiebt), welche durch das Anſehn des gelehrten Bergius Gewisheit erlangt hat.

Seine Art, ſie zu brauchen, iſt folgende: Er nimmt zwei Quentchen auflöslichen Weinſtein und anderthalb Unzen Honig; beides löſet er in einem Pfunde Waſſer auf, und bereitet mit dieſem Waſſer eine Emulſion aus einer Unze bitterer Mandeln, die er auf gewöhnliche Weise durchseihet. Von dieser Emulsion giebt er während der fieberfreien Zeit, ein oder zwei Pfund täglich, und versichert, daß durch dieses Mittel die Rückkehr der Anfälle verhindert werde. Er bekennet zwar, daß gewisse Fieber diesem Mittel widerstanden, und ihn genöthiget hätten, Zuflucht zu der Rinde zu nehmen; aber auch dann vermischet er den Absud der Rinde mit der bittern Emulsion. Er erzählt auch, daß er Wechselfieber gesehn, welche oft zurückgekehrt, und der Rinde ganz widerstanden hätten, und dennoch endlich völlig blos durch die bittere Emulsion geheilet worden wären.

Ich habe so wenig Gelegenheit in dieser Gegend gehabt, Wechselfieber zu behandeln, außer solchen, welche der Rinde leicht wichen, daß ich nie Gelegenheit fand, das Verfahren des Bergius nachzuahmen.

Sollte ich aber je Gelegenheit hiezu haben, so würde ich gewiß einige Behutsamkeit beim Gebrauche einer solchen Menge bitterer Mandeln anwenden.

Die Alten waren der Meinung, daß bittere Mandeln die Trunkenheit verhinderten, wenn man dergleichen vor dem Genusse des Weines zu sich nähme; Johann Bauhin aber leugnet nach eigends hierüber angestellten Versuchen, daß sie diese Kraft besitzen *).

Kampher.

Dies ist eine Substanz von sehr besonderer Natur, man mag sie von chemischer oder arzneilicher Seite ansehn.

Die Scheidekünstler haben viele Versuche damit angestellt, und uns viel einzelne Umstände über seine chemische Geschichte vorgelegt; ich finde aber nicht, daß sie seine Bestandtheile deutlich bestimmt hätten, und kann nicht einsehn, daß ihre Versuche irgend einen Einfluß auf die Kenntniß dieser Substanz als Arznei betrachtet, gehabt hätten. Sie haben uns einige Belehrung ertheilt in Rücksicht derjenigen

---

*) Viel Gutes über die bittern Mandeln hat Davies in seiner Diss. de olea amygd. amar. dest. gesammelt. A. d. U.

Von besänftigenden Mitteln.

pharmaceutischen Bearbeitung, wodurch diese Substanz am bequemsten zum Gebrauche wird, sie haben uns aber keine Bereitung derselben an die Hand gegeben, wodurch ihre Kräfte auf den menschlichen Körper entweder erhöhet oder vermindert würden. Ich halte es daher für unnöthig, mich hier in die chemische Geschichte des Kamphers einzulassen.

Diese Substanz, so wie wir sie in unsern Apotheken haben und zur Arznei anwenden, kömmt von einem Baume, der jetzt unsern Kräuterkundigen hinlänglich bekannt, und mit dem Namen laurus camphora belegt worden ist. Derjenige, den wir gebrauchen, kömmt vorzüglich aus Japan, wiewohl es noch verschiedne andere Bäume in Ostindien giebt, welche dieselbe Substanz liefern. Da aber meines Wissens der von andern Bäumen kommende Kampher nie nach Europa zu arzneilichem Entzwecke gebracht wird, auch, wenn er es würde, im mindesten nicht von demjenigen abweicht, den wir gewöhnlich anwenden, so halte ich es nicht für nöthig, mich in die natürliche Geschichte desselben weiter einzulassen.

Eben so wenig kömmt es mir zu, von der Art, wie man diese Substanz aus den Kampherbäumen erhält, von den verschiednen Zuständen, in denen man ihn antrift, und nach Europa verschickt, oder von den verschiednen Arbeiten zu reden, durch die er in die Gestalt gebracht wird, wie wir ihn in den Apotheken haben. Dies sind Umstände, welche für Scheidekünstler und Kaufleute einigermasen wissenswürdig sind; es giebt aber gewiß kein ausländisches Mittel, welches der Verschiedenheit oder der Verfälschung so wenig unterworfen wäre, oder welches von so gleichförmigem Ansehn und Eigenschaften in unsere Hände gelangte, und daher eine vergängige Beschreibung weniger bedürfte, als der Kampher.

In Rücksicht seiner arzneilichen Geschichte kann es dienlich seyn anzumerken, daß, seit wir mit dieser besondern Substanz aus Ostindien bekannt worden sind, die Scheidekünstler die Meinung geheget haben, es liesse sich eine Substanz genau von derselben Art in vielen europäischen Pflanzen antreffen. In vielen Fällen haben sie dergleichen ohne irgend eine deutliche Ueberzeugung angenommen; in einigen andern Fällen aber haben sie seine Gegenwart auf das klareste erwiesen.

Es scheint jedoch nicht nöthig zu seyn, mich hier mit Aufzählung solcher Pflanzen zu befassen, da selbst in den Fällen, wo seine Gegenwart am deutlichsten erwiesen ist, sich so wenig davon befindet, daß die gewöhnlichen Wirkungen dieser Substanz keine Modifikation dadurch erleiden, auch nicht als Arznei zu den Behufen gebraucht werden können, zu welchen man Kampher vor sich braucht, oder brauchen kann.

Nachdem ich so viele Dinge bei Seite gesezt, die man in einer Abhandlung über den Kampher hätte anführen können, so ist es nun Zeit für mich, zu meinem eigentlichen Entzwecke zu kommen, zur Betrachtung des Kamphers als eines Arzneimittels. Dies befinde ich für eine schwere Unternehmung, da ich die verschiednen und widersprechenden Meinungen bestreiten muß, die man von dieser Substanz behauptet hat.

Wie entgegengesezt die Meinungen gewesen, erhellt deutlich daraus, daß man den Streitpunkt gewöhnlich zu der einfachen Frage gebracht hat: ob der Kampher sich als eine hitzende oder als eine kühlende Arznei gegen den menschlichen Körper erweise; oder wie ich sie in andere Worte verwandeln würde: ob er eine reizende oder narkotische Kraft besitze? Man hat diese Frage oft so wohl von der einen als von der andern Seite durch nichtige und ungegründete Theorien zu entscheiden versucht; diese werden wir aber hier gänzlich unberührt lassen, da die Frage meines Erachtens durchaus durch Versuche entschieden werden muß, welche, doch mit Beyhülfe einiger Aehnlichkeitsschlüsse aus Versuchen mit Thieren, wo sich dergleichen mit Sicherheit ziehen lassen, bei dem menschlichen Körper angestellet worden sind.

In dieser Absicht merke ich zuerst an, daß der Kampher, in den Mund genommen, von scharfem Geschmacke ist, und daß, ob er gleich seiner schnellen Verdunstung wegen eine Empfindung von kalter Luft erregt, dennoch das in dem Munde und in der Kehle Uebrigbleibende eine Empfindung von Hitze verursacht; auch daß, wenn er in den Magen kömmt, er oft daselbst Schmerz und Uebelbefinden erregt, Empfindungen, welche ich der Einwirkung seiner Schärfe auf den obern Magenmund zuschreibe. Dies kann man für Zeichen seiner hitzigen Beschaffenheit annehmen, die sich noch stärker bei der Auflegung des Kamphers auf irgend einen geschwürigen Theil äusert, die er immer sichtlich reizt und entzündet.

Dies sind in der That Beweise einer Reizkraft, und dennoch findet man kaum etwas dem Aehnliches, wenn er in den Magen von Menschen und Thieren gelanget ist. Ofenbar wirkt er in den Magen der Thiere vermittelst eines kleinen Theils seiner flüchtigen Dünste, denn wenn man ein Stük davon von irgend einer Gröse verschluckt, und es auch merkliche Wirkungen auf den Körper hervorgebracht hat, so bemerkt man dennoch, daß das verschluckte Stück weder an Gröse noch am Gewichte merklich abgenommen hat. In solchen Fällen läßt es sich nicht zweifeln, daß die Wirkung des Kamphers einzig auf die Nerven des Magens, und vermittelst derselben auf den übrigen Körper gegangen ist. Diese Wirkung scheint mir völlig die eines narkotischen Mittels zu seyn, und sich auf diese Art selbst gegen den Magen zu äussern, indem er die Verdauung der Speisen hindert, ein Erfolg, den man immer von einer starken Gabe desselben beobachtet hat.

Seine narkotischen Kräfte erweisen sich jedoch noch sichtlicher und merklicher in dem Sensorium. Der durch ihn in Menghins *) Versuchen verursachte plötzliche Tod so vieler Thiere läßt sich auf keine andere Art, als durch die Kraft dieser Substanz erklären, die Beweglichkeit der Nervenkraft, so wie andere Gifte thun, zu zernichten, und hiedurch das Lebensprincipium auszulöschen. Zur Erläuterung dessen dient es, daß seine Wirkung so oft mit Erregung von Dummheit und Schlaf anfängt; auch die übrigen Sympto-

---

*) Comment. Bonon. T. III. S. 314. A. d. U.

men, der Wahnsinn, die Wuth, und die Zuckungen lassen sich insgesamt wahrscheinlich ebenfalls, wie wir bei andern Giften gethan haben, durch den Streit erklären, der zwischen der Kraft des Betäubungsmittels und der Gegenstrebung des Körpers vorgeht.

Doch ehe wir weiter gehen, ist es dienlich, zu untersuchen, welche Wirkungen er auf das System der Blutgefäse ausübe. Und hier wenigstens, können wir versichern, daß er anfänglich keine reizende Kraft zeigt. Ich bedaure, daß in den Berichten von den mit Thieren angestellten Versuchen, die mir zu Händen gekommen sind, keine Erwähnung des Zustandes ihres Pulses geschiehet. Doch glaube ich, haben wir Erfahrung genug beim Menschen, diesen Punkt festzusetzen.

Hoffmanns Versuche versichern uns, daß der Puls nicht häufiger und die Haut nicht wärmer ward durch zwanzig und mehr Grane eingenommenen Kamphers. Griffin's und Alexander's Erfahrungen sagen vielmehr, daß sich die Geschwindigkeit des Pulses durch starke Gaben vermindert habe. Hiezu können wir die Versuche eines Berger, Werlhoff, Lassone, Home, und insbesondere die des Cullin fügen.

Lezterer hat, da er einige hundert Fälle vom Gebrauche des Kamphers in starken Gaben anführet, wo er sogar bis zur Menge einer halben Unze einen Tag über gestiegen ist, in keinem einzigen Falle eine Geschwindigkeit des Pulses oder eine dadurch vermehrte Hize des Körpers angemerkt. In dem Falle, in welchem eine halbe Unze Kampher gegeben ward, ward der Kranke vom Byron van Swieten und einigen andern Aerzten untersucht, welche nicht unterlassen haben würden, die Erhizung des Körpers wahrzunehmen, wenn irgend ein solcher Erfolg zum Vorschein gekommen wäre. Ich habe selbst oft zwanzig Gran Kampher gegeben, ohne je die Geschwindigkeit des Pulses dadurch erhöhet zu finden; zuweilen verminderte sie sich merklich.

Einstmals hatte ich, eine wahnsinnige Kranke, ein junges Weib zwischen fünf und zwanzig und dreisig Jahren, die

Von besänftigenden Mitteln. 333

ich mit Kampher zu heilen mich entschloß. Ich fieng mit fünf Granen auf die Gabe an, nahm jeden Abend um eben so viel mehr, und brachte es endlich bis zu einer Gabe von dreißig Gran, die ich, nach Kinneers Weise vier Abende nach einander wiederholte. Während dieser ganzen Zeit fand ich nie, daß der Puls geschwinder gegangen wäre, und als die grösern Gaben gebraucht wurden, nahm der Puls oft auf zehn Schläge in einer Minute ab. Gleichwohl ward indessen so wenig Veränderung in der Tollheit bewirkt, daß ich entschlossen war, den Versuch aufzugeben. Der Apotheker aber, durch den groben Fehler in Baddams Auszug aus den philosophischen Abhandlungen verführt, glaubte, ich hätte Kinneers Behandlungsart nicht recht verstanden, und sei mit der Gabe Kampher nicht so weit gestiegen, als er gethan habe. Nach dieser Voraussetzung nahm er sich vor, vierzig Gran Kampher nächsten Abend auf einmal zu geben. Eine halbe Stunde, nachdem er dies gethan, ward ich zu meiner Kranken gerufen, welche, nachdem sie auf ihre Brust geschlagen, gleich als wenn sie daselbst eine Beschwerde fühle, anscheinend in Ohnmacht gefallen war. Ich fand sie ganz unempfindlich, ihren Puls sehr schwach, und kaum zu fühlen, ihren Athem ward man kaum gewahr, und sie war blaß und kalt über ihren ganzen Körper. Ich glaubte, sie wäre im Sterben; da ich aber etwas Hirschhorngeist ihr vor die Nase hielt, und ihre Gliedmasen mit warmen Flanell reiben ließ, so erholte sie sich so weit, daß sie ein wenig warme Milch und nachgehends ein wenig warmen Wein trinken konnte. Als diese Behandlung zwei oder drei Stunden fortgesezt ward, so war ihr Puls und die Wärme ihres Körpers ziemlich besser, und sie schien in einer Art von Schlaf zu liegen, worin man sie bis den andern Morgen ließ, da sie dann allmählig wieder daraus erwachte, und ihr Puls ziemlich wieder in seine natürliche Verfassung kam. Indessen war die Manie auch in derselben Verfassung geblieben, wie vorher, und blieb so einige Monate hernach, wo ich weiter nach ihr zu fragen unterließ.

Hoffmann erzählt uns die Geschichte von einer Person, welche aus Versehen auf einmal zwei Skrupel Kampher verschluckte, die ihr sehr heftige Beschwerden erregten; doch war die Wirkung anfangs wie in dem eben erwähnten Falle eine Schwäche und Blässe des ganzen Körpers, welches offenbar eine betäubende Wirkung zu erkennen giebt.

Nach den vielen vor uns liegenden Versuchen würde ich mich wundern, wenn irgend jemand die narkotische Kraft des Kamphers leugnen, und eine reizende Kraft desselben behaupten wollte.

Wenn ich nun finde, daß Quarin folgendes meldet: „ich sahe bei vielen, denen Kampher in gröserer Dosis gegeben ward, einen sehr geschwinden Puls, ein sehr rothes Gesicht, starre, entzündete Augen, Zuckungen, und darauf folgende tödliche Hirnwuth" *), ich aber in hundert Fällen, in denen ich Kampher sowohl in kleinern als grösern Gaben verordnete, nie solche Wirkungen entstehen sah, so muß ich glauben, daß entweder seine oder meine Augen durch Vorurtheil von der reizenden oder narkotischen Kraft des Kamphers wundersam verblendet waren. Ich bin jedoch desto mehr geneigt, meinen Sinnen zu trauen, da ich oft fand, daß meine Kollegen in der Praxis mit mir in gleichen Wahrnehmungen übereinstimmten.

Doch es ist nun Zeit, anzumerken, daß alle Beobachter bei diesen Gegenständen leicht in Ungewißheit und Zweideutigkeit gerathen. Ich bin fest überzeugt, daß in jedem Falle von Giften, welche nicht unmittelbar und gänzlich die Lebenskräfte auslöschen, eine Gegenwirkung des Körpers statt findet, welche der Macht des Giftes zu widerstehen und sie zu überwältigen geneigt ist, und daß diese Gegenwirkung sich verschiedentlich äussert, zuweilen die Thätigkeit des Herzens und der Schlagadern erregt und Fieber erzeugt, zuweilen die Kraft des Herzens in Bewegung sezt, und Kon-

*) Vidi enim in multis, quibus camphora majori dosi exhibita fuit, pulsum celerrimum, faciem ruberrimam, oculos torvos, inflammatos, convulsiones, et phrenitidem lethalem secutam fuisse.

pulsionen hervorbringt, und vermuthlich auf noch andere Weise, die wir weder deutlich einsehen noch erklären können. Doch ist es genug, daß eine solche Kraft da ist, und daß die Wirkungen davon sich oft mit denen des Giftes vermischen und es in vielen Fällen schwer machen, zu bestimmen, welche Wirkungen auf die Rechnung des einen oder des andern kommen, wodurch gewiß viele Phänomene veranlasset worden, welche der geraden Einwirkung des Giftes zugeschrieben werden könnten, und dennoch blos Folgen von obererwähnter Wirkung sind.

Ich wage es jedoch nicht diese Wirkungen genauer zu bestimmen, da ich gewahr werde, daß sie nach Veranlassung einer Menge von Umständen sehr abweichen, welche sind: 1) die Kraft und Thätigkeit des Giftes, 2) die Menge desselben, und ob es mehr oder weniger jähling in den Körper gekommen, 3) die Gröse des Thieres, dem man es giebt, 4) der Körperzustand des Thieres, ob er eine mehr oder weniger kräftige Gegenwirkung leistet, und 5) die Zeit, die dem Vorgange dieser Umstände gegeben wird. Dies wird vielleicht einige der Schwierigkeiten heben, gegen die man sonst anstosen könnte.

Insbesondere könnte zu Gunsten der Reizkraft des Kamphers angeführt werden, daß bei den Thieren, welche durch starke Gaben desselben getödtet worden sind, viele Eingeweide in einem sehr entzündeten Zustande angetroffen worden; ich kann aber nicht zugeben, daß dies die direkten Folgen des Kamphers gewesen sind, da man keine Fälle hat, wo ein solcher entzündeter Zustand in Thieren zum Vorschein gekommen wäre, welche bald nach Verschluckung des Giftes gestorben waren.

Die Schnelligkeit des Todes, der in vielen Fällen durch eine gerade Wirkung auf das Nervensystem bewirkt ward, läßt keine vorgängige Entzündung vermuthen, und die schnellen Genesungen, die sich zuweilen nach sehr starken Gaben ereignen, überzeugen uns, daß in solchen Fällen keine Entzündung in irgend einem Theile des Körpers entstanden ist.

Es scheint daher gewiß, daß Entzündung nicht die direkte Wirkung dieser Substanz sei, und daß die zuweilen, wie gemeldet worden, vorsindliche Entzündung jener Anstrengung des Körpers beigemessen werden müsse, welche von dem Streite entsteht, der einige Zeit hindurch zwischen den Kräften des Giftes und der Gegenwirkung des Körpers vorgeht.

Es ist wahr, daß Kampher eine reizende Kraft in sehr empfindlichen Theilen zeigt, so wie im Munde, in der obern Mündung des Magens, und in Geschwüren, wo die Nerven blos liegen; man hat aber keinen Beweis, daß dergleichen in irgend einem andern Theile des Körpers statt finde. Wie wenig er auch so zu wirken geneigt sei, können wir daraus schliesen, daß er, in der koncentrirtesten Gestalt in die Haut eingerieben, keine Röthe oder ein anderes Zeichen von entzündlicher Wirkung daselbst äussert. Auch werden wir unten Gelegenheit haben, zu bemerken, daß er eine besondere Kraft besizt, den entzündlichen Zustand der tiefer liegenden Theile hinwegzunehmen.

So hätte ich mich dann bemüht, die allgemeine Wirkungsart des Kamphers auf den menschlichen Körper zu bestimmen, und mich insbesondere bestrebt, die gewöhnlichste Meinung von seiner erhizenden Kraft zu berichtigen, welche, meines Erachtens, in vielen Fällen die Anwendung desselben verhindert hat.

Nach festgesezter allgemeinen Wirkungsart desselben, wollen wir zunächst untersuchen, welches die Krankheiten sind, denen er insbesondere angemessen ist. Indem ich dieses thue, finde ich es schwer, die praktischen Schriftsteller anzuführen, sowohl wegen ihrer abweichenden Meinungen über die allgemeine Wirkungsart dieser Substanz, als auch über die Krankheitsfälle, in denen sie diese Arznei gebrauchen, da diese verschiednen Meinungen ungemeinen Einfluß auf ihre Berichte über diesen Gegenstand haben.

Er ist in Fiebern aller Art viel gebraucht worden, besonders in Nervenfiebern mit Wahnsinn und starker Schlafsigkeit verbunden: wo ich ihn denn auch häufig mit Nuzen gebraucht habe. Vor einiger Zeit habe ich ihn oft von nu-

Von besänftigenden Mitteln.

nen Kollegen in der Praxis in solchen Fällen anwenden sehen, und schrieb, da die guten Wirkungen desselben nicht immer zum Vorschein kamen, diesen Erfolg blos darauf, daß man ihn in gar zu kleinen Gaben verordnete.

Seit dem wir zu einem freien Gebrauche des Weines und des Mohnsaftes gekommen sind, so hat man hier zu lande den Kampher wenig mehr gebraucht. Gleichwohl ist der Nutzen desselben von einigen der angesehnsten Aerzte des festen Landes sehr vollständig bestätigt worden. Unter diese rechne ich den gelehrten und erfahrnen Werlhoff, der ihn oft in vielen Entzündungskrankheiten mit grosem Nutzen brauchte, und uns seine Meinung zur Bestätigung der kühlenden Kraft desselben deutlich verlegt.

Der Nutzen dieser Arznei hat sich besonders in faulen Fiebern sichtbar gezeigt, wovon wir freilich in diesem lande nicht viele Fälle aufzuweisen haben; doch ist es aus seinen sehr ansehnlichen antiseptischen Kräften, die er in Versuchen ausser dem Körper zeigt, sehr wahrscheinlich, daß wenn man ihn in starker Menge einnimmt, so daß wenigstens seine feinern Theile sich durch den ganzen Körper verbreiten können, man von ihm beträchtliche fäulnißwidrige Wirkungen zu erwarten habe.

Seine Tugend, dem Brande zu widerstehn und ihn zu heilen, ist in Collin's Versuchen sehr merkwürdig; ob aber diese Kraft von seiner antiseptischen Eigenschaft allein herrühre, oder von der Wirkung, die er zu gleicher Zeit auf das Nervensystem ausübt, möchte ich nicht übereilt entscheiden.

Sowohl wegen seines Nutzens in den sogenannten bösartigen oder Nervenfiebern, als auch wegen seiner antiseptischen Kräfte, ist es sehr wahrscheinlich, daß er in den zusammenfliesenden Blattern grose Dienste geleistet habe. Auch ist es wahrscheinlich, daß er den Ausbruch der Ausschläge hülfreich begünstigen, und sie wieder zurück auf die Haut bringen kann, wenn sie aus irgend einer Ursache plötzlich zurückgetreten sind; doch habe ich keine besondern Erfahrungen hierüber.

Y

Dies sind die Fälle von hitzigen Krankheiten, in denen der Kampher dienlich gewesen ist; sein Nutzen in vielen chronischen Beschwerden hat sich eben so bestätigt. So bald die Krankheit auf einer Beweglichkeit der Nervenkraft und einer Unregelmäsigkeit ihrer Bewegungen beruhet, so kann man erwarten, daß ein so kräftiges Beruhigungsmittel hülfreich seyn muß. Diesem nach haben viele Aerzte seine Tugenden in hysterischen und hypochondrischen Fällen angeführt, und ich selbst habe sie häufig erfahren.

In krampfhaften und konvulsivischen Beschwerden ist es ebenfalls von Nutzen gewesen; selbst in der Fallsucht hat er sich dienlich erwiesen. Ich habe freilich noch keine Fallsucht gesehn, die durch Kampher allein völlig geheilt worden wäre; ich habe aber verschiedene Fälle gehabt, wo ein in der Nacht zu erwartender Anfall durch eine bei Schlafengehen gegebene Dosis Kampher verhütet ward, selbst wo man den Kampher allein gab; vorzüglich dienlich aber war er, wenn man ihn mit einer Gabe ammoniakalischen Kupfers, weisen Vitriols oder Zinkblüthen verordnete *).

Seit Alnneats Berichte **) hat man den Kampher oft in Fällen von Wahnsinn angewandt, und ich habe oben einen Versuch angeführt, den in damit gemacht habe. In diesem Falle glückte er freilich nicht, auch in vielen andern Versuchen that er mir und andern Aerzten dieses Landes nicht mehr.

Neuerlich hatten wir hier an einem der Obsicht des Wundarztes Herrn Plata anvertrauten Kranken ein merkwürdiges Beispiel von dem Nutzen des Kamphers in der Tollheit, welches ich hier anzuführen für dienlich erachte.

Ein junger Mensch von sechzehn Jahren, von anscheinender gesunder Körperbeschaffenheit, ward ohne einige vorgängige Veranlassung, die man nur ausfinden oder vermu-

---

*) Bei einem sehr oft wiederkehrenden Saamenflusse nahm er die Anfälle sehr oft hinweg, ohne die Krankheit zu heben, die durch Stärkungsmittel vollendet ward. Anm. d. Ueb.

**) Philosophical transactions, Vol. 35.

Von besänftigenden Mitteln.

ihm konnte, mit einer ihm ungewöhnlichen Schwazhaftigkeit befallen. Sie hielt einige Wochen an und es war zugleich einige Verstandesverwirrung zugegen, die sich allmählig bis zu einer Art von Wahnsinn erhöhete. Diese Symptomen nahmen einige Wochen lang nach und nach zu, bis der Kranke völlig tollsüchtig, und so unbändig ward, daß man ihn an sein Bett anfesseln mußte. In diesem Zustande wendete man Blutlassen, Blasenpflaster, Brech- und Purgiermittel, so wie jede andere Arznei, die man dienlich erachten konnte, mit grosem Fleise an, doch ohne daß die Krankheit im mindesten dadurch gemäsigt worden wäre. Dann hielt man es für gut, den Kampher zu versuchen. Er nahm ihn zuerst zu fünf Granen täglich dreimal, welche Dosis man jedesmal um zwei Gran vermehrte, bis er dahin gelangte, über sechzig Gran täglich dreimal zu nehmen. Als die Gaben nur noch zwei Skrupel betrugen, schienen sie noch keine Wirkung, weder gute noch schlimme zu thun; da aber die Gaben weiter vermehret wurden, so brachten sie mehr Schlaf und mäsigten in den Zwischenzeiten die Symptomen der Manie ziemlich. Ehe die Gaben so stark wurden, wie ich erwähnt habe, kehrte sein Schlaf je mehr und mehr zurück, und seine Sinnen näherten sich mehr dem Zustande der Gesundheit. Ausser einer sehr kleinen Unterbrechung von einem Zufalle, dessen Ursache uns einleuchtete, ist er seitdem immer vollkommen gesund geblieben, welches nun sieben Monate sind *).

Dies legt deutlich genug die Kraft des Kamphers in der Manie zu Tage, und ich habe blos hinzuzusetzen, daß ob er gleich in verschiednen andern Fällen keine Heilung bewirkte, er doch in keinem Falle, wo man eine mäsige Gabe, d. i. nicht über ein halbes Quentchen gab, irgend eine

*) Ich habe zwei diesem fast ganz ähnliche glückliche Fälle erlebt. Bei melancholischem Wahnsinne aber mit allgemeiner Schwäche und mit Schwammigkeit oder Erdheit des ganzen Körpers verbunden, konnte ich in mehrern Fällen auch bei der grösten Erhöhung der Gaben nichts ausrichten. Ebigung des Körpers habe ich nie erfolgen sehn. Anm. d. Ueb.

Beschwerde im Körper veranlasset, in verschiednen Fällen hingegen Schlaf zuwege gebracht, und das Gemüth einige Zeit lang ruhiger gemacht hat.

Ich bemerke, daß von Berger glücklicher gewesen ist, und daß vielleicht die Ursache von dem Fehlschlagen unserer Versuche daher gerührt hat, daß wir auf seine Erinnerung nicht Acht hatten. In seinem Briefe an Werlhoff führt er bei Gelegenheit des Kamphers folgendes an: „häufig mache ich in meiner Praxis von diesem Mittel, vorzüglich bei innerlichen Entzündungen, mit vielem Erfolge Gebrauch, und wundre mich sehr, daß so viele Aerzte sich vor seiner innern Anwendung scheuen. Es ist nicht lange, daß ich einen Wahnsinnigen, nach gehörigen Vorbereitungen, völlig damit zur Gesundheit brachte. Die Hauptsache aber liegt darin, daß man ihn in hinreichender Gabe, und lange genug brauche" *).

Dies wird vorzüglich durch einen Fall bestätigt, den uns Joerdens im Commercium Norinbergense aufgezeichnet hat. Es finden sich in verschiednen andern Schriftstellern Erzählungen von Tollsuchten und Melancholien, welche durch den Gebrauch des Kamphers geheilet worden sind; doch gestehen viele von den Aerzten, die solche Heilungen anführen, daß er in vielen Fällen ihren Erwartungen nicht Genüge geleistet habe. Ob dieses Fehlschlagen davon hergerührt, daß man nicht zugleich Salpeter, Essig, und einige andere Mittel angewendet, von denen man glaubt, daß sie viel zur Wirksamkeit des Kamphers beitragen, möchte ich nicht entscheiden; ich bin aber gewiß, daß die Manie eine Krankheit ist, welche grosen Verschiedenheiten, in Rücksicht ihrer Entstehungsursachen, unterworfen, und daß es nur gewisse Fälle derselben gebe, denen der Kampher eigentlich angemessen ist.

---

*) Multoties hoc remedio in mea praxi utor, praecipue in inflammationibus internis, magno cum successu, et demiror tam multos medicos ab usu ejus interno abhorrere. Nun diu est, quod praemissis praemittendis maniacam eo sanitati penitus restitui. In eo vero momentum praecipuum situm est, ut sufficienti dosi et diu satis exhibeatur.

Von besänftigenden Mitteln.

In Fällen eines organischen Fehlers im Gehirne kann man schwerlich vermuthen, daß der Kampher so wenig, wie irgend ein anderes Mittel, Dienste leisten könne.

Ich habe oben erwähnt, daß verschiedene Praktiker den Kampher in den hitzigsten Entzündungskrankheiten angewendet haben, und man hat sich daher nicht zu wundern, daß er auch im hitzigen Rheumatism innerlich gegeben worden ist, und zwar, wie man sagt, mit Erfolge. Ich habe keine Erfahrung darüber, da ich eine andere Kurmethode gewöhnlich hülfreich befand; ich ergreife aber diese Gelegenheit, hier seines äusserlichen Gebrauchs zu erwähnen, wo er oft sehr dienlich gewesen ist, die rheumatischen Schmerzen in den Gelenken und den Muskeln hinwegzunehmen. Dies habe ich oft erfahren, und hege keinen Zweifel, daß der Kampher eine besondere Kraft besitze; den inflammatorischen Zustand sowohl in Rheumatism als in der Gicht zu heben. Beim Rheumatism ist dies eine Sache der täglichen Erfahrung; bei der Gicht aber ist es seltener; doch habe ich folgendes besondere Beispiel davon gehabt.

Ein gewisser Herr brachte aus Ostindien ein natürliches Kampheröl mit, welches, seinem Geruche und Geschmacke nach zu urtheilen, nichts anders, als Kampher in dieser Form zu seyn schien, wie ihn auch Naturkündiger als eine natürliche Substanz aufgeführt haben, die von verschiednen Bäumen in Ostindien komme. Dieses empfahl die Person, welche es mitgebracht, allen seinen Bekannten als ein untrügliches Mittel gegen Gicht und Rheumatism, und ein Herr, der oft das Podagra erlitten und damals ungewöhnlich stark davon befallen war, ward überredet, es anzuwenden.

Er hatte damals ein ausnehmend schmerzhaftes Podagra in dem Ballen der grosen Zehe, und der Ferse des andern Fußes. In diesen Theil rieb er eine Menge des Kamperöls ein, und war in etwa einer halben Stunde, oder etwas drüber, gänzlich von den vorher erlittenen Schmerzen frei. Er bekam jedoch in nicht völlig einer Stunde darauf einen Schmerz und Entzündung in die Ferse des andern Fußes. Da hier der Schmerz sehr heftig ward, so wendete er aber-

mals das Kampheröl an, und mit gleichem Erfolge gaben
sich abermals die Schmerzen völlig. Es erfolgte aber hierauf ebendasselbe, wie vorhin; denn in weniger als einer
Stunde kehrte Schmerz und Entzündung wieder in den Fuß
zurück, welcher zuerst befallen gewesen war, und da auch
hier unser Kranke, eifrig den Versuch dieses Mittels fortzusetzen, das Oel anwendete, so war er eben so glücklich, wie
vorher, den leidenden Theil erleichtert zu sehen, doch mit
eben demselben Erfolge von Krankheitsversetzung. Die Krankheit hatte sich nun auf das Knie geworfen; der Kranke aber
unterließ, das Oel ferner aufzulegen, und duldete den
Schmerz des Kniees einen oder zwei Tage lang, bis er endlich nach einiger Geschwulst und Abschuppung auf gewöhnliche Art vergieng.

Diese Geschichte zeigt uns zur Gnüge die Kraft des
Kamphers, den entzündungsartigen Krampf und Schmerz
des vorzüglich befallenen Theils zu heben, daß er aber auch
zu gleicher Zeit auf die Krankheitsanlage des Körpers nicht
vermag, da dann, wenn eine solche vorwaltet, der Kampher, da er leicht eine Versetzung bewirkt, in Fällen von
Gicht immer mit groser Gefahr zu gebrauchen ist.

In Fällen von hitzigem Rheumatism habe ich Gelegenheit gehabt zu sehen, daß eine starke Auflösung des Kamphers in Oel den Schmerz des zu der Zeit am meisten leidenden Gelenkes hob, daß aber das Uebel sich sehr oft bald
hernach auf ein anderes Gelenke warf, daher ich denn schon
lange Zeit nicht mehr dergleichen in allen den Fällen anwenden lasse, wo ein hitziger Rheumatism sich sehr allgemein
und stark im Körper verbreitet hat.

Man könnte glauben, daß es aus ähnlichen Gründen
geschehe, daß der Kampher, weil er einen entzündlichen Zustand hinwegnimmt, so oft in Erleichterung der Zahnschmerzen nützlich befunden worden ist. Ich hege keinen Zweifel,
daß der Kampher bei Hebung der Zahnschmerzen mittelst der
erwähnten Kraft wirke, doch geschiehet es auch, weil er einen häufigen Ausfluß des Speichels und Schleimes aus der
innern Fläche des Mundes erregt, daß ein etwas mit Kam-

Von besänftigenden Mitteln. 343

pher geschwängertes Wasser, zum Ausspülen des Mundes gebraucht, sich oft nützlich in Erleichterung dieser Krankheit erwiesen hat.

Wie es aber auch in Rücksicht des Zahnwehes seyn mag, so habe ich keinen Zweifel, daß die entzündungswidrige Natur des Kamphers in Heilung der Augenentzündung heilsam seyn kann, woraus man sehr gut die Ursache einsieht, warum man so vielfältig versucht hat, den Kampher in die Arzneien zu bringen, welche zum äusserlichen Gebrauche in der Heilung der Augenentzündung anzuwenden sind.

Wir haben nun viele Tugenden des vor sich angewendeten Kamphers angeführt, und müssen nun einige Beispiele seiner besondern Dienlichkeit gedenken, wenn er mit andern Mitteln verbunden wird.

Wird er mit scharfen Purganzen verbunden, so soll er ihre Schärfe, und hiedurch ihre gewaltsame Wirkung mildern. Dies habe ich zwar noch nicht wahrgenommen, bin vielleicht auch nicht auf die gehörige Weise bei dem Versuche zu Werke gegangen; doch ist mir indeß das ehrwürdige Ansehn des ältern Lassone hinlängliche Gewährleistung, daß diese Behauptung guten Grund habe.

Eine andere sehr durchgängige Meinung bestehet darin, daß Kampher die Kraft besitze, die Schärfe der spanischen Fliege zu verbessern. Hiegegen möchte ich nicht die Geschichte anführen, welche Heberden von zwei Fällen erzählt, wo der Kampher eine Harnstrenge veranlaßt zu haben geschienen hat, da ich genöthigt bin, diese Fälle für sehr zufällige Ereignisse anzusehen, indem ich den Kampher ungemein oft selbst in grossen Gaben gebrauchte, ohne je zu beobachten, daß er irgend eine Einwirkung auf die Harnwege habe.

Lassone, der Vater, hat beobachtet, so wie ich nicht selten, daß der Kampher, selbst, wenn er sehr reichlich gegeben wird, nie seinen Geruch im Harne zu erkennen giebt, welches er doch oft in der Ausdünstung und dem Schweisse thut.

Ehedem pflegte man in unserer Gegend häufig ein auf den Rücken oder irgend einen andern Theil zu legendes Blasenfpflaster mit Kampheröle zu bestreichen, in der Absicht, die von den spanischen Fliegen zu befürchtende Harnstrenge zu verhüten. Dies Verfahren hat man jedoch schon längst bei Seite gelegt, da man gewahr ward, daß bei den meisten Personen, wenn man das Pflaster über zwölf Stunden aufliegen hat, zu gleicher Zeit aber den Kranken viel trinken zu lassen unterläßt, dennoch eine Harnstrenge entstehet, ob man gleich das Kampheröl aufgestrichen, auch wohl eine Menge Kampher innerlich gegeben hatte. Die Aerzte dieses Landes haben ihren Glauben an die Kraft des Kamphers, die Schärfe der Kanthariden zu verbessern, verloren, und verlassen sich, die sonst etwa zu befürchtende Harnstrenge zu verhüten, gänzlich auf vieles Trinken einer Emulsion von arabischem Schleime, und darauf, daß sie die Pflaster nicht allzulange liegen lassen.

Eine andere dem Kampher in Verbindung mit andern Mitteln zugeschriebne Tugend betrift die Mäßigung der Wirkung des Quecksilbers. Wenn man die salzhaften Präparate aus Quecksilber mit einem Theile Kampher reibet, so ziehet lezterer einen Theil der Säure, die mit dem Quecksilber vereinigt war, an sich *), macht dadurch das Präparat milder, als es zuvor war, und nimmt ihm doch nicht viel von seiner erößnenden Kraft. Dies habe ich zu versuchen Gelegenheit gehabt in jenem sehr scharfen Quecksilberpräparate, dem mineralischen Turbeth, auch beim versüßten Quecksilber, oder dem Calomel, welches weniger purgiert, und weniger leicht Speichelfluß erregt, wenn es mit Kampher abgerieben worden.

*) Dies ist offenbar eine leere Hypothese von Verwechselung der Ursachen. Thut Kampher etwas zur Milderung der Schärfe einiger Quecksilberpräparate, und der Abwendung des Speichelflusses, wie man öfters beobachtet haben will, so geschieht es offenbar mehr wegen seiner Tugend, die Empfänglichkeit der Nervenenden gegen sinnliche Eindrücke auf einige Zeit zu mindern, und den Einfluß der Gehirnkraft auf die Bewegungen des Gefäßsystems geringer zu machen, nicht aber von einer chemischen Einsaugung der Säuren dieser Präparate, welche gar nicht statt findet. Anm. d. Ueb.

In wie fern diese Milderung der Quecksilberbereitungen dieselben eben so kräftig, als vorher, zur Heilung der venerischen Krankheit läßt, kann ich nicht mit Gewißheit bestimmen; bin aber der Meinung, daß sie nicht gehindert werden, wenn man sie in gleicher Menge, wie man sie vorher würde gegeben haben, anwendet.

Man wird diese Milderung der salzhaften Quecksilberpräparate durch damit verbundenen Kampher leicht zugeben; viele Aerzte aber gehen weiter, und behaupten, daß das Quecksilber, wenn es in jeder Verfassung mit Kampher verbunden sei, eine gelindere Substanz werde, die den Körper weniger reize, und indeß doch eben so kräftig sei, die Krankheiten zu heilen, denen sie sonst angemessen ist. Ich muß die Erfahrung der französischen Praktiker in diesem Stücke zugeben; die Aerzte dieses Landes aber wissen nichts davon, und ich kann versichern, daß bei vielen Versuchen eine zu unserer gewöhnlichen Quecksilbersalbe gesezte Menge Kampher weder den vor der in gewöhnlicher Menge geschehenen Einreibung erregten Speichelfluß verhinderte, noch auch machte, daß die Symptomen desselben milder als gewöhnlich waren.

Eine besondere Verbindung des Kamphers, von der man sich beträchtliche Wirkung verspricht, ist die mit Mohnsaft. Die Anwendung des Mohnsaftes führt bei vielen Personen, wie ich oben bemerkt habe, einige Unbequemlichkeit und Beschwerde mit sich, und jeder Arzt weiß, daß einige sehr ehrwürdige Männer behauptet haben, daß der mit ihm verbundene Kampher diese Beschwerden verhüte. Es kann seyn, doch habe ich dies in meinen Erfahrungen nicht so befunden.

Ich fand, daß grose Gaben Kampher zum Schlafe geneigt machen, doch gewöhnlich mit derselben Unordnung im Kopfe und den unruhigen Träumen, welche zuweilen vom Gebrauche des Mohnsaftes entstehen; auch habe ich nicht gefunden, daß eine kleine Menge Kampher irgend eine Kraft besitze, die Thätigkeit des Mohnsaftes zu erhöhn, oder die Wirkungsart desselben verschieden von derjenigen zu machen, die er, allein gebraucht, gehabt haben würde.

Bei den Gegenbehauptungen eines glaubwürdigen Lassone und Halle aber muß ich vermuthen, daß meine Versuche nicht gehörig oder oft genug angestellet worden sind.

Es giebt noch einen andern Fall, wo der Zusatz des Kamphers zur Arzneiverbesserung dient. Lassone versichert uns, daß der Kampher, wenn er mit der peruanischen Rinde verbunden wird, lezterer mehr Nachdruck und Kraft gebe, man möge sie nun zur Heilung des Fiebers oder des Brandes gebrauchen; ich glaube, daß dieses seine gute Richtigkeit hat.

Nachdem ich so die Tugenden des Kamphers abgehandelt, so muß ich von der Gabe und Gebrauchsart desselben sprechen. Es wird aus dem Obengesagten deutlich erhellen, daß man ihn in Gaben von sehr verschiedener Menge reichen könne, und ich ersehe aus vielen Proben, daß Dosen von einigen Granen, die man nur nach langen Zwischenzeiten wiederholt, kaum irgend eine Wirkung haben, und daß, wenn man sichtliche Erfolge von ihm haben will, er entweder in grosen Gaben, nicht unter zwanzig Gran gegeben werden, oder, wenn man ihn in kleinern Gaben giebt, man diese öfters und nach kurzen Zwischenzeiten wiederholen müsse. lezteres Verfahren ziehen einige angesehene Aerzte vor. Wie weit wir auf beiderlei Wegen gehen können, habe ich nicht Erfahrung genug, mit einiger Bestimtheit zu entscheiden.

Aus den Wirkungen zweier auf einmal gegebenen Strupel in dem oben erzählten Falle, und einem andern von Hoffmann angeführten, könnte es scheinen, daß solche Gaben gewaltsam und gefährlich sind; aus einigen andern Erfahrungen aber siehet man, daß noch gröser Gaben zuweilen ohne Schaden gegeben worden sind, und man siehet aus Collin's Versuchen, daß, wenn man ihn in getheilten Gaben verordnet, man ihn bis zur Menge eines Quentchens oder zweier Quentchen in einem Tage geben könne.

In einem dieser Versuche ward er bis zur Menge einer halben Unze gegeben, und eben dasselbe wird man in der Geschichte sehen, die ich oben aufgezeichnet habe. Es ist zu vermuthen, daß man nur von starken Gaben beträchtliche Wirkungen erwarten könne, und da es aus vielen Versuchen

Von besänftigenden Mitteln. 347

erhellet, daß die Wirkungen des Kamphers im Körper eben nicht von langer Dauer sind, so wird es einleuchtend werden, daß der wiederholte und lang fortgesezte Gebrauch deſſelben zur Heilung verſchiedner Krankheiten nöthig ſeyn kann.

Was die Gebrauchsart dieſer Arznei betrift, ſo iſt es zuvörderſt nöthig, daß er immer ſehr fein zertheilt werde, da er, wie bekannt, ſich nicht leicht im Magen auflöſet, und, ſo lange er darin verweilet, auf dem übrigen Inhalte oben auf ſchwimmen, auf dieſe Weiſe die obere Magenmündung berühren, und daſelbſt einigen Schmerz verurſachen wird.

Man muß ihn daher ſehr fein zertheilen, ehe man ihn eingiebt, welches geſchehen kann, indem man ihn zuerſt mit irgend einem trocknen Pulver, etwa mit Salpeter oder hartem Zucker zerreibt.

Um aber eine feine Zertheilung deſto gewiſſer zu bewirken, ſo thut man wohl, wenn man zugleich ein paar Tropfen ſtarken Weingeiſt dazu thut, oder von irgend einer andern ſolchen geiſtigen Flüſſigkeit, z. B. verſüßten Vitriolgeiſt, oder Hofmanns ſchmerzſtillende Tropfen.

Er kann auch dadurch vertheilt werden, wenn man ihn mit Schleime von arabiſchen Gummi abreibt; doch wird auch dieſes noch vollkommner bewirkt werden, wenn der Kampher vorher mit etwas Weingeiſt oder einem ausgepreßten Oele aufgelöſt worden iſt. Wenn er ſo im Schleime von arabiſchem Gummi vertheilt iſt, ſo kann man ihn ferner unter jede andre wäſſerige Flüſſigkeit miſchen, um ihn bequemer einnehmen zu können; doch muß man bemerken, daß in einer wäſſerigen Flüſſigkeit aufgelöſter Kampher geneigt iſt, aus derſelben wegzudampfen, oder auf die Oberfläche zu ſteigen, und das Einnehmen widriger zu machen. Wenn man daher eine groſe Menge einer Flüſſigkeit, worin Kampher vertheilet iſt, auf einmal bereiten will, ſo iſt es dienlich, den Kampher mit einigen bindenden Mitteln miſchbar zu machen. Zucker allein ſcheint zu dieſer Abſicht nicht hinreichend zu ſeyn; wirkſamer geſchiehet es, durch Reiben des Kamphers mit Schleim allein, oder mit einer gewiſſen Menge ſüſer Mandeln, und dadurch, daß man dieſe

Mischung dann mittelst eines Schleimes zur Emulsion verbreitet *).

Man hat geglaubt, die Wirkungen des Kamphers verstärken zu können, wenn man mit ihm zugleich etwas Salpeter gebe; ich habe aber in vielen Versuchen keinen Nutzen vom Salpeter gespürt, welcher, man mag ihn auch in irgend einer Menge, die sich füglich gebrauchen läßt, eingeben, wenig Wirkung auf den Körper hat.

Mit gröserer Wahrscheinlichkeit behauptet man, daß der mit Kampher gegebene Weinessig Nutzen stifte. Gewiß giebt der Weinessig das beste Mittel ab, den Geschmack des Kamphers zu verbessern, und scheint ihm sogar für den Magen annehmungswürdiger zu machen, und ich kann zugeben, daß er sowohl wegen seiner kühlenden, als wegen seiner fäulnißwidrigen Kräfte etwas zu der Wirksamkeit des Kamphers beitragen könne.

Thee.

Dieser ist so allgemein zum Genusse eingeführt, daß er eine sehr umständliche Betrachtung verdient. Da er jedoch so sehr ein Diätsartikel ist, so könnte man glauben, daß ich schon im ersten Theile meines Buchs davon hätte handeln sollen; weil ich aber nicht finden konnte, daß er irgend etwas nahrhaftes bei sich führe, und da seine Eigenschaften ihm den Charakter einer Arznei geben, so habe ich ihn bis auf diese Stelle verspart.

Da ich, was das Naturhistorische desselben, oder sein Verhältniß als Handlungsgegenstand betrift, nicht gute Gelegenheit gehabt habe, dienliche Kenntnisse von ihm zu sammeln, so muß ich mich hier der Erörterungen dieser Art enthalten, und meine Leser auf die Nachrichten des fleißigen Herrn Letsome **) verweisen, die wir, meines Erachtens,

---

*) Selten ist die Eigenschaft des Kamphers bemerkt worden, sich in Wasser aufzulösen, wenn man eine Kampheressenz in Wasser gießt, und die verstopfte Flasche einige Tage lang zuweilen schüttelt. Diese Formel kann zu vielen Behufen dienlich seyn. Anm. d. Ueb.

**) Natural History of the Tea tree. Lond. 1772. 4.
Anm. d. Ueb.

von ihm vollständiger und genauer, als von irgend einem andern erhalten haben.

Was seine Eigenschaften, als Arznei betrachtet, das ist, seine Kraft die Verfassung des menschlichen Körpers zu verändern, betrift, so sollte man glauben, sie wären durch die Erfahrungen bei seinem täglichen Gebrauche festgesezt worden; bei der Allgemeinheit seines Gebrauchs aber in sehr verschiednen Verfassungen der Pflanze, und in allen möglichen Körperzuständen der Personen, die ihn anwendeten, müssen die aus seinen Wirkungen gezogenen Schlüsse sehr zweideutig und unzuverlässig seyn, und wir müssen uns bemühen, durch andere Mittel seine Eigenschaften mit gröserer Gewißheit festzusetzen.

In dieser Absicht erhellet aus Smith's Versuchen *), daß ein Aufguß von grünem Thee die Kraft besizt, die Empfindlichkeit der Nerven, und die Reizbarkeit der Muskeln zu zerstören und aus Letsome's Versuchen sieht man, daß der grüne Thee bei der Destillation ein geruchvolles Wasser giebt, welches stark narkotisch ist.

Daß die frische Pflanze eine solche geruchvolle narkotische Kraft enthalte, können wir daraus schliesen, daß sich die Chineser genöthigt sehen, sie bei starker Hitze zu dörren, ehe man sie zum Gebrauche verführt, und daß sie selbst nach einer solchen Zubereitung sich ein ganzes Jahr oder länger enthalten müssen, sich derselben zu bedienen, bis nämlich seine flüchtigen Theile noch mehr verflogen sind, und man sagt, daß ungeachtet sie diese Vorsicht brauchen, der Thee in einem frischern Zustande offenbar starke betäubende Kräfte zeige. Selbst in diesem Lande beweißt der geruchvollere Thee seine narkotischen Kräfte, indem er die Nerven des Magens und gewiß auch den ganzen Körper schwächt.

Aus diesen Betrachtungen schliesen wir mit vieler Zuversicht, daß der Thee für eine narkotische und beruhigende Substanz anzusehen, und daß er dies besonders in seinem geruchvollsten Zustande, folglich weniger als Theeboe, denn

―――――――――
*) De actione musculari N. 36.

als grüner Thee sei, am meisten aber, was wir die feinern Sorten lezterer Art nennen, nämlich die am meisten Geruch haben.

Doch scheinen seine Wirkungen sich bei verschiedenen Personen sehr verschieden zu verhalten, und daher rühren die abweichenden, und sogar widersprechenden Nachrichten, die man sich von seinen Wirkungen erzählt. Betrachten wir aber die Verschiedenheit der Körperbeschaffenheiten, wodurch einige Verschiedenheit von Wirkungsart derselben Arznei bei verschiednen Personen entstehet, wovon wir einen sehr merkwürdigen Beweis bei der Behandlungsart des Mohnsafts haben, so werden wir uns über die verschiednen Wirkungen des Thees nicht verwundern.

Setzen wir hiezu die von der verschiednen Güte des gebrauchten Thees entstehende Trüglichkeit, der oft so unkräftig ist, daß er gar keine Wirkungen hat, und nehmen noch dazu die Macht der Gewohnheit, welche die Kräfte der kräftigsten Substanzen vernichten kann, so werden die verschiedenen und so gar widersprechenden Erzählungen von seinen Wirkungen uns von unserm Urtheile über seine gewöhnlichen und allgemeinern Eigenschaften, Eindruck auf den menschlichen Körper zu machen, nicht abbringen können.

Nach den oben erwähnten Erfahrungen, und den Bemerkungen, die ich in einer Reihe von funfzig Jahren bei aller Art von Leuten zu machen Gelegenheit hatte, bin ich überzeugt, daß die Eigenschaften des Thees betäubender Art sind.

Man hat oft behauptet, daß einige der schlimmen dem Thee zugeschriebnen Wirkungen gewißlich von der großen Menge warmen Wassers herrührten, mit der man ihn gewöhnlich gebraucht, und es ist möglich, daß einige schlimme Erfolge von dieser Ursache herrühren mögen; nach aufmerksamer Beobachtung aber kann ich versichern, daß sie bei neun von zehn Personen einzig von den Eigenschaften des Thees herkommen, und daß man unter hundert Fällen kaum Einmal dergleichen ähnliche Wirkungen vom warmen Wasser, selbst in sehr großer Menge genommen, wahrnimmt.

Von besänftigenden Mitteln.

Während wir uns so bestreben, die giftige Natur des Thees zu begründen, so leugne ich gleichwohl nicht, daß er zuweilen nützliche Eigenschaften erwiesen haben kann. Es ist sehr möglich, daß er sich bei gewissen Personen in mäsiger Menge genommen, gleich andern betäubenden Mitteln in gemäsigter Gabe ermunternd beweisen, oder, wie leztere, etwas dazu beitragen könne, die Reizbarkeit hinwegzunehmen, oder einige Unregelmäsigkeiten des Nervensystems zu stillen.

Da seine schlimmen Wirkungen oft dem zugleich gebrauchten warmen Wasser zugerechnet worden sind, so hege ich keinen Zweifel, daß einige seiner guten Wirkungen demselben ebenfalls beigemessen werden könnten, und insbesondere, wenn er oft so angenehm nach einer vollen Mahlzeit ist *).

*) Da die Tugenden des Kaffees gewöhnlich neben dem Thee abgehandelt werden, so ergreife ich hier die Gelegenheit, von einem von unserm Verf. ausgelassenen Heilmittel zu sprechen, welches das einzige seiner Art und schon deßhalb vortreflich ist. Sein Misbrauch zum Hausgetränk machte, daß man seine eigentlichen Kräfte übersahe.

Wir haben auser dem Kaffee kein Mittel, welches ohne entzündende Wirkungen zu äusern, die Nerven in eine so angenehme, erhöhete Empfindung sezt, die Reizbarkeit der Bewegungsfasern sowohl der dem Willen unterworfenen, als der unwillkührlichen Muskeln vermehrt, oder, wenn man will, den Einfluß der Gehirnkraft auf dieselben in der Mase, wie der Kaffee thut, erhöben. So vermehret er die peristaltische Bewegung des Magens und der Gedärme und erregt alle Arten von Ab- und Ausscheidungen, des Harns, der Ausdünstung, des Speichels; der Puls wird schneller, voller und weicher, es verbreitet sich eine angenehme Wärme über den ganzen Körper, die Sinnwerkzeuge werden empfindlicher und empfänglicher, und alle Gefühle gerathen in eine Art von angenehmer Lebhaftigkeit. Dieser gelinde angenehme Reiz löscht gewöhnlich eine Menge unangenehmer Empfindungen aus, dergleichen Niedergeschlagenheit, Magenbeschwerden, Kopfschmerzen, Koliken, u. s. w. sind. Die Heiterkeit, welche auf einen gehörig starken Genuß des Kaffees erfolgt, ist eine besondre Art von Rausch, der dem von narkotischen Dingen gerade entgegengesezt ist; das Bewußtseyn ist erhöhet, und der Schlaf entweicht.

Safran (crocus).

Die natürliche Geschichte und Zubereitung dieser Arznei ist zu allgemein bekannt, und in so vielen Büchern be-

Man könnte aus diesen Wirkungen schon theoretisch schließen, daß eine solche Substanz das beste Hülfsmittel gegen narkotische Gifte seyn müsse, gegen Mohnsaft, Bilsenkraut, Stechapfel, Tabak, Rebendolde, Wütscherling, Schierling, Tollkirsche, Fingerhut, Eisenhütchen, Kirschlorbeer, Kampher, Brantwein — so wie gegen alle andre Eindrücke, welche durch Vernichtung der Reizbarkeit und Empfindung zu tödten im Begriff sind, wohin die Erstickung in phlogistischer und fixer Luft, das Erfrieren und die Wirkungen des Blitzes gehören.

Die Erfahrung bestätigt diese Vermuthung in vollem Grade. Ich habe drei Fälle von übermäßigen Gaben Mohnsaft bei Erwachsenen und Kindern gehabt, wo die Kranken im eigentlichsten Sinne durch einen starken Aufguß des gebrannten Kaffees vom Tode errettet wurden, und zwar schleunig; Bewußtseyn, Reizbarkeit, Wärme, Lebhaftigkeit kehrten bald zurück. So habe ich eine Vergiftung mit Brantwein durch starken Kaffee gehoben, und Leute gesehen, welche sich durch starken Kaffee vor dem Erfrieren sicherten, während ihre Gesellschafter bei geistigen Getränken umkamen.

Seine fast specifischen Kräfte gegen Mohnsaftvergiftung haben schon einige andere Schriftsteller, doch nur oberhin, angemerkt.

Ich glaube Ursache zu haben, den Kaffee, als Arznei betrachtet, als das einzige und beste Antinarkotikum in der Materia medika aufstellen, und ihn den Aerzten als ein solches nachdrücklich empfehlen zu können. Ich hoffe sehr viel von ihm in der Ruhr, der Bleikolick und in den reinen Nervenfiebern.

So bald aber der Reiz von einer starken Gabe dieses Mittels nachläßt, so erfolgt eine allgemeine Erschlaffung der Spannkraft der Muskelfasern; der Einfluß der Nervenkraft in sie wird etwas unordentlich, sie zittern und schwanken; die Sinnen werden auf einige Zeit, so zu sagen, stumpfer. Diesem Nachtheile unserer Arznei kann jedesmal abgeholfen werden durch eine neue (schwächere) Gabe des Mittels, oder in gewissen Fällen durch etwas Wein, oder andere Stärkungsmittel. Diese Beschwerden gehn aber auch von selbst bald überhin, wenn man wieder mit seinem Gebrauche aussetzt, so bald er seine Dienste ausgerichtet hat.

Aus diesen Erfolgen wird es einleuchtend, wie der häufige Genuß dieses Getränkes die unversiegbare Quelle von Unver-

Von besänftigenden Mitteln. 353

schrieben, daß es auf keine Weise nöthig ist, etwas davon hier zu wiederholen.

Chemisch betrachtet, scheint er eine sehr sonderbare Substanz zu seyn. Er läßt sich durch geistige, wie durch wässerige Auflösungsmittel vom Weine wie vom Weinessige ausziehen, und jede dieser Flüssigkeiten nimmt alle seine geruchvollen, schmackhaften und färbenden Theile in sich, die mit Weingeist bereitete Tinktur wird von zugesetztem Wasser nicht milchicht, und die wässerige Tinktur wird nicht trübe, wenn man Weingeist dazu gießt. Seine geruchvollen Theile steigen in der Destillation so wohl mit Wasser als mit Weingeist über, und man versichert, daß im erstern Falle ein Antheil wesentlichen Oeles zum Vorschein komme; doch ist weder die Menge noch die Beschaffenheit dieses Oels genau bestimmt worden.

Obgleich der riechende Theil des Safrans in der Destillation mit irgend einer Flüssigkeit übersteigt, so bekömmt man doch eine grose Menge fixer Materie in den Extrakten, wiewohl das mit Wasser bereitete Extrakt von der Natur des frischen Safrans ungemein abweicht. Das mit Wein-

baulichkeiten, Nervenbeschwerden, Krämpfen, Unfruchtbarkeit, Weichlichkeit, Empfindelei, Unbeständigkeit, und mehrere Anlagen zur Eltenverderbniß seyn könne, die unser Jahrhundert als merkwürdige Ausartungen charakterisiren. Wie glücklich wären wir, wenn wir uns dieses unvergleichlichen Mittels nur als Arznei bedienten. Wie mit dem Gesagten der so herrschende Wahn, der tägliche Kaffeegenuß sei ein gutes Mittel für den Magen ein gutes Verdauungsmittel, bestehen könne, überlasse ich dem Nachdenkenden zur Entscheidung. Man wird doch nicht die schnellere Entweichung der Speisen aus dem Magen (die er bewirkt, da er die peristaltische Bewegung so sehr erregt) für einen Beweis vollständigerer Verdauung ansehen wollen? Die Ermagerung der Personen, die ihn im Uebermaße trinken, und die Magenschwäche, so bald sie ihn aussetzen, beweißt das Gegentheil, so wie auch die Exkremente offenbar in einem rohern Zustande bei solchen Personen abgehen, als bei denen, die dies Getränk nie, oder selten, oder doch sehr mäßig genießen. Beschwerden von Atonie des Körpers und Reizbarkeit der Nerven vertragen sich mit seinem Genusse gar nicht.

Anm. d. Ueb

3

geist bereitete Extrakt enthält die sinnlichen Eigenschaften des Safrans vollständiger; doch da einige geruchvolle und flüchtige Theile dabei verloren gehen, so können wir schwerlich annehmen, daß Boerhaave's koncentrirte Tinktur oder Extrakt die ganze arzneiliche Substanz des rohen Safrans enthalten könne.

Ich achtete es für dienlich, nach meinem Vermögen so viel von der chemischen Geschichte dieser berühmten Waare zu erwähnen, muß aber erinnern, daß wir aus dieser chemischen Geschichte nichts lernen, was auf die arzneilichen Kräfte derselben hinwiese oder sie erklärte, auch nicht einmal mehr, als was wir nach seinen sinnlichen Eigenschaften gewahr werden können.

Nach leztern zu urtheilen, da er einige Schärfe im Geruche und im Geschmacke zeigt, könnte der Safran als sehr wirksam auf den menschlichen Körper angesehn werden. Ich bin aber in keinem Falle mehr in Verlegenheit gewesen, als bei Bestimmung der arzneilichen Kräfte dieser Substanz. Immer haben die Schriftsteller über die Materia medika von ihm als von einer sehr thätigen Arznei gesprochen, ihre Erzählungen von seinen Tugenden aber waren in einigen Fällen offenbar übertrieben, ob sie gleich Boerhaave selbst wiederhohlte, und sehr häufige Versuche in der Praxis bestätigen die gewöhnlich davon gehegten Meinungen ganz und gar nicht.

Ich habe ihn in grosen Gaben verordnet, ohne daß er die mindesten merklichen Wirkungen gezeigt hätte; kaum vermehrte er in etwas die Geschwindigkeit des Pulses, und ich habe ihn kaum je als schmerzstillendes oder krampfwidriges Mittel etwas thun sehn.

Er war insbesondere wegen seiner angeblichen Monatreinigung treibenden Kräfte berühmt, und ich habe in einem oder zwei Fällen Ursache gehabt, seiner Kraft dieser Art Glauben beizumessen; in vielen andern Fällen aber hat er,

Von besänftigenden Mitteln.

ob ich ihn gleich wiederholentlich in grosen Gaben gebrauchte, gänzlich meine Erwartungen betrogen *).

Den gewöhnlichen Erzählungen, daß er aufheitere, wird durch Bergius Bericht stark widersprochen, welcher davon sagt: „eine vornehme Dame verfiel immer in eine heftige Traurigkeit, wenn ich ihr die Safranpulver hatte einnehmen lassen" **). Dasjenige, was er vorher gesagt hatte: „ich sahe einige hysterische Frauenzimmer von eingenommenem Safran sehr stark erregt werden" ***), ist mehr zum Vortheile der Wirksamkeit des Safrans als irgend etwas, was ich sonst in Erfahrung gebracht habe. Ich habe ihn in jeder Gestalt, in Substanz, als Tinktur und im Boerhaavischen Extrakte, und in grösern Gaben gebraucht, als je ein

---

*) Ich sage nicht zuviel, wenn ich versichre, daß er in fast allen Fällen, wo der Abgang der Monatzeit mit selbst grosen Schmerzen verbunden war, diese Schmerzen nach meiner Erfahrung, erleichtert und hinweggenommen hat, wenn ich ihn im Aufgusse zu einem halben bis ganzen Quentchen trinken ließ. Auch die Formeln, worin die Purgierkraft der Aloe mit Safran gehemmt war, habe ich um die Zeit, wo die Reinigung eigentlich eintreten sollte, mit Nutzen brauchen sehn. Will man hier der Aloe alle Wirkung zuschreiben, so erinnere ich, daß ich den Safranthee in nicht allzu schweren Fällen, aber gleich zur Zeit der eigentlichen Wiederkunft der Menstrreinigung genommen, ebenfalls mehrmahls wirksam befunden habe, vorausgesetzt, daß die chlorotische Kachexie schon gehoben war, und es dem völlig vorbereiteten Körper nur an einer thätigen Veranlassung fehlte, diese Ausleerung wieder anzufangen. Unter diesem Umständen gegeben, würde ihn der Verfasser ebenfalls wirksam befunden haben. Wenn man bei entgegengesetzter Lage der Sachen eine Mondstreinigung treibende Kraft von irgend einem Mittel verlangt, so wird man seines Entzwecks selbst mit den als höchst specifisch gegen diese Krankheit gepriesenen Arzneien vielfältig verfehlen.

Aber auch die Güte des Safrans ist sehr verschieden!
Anm. d. Ueb.

**) Nobilis matrona semper in tristitiam illapsa est iagentem, postquam pulveres crocatos ei propinaveram.

***) Vidi hystericas quasdam a propinato croco valde emotas.

Schriftsteller gesagt hat, und habe dennoch nicht die mindeste beträchtliche Kraft oder Wirkung in ihm entdeckt.

Es scheint nicht, als wenn das londner Kollegium viel Glauben an ihm habe, da es uns irgend eine Tinktur davon zu geben unterlassen hat. Sie haben ihn zwar in der zusammengesezten Aloetinktur und in den Aloepillen mit der Myrrhe beibehalten, und zwar in stärkerm Verhältnisse, als im edinburger Dispensatorium geschiehet; ich muß aber erinnern, daß ich diese Zusammensetzungen häufig und ohne allen Safran zubereitet habe, und gleichwohl keine Verminderung der Kräfte derselben wahrnehmen konnte.

Indem ich aber so die Tugenden des Safrans herunter setze, muß ich bekennen, daß ich durch einige Aufmerksamkeit gefunden habe, daß der Safran in unsern Apotheken oft*) sehr wenig tauge, und daß daher dies zuweilen Einfluß auf meine Versuche gehabt haben kann.

Seerose (nymphaea).

Ich bedaure, daß diese Pflanze in meinem Verzeichnisse steht **), da man sie jezt in beiden brittischen Dispensatorien, und zwar mit Recht ausgelassen hat, da sie keine Kräfte in ihren Blumen hat, und obgleich die Wurzeln etwas Zusammenziehendes und Bittres besitzen, so enthalten sie hievon doch nicht so viel, daß sie irgend eine Stelle in unsrer Praxis verdienten, da wir so viele, weit kräftigere Substanzen zu den Entzwecken besitzen, zu denen jene angewendet werden können.

Wein und Weingeist.

In dem Verzeichnisse von den beruhigenden narkotischen Arzneien habe ich den Wein und den Alkohol aufgestellt, da es nöthig zu seyn scheint, ihnen hier eine Betrachtung zu widmen.

---

*) Dies hätte den Verf. abhalten sollen, dem Safran überhaupt seine Kraft abzusprechen. Anm. d. Ueb.
**) Ich ließ sie weg. A. d. Uebers.

Von besänftigenden Mitteln.

Oben habe ich vom Weine als einem Getränke gehandelt, und daselbst alles gesagt, was in Rücksicht seiner Zubereitung nöthig zu seyn schien, und mich bemühet aus den verschiednen Ursachen der leztern die verschiednen Zustände desselben, besonders die verschiedenen Stoffe zu erklären, woraus er bestehen kann, und wie die verschiednen davon abhängenden sinnlichen Eigenschaften in den verschiednen Weinen zum Vorscheine kommen können, welche auf unsern Tisch kommen.

In allem diesen, welches hier zu wiederholen unnöthig ist, habe ich die Meinung angenommen, daß das Wesen des Weines in dem Antheile Alkohol bestehe, den er enthält; was lezterer aber in der Diät thue, führte ich nicht an, und erwähnte blos, welche Wirkungen von den andern Stoffen entstehen könnten, die sich etwa zugleich in unsern verschiednen Tischweinen befinden.

Gleichwohl müssen die Weine, in so fern sie Weingeist enthalten, als Arzneien betrachtet werden, eine Betrachtung, die ich auf diese Stelle versparte, wo ich sie als betäubende Beruhigungsmittel aufgeführt habe.

Daß Alkohol ein solches sei, kann kaum bezweifelt werden, da er schon, wenn er mit so viel Wasser verdünnt ist, daß man ihn trinken kann, die berauschenden und betäubenden Wirkungen anderer narkotischen Mittel zeigt.

Wenn er in kleiner Menge und sehr verdünnt genommen wird, so erweist er zwar nicht unmittelbar seine Beruhigungskraft; man könnte ihn im Gegentheile als ein reizendes, herzstärkendes und ermunterndes Getränke ansehn. Da er aber diese Wirkungsart mit dem Mohnsafte und andern betäubenden Mitteln gemein hat, so ist dies unserer Meinung von seiner eigentlichen narkotischen Natur nicht entgegen.

Da der Alkohol im Weine nie in grosem Verhältnisse gegen das zu gleicher Zeit gegenwärtige Wasser vorhanden ist, und da auch der Geist im Weine mit Stoffen umhüllet ist, die seine Gewalt vermindern *), so kann man sich des

---

*) Der Verf. bemüht sich vergebens, uns zu bereden, daß der Wein von einer blosen Mischung des Alkohols mit Wasser

Weines, wie man auch gewöhnlich thut, als einer reizenden, herzstärkenden und ermunternden Flüssigkeit bequemer bedienen, als man mit dem Weingeiste auf irgend einem andern Wege angewendet thun kann.

Dies erkläret, warum man den Wein am gewöhnlichsten für ein Reizmittel angesehn hat; doch ist es gleicherweise wohl bekannt, daß wenn man ihn bis zu einer gewissen Menge zu sich nimmt, er alle narkotischen Kräfte des Weingeistes oder des Mohnsaftes ausübe, und so können seine arzneilichen Aeuserungen, je nach der davon angewendeten Menge, entweder reizend oder narkotisch seyn.

Ueberall, wo ohne Anwesenheit eines Fiebers, irgend eine Mattigkeit oder Schwäche im Körper sich findet, kann man sich des Weines in mäsiger Menge mit grosem Vortheile bedienen, da er für die meisten Menschen nicht nur in Rücksicht des Geschmackes angenehm, sondern auch für ihren Magen zuträglich ist, in welchem man, so bald seine säuernden Wirkungen zu gleicher Zeit vermieden werden können, die herzstärkenden Kräfte desselben unmittelbar gewahr wird, da sie sich vom Magen aus dem ganzen übrigen Körper leicht mittheilen.

Dies sind die Tugenden des Weines, wenn man ihn in gemäsigter Menge zu sich nimmt, und man kann beiläufig bemerken, daß er wegen seiner besondern Wirkung auf den Magen die Thätigkeit des leztern erregt, und hiedurch die Eßlust und die Verdauung befördert, auch daß er, wenn er weiter in die Gedärme fortgeht, nicht so leichte, wie andere

---

und salzhaften Stoffen nicht verschieden sei. Er enthält zwar diese Bestandtheile, sie sind aber ohne Vergleich inniger mit einander verbunden, als er glaubt. Ist Punsch Wein? und doch enthält er alle die hier angegebnen Theile, aber ohne innige Vereinigung. Aus dem Punsche läßt sich aller Geist bei einer Wärme abdestilliren, wo das Wasser lange noch nicht ins Kochen kömmt; nicht so beim Weine, der bei 212° erst seinen Geist gehen läßt. Diese innige Verbindung des Alkohols, der Säure und des Wassers zu einer gleichartigen Flüssigkeit hätte der Verfasser im Weine erkennen, und ihn nicht nach seinen einzelnen Bestandtheilen beurtheilen sollen. Anm. d. Ueb.

Von besänftigenden Mitteln.

Betäubungsmittel ihre Thätigkeit aufhält und Hartleibigkeit hervorbringt, sondern im Gegentheile, indem sich seine säuerlichen Theile mit der Galle mischen, die Thätigkeit der Gedärme und die Ausleerung durch den Stuhl befördert.

Es kann ferner bemerket werden, daß er, wenn er in die Blutgefäße geführet worden, vermöge des Alkohols, den er enthält, die Ausdünstung befördert, und vermöge des Wassers und der salzhaften Stoffe, die er zugleich in dieselben bringt, gewiß nach den Nieren abgeht, und die Abscheidung des Harns befördert.

Der Wein kann alle diese Wirkungen hervorbringen, wenn er auch nicht in größter Menge genommen wird. Sie lassen sich gänzlich auf die Rechnung seiner reizenden und säuernden Eigenschaften bringen, welche in so weit sehr gewöhnlich heilsam sind.

Doch ist es schwer, die Gränzen zwischen seinen reizenden und seinen beruhigenden Kräften festzusetzen; vermehrt man allmählig die Menge desselben, so erscheinen lezteren nach und nach, und indem sie sich mit erstern vereinigen, so erzeugen sie zuerst einen Grad von Wahnsinn oder Rausch, welcher gewöhnlich von angenehmer Art ist, den Geist beschäftige, und so alle sorgenvolle und ängstliche Gedanken entfernet. Eben diese beruhigende Kraft aber macht, wenn man es weiter treibet, den Wahnsinn stärker und bewirkt jene Verwirrung der Gedanken, dergleichen die Trunkenheit ist. Endlich, wenn die betäubenden Wirkungen völlig das Uebergewicht erhalten, so ermatten nach und nach die thierischen Verrichtungen der Sinnen und der Bewegung, und der Mensch verfällt in Schlaf.

Nachdem ich so die mancherlei Aeusserungen so wohl der reizenden als der betäubenden Kraft des Weines auf den Menschen im Zustande der Gesundheit einzeln durchgegangen bin, so gehe ich zur Anführung seiner Wirkungen in den verschiednen Krankheitszuständen über.

Zuerst wird es einleuchtend seyn, daß, wenn sich der Körper in irgend einer Reizung befindet, welche die Thätigkeit des Herzens und der Schlagadern erregt, die Reizkraft des Weines, selbst im mäsigsten Grade genossen, schädlich seyn müsse; und da es schwerlich eine Reizung giebt, welche beträchtlicher oder von anhaltender Dauer wäre, als die in irgend einem Theile des Körpers vorhandene Entzündung, so muß der Wein in allen von Entzündung hervorgebrachten Fiebern ganz vorzüglich verderblich seyn.

Ich bin auch überzeugt, daß alle aktiven Blutflüsse mit einer entzündlichen Körperanlage vergesellschaftet sind, und daß es deshalb eben so sichtlich seyn wird, daß sich der Wein zu solchen Umständen nicht schicke.

Ich verfolge aber diesen Gegenstand von dem Nutzen des Weines in Krankheiten nicht weiter, da man sich bei Verordnung desselben durch eben die Grundsätze leiten lassen kann, die wir oben in Betreff des Mohnsaftes niedergeschrieben haben, doch mit dem Unterschiede, daß, wo man die beruhigenden Kräfte eines von beiden im Sinne hat, man dieselben leichter und gewisser durch Mohnsaft, als durch Wein hervorbringen, in Fällen aber, wo man die reizenden Kräfte eines von beiden besonders, oder verbunden mit den beruhigenden braucht, man leichter und bestimmter mit dem Weine zu Werke gehen kann, als mit dem Mohnsafte.

Es bleibt uns noch eine Frage über diesen Gegenstand zu betrachten übrig, welche darin besteht: ob man Alkohol, in irgend einer Verdünnung füglich statt des Weines und Mohnsaftes anwenden könne? Ich bin der Meinung, daß man es in vielen Fällen könne, daß es aber immer schwer seyn wird, die Reizkräfte des Weingeistes abgesondert von seiner Beruhigungskraft in Ausübung zu bringen. In solchen Fällen jedoch, wo die reizenden Kräfte insbesondere erforderlich sind z. B. wo man dem Brande Einhalt thun will, kann der verdünnte Weingeist eben so schicklich als der Wein gebraucht werden, und daher bei armen Leuten besser seyn, als der Wein.

Siebentes Kapitel.
Kühlmittel.

Diese Mittel sollen, wie ihr Name zu verstehen giebt, die Hitze des lebenden Körpers vermindern.

In vielen Versuchen, die ich zu dieser Absicht anstellte, habe ich nicht gewahr werden können, daß die so genannten Kühlmittel den Wärmegrad des Körpers vermindern, welcher der gewöhnliche Standpunkt in der Gesundheit ist, und ich finde mich daher veranlasset, die Kühlmittel als solche Arzneien zu bestimmen, welche die Wärme des Körpers, wenn sie widernatürlich erhöhet ist, vermindern.

Vorzüglich in solchen Fällen ist es, wo die Aerzte ihnen diese Kraft zutrauen und sie als solche anwenden, und da die Hitze des Körpers weder durch innerliche noch durch äuserliche Ursachen sich je über ihren gewöhnlichen Grad erhöhet, ohne daß zugleich eine vermehrte Thätigkeit des Systems der Blutgefäse vorwaltet, so werden die Kühlmittel, da sie diese erhöhete Thätigkeit vermindern, mit Recht unter den allgemeinen Titel der beruhigenden Mittel (sedantia) gebracht. Da sie aber Substanzen sind, welche vermöge ihrer Eigenschaft und Wirkungsart sehr weit von den Beruhigungsmitteln abweichen, die wir bisher betrachtet haben, so müssen sie hier besonders abgehandelt werden.

Auf welche Weise sie ihre Wirkung hervorbringen ist nicht genau bestimmt, und man hat die Frage aufgeworfen, ob sie durch Verminderung der Temperatur des Körpers, als kalte oder solche Körper wirken, welche einen geringern Wärmegrad, als der Körper selbst besitzen, oder ob sie blos durch Hinwegräumung der Ursache der Hitze ihre Kraft äussern.

Die erstere Meinung hat man häufig angenommen, und zwar aus einer besondern Betrachtung. Da die Neutralsalze, welche die vorzüglich angewendeten Kühlmittel sind, bei ihrer Auflösung im Wasser einen beträchtlichen Grad von Kälte erzeugen, so hat man gewähnt, sie könnten auf gleiche Art Kälte in unsern Körpern erregen, und deshalb ihre

Wirkung mittelst einer angebrachten wirklichen Kälte hervorbringen. M. f. *Brocklesby's* observations, S. 122.

Dieser Schluß sieht man leicht ein, rührt aus einem Misverständniß her, wenn man überlegt, daß die kältende Kraft dieser Neutralsalze sich blos während der Zeit ihrer Auflösung im Wasser zu erkennen giebt. Freilich, wenn sie unaufgelöst eingenommen werden, können sie, wie sich aus *Brocklesby's* und *Alexanders* Versuchen ergiebt, Kälte im Magen erzeugen, und so besondere Wirkungen haben; da sie aber nach der Auflösung keine dauernde Kälte bewirken, so können auch, wenn sie, wie gewöhnlich, aufgelöst eingenommen werden, ihre kühlenden Kräfte keiner wirklich verursachten Kälte beigemessen werden.

Der aus ihrer Auflösung im Wasser hergeleitete Schluß wird auch deshalb irrig befunden, weil Säuren, welche eben so starke Kühlmittel in dem menschlichen Körper, als die Mittelsalze abgeben, gleichwohl, wenn sie mit Wasser vermischet werden, immer Wärme erzeugen, und weil sogar die Neutralsalze, wenn ihnen auf irgend eine Weise die zu ihrem krystallinischen Zustande nöthige Menge Wasser entzogen worden ist, und man ihnen dieses Wasser wieder zusetzt, immer Wärme erregen. Es ist daher nichts Salzhaftes in der Natur, welches Kraft besäße, Hitze oder Kälte im Wasser oder andern Körpern hervorzubringen, vielmehr beruhet die Erscheinung einer solchen Kraft einzig auf dem Umstande der Auflösung und der Vermischung, und dauert nicht länger, als diese Umstände selbst anhalten.

Es geschiehet daher durch keine wirkliche Kälte, daß unsere Kühlmittel die Hitze des lebenden Körpers vermindern, wiewohl es schwer seyn mag zu erklären, auf welche andere Weise sie dieses thun.

Wir wollen daher eine Muthmasung wagen, welche hoffentlich gegründet ist; sie sei es aber, oder nicht, so legen wir sie blos als Muthmasung vor.

In dieser Absicht finde ich Veranlassung, einen Satz anzuführen, den der scharfsinnige *Turberville Needham* vorgetragen hat, und auf den man, meines Erachtens, allzuwenig Aufmerksamkeit in der Physiologie und Pathologie des menschlichen Körpers gerichtet hat.

Ich nehme es nicht auf mich, den Inbegrif der Needhamischen Theorie oder die Anwendungen derselben zu vertheidigen, denen sich Spallanzani entgegen gesezt hat; ich nehme bles so viel von ihm an, was ich in der That von ihm bewiesen glaube, daß sich überall in der Natur eine ausdehnende Kraft und ein Widerstand befindet, und daß, besonders bei einem gewissen Grade von Hitze, die ausdehnende Kraft in allen Theilen organisirter Körper zum Vorschein komme, bei deren Aeuserung sie eine besondere Lebhaftigkeit (vegetating power) zeigten, während zu gleicher Zeit sich in andern Körpern eine Kraft befinde, der Thätigkeit dieser vegetirenden Kraft zu widerstehen, und sie zurückzuhalten, wenigstens ihre Gewalt zu vermindern. M. s. Nouvelles observations microscopiques. 1750. S. 229, 230.

Diese widerstehende Kraft fand er wirklich in jenen salzhaften Substanzen, denen wir gewöhnlich Kräfte zutrauen, den lebenden Körper zu kühlen, und ich hoffe, daß sich diese Lehre zu unserm Behufe auf folgende Art anwenden lasse. Da Wärme die große Stütze der Ausdehnungskraft ist, so nehme ich an, daß jede Vermehrung von Wärme nichts anders als eine Vermehrung der Expansivkraft in den erhizten Theilen sei, und hieraus, denke ich, läßt sich einsehn, wie die widerstehenden Kräfte jede widernatürliche Ausdehnungskraft und Hitze in unserm Körper vermindern können.

So bemühe ich mich, die kühlende Kraft der Salze zu erklären, und diese Lehre scheint dadurch erläutert und ferner bestätigt werden zu können, daß, auser den organisirten Körpern, noch in allen den zu irgend einer Gährung geneigten Substanzen eine Expansivkraft zugegen zu seyn scheint. Dem Ansehn nach fängt sie immer mit einer Ausdehnung der Luft aus einem firirten in einen elastischen Zustand an, und es ist eine sehr gewisse Thatsache, daß durch Berührung einer hinlänglichen Menge von Salzen, das ist, von entgegenstrebenden Kräften, der Anfang jeder Gährung verhindert wird! Solche widerstehenden Kräfte sind oft antiseptische

Mittel genannt worden; es läßt sich aber kaum im mindesten zweifeln, daß man ihnen recht wohl den allgemeinern Namen der antizymischen (gährungswidrigen) Substanzen beilegen könne.

Es kann hier dienlich seyn, einen Einwurf anzumerken, der mir auch nicht unerwartet kömmt, daß viele andere Substanzen ausser den salzhaften vielleicht auf die liste der antizymischen kommen würden; ob sie aber ebenfalls je kühlend für den menschlichen Körper seyn möchten, oder warum sie es nicht sind, kann ich mir hier nicht anmasen, zu bestimmen.

Da wir nun so weit in die Theorie der Kühlmittel eingegangen sind, so halte ich es für meine Schuldigkeit, zu gestehen, daß es einige Schwierigkeiten giebt, welche bei diesem Gegenstande vorkommen, und die es gut ist meinen besern vorzulegen.

Die Wirkungsart der kühlenden Substanzen scheint, so wir sie gleich als verschieden angenommen haben, dennoch in einigen Rücksichten der Wirkungsart der wirklichen Kältung zu ähneln. Die Kälte verändert nicht nur die Temperatur der Körper, sondern beweist sich auch in gewissem Grade als eine widerstehende und gährungswidrige Kraft. Ihre Wirkungsart auf den Körper führt immer den besondern Umstand bei sich, daß wenn sie in einem mäsigen Grade und nicht lang anhaltend gebraucht wird, sie immer die Hitze des Theiles auf den sie wirkt, erhöhet, und aus der Röthe, die sie zu gleicher Zeit erzeugt, leuchtet sehr gewiß hervor, daß sie beide Wirkungen durch Vermehrung der Thätigkeit der Blutgefäse in den Theilen hervor bringt. Ihre Wirkungen, als eines Reizmittels, sind bei keiner Gelegenheit merklicher, als wenn man irgend etwas in den Magen bringt, welches so kalt ist, daß man in demselben Kälte davon spürt, da dann gewöhnlich hiedurch eine Empfindung von Hitze auf der Oberfläche des Körpers, und eine Neigung zu Schweiße entsteht, den man leicht befördern kann, wenn man zu gleicher Zeit, durch hinlängliche Bedeckungen, die Kälte der äussern Luft abhält.

Von Kühlmitteln.

Denn ganz ähnlich ist die Wirkung unserer Kühlmittel, wenn sie in den Magen gebracht werden; denn wenn wir gleich geleugnet haben, daß sie irgend eine wirkliche Kälte in demselben hervorbringen, so erzeugen sie doch immer einen Drang nach der Oberfläche des Körpers und eine Neigung zum Schweiße, Wirkungen, die wir wegen erwähnter Aehnlichkeit geneigt sind einer kältenden Kraft oder einer Kühlung (potential cold) zuzuschreiben. Wie dies mit der Kühlungskraft vereinbar sei, welche sie der Voraussetzung nach auf den ganzen Körper ausüben, ist nicht leicht zu erklären.

Zu unserm gegenwärtigen Behufe kann es jedoch vielleicht genug seyn, wenn wir sagen, daß die reizende Wirkungsart der wirklichen Kälte, welche zuweilen vorkömmt, nicht hinreicht, uns zu veranlassen, ihre Kraft, die Wärme des Körpers zu vermindern, abzuleugnen, wenn sie länger fortgesetzt oder oft wiederholet wird, und daß eben so die reizende Kraft, welche unsere Kühlungsmittel oft in den Magen ausüben, nicht hinreicht, uns zu bestimmen, ihre kühlende Kraft auf den ganzen Körper in Zweifel zu ziehen, die durch die Erfahrung aller Zeitalter sehr fest gegründet ist.

Ehe ich weiter gehe, kann es gut seyn, die Erinnerung zu machen, daß die Substanzen, die wir für kühlend halten, so geartet sind, daß sie nicht blos vermöge der Potentialkälte, die wir ihnen beigelegt haben, sondern auch zu gleicher Zeit durch andere Wirkungsarten ihre Kraft ausüben, von denen man annehmen kann, daß sie einen Beitrag zu ihrer allgemeinen Wirkung, der Verminderung der Thätigkeit der Blutgefäse, leisten. Diese Wirkungsarten sind ihre Kraft, in den Gedärmen laxirend und in den Nieren harntreibend sich zu beweisen, und ich bin geneigt, die Meinung zu hegen, daß ihre Erschlaffung einer fieberhaften Spannung an der Oberfläche des Körpers eine Beihülfe zu ihrer allgemeinen Wirkung abgiebt.

Was man demnach auch von dieser unserer Theorie halte, oder so schwer es auch seyn mag, die oben erwähnten Zweifel zu besiegen, so kann doch die Lage der Sache nach den ange-

diesen Betrachtungen, kein Zweifel übrig bleiben, daß die Säuren vorzüglich passend sind, Kühlmittel für den menschlichen Körper abzugeben.

Eine andere Eigenschaft der Säuren im Allgemeinen ist ihre zusammenziehende Kraft, die wir oben erwähnt und erkläret haben. Diese Kraft kömmt jedoch nur bei schwachen oder verdünnten Säuren zum Vorscheine, denn in einem verstärktern Zustande, beweisen sie sich, wie wir ebenfalls oben anmerkten, ätzend. Es läßt sich leicht einsehen, daß vorzüglich dann, wenn ihre ätzende Kraft geschwächt ist, sich ihr aber doch noch nähert, eine andere Eigenschaft derselben sich zeigt, welche darin besteht, daß sie schmerzhafte und sehr starke Reizmittel werden, in der Maße, daß sie in einigen Fällen von Lähmung Dienste leisten.

Es ist jedoch zu erinnern, daß es noch sehr zweifelhaft bleibt, ob ihre reizende Kraft sich immer auf diese Art erklären lasse, da sie zuweilen auch bei der Wirkung der schwächern oder verdünntern Säuren sich zu erkennen giebt. So können die Säuren mittelst ihrer kühlenden Eigenschaft den Durst löschen; es ist aber auch wahrscheinlich, daß sie durch Reizung der Abscheidungsgänge im Munde und dem Schlunde einen häufigern Ausfluß der Flüssigkeiten dieser Organe hervortreiben. Ich gedenke dieses Reizes auf den Mund und den Rachen in der Absicht hier, um eine andere Betrachtung beizubringen, welche ich eben vorbringen werde, und welche darin bestehet, daß derselbe in dem Magen angebrachte Reiz Eßlust erregt, und durch Verstärkung der Spannkraft des Magens die Verdauung befördert.

So viel von der Kraft und den Tugenden der Säuren überhaupt. Es bleibt uns noch eine Frage übrig, welches nämlich ihre Wirkungen sind, wenn sie in die Blutgefäße geführt und daselbst mit der Blutmasse gemischet werden? In dieser Rücksicht würde ich behaupten, daß die verstärkten Mineralsäuren nicht in die Blutmasse geführt werden können, ausser in einem so verdünnten Zustande, daß ihre gerinnenmachende Kraft völlig vernichtet wird, und daß man daher solche Wirkungen von ihnen hier nicht annehmen oder erwarten könne.

Dies führt uns nothwendig auf die Frage, in welchem Zustande sich die Mineralsäuren befinden, wenn sie sich mit der Blutmasse vermischen? Um hierauf zu antworten, bemerke ich, daß sie aus Ursachen, die wir nicht erklären können, nicht in die Zusammensetzung des thierischen Stoffes eingehn, wie wir oben von der Säure, als einer nahrhaften Substanz angeführet und behauptet haben. Und hier habe ich nichts weiter zu erinnern, als daß, da sie nicht in den Blutkuchen eingehen, sie einen Bestandtheil des Blutwassers ausmachen, und daher, wenn sie mit diesem durch die Ausscheidungswege abfliesen, ihre Reizkraft erweisen können. Zu gleicher Zeit können sie als ein Theil des Blutwassers, wenn sie durch die Haut bringen, daselbst einige ausdünstungbefördernde Wirkungen, oder, wenn sie durch die Lungen abgehen, einige Reizung in denselben zeigen. Doch ist es zu vermuthen, daß sie hauptsächlich durch die Harnwege fortgehen, und daher leichter ihre harntreibenden Kräfte, als ihre übrigen an den Tag legen.

Dies sind die allgemeinen Aeusserungen der Säuren. Wir gehen nun zur Betrachtung fort, in wie fern diese Wirkungen in den verschiednen einzelnen Säuren einige Abänderung erleiden.

Vitriolsäure.

Dies ist die Säure, welche wir in der koncentrirten Gestalt erhalten können, und welche daher sich am besten als ein Aezmittel, oder, gehörig verdünnet, als ein Reizmittel brauchen läßt. Zu lezterm Entzwecke wird sie gewöhnlich mit einer fetten Substanz z. B. mit Schweinefett, zusammengerieben; es würde aber schicklicher seyn, sie mit einem flüssigern Oele zu vermischen, da sie sich in einem solchen gleichförmiger würde verbreiten lassen, als in dem dickern Fette.

Wenn sie zu innerlichem Behufe gebraucht werden soll, so muß sie stark mit Wasser verdünnt seyn; die Dispensa-

Von Kühlmitteln.

torien haben sieben bis acht Theile Wasser vorgeschrieben, welche zu einem Theile der stärksten Säure gesezt werden sollen. Das Verhältniß des Wassers ist keine Sache von grosem Belange; es wäre aber gut, wenn man es der verordnenden Aerzte wegen festsezte, welches jedoch nicht geschehen kann, ohne daß man die specifische Schwere des Vitriolöls bestimmet, welches weder von dem edinburger, noch von dem londner Kollegium geschehen ist.

Die verdünnte Säure wird selten in irgend einer genauen Gabe gebraucht, sondern mit Wasser, oder mit Tinkturen oder Aufgüssen in solcher Menge gemischet, wie es der Gaumen des Kranken leicht vertragen kann. Dies ist jedoch ein sehr ungenaues Verfahren, und die gewöhnliche Folge hievon ist, daß die Säure in allzukleinem Verhältnisse genommen wird. Meiner Meinung nach würde es besser seyn, wenn man die Menge der Säure festsezte *), und sie verdünnen ließe, wie es dem Gaumen des Kranken angemessen ist.

Schon seit langer Zeit war die gewöhnliche Verrichtung, daß man diese Säure mit einer Menge Weingeist mischte, und mit dieser Mischung verschiedene gewürzhafte Kräuter aussezte. Doch auch dieses ist ein sehr ungenaues Verfahren, da man auf keine Weise weder die specifische Schwere des verstärkten Weingeistes noch die der Vitriolsäure bestimmte. Doch wollte ich mir nicht die Mühe nehmen, diese Bereitung zu berichtigen, da ich nie gefunden habe, daß der Zusaz der gewürzhaften Substanzen das Mittel verbessere. Während der Arzt in Rücksicht der Menge der angewendeten Säure immer in Ungewißheit gelassen wird, ist auch dieses aromatische Elixir, wie ich fast immer gefunden habe, unangenehmer, als die bloße Säure.

Die einfache, gehörig verdünnte Säure ist, wenn man sie etwa mit ein wenig Zucker versüßt, gewöhnlich lieblich vom Geschmacke, und dienlich den Durst zu löschen. Wenn

---
*) Ein Gran konzentrirte Säure oder Ein höchstens zwei Tropfen Vitriolöl, gehörig mit einer wässerigen Flüssigkeit verdünnt, ist eine gewöhnliche Gabe; unter schleimigen und süßen Flüssigkeiten aber kann man weit mehr nehmen. A. d. U.

sie innerlich genommen wird, und in den Magen kömmt, so ist sie nützlich, den Ekel zu heilen, welcher von irgend einem faulichten Stoffe in demselben entspringt, und erregt entweder hiedurch, oder wegen ihres auf den Magen ausgeübten Reizes, die Eßlust, und befördert so die Verdauung.

Ich habe nie gefunden, daß die Vitriolsäure in irgend einer Menge nach ihrer Vermischung mit der Galle sich laxirend erweise, wie die Gewächssäuren so leicht thun; welches ihre Wirkungen in den Blutgefäsen *) seyn können, hierüber habe ich genug gesagt, als ich von den allgemeinen Wirkungen der Säuren handelte.

Von welcher Art die Tugenden dieser Säure sind, wenn sie den Vitrioläther bildet, dies behalte ich mir vor, zu erörtern an dem Orte, wo ich von den krampfwidrigen Mitteln reden werde.

Salpetersäure.

Da diese Säure so gewöhnlich in chemischen Arbeiten unter dem Namen des Scheidewassers angewendet wird, so hat vermuthlich die daher rührende Meinung von ihrer fressenden Natur die Aerzte abgehalten, sie zu arzneilichen Entzwecken anzuwenden. Dies war aber ein Irrthum, da diese Säure, wenn sie gehörig verdünnet worden, sehr sicher anzuwenden ist, und alle die Kräfte und Tugenden der Säuren überhaupt besizt. Obgleich der Fälle wenige **) sind,

---

*) Ich bemerke hier noch die Kraft der Vitriolsäure im Blutspeien, wo Erhitzung des Körpers die nächste, und schwache Lungengefäse die entferntere Ursache war; hier habe ich sie in starker Gabe augenscheinlich Dienste thun sehn. Am öftersten aber hat sie sich unter meinen Augen im Mutterblutflusse der nicht Schwangern ganz allein kräftig erwiesen, selbst wo das Uebel schon eingewurzelt war. Ich gab sie aber in hinreichender Menge. Die häufigste Anwendung davon aber machte ich zur Stärkung des Magens und die krankhafte Säuerung desselben hinwegzunehmen, wozu sie vortreflich ist. A. d. U.

**) In Wassersuchten mit entzündlicher Beschaffenheit des Blutes, wo uns fast gar keine harntreibenden Mittel mehr übrig bleiben, welche nicht zugleich erhitzen, habe ich die Salpetersäure, gehörig verdünnt, vortreflich befunden. Jam. d. Ueb.

so kommen sie doch in **Boerhaavens** nitrum nitratum vor, einem Mittel, in welchem die Säure in gröserm Verhältnisse zugegen ist, als zur Sättigung des Laugensalzes erfodert wird. Ich habe es oft als eine angenehme und kühlende Arznei angewandt.

Noch in einem andern Falle wird die Salpetersäure gebraucht, nehmlich im versüßten Salpetergeiste. Wenn er gehörig verfertigt worden, so darf er keine freie *) Säure enthalten; dies ist aber nicht gewöhnlich der Fall.

Die gemeinen Aerzte gebrauchen ihn gewöhnlich als eine harntreibende Arznei, die er nur vermöge der Menge Säure seyn kann, die er enthält, und dies giebt einen Beweis ab, daß diese Säure häufig und mit Sicherheit gebraucht worden ist; doch kaum ist es nöthig zu erinnern, daß sie auf diese Weise nie mit einer Genauigkeit zu gebrauchen ist.

Die Anwendung der Salpetersäure zur Hervorbringung des Aethers wird an einem andern Orte betrachtet werden.

Kochsalzsäure.

Im lezten Jahrhunderte beeiserte sich **Glauber**, den Gebrauch dieser Säure einzuführen, indem er ihr sowohl zu diätetischem als arzneilichem Behufe viele Tugenden zuschrieb; er zeigte jedoch in beidem Uebertriebenheiten und Unrichtigkeiten, und fand daher nicht viel Nachfolger. Es geschahe jedoch, daß die Aerzte sie viel in Magenkrankheiten gebrauchten, und viele derselben sind der Meinung gewesen, daß sie in Wiederherstellung der Spannkraft des Magens kräftiger als die Vitriolsäure wirke. Da aber leztere leichter zu einem gewissen Standpunkte von Kräftigkeit, als jene, gebracht werden kann, so ist leztere von der erstern völlig **) aus unserer Praxis verdränget worden.

---

*) Man hat bemerkt, daß selbst der gut versüßte Salpetergeist freie Säure wieder erhält, wenn die freie Luft etwas auf ihn wirken kann, oder er lange aufbewahrt wird. A. d. U.

**) In Faulfiebern habe ich die Salzsäure vorzüglich dienlich befunden und sie häufig mit gutem Nutzen gebraucht; zur Magenstärkung diente mir die Vitriolsäure mehr. A. d. U.

Von Kühlmitteln.

Das londner Kollegium hat zwar in der lezten Ausgabe seines Dispensatoriums sowohl den einfachen Salzgeist als den verfüßten weggelaßen, das edinburger aber hat sie beide behalten. Wo man sich des leztern bedienet, so sehe ich es für eine Anwendung der Säure an, da bei dem verfüßten Salzgeiste, wie er gewöhnlich bereitet wird, die Säure nie völlig zerstöret ist.

Die merkwürdigste Anwendung dieser Säure aber geschahe in der Tinctura aperitiva Moebii, welche, wie uns Hoffmann benachrichtigt, wegen ihrer Tugenden im vorigen Jahrhunderte viel gebraucht und gerühmt ward. Hoffmann sagt uns, sie habe aus einer Auflösung des Küchensalzes mit seiner eignen Säure gesättigt bestanden. Ich habe mich derselben oft bedient und sie so verfertigt, daß ich eine halbe Unze Bohsalz in vier Unzen Wasser auflösete, und hieju zwei Quentchen eines wohlverstärkten Salzgeistes fügte. Diese Auflösung zu einem oder zwei Theelöffel in einem Glase Wasser gegeben, habe ich zur Verbesserung des Appetits, und oft zur Hemmung des Erbrechens diensam befunden.

Gewächssäuren.

Diese werde ich als drei Arten ansehn, als die natürliche, die bestillirte, und die gegohrne.

Die natürlichen Säuren sind vorzüglich diejenigen, welche man in den Früchten, zuweilen jedoch auch in den Blätern und Wurzeln der Pflanzen findet. Sie sind von verschiednen Graden von Säure, und verschieden nach der Textur der Frucht, in welcher sie wohnen, aber noch beträchtlicher verschieden je nach den verschiednen Stoffen, die an ihnen hängen, sowohl in den Früchten selbst, als in den daraus gepreßten Säften.

Die Wirkungen dieser verschiednen Zustände bei der Anwendung derselben zu den Nahrungsmitteln habe ich mich bemühet auseinander zu setzen, als ich von diesen handelte; als Arzneien aber betrachtet, weiß ich keinen Unterschied unter ihnen anzugeben. Ob sie gleich in chemischer Hinsicht unterschieden werden können, so sehe ich doch nicht ein, wie ich solche Unterschiede den arzneilichen Behufen anpaſſen könnte, und muß sie daher zu letzterer Absicht blos im Allgemeinen, und lediglich als Säure betrachten.

Wenn ich sie demnach als Arzneien ansehe, so muß ich zuerst ihrer kühlenden Kraft gedenken, und anmerken, daß sie nach Verhältniß der Menge, in der man sie giebt, die wirksamsten Kühlmittel *) sind, deren wir uns nur bedienen können.

Da sie, wie ich oben sagte, in die Zusammensetzung des Blutkuchens eingehen, und hiedurch die Neigung desselben zur Fäulniß vermindern, so beugen sie daher, meines Erachtens, der Hitze vor, die sonst entstehen würde, welches alles dadurch erwiesen wird, daß sie das geschwindeste und gewisseste Hülfsmittel für den Scharbock **) abgeben.

*) In Faulfiebern geht ihnen doch noch die Salzsäure und in wahren Entzündungskrankheiten die Vitriolsäure vor; im Rothlauf aber und in Gallenfiebern sind die Gewächssäuren die allein hülfreichen und dienlichen, nach meiner Erfahrung.
Anm. d. Ueb.

**) Ueberall ist der Verf. geneigt das Wesen des Scharbocks in der Fäulniß zu setzen. Wie sich hiemit die oft so langwierige Dauer dieser Krankheit, und der Umstand räume, daß frische Fleischspeisen so vortrefliche Dienste dabei thun, daß die Mineralsäuren, welche doch die stärksten Antiseptika sind, lange nicht so dienlich als Citronsaft, grüne Gewächse, Sauerkraut oder Malztrank, und daß die krezartigen Pflanzen so spezifisch gegen dies Uebel sind, welche bei Faulfiebern nicht dienen, kann ich nicht wohl einsehen. Mich deucht, es giebt verschiedene Zersetzungen der Säfte, und Scharbock habe eine besondere Art derselben zum Grunde. Der Gestank der Geschwüre in demselben beweißt nicht, daß er blos eine Fäulnißkrankheit sei, sonst müßte die strophulöse, venerische, krebshafte Diathesis des Körpers, weil sie auch so sehr stinkende Geschwüre verursachen, ebenfalls nichts als Fäulnißkrankheiten seyn. Unter einem so allgemeinen Namen aber können diese Uebel nicht begriffen werden.

Wie so ganz verschiedne Auflösungen unsrer Säfte zeigt uns nicht die Natur! Eigentliche Fäulniß aller unsrer Säfte aber löst sich vielleicht schon nach einigen Stunden in Tod auf. Krankheiten, in denen wir die meiste wahre Fäulniß bemerken, sind schnelltödtender Art.

Diese Säuren sind nie in einem so koncentrirten Zustande, daß sie je fressende oder auch nur reizende Eigenschaften beweisen sollten, sie zeigen aber leicht jene reizende Kraft, welche den schwächern und verdünntern Säuren eigen ist, daß sie die Eßlust erregen und die Verdauung befördern. Vermuthlich geschiehet es vermöge derselben Kraft, daß sie die Harnabscheidung vermehren.

Alle diese Kräfte sind der reinen Säure zuzuschreiben, welche in dem ursprünglich sauren Safte befindlich ist; es ist aber jetzt zu erinnern, daß in allen derselben, sogar in der reinsten Säure, eine Menge Gährungsstoff zugegen ist. Geschiehet es, daß dieser in großer Menge, oder auch nur in kleinem Verhältnisse vorwaltet, und in einen Magen mit Neigung zur Säurung gebracht wird, so geräth die Säure in Gährung, es entstehet Aufblähung, eine noch stärkere Säuerlichkeit, und alle übrigen Zufälle, die wir mit dem Namen Unverdaulichkeit belegen *).

Dies hat jedoch nicht viel Einfluß auf ihre kühlende Kraft, thut auch dem Körper nicht viel Schaden, ausgenommen in solchen Fällen von Gicht und Nierenstein, in denen die Schwächung des Magens sehr nachtheilig ist. Vermöge dieser säurenden Verfassung des Magens scheint eine häufigere Säure, vielleicht von einer besondern Art, indem sie sich mit der Galle verbindet, eine Sapans zu bilden, welche mehr oder weniger Durchlauf und die Kolikschmerzen veranlassen kann, welche die Wirkung der Purgiermittel so oft begleiten.

Es gnügt uns also, den Scharbock für eine Krankheit anzusehn, wo die Säfte auf eine ganz eigne Art aus ihrer Mischung und ihrem Zusammenhange gesetzt werden, mit einer grosen Atonie des Körpers verbunden, welche eher als Ursache, denn als Wirkung von dieser Entmischung der Säfte anzusehen ist.

Anm. d. Ueb.

*) Deshalb sind auch zur Tilgung der Magensäurung die Mineralsäuren vorzuziehn. Anm. d. Ueb.

Destillirte Gewächssäure.

Alle Pflanzen, die Pilze ausgenommen, wenn diese anders unter die Pflanzen gehören, geben, wenn sie ohne Zusatz durch Destillation bearbeitet werden, zu Anfange der Destillation eine Menge Säure von sich, und wie man in derselben weiter fortfähret, immer noch mehr davon.

Diese Säure ist einigermasen verschieden, je nachdem sie aus diesem oder jenem Gewächse gezogen wird; diese Verschiedenheit ist aber nicht bestimmet worden, und wir kennen sie sogar in der Scheidekunst, noch gewisser aber in der Arzneikunde, nur nach ihrer gewöhnlichen Eigenschaft als Säure.

Diese Säure ist in der Arznei nur wenig gebraucht worden, und fast blos ihre neuerliche Anwendung in der Gestalt des Theerwassers hat einiges Aufsehn erregt. Wenn Theer bereitet wird, so dünstet sie aus der Gewächssubstanz, während letztere verbrannt wird, auf eben die Weise aus, wie in der oben erwähnten Destillation; deshalb findet man beim Theermachen eine beträchtliche Menge saures Wasser in eben den Gruben, welche zur Aufnahme des Theers, während der Verbrennung des Holzes bestimmet sind.

In den Gegenden wo man Theer bereitet, besonders in Nordamerika, bediente man sich zufälliger Weise dieser Säure als eines Arzneimittels. Sie ward sehr dienlich befunden, und der gute und würdige Bischoff Berkeley, trug, so bald er hievon unterrichtet ward, Verlangen, eine solche Arznei weit und breit bekannt zu machen.

Da aber das auf die besagte Art, während der Verbrennung des Holzes, gesammelte Wasser, nicht füglich in England zu bekommen war, und er wahrnahm, daß in dem Theere, so wie er zu uns kömmt, noch eine Menge von dieser Säure vorhanden sei, so kam er auf die Gedanken, daß sie daraus gezogen werden könne, wenn man den Theer mit Wasser aufgießt. Ein solcher Aufguß ist es, welcher das berühmte Theerwasser abgiebt, welches seitdem so oft gebraucht worden ist.

Von Kühlmitteln.

Zuerst rühmten es viele Personen als eine sehr schätzbare Arznei, und ich habe in meiner eignen Beobachtung und Erfahrung sie in vielen Fällen als eine solche kennen gelernt. Wie es aber in allen solchen Fällen geht, die Beförderer derselben übertrieben sehr oft ihre Lobsprüche, die nicht selten ungegründet waren, und obgleich die Leute, welche sie herabsezten, einigen Grund vor sich hatten, so erzählten sie doch auch viel Unwahres davon.

So schwer es damals gewesen seyn würde, diese widersprechenden Berichte gegen einander abzuwägen, so hat doch die Sache in dem Verlaufe von sechzig Jahren sich selbst abgewogen. Die übertriebene Bewunderung dieses Mittels hat völlig aufgehört, und der größte Theil der Aerzte hat den Gebrauch desselben aus Ursachen, die ich angeben könnte, vernachlässiget; doch giebt es immer noch viele einsichtsvolle Personen, welche an seine Tugenden glauben, und sie in Anwendung bringen.

In vielen Fällen hat dieses Mittel die Spannkraft des Magens gestärkt, Eßlust erregt, Verdauung befördert, und alle Zufälle von Unverdaulichkeit geheilet. Zu gleicher Zeit befördert es sichtbar die Aussonderungen, besonders die des Harns; bei den übrigen kann man vermuthen, daß ein Gleiches vorgehe. Aus allen diesen Wirkungsarten wird es einleuchtend, daß diese Arznei in vielen Beschwerden des Körpers sehr nüzlich seyn kann.

Man kann jedoch die Frage aufwerfen, wie man es auch schon gethan hat, von welchem Bestandtheile des Theerwassers seine Eigenschaften herrühren, und ich trage keinen Zweifel zu behaupten, daß sie gänzlich auf der Säure beruhen, welche auf obererwähnte Weise hervorgebracht wird. Reid, der Verfasser einer Streitschrift über diesen Gegenstand hat dies hinreichend glaubhaft gemacht aus Glaubers und Boerhaavens Berichten von den Tugenden einer solchen Säure, und aus des Bischoffs Cloyne Meinung, der den norwegischen Theer dem neuengländischen vorzog, weil vom erstern der saure Theil nicht so völlig abgenommen werde, als von lezterm; auch hat er diesen Saz sehr gut durch die Erfahrung unterstützt, daß alle andere Theile des Theerwassers, die sich etwa darin finden können, gewöhnlich sehr schädlich sind, wo man sie nicht sorgfältig davon absondert.

Bei der anfänglichen Einführung des Theerwassers waren einige Aerzte der Meinung, daß es einen Theil seiner Tugenden von einigen ölichten Bestandtheilen entlehne; es würde aber nicht schwer seyn, zu zeigen, daß dies in vielen Rücksichten unwahrscheinlich, und daß im Gegentheile die Anwesenheit dieser Oele, wie Reid insbesondere bewiesen hat, oft schädlich ist.

Um aber allen diesen Zwistigkeiten über diesen Gegenstand überhoben zu seyn, kann ich, nach vieler Erfahrung, versichern, daß das Theerwasser, in so fern es an Säure einen Ueberfluß hat, und frei von allen ölichten Theilen ist, die wirksamste Arznei abgiebt. Und ich habe hievon den deutlichen Beweis, daß wenn ich, statt die Säure durch Aufguß des Theeres mit Wasser auszuziehen, mir dieselbe aus festen Kiefern, oder anderm Holze durch Destillation verschaffe, und nur den ersten Theil des Uebergegangenen nahm, ich eine Säure erhielt, welche möglichst frei von allen ölichten Theilen war, und daß, wenn ich diese Säure gehörig mit Wasser verdünnt als Arznei anwendete, ich alle Tugenden davon zum Vorschein kommen sah, die man nur irgend in einem Theerwasser angetroffen hat.

Bei diesem Verfahren hatte ich den besondern Vortheil, daß ich durch eine schickliche Verstärkung und Rektifikation die Säure in einen kleinen Umfang bringen konnte, welche, da man sie leicht bei sich führen kann, auf Reisen und in andern Umständen sehr bequem wird. Doch, ist es hier sehr nöthig zu erinnern, daß diese Säure, um sie zu einem recht nützlichen Mittel zu machen, immer sehr mit Wasser verdünnet werden muß; wie viel aber das Wasser bei der Wirkung desselben in jedem Betrachte beitragen könnte, wird man hinreichend einzusehn im Stande seyn [*]).

---

[*]) Der von Herrn P. Göttling zuerst untersuchte Holzessig kömmt in der Wirkungsart völlig mit dem Theerwasser überein;

Gegohrne Gewächssäuren.

Dies ist die wohlbekannte Flüssigkeit, welche Essig genannt wird, dessen Bereitung hier nicht angeführt zu werden braucht. Da man ihn in unsern Häusern und Apotheken in verschiedner Verfassung findet, wovon die Ursachen und Umstände nicht genau bestimmt sind; und wir können von seiner Reinigkeit nur nach der Schärfe seines sauren Geschmacks und darnach urtheilen, wenn er keinen andern beigemischten Geschmack hat *).

Wenn diese Säure durch die Gährung verfertigt wird, so ist sie immer in einem verdünnten Zustande, und man hat sie sowohl zur Arznei als zur Apothekerkunst in einem verstärktern Zustande zu erhalten gewünscht. Die Entzwecke und die Ausführung hievon sind mancherlei. Das gewöhnlichste Verfahren hiezu ist die Destillation gewesen, welches mir aber nicht das Dienlichste zu seyn scheint, da die Destillation, ohne daß die Säure bränzlicht werde, nicht geschehen kann, welches immer eine unangenehme Arznei giebt. Zu gleicher Zeit wird die Säure durch die gewöhnliche Behandlung wenig oder gar nicht **) stärker, als es durch eine schickliche Gährung geschehen seyn würde. Die Vorschriften des londner Dispensatoriums konnte ich nie mit einiger Genauigkeit befolgen und ich habe immer gefunden, daß, ehe der wässerige Theil davon abgezogen werden konnte, die ganze Flüssigkeit eine Bränzlichkeit erhielt.

Die edinburger Vorschriften können nicht genau befolgt werden; aber die Bränzlichkeit wird sehr stark, und zu gleicher Zeit ist die destillirte Säure, wie ich gesagt habe,

---

er ist einer schädlichen Gährung im Magen nicht fähig, daher seine Tugenden. Anm. d. Ueb.

*) Auch durch chemische Prüfungen. Anm. d. Ueb.

**) Nicht nur gar nicht stärker, sondern weit schwächer; der sauerste Theil des Essigs bleibt in dem Rückstande, der ohne stärkeres Empyreuma zu entwickeln nicht überzutreiben ist.
Anm. d. Ueb.

kaum *) stärker, als sie beim guten Essige ist, und ich kenne keinen Vorzug, den diese destillirte Säure vor lezterm voraus hat.

Wenn man groses Verlangen nach einem koncentrirten Essige hat, so giebt es zwei andre Wege, dergleichen zu bekommen. Der eine ist mittelst des Frostes, den man jezt oft in den nördlichern Gegenden von Europa befolgt hat, und wovon man das Verfahren in vielen chemischen Büchern beschrieben findet, die, wie ich glaube, fast in jedermanns Händen sind.

Das andere Verfahren geschiehet durch die Destillation irgend eines Neutralsalzes, welches diese Säure enthält, mittelst zugesezter starker Vitriolsäure. Dies Verfahren liefert eine sehr flüchtige Säure, die ihrer Flüchtigkeit wegen zu verschiednen Entzwecken angewendet werden kann, und, weil sie sich in einem verstärkten Zustande befindet, sich durch gehörige Verdünnung zu jedem arzneilichen Behufe anwenden läßt, wozu nur gegohrne Gewächssäure dienlich ist.

Es ist wahr, daß dieser destillirten Säure einige Substanzen fehlen, die sich noch in dem durch Gährung bereiteten Essige befinden, und von denen man, wie Boerhaave zu verstehen giebt, einige Tugenden herleiten kann. Ich habe jedoch dergleichen in der That nicht wahrgenommen, meine aber, daß wenn man irgend einen dieser Vorzüge wünschen sollte, sie sich gewisser dadurch erhalten lassen, wenn man den durch Frost verstärkten Essig gebraucht.

Nach diesen Bemerkungen über die verschiedne Behandlungsart dieser Säure gehe ich zur Betrachtung ihrer Tugenden über. Sie ist gewißlich ein kühlendes Mittel, welches ich theils aus der Erfahrung, theils auch aus ihren antiseptischen Kräften schließe. Sie hat den Vorzug vor den Mineralsäuren, daß man sie in gröserer Menge einnehmen kann, und mit mehr Erfolge, da sie in die Zusammensetzung des thierischen Stoffes eingeht. Sie ist lieblich für den Gau-

*) Nie so stark. Anm. d. Ueb.

Von Kühlmitteln.

men, und annehmlich für den Magen, und reizt leztern gewißlich in der Mase, daß sie Appetit erregt. Vermittelst eben dieser reizenden Kraft wirkt sie auf die Schleimausscheidungsorgane des Mundes und des Rachens, scheint zu gleicher Zeit auf die Blutgefäse dieser Theile als ein zusammenziehendes Mittel zu wirken und beweist sich nüzlich in den Entzündungsbeschwerden derselben.

Wenn sie in starker Menge in die Blutgefäse geführt worden ist, so geht ein Theil davon durch die Ausscheidungen fort, und beweist sich merklich harntreibend. Man rühmt sie auch wegen ihrer Ausdünstung befördernden, ja selbst schweistreibenden Tugenden, die man gewöhnlich auf Rechnung ihrer Säfte zertheilenden Kraft schreibt. Diese aber muß ich, zufolge der allgemeinen Grundsäze, die ich weiter unten erklären werde, verneinen, und wenn es je geschienen hat, daß sie diese Wirkung habe, so müssen wir sie auf Rechnung ihrer kühlenden Kräfte im Magen und ihrer den ganzen Körper gelind reizenden Eigenschaften schreiben, wenn sie durch ein schweistreibendes Verhalten unterstüzt werden.

Man hat dieser Säure eine besondere Kraft zugeschrieben, nämlich, daß sie die Dickleibigkeit verhindere und heile, und wie ich glaube, beides mit Recht; ich hoffe die Theorie hierüber oben erklärt zu haben. Ich habe angeführt, daß die ölichten Substanzen, wenn sie in den Körper kommen, ihre ölichte Gestalt nicht behalten, sondern zuerst dem eigentlichen thierischen Stoffe einverleibet, und nachgehends durch eine besondere Abscheidung wieder davon getrennt, und in der Fetthaut abgesezet werden; diese Vereinigung des Oels mit dem thierischen Stoffe schreibe ich der als Nahrung genossenen Säure zu, und es wird einleuchtend, daß nach Verhältniß der Menge der leztern das Oel inniger vereiniget und geschikter wird, durch die Ausscheidungen fortzugehn, daß sich also weniger in die Fetthaut absezen kann. Da aber ferner, wie wir oben gesagt haben, das schon in die Zellhaut abgesezte Fett wiederum durch jede in dem Blute herrschende Schärfe verzehret wird, so kann auch die übermäsige Anwesenheit des Essigs in der Blutmasse mit Schuld an dieser Verzehrung seyn.

Alles dies ist durch Beobachtungen bei starkem Gebrauche des Essigs bestimmt worden; aber unlängst ist mir ein neuer Umstand zu Gesichte gekommen.

Ein Herr, welcher zum Fettwerden geneigt war, fand, da er sich vom Weine enthielt, welches ich für eben dasselbe ansehe, als wenn er sich von gegohrner Gewächssäure *) enthalten hätte, er sehr mager ward; da er aber wieder zum Gebrauche des Weines zurückkehrte, so kam auch seine Fettheit wieder, und ward durch gleiches Mittel, wie zuvor, hinweggenommen. Ich werde die Ursache nicht aufsuchen, bis ich ferner von solchen Fällen mich unterrichtet habe, besonders aber von den dabei gegenwärtigen Umständen.

Milchsäure.

Es giebt vielleicht noch eine andere Gattung von Gewächssäure, welche zu erwähnen ist, und diese ist die Säure, welche so oft, und unter gewissen Umständen so unausgesetzt, in der Milch aller kräuterfressenden Thiere zum Vorschein kömmt. Da sich in der Milch eben dieser Thiere immer eine Menge Zucker befindet, so können wir annehmen, daß sie nichts anders, als eine gegohrne Zuckersäure sei; es findet sich aber hiebei einige Schwierigkeit, indem die Gährung, welche eine Säure in der Milch erzeugt, plötzlicher statt findet, als wir in irgend einer Auflösung des Zuckers erwarten könnten, und, wie oben bemerkt worden, eine lange Zeit anhält, um die hervorgebrachte Säure zu verstärken.

Ich bin daher überzeugt, daß sich etwas besonderes in der Gährung ereigne, welche die Säure der Milch hervor-

---

*) Zwischen Weine und Essig ist doch ein ungemeiner Unterschied. Wäre der Herr vom Essig fett geworden, so wäre es etwas besonderes. Daß Weintrinker fett werden, ist etwas gewöhnliches, und daß man mager werden könne, wenn man plötzlich das zur Gewohnheit gewordne Getränke beiseite setzt, ist ebenfalls nicht zu wundern. Anm. d. Ueb.

bringt, kann aber nicht entdecken, worin diese Besonderheit besteht, oder welche Wirkung sie auf die Natur der erzeugten Säure habe. Sie kann vielleicht einer besondern Betrachtung sowohl für den Scheidekünstler als für den Arzt werth seyn, ich habe aber noch nicht abnehmen können, welche Anwendung man davon in einer von diesen beiden Rücksichten machen könnte, und bin indeß nur im Stande, zu sagen, daß sowohl die guten Wirkungen, die die Säure der Milch zu Wege bringen kann, als auch die schädlichen Eigenschaften, die sie je zuweilen verrathen mag, dieselben sind, die, wie wir gezeigt haben, von der natürlichen oder gegohrnen Gewächssäure entspringen.

Ich könnte noch eine Gewächssäure, welche durch Gährung entstehet, nämlich des Weinsteins erwähnen, glaube aber, daß er mit besserm Rechte unter der künftigen Abtheilung von den Mittelsalzen, oder weiter unten in den Kapiteln von den Laxanzen betrachtet werden*) kann.

Wir haben nun der meisten Säuren gedacht, welche in der Arzneikunde wohl bekannt sind; ich muß aber gestehn, daß es noch viele andere giebt, deren man sich zuweilen bedienet hat, und welche meines Erachtens eine besondere Untersuchung verdienen; ich gestehe aber, daß ich zu wenig Data vor mir habe, um die Sache genau entscheiden zu können, wenigstens bin ich allzuwenig mit diesen Thatsachen bekannt, um etwas bestimmtes darüber sagen zu können.

Aus dem starken Verzeichnisse, welches sich noch anführen ließe, bin ich nur noch folgender zu erwähnen willens.

Boraxsäure.

Diese erfand der berühmte Homberg, und da er sich einbildete, sie besitze starke beruhigende Kräfte, so gab er

---

*) Aber der Weinsteinsäure hätte gedacht werden sollen, die sich als ein angenehmes Kühlmittel, und eben so sehr harntreibend beweist. Mit fünfmahl so viel Zucker und mit einer sehr kleinen Menge Citronöl zusammen gerieben, giebt sie ein auf Reisen sehr vortheilhaft anzuwendendes Limonadenpulver ab.

Anm. d. Ueb.

ihr den Namen Sedativſalz. Auf eine ſolche Gewährleiſtung ward es in die Praxis eingeführt; das Vorurtheil für daſſelbe, wie es mit einer neuen Arznei zu gehen pflegt, war ſo groß, und man fand ſo leicht Entſchuldigungen für das Fehlſchlagen deſſelben, daß es gar bald in Frankreich in ſtarken Gebrauch kam. Da nun Geoffroy eine wohlfeilere Methode, es zu bereiten, gefunden hatte, ſo gab die Regierung Befehl, daß auf ihre Koſten alle Arzneikaſten der Landtruppen und der Flotte damit verſehen werden ſollten.

Dies gab gewiß bequeme Gelegenheit, ſeine Tugenden zu prüfen; wir haben aber kaum je irgend einen günſtigen Bericht von dieſem Salze aus Frankreich oder aus einer andern Gegend von Europa vernommen, auch iſt es offenbar, daß man es überall zu brauchen aufgehört hat. Schon längſt machte de la Mettrie, unſere Kunſt herabzuſetzen, die Anmerkung, daß das beruhigende Salz nicht mehr ſo beruhigend ſei, wie ſonſt. Allem dieſem könnte ich meine eigne Erfahrung beifügen, welche mir gezeigt hat, daß dieſes Salz ſelbſt in den größten Gaben keine Wirkung auf den menſchlichen Körper habe.

Mittelſalze.

Die nächſte Ordnung der Kühlmittel in meiner Liſte ſind die Mittelſalze. Sie ſind, nächſt den Säuren, gewiß diejenigen kühlenden Arzneien, auf welche wir uns hauptſächlich in der Arzneikunde verlaſſen. Die kühlende Kraft ſcheint allen Neutralſalzen, in ſo fern wir ſie noch verſucht haben, gemein zu ſeyn; diejenigen Mittelſalze ausgenommen, welche aus der Salzſäure und dem Minerallaugenſalze zuſammengeſezt ſind, vielleicht auch noch einige andere Säuren ausgenommen, welche, wenn ſie Mittelſalze bilden, noch manche andere Stoffe von ſcharfer Art in dieſelben bringen. Dies iſt aber noch nicht genau feſtgeſezt, und ich nehme es für ausgemacht an, daß es in der Natur eines Neutralſalzes liege, welches aus Säure und Laugenſalz beſteht, eine kühlende Subſtanz abzugeben, die erwähnte Ausnahme abgerechnet.

Diese Kraft gedachter Salze ist eine Sache der täglichen Erfahrung, und man kann sie von ihren gährungswidrigen und antiseptischen Kräften herleiten. In welchem Verhältnisse aber sie in den verschiedenen Salzarten sei, ist nicht ausgemacht, ob gleich Smith in seinen Versuchen etwas zu dieser Absicht geleistet hat. Aus seinen Versuchen erhellet es, daß in jedem derselben eine beruhigende Kraft vorhanden ist, ausgenommen im Küchensalze. In denen, welche das Minerallaugensalz zum Bestandtheile haben, geben sich gleich bei der ersten Anbringung einige reizende Wirkungen zu erkennen, bald aber hernach werden ihre beruhigenden Eigenschaften dadurch offenbar, daß sie die Reizbarkeit des Theiles zerstören.

Bei allem dem aber kann ich diese Versuche nicht so anwenden, daß ich die mancherlei Wirkungen der einzelnen Salze, so wie sie in der praktischen Arzneikunde zum Vorschein kommen, erklären könnte. Man siehet hier, daß alle diejenigen, welche in Smiths Versuchen eine stillende Kraft zeigen, wenn sie in den Magen gebracht werden, eine Neigung zum Schweiße veranlassen, die wir völlig auf ihre kühlende Kraft im Magen, wie ich oben erkläret habe, schreiben; wie stark dieselbe aber sei, finde ich schwer zu bestimmen.

Die Vorurtheile der Aerzte gehen jezt auf die Begünstigung des Mittelsalzes, welches aus der natürlichen Gewächssäure mit dem fixen Gewächslaugensalze gebildet ist, und da es das angenehmste ist, so habe ich nichts dagegen, daß es so gewöhnlich in der Arznei gebraucht wird. Ich mache aber diese Erinnerung, um den Landärzten zu zeigen, daß wenn es ihnen an Citronsafte fehlen sollte, sie irgend eine andere Säure, die Salzsäure ausgenommen, anwenden können, um ein Mittelsalz daraus zu bereiten, welches gleichen Absichten entsprechen kann; auch wird sie ein wenig Chemia lehren, was sonst noch etwa hiezu nöthig wäre. Zur Zeit unserer lezten Kriege auf dem festen Lande brauchten unsere Aerzte oft die Vitriolsäure, und wendeten sie zur Bereitung des brechwidrigen Tränkchens des Riviere an.

Was die besondern Mittelsalze anlangt, so habe ich nur wenig über sie zu bemerken *). Ich habe eben jetzt gesagt, daß der Vitriolweinstein als ein Kühlmittel gebraucht werden könne, und da er deshalb ausdünstungbefördernd ist, so braucht man ihn zur Zusammensetzung des doverschen Pulvers.

Das Wundersalz wird fast einzig zum Purgiren gebraucht; daß es aber kühlende Kräfte hat, siehet man daraus, daß, wenn es seine purgirende Wirkung vollführet hat, es die Gedärme in einer schlaffen und zu Blähungen geneigten Verfassung zurückläßt.

Was man den geheimen Salmiak nennt, ist ein in der Arznei wenig gebrauchtes Salz; doch ist kein Zweifel, daß es fast gleiche Natur, wie der Salmiak, besitze.

Den Salpeter hat man gewöhnlich als das stärkste Kühlmittel angesehn, und dies scheint er auch so wohl nach **Smiths**, als nach **Alexanders** Versuchen zu seyn.

Da aber alle Kühlmittel einen Trieb nach der Oberfläche des Körpers zu Wege bringen, und dadurch die Kraft des Blutlaufs vermehren, so beweisen sie sich, wenn diese Wirkung zu Ende ist, als positive Reizmittel für den Magen und den Darmkanal, eine Wirkung, in welcher sich der Salpeter so sehr als nur irgend ein anderes Salz auszeichnet, und daher hat er sehr oft in starken Gaben üble und schmerzhafte Empfindungen im Magen verursacht. Wo es daher nöthig ist, seine schweistreibende Wirkung länger anhalten zu lassen, so ist es zu gleicher Zeit nöthig, ihn in getheilten Gaben und in schicklichen Zwischenzeiten zu geben **).

*) Es hätte noch von diesen Kühlsalzen überhaupt bemerkt werden sollen, daß sie grose Schwächungsmittel sind, daß sie grose Veranlassungen zu Wechselfiebern geben, Genesungen aufhalten, chronische Krankheiten oft verschlimmern, und bei allen Umständen, wo Straffheit der Faser, Vollblütigkeit und reine Entzündung mangelt, vermieden werden sollten; so wie, daß durch Misbrauch derselben die gewöhnlichen Aerzte ungemeinen Schaden anrichten, und oft kränker machen, was nur krank war.
Anm. d. Ueb.

**) Unter allen kühlenden Salzen zeichnet sich der Salpeter aus, sowohl in seinen Tugenden, die der Verf. erwähnt hat,

Von Kühlmitteln.

Ich trage keinen Zweifel, daß das Verfahren des Herrn Brocklesby oft guten Erfolg haben kann; ich konnte es aber nie nachzuahmen für bequem finden, da ich fast nie, oder doch selten einen Magen finden konnte, welcher auch nur die Hälfte des Salpeters hätte vertragen können, die er gebraucht zu haben scheint, und in den meisten Fällen sahe ich mich genöthigt, die zu brauchenden Gaben Salpeter einzuschränken.

Ich glaube, daß kurz vorher aufgelöster Salpeter sich als ein stärkeres Kühlmittel erweisen wird, als wenn die Auflösung desselben schon längst zu Ende ist; ich bin aber der Meinung, daß dies Verfahren keinen Vortheil hat, welcher die dabei nöthige Mühe vergüten könne.

Ich habe den kubischen Salpeter so selten gebraucht, daß ich wenig von seinen Eigenschaften und Kräften in Erfahrung gebracht habe.

Von der besondern Kraft der mit Salzsäure zusammengesezten Neutralsalze, habe ich schon Gelegenheit gehabt, anzumerken, daß das aus Salzsäure und Minerallaugensalz bestehende Mittelsalz, nach Smiths Versuchen, wenn es auf die Nerven oder andere reizbare Theile angebracht wird, eine stark reizende Kraft zu erkennen giebt, und daher aus dem Verzeichnisse der Kühlmittel ausgelassen werden muß. Seine reizende Kraft scheint zum Theil von dem Minerallaugensalze und seiner Zusammensetzung herzurühren, da dies Laugensalz, wenn es mit der Salpetersäure oder den Gewächssäuren verbunden wird, ebenfalls, wenn es zuerst auf die Nerven gelegt wird, nach Smiths Versuchen, einige

als auch in seinen Nachtheilen. Kein inneres Mittel kann, ohne zu lazieren, den Ton des Speisekanals schneller erschlaffen und die Verdauungskraft so sehr schwächen, als Salpeter, öfters oder in starken Gaben verordnet. Was die Spannkraft dieser Theile zur Verdauung beitrage, sieht man sichtlich bei diesem oft schwer wieder zu ersetzenden Schaden der kühlenden Mittelsalze, und des Salpeters insbesondre. Anm. d. Ueb.

reizende Kraft *) zeigt, die jedoch bald vorübergeht, und nachgehends erzeigt sie sich offenbar stillend.

Diese Neutralsalze also, welche aus firen gewächsartigen oder flüchtigen Laugensalze bestehen, können, wenn sie gleich mit Salzsäure gesättigt sind, dennoch in unser Verzeichniß von Kühlmitteln aufgenommen **) werden, und ihre gewöhnliche Anwendung, als schweistreibende Mittel, zur Verhinderung der Rückkehr der Wechselfieber läßt sich blos aus diesem Grunde erklären.

Der Gebrauch des gemeinen Salmiaks ist häufig in der Arznei gewesen; welches aber sein besonderer Nutzen sei, getraue ich mich nicht zu bestimmen. Seine auflösenden Kräfte, und daß er die Säfte verdünne und zertheile, nehme ich nicht an; daß er aber, wie andere salzhafte Stoffe, während er durch die Abscheidungen gehet, geschickt sey, sie zu befördern, kann leicht zugegeben werden ***).

Wenn er mit der peruanischen Rinde verbunden wird, wie oft in der Ausübung geschehen ist, so kann er als ein ausdünstendes Mittel einigen Nutzen haben; ich habe aber nicht wahrgenommen, und zweifle auch, daß er von einigem Nutzen seyn könnte, den Folgen vorzubeugen, die man vom Gebrauche der Rinde befürchtet.

Die ammoniakalischen Salze sind oft äuserlich zur Zertheilung der Geschwülste gebraucht worden, und sie mögen wohl einen gemäsigten Reiz auf die Gefäse der Körpersichen ausüben können, daß sie aber in die Poren eindringen

---

*) Daß das Mineraillaugensalz eine grösere Reizkraft in die daraus zusammengesetzten Neutralsalze bringe, widerstreitet der besten Erfahrung. Anm. d. Ueb.

**) Das sylvische Fiebersalz erhizt und reizt noch etwas stärker, als das Küchensalz, und es ist der Wahrheit nicht gemäß, daß es unter die Kühlmittel gehöre. Anm. d. Ueb.

***) Er gehört unter die reizenden und je nach der Stärke der Gabe erhizenden Mittelsalze, die die Salzsäure bildet, ist aber das gelindeste unter ihnen, und wird dadurch das einzige Neutralsalz, welches in Wechselfiebern nicht schadet, sondern einige Dienste leistet. Anm. d. Ueb.

Von Kühlmitteln. 339

könnten und zähe Säfte zertheilen sollten, hieran muß ich sehr zweifeln.

Die mit Gewächssäuren zusammengesezten Mittelsalze müssen verschieden seyn nach Maasgabe der Gattung der dazu genommenen Säure dieser Art; sie sind aber insgesamt überhaupt kühlend und Ausdünstung befördernd, und ich kenne sie nur von dieser Seite. Eins der am meisten gewöhnlichen ist das aus natürlicher Säure und Gewächslaugensalze zusammengesezte, welches gemeiniglich unter dem Namen der Salzmixtur bekannt ist. Die gewöhnlich dazu gebrauchte Säure ist der Citronsaft, doch blos deshalb, weil man am leichtesten eine Menge sauern Saft von dieser Frucht erhält. Ich habe oft den ausgepreßten Saft von verschiednen andern Obste dazu genommen, und dies sollten die Landärzte wissen, wenn sie Mangel an Citronen haben; ich habe mich oft des Arpfelsaftes mit gleichem Vortheile bedient.

Es ist kaum nöthig, daß das sonst so gewöhnlich hiezu genommene Laugensalz von Wermuth noch gebraucht werde, da, je reiner das Laugensalz ist, desto besser das Mittel wird.

Dieses Mittelsalz ist, wenn es in gehörigen Verhältnissen verfertigt und verordnet wird, so viel ich einsehen kann, eben so kühlend und schweistreibend, als irgend ein anderes, und besizt den besondern Vorzug, daß man es leicht angenehmer, als irgend ein anderes, machen kann. Meiner Meinung nach wird es gewöhnlich in allzukleinen Gaben und in allzugroßen Zwischenzeiten gegeben; und giebt man es auch in großen Gaben, so macht es doch nicht leicht Beschwerde im Magen, wie der Salpeter thut. Es wird oft antiemetische Mixtur genennt, und mit Recht, da sie oft zur Hemmung des Erbrechens Dienste leistet, besonders dessen, welches in fieberhaften Beschwerden entstehet, vorzüglich zu Anfange der Paroxysmen des Wechselfiebers. Wenn man es in Menge giebt, so bringt es seine harntreibenden und laxirenden Eigenschaften eben sowohl zum Vorschein, wie die andern Neutralsalze.

Es ist seit kurzem ein Lieblingsmittel gewesen, das Salztränkchen während des Aufbrausens zu geben. Auser den

Vortheilen, die die Beibringung einer Menge Luftsäure verschaft, bin ich überzeugt, daß die Entbindung dieser Säure im Magen die ganze Mixtur kühlender macht.

Die destillirte Säure der Gewächse ist, so viel ich weiß, nicht zu Neutralsalzen gebraucht worden.

Die gegohrne Säure, oder der Essig hat, wenn er mit dem fixen Gewächslaugensalze verbunden wird, gewiß die Kräfte und Tugenden der Salzmixtur; da aber das mit Essig bereitete Mittelsalz keinen Vorzug vor dem mit natürlicher Säure verfertigten hat, so macht noch die zur Sättigung des Laugensalzes erforderliche Menge Essig, daß die Gabe wegen ihres größern Umfangs unbequemer einzunehmen ist. Ob man irgend etwas gewinne, wenn man den verstärkten Essig dazu gebrauchet, habe ich nicht versucht, da ich sehr zweifle, daß irgend ein besonderer Vortheil davon zu erhalten stehe *).

So wohl die natürliche als die gegohrne Säure hat man angewendet, das flüchtige Laugensalz zu Ammoniakalsalzen umzubilden, und ich habe dies oft mit der natürlichen Säure versucht, aber nie gefunden, daß das entstandene salmiakartige Salz einigen Vorzug vor dem aus fixen Laugensalze gebildeten besessen hätte.

Die Anwendung des Essigs, um die Flüssigkeit mit dem flüchtigen Laugensalze zu verfertigen, welche man Minderer's Geist nennt, ist in der Praxis dieses Landes lange berühmt gewesen. Wenn man aber irgend auf die Menge der angewendeten Gabe zu sehen hat, so muß dieses Mittel in den gewöhnlich gebrauchten Gaben ein sehr schwaches Neu-

---

*) Das Blättersalz (Terra fol. tart.) ist doch allerdings ein vortrefliches Mittelsalz, und der Verf. scheint eben nicht damit bekannt zu seyn. Von ihm scheint man allein die Kraft erwarten zu können, die Verhärtungen und Verstopfungen der feinen Gefäße aufgelöst zu sehen. Wenigstens habe ich seine Auflösungskraft auf die verhärtete koaaulable Lymphe, aus der zum größten Theile Gallsteine und Leberverhärtungen, vermuthlich auch andre Drüsenverhärtungen bestehen, in Versuchen außer dem Körper ohne Widerspruch gros gefunden, und in Krankheiten dieser Art bestätigt gesehn. A. d. U.

Von Kühlmitteln.

tralsalz seyn; auch habe ich nie einigen Nutzen davon gesehn, und sowohl deshalb, als wegen der Widrigkeit des bränzlichten Geschmackes dieses Mittels, es ganz zu brauchen aufgehört. Ich sahe vier Unzen davon auf einmal, und bald hernach noch vier andre Unzen nehmen, ohne irgend eine sinnliche Wirkung *).

Man hat diese Flüssigkeit, im Betrachte, daß es ein Ammoniakalsalz sey, äuserlich angewendet; man wird aber nach dem, was ich von dem äuserlichen Gebrauche des gewöhnlichen Salmiaks gesagt habe, leicht einsehen, daß der so schwache Geist des Minderer's weit weniger wirksam seyn müsse.

Es ist zwar wohl möglich, daß man, wenn eine verstärkte Gewächssäure genommen wird, ein salmiakartiges Mittelsalz bekommen könne, welches weit stärker ist, als der Geist des Minderers, und wenn jemand einen besondern Nutzen von einer solchen Verbindung erwartet, er ihn zu erhalten sich bemühen müsse; ich kann aber nach dem, was ich über die Verbindung der natürlichen Säure mit dem flüchtigen Laugensalze gesagt habe, von keiner Verbindung desselben Laugensalzes mit der gegohrnen Säure, sie sey stark oder schwach, viel Nutzen erwarten.

Nach den eigentlich so genannten Mittelsalzen habe ich die erdigen Salze aufgestellt, und glaube, daß man sie alle **)

---

*) Wer will einem Salze, das aus zwei so kräftigen Bestandtheilen, Essigsäure und flüchtigem Laugensalze besteht, die Kräfte absprechen? Giebt es irgend ein gelindes und wirksames schweistreibendes Salz, so ist es dies, wie ich aus Erfahrung weiß. Nur muß es nicht auf die elende Art bereitet seyn, wie etwa der Mindererkeist des Verf. auch wie der hie und da noch bei uns vorhandne; äußerst schwach und bränzlicht stinkend.
Anm. d. Ueb.

*) Wenigstens nicht die aus Salzsäure, Kalk- und Bittersalzerde zusammengesetzten. Ersteres befördert die Fäulniß, und ist ein sehr wirksames Mittel in strophulösen Drüsengeschwülsten nach meiner Erfahrung, innerlich in starken Gaben. Es ist gar nicht kühlend. Letzteres ist ein reizendes Purgiermittel, keine kühlende Laxanz. Anm. d. Ueb.

für Kühlmittel ansehen könne, bin aber nicht im Stande, gewahr zu werden, daß irgend eins derselben kräftiger seyn sollte, als die eigentlichen Neutralsalze.

Sie werden deshalb wenig in der Ausübung gebraucht, und wenn man sie je gebraucht hat, so muß dies meines Erachtens aus einem falschen, chemischen oder arzneilichen Wahne geschehen seyn.

Was die Verbindungen der Säuren mit den metallischen Substanzen anlangt, so sind die daraus entstehenden Salze gewöhnlich scharf und reizend, und es giebt keins derselben, welches man als stillend oder kühlend ansehen könnte, den Bleizucker ausgenommen, wovon ich jedoch schon genug bei Gelegenheit des Bleies gesagt habe, welches ich unter den abstringirenden Mitteln anführte.

Achtes Kapitel.
Krampfstillende Mittel.

Dies ist der schwierigste Gegenstand, der mir vorgekommen ist, und ich finde in keinem der Schriftsteller, die vor mir gegangen sind, das mindeste, was zur Hebung dieser Schwierigkeit dienen könnte. Sie sehen ihn alle als einen dunkeln Gegenstand an, und für so geheimnißvoll, daß man sich kaum an ihn wagen sollte. Dies ist zwar grosentheils richtig; doch sollte man es versuchen, und ich hoffe, daß sich einiges Licht auf denselben werfen läßt, wenn man die Krankheiten und Beschwerden in Ueberlegung zieht, zu deren Heilung die sogenannten antispasmodischen Mittel, vorzüglich angewendet worden sind.

Diese habe ich in meiner Nosologie in der dritten Ordnung der zweiten Klasse von den Nervenkrankheiten (neuroses) so vollständig, als ich vermochte, unter dem Namen der Krämpfe (spasmi) aufgezählt, und ob man gleich nur mit einiger Schwierigkeit diese Benennung im eigentlichsten Sinne zugeben kann, so konnte ich sie doch nicht wohl vermeiden, und ich habe alle Zweideutigkeit umgangen, da ich ihnen den Charakter der unregelmäßigen Bewegungen (motus abnormes) gab. Auch hier muß ich, ob es gleich nicht im eigentlichen Verstande dienlich ist, den Ausdruck, krampfhafte Beschwerden, von allen den Krankheiten brauchen, die ich hier zu betrachten habe.

Bei allen diesen macht der Zustand der Zusammenziehung immer den Hauptumstand aus, und ich fange mit der Bemerkung an, daß an jeder Zusammenziehung die Nervenkraft Theil habe. Ich gestehe, daß bei einigen Phänomenen blos die Reizbarkeit im Spiele seyn kann; sie sind aber unbeträchtlich und von geringer Zahl, da selbst bei den unwillführlichen Bewegungen, und besonders wenn dieselben auf eine unregelmäßige Art geschehen, ganz augenscheinlich immer ein Beitritt von der Nervenkraft geschiehet. Bei allen meinen Erörterungen muß man diesen Beitritt immer vor Augen behalten.

Die erste hier vorkommende Betrachtung ist daher, daß die Nervenkraft immer vom Gehirne abgeleitet ist, oder daß sie in einer vom Gehirne anfangenden, und von hieraus in die Muskelfasern, in denen die Zusammenziehung hervorgebracht werden soll, fortgesezten Bewegung bestehe. Die Kraft, durch welche diese Bewegung fortgepflanzet wird, nennen wir die Gehirnthätigkeit, und wir sehen daher jede Modifikation der hervorgebrachten Bewegungen für Modifikationen dieser Gehirnthätigkeit an.

In Rücksicht dieser scheint es ein Gesez der thierischen Haushaltung zu seyn, daß die Thätigkeit des Gehirns abwechselnd entstehet und sinkt, oder daß jede hervorgebrachte Zusammenziehung mit einer Erschlaffung abwechsele. So scheinen denn die unregelmäsigen Bewegungen, oder die krampfhaften Beschwerden, wie wir sie genennt haben, immer in der Unregelmäsigkeit der erwähnten Abwechselung zu bestehen, so wie sie beim Krampfe oder der Zuckung zum Vorscheine kommen.

Ehe ich weiter gehe, ist es dienlich zu erinnern, daß diese Beschwerden bei einer Art von Verrichtungen mehr, als bei der andern statt finden. So befällt der Tetanus und die Fallsucht die thierischen, die Hysterie die natürlichen Verrichtungen, während das Herzklopfen und die Ohnmacht fast einzig die Lebensverrichtungen befällt. Es finden sich zwar in allen gewaltsamen Fällen einige widernatürliche Erscheinungen, in denen alle die verschiedenen Verrichtungen gewissermasen Theil nehmen; es wird aber ein jeder, der die eben erwähnten Krankheiten betrachtet, inne werden, daß die Beschwerde hauptsächlich und besonders nur in Einer Art von Verrichtungen sich zeigt.

Eine hieraus zu ziehende Folgerung ist, daß sich die Thätigkeit des Gehirns in abweichendem Grade, und oft abgesondert in Rücksicht der verschiednen Verrichtungen hervorthut, welche die Physiologen in die thierischen, in die natürlichen, und in die Lebensverrichtungen eingetheilt haben. Dies ist ein Zustand des Körpers, auf den man wenig Acht gehabt hat, welcher sich aber sehr sichtlich beim Schlafe und beim Wachen, und in den erwähnten Krankheiten zu erkennen giebt. Man sehe meine Ersten Grundlinien von §. 1262 bis 1265.

Nun ist ferner in Betreff des Ganzen zu erinnern, daß obgleich die Phänomenen in besondern Theilen erscheinen, nämlich in den Organen, in denen die Ausübung der verschiednen Verrichtungen geschiehet, sie dennoch insgesammt von einer Beschwerde und einem besondern Zustande der Thätigkeit des Gehirns herrühren müssen. Es ist zwar möglich, daß gewisse Bewegungen in besondern Theilen, ohne irgend einige vergängige Veränderung in dem Zustande des Gehirns statt haben können; die Fälle dieser Art aber sind von geringer Zahl und unbeträchtlich, können auch vermuthlich nicht anhalten, ohne daß das Gehirn in die Verfassung gebracht würde, die dergleichen auch hätte hervorbringen können.

Wie aber auch allem diesem seyn mag, so ist doch mit Zuversicht zu vermuthen, daß krampfhafte Beschwerden oft ursprünglich und immer hauptsächlich Beschwerden des Gehirnes sind. Dies kann deutlich genug aus demjenigen abgenommen werden, was wir sagten, da wir den allgemeinen Grundsatz aufführten, daß alle Bewegungen nothwendig auf der Gehirnkraft beruheten; da aber dieser Satz so wichtig ist, so kann es dienlich seyn, noch einige besondere Gründe dafür hier hinzuzufügen.

Der eine ist, daß krampfhafte Beschwerden oft von Mitteln entstehen, welche auf einzelne Theile des Körpers gelegt werden; größtentheils aber lassen sich die in andern Theilen hervorgebrachten Bewegungen durch nichts erklären, wenn man die Zwischenkunft des Gehirns nicht zu Hülfe nimmt. Dies ist der Fall mit den Gerüchen, und einigen andern Eindrücken, deren Hervorbringung krampfhafter Beschwerden sich auf keine andere Weise, noch auch durch irgend eine Zusammenstimmung der Nerven erklären läßt.

Der Beitritt des Gehirns erweiset sich noch eigentlicher dadurch, daß sich in vielen Fällen die Wirkung solcher aufgelegten Mittel durch Abschneidung der Gemeinschaft der leidenden Theile mit dem Gehirne, mittelst der Durchschneidung oder Zusammendrückung der Nerven verhüten läßt, welche diese Gemeinschaft bilden.

Nächst dem aber bestehet der stärkste und deutlichste Beweis, daß die Verfassung des Gehirns einen ganz besondern Einfluß auf die krampfhasten Beschwerden habe, darin, daß alle diese Uebel, und alle die verschiednen Gattungen derselben durch Gemüthsverfassungen und Leidenschaften hervorgebracht werden können, welche, wie ich behaupte, die immer zuerst und vorzüglich im Gehirn wirkenden Ursachen sind.

Nachdem ich so dargethan habe, daß die krampfhasten Beschwerden fast gänzlich auf dem Zustande der Thätigkeit des Gehirns beruhen, so gehe ich weiter fort, zu betrachten, welches dieser Zustand in verschiednen Fällen seyn könne. Diese betrachten wir zuerst, in wiefern sie den eigentlich so genannten Krampf oder die Zuckung hervorbringen.

Ob nun gleich unsere gänzliche Unkenntniß des hier statt findenden Mechanismus uns nicht erlaubt, in die Erklärung dieser Beschwerden einzudringen, so werde ich dennoch einige Anmerkungen machen, welche hoffentlich nicht ohne Nutzen seyn werden.

Beim Krampfe scheint eine widernatürliche in der Gehirnkraft ausgeübte Gewalt zugegen zu seyn, wie sowohl aus dem Grade als aus der Dauer der hervorgebrachten Zusammenziehung erhellt; doch läßt sich in Beziehung auf das allgemeine oben erwähnte Gesetz füglich die Erinnerung machen, daß auch hier einige abwechselnde Zusammenziehung und Nachlassung statt findet, wie ich in meinen ersten Grundlinien §. 1262. angezeiget habe.

Bei den Zuckungen, welche immer sichtlich aus abwechselnder Zusammenziehung und Nachlassung bestehen, nimmt man wahr, daß die Zusammenziehung durch eine andere Ursache außer dem Willen, mit größerer Gewalt und Geschwindigkeit, als gewöhnlich, vollführet wird; da sie aber zu glei-

Von krampfstillenden Mitteln.

ther Zeit so geartet sind, daß sie eine wechselseitige Nachlassung verstatten, so bestehet die Krankheit auch in einer geschwinder, als im natürlichen Zustande, hervorgebrachten Bewegungsabwechselung. Diese übereilte Abwechselung beruhet, unserer Voraussetzung nach, auf einem gewissen Zustande in der allgemeinen Gehirnkraft, welcher sich durch unten zu erwähnende Ursachen bestimmen lassen kann, eine Gattung von Verrichtungen mehr zu befallen, als die andere, und in derselben die krampfhaften Beschwerden hervorzubringen, zu denen diese Verrichtungen fähig sind.

Vielleicht scheint dies nicht sehr deutlich zu seyn, und könnte für hypothetisch angesehn werden; ich vermuthe aber, daß es durch einige fernere Betrachtungen erläutert werden kann. Die wechselseitige Zusammenziehung und Erschlaffung in den thierischen Verrichtungen wird gewöhnlich von dem Willen regiert, und scheint daher einiger Verschiedenheit in Rücksicht der Geschwindigkeit der Abwechselung und Erneuerung fähig zu seyn; es ist aber wahrscheinlich, daß diese Verschiedenheit ihre, von der thierischen Haushaltung, oder wenigstens durch Gewohnheit bestimmte Gränzen habe, so daß, wenn diese Abwechselung irgend jemals über das gewöhnliche Mas getrieben und übereilet wird, einige Verwirrung und Unordnung in der erwähnten allgemeinen Gehirnkraft verursacht wird.

Dies scheint sehr gut durch die Wirkungen des Schrecks, oder unvorhergesehener und unerwarteter Eindrücke erläutert zu werden, welche die Ordnung und Geschwindigkeit des zu dieser Zeit im Geiste vor sich gehenden Ideenganges unterbrechen, ein Ereigniß, welches, wie wir wissen, häufig krampfhafte Beschwerden unter allerlei Gestalt hervorbringt. Unser Saz scheint sich auch ferner beim Stottern aufzuklären, wo eine Zaghaftigkeit und Unentschlüssigkeit die Folgereihe der Sylben oder Worte unterbricht oder jagt, und das Gesicht, und zuweilen den ganzen Körper in Zuckungen sezt, welches sich jederzeit vermeiden läßt, wenn man der Geschwindigkeit in der vorhabenden Folgereihe ein regulirendes Mas giebt, wie von denen geschieht, die es auf eine singende Art zu thun suchen.

Aus allem dem, was so eben gesagt worden ist, glaube ich, wird erhellen, daß Zuckungen durch alles dasjenige hervorgebracht werden können, was die Geschwindigkeit der Abwechselungen, die in der Gehirnkraft statt finden, übertreibt.

Zur Erläuterung des Ganzen dient es, wenn wir bemerken, daß, da die krampfhaften Beschwerden so auf der Veränderung in der Weise und Ordnung der im Gehirn statt findenden Bewegung beruhen, sie auch mehr oder weniger leicht entstehen werden, je nachdem diese Weise und Ordnung sich mehr oder weniger leicht verändern läßt, welches bei verschiednen Personen verschieden ist. Daß diese Anlage zu mehr oder weniger leicht entstehenden Veränderungen in dem Zustande und im Inbegriffe der vom Gehirn abhängenden Bewegungen bei verschiedenen Personen verschieden sei, hat man schon oft angemerkt, und eben so allgemein hat man beobachtet, daß bei Personen von sehr großer Beweglichkeit dieser Art, sehr leicht krampfhafte Beschwerden erregt werden, und sehr häufig entstehen, welches die Lehre, die wir vorgelegt haben, ungemein zu bestätigen scheint.

Um unsere Krankheitslehre, so gut wir können, vollständig zu machen, müssen wir zunächst betrachten, worinn es liege, daß die krampfhaften Beschwerden eine Art von Verrichtungen mehr als die andere befallen. Es kann zuerst eine Beweglichkeit in der Gehirnkraft vorhanden seyn, welche für eine Art von Körperverrichtung größer, als für eine andere ist, und daher geschiehet es, daß die Leidenschaften, welche irgend eine krampfhafte Beschwerde erzeugen können, sie gleichwohl in der einen Art von Verrichtungen vielmehr, als in der andern, hervorbringen.

Daher ist es möglich, daß die hervorgebrachten Beschwerden gänzlich von dem Zustande des Gehirns abhängen können; doch ist es auch wahrscheinlich, daß die erzeugten Beschwerden oft auf einer besondern Bildung und einem eignen Zustande der Organen beruhen, welche bei den zu befallenden Körperverrichtungen im Spiele sind, wodurch die Gehirnkraft bestimmet wird, ihre Richtung nach diesen Theilen zu nehmen. So findet man, daß gewisse organische Fehler des Herzens selbst, oder der mit ihm verbundnen grosen Gefäse Gelegenheit zu den krampfhaften Beschwerden, zu Herzklopfen und Ohnmacht geben.

Es ist wahrscheinlich, daß ein gewisser Zustand der Lunge Kurzathmigkeit veranlaßt, indem wir so oft wahrnehmen können, daß unmittelbar auf die Lungen selbst, und nicht auf das Gehirn angebrachte Dinge, das Uebel hervorbringen.

Eben so wahrscheinlich ist es, daß ein gewisser Zustand des Speisekanals, durch eine gewisse Verfassung der Eyerstöcke hervorgebracht, zur Hervorbringung der Hysterie anleitet.

Es ist nicht leicht zu bestimmen, welche besondere Verfassung der Organen der willführlichen Bewegung Gelegenheit zu den krampfhaften Beschwerden derselben geben könne; aber wahrscheinlich ist es, daß, da die Gehirnkraft sich vorzüglich auf diese Bewegungen verwendet, und mit einer solchen Abweichung, daß sie, wie wir annehmen können, eine beträchtliche Beweglichkeit erlangen, welche in Verbindung mit der in der Körperanlage liegenden Verfassung dieser Theile, sie geneigt macht, durch irgend eine beträchtliche Veränderung der Weise und Ordnung der Gehirnbewegungen afficirt zu werden, und so Fallsucht, die vorzüglichste krampfhafte Beschwerde der thierischen Verrichtungen, hervorzubringen. Daß aber irgend eine allgemeine Beschwerde der Gehirnkraft dergleichen leicht hervorbringen könne, schließen wir daraus, weil dieses Uebel eine der häufigsten krampfhaften Beschwerden ist, und gewiß häufiger, als Ohnmacht, Asthma, oder Hysterie.

Die Absicht von allem dem, was wir jetzt gesagt haben, gehet dahin, den allgemeinen Satz zu begründen, daß krampfhafte Beschwerden, sie mögen nun ursprünglich in dem Gehirne, oder in einzelnen Theilen entspringen, hauptsächlich, oder doch stets zum Theil auf einer Beschwerde und besondern

Verfassung der Gehirnkraft beruhen, und daß die Wirkungsart der krampfwidrigen Arzneien darin bestehen müsse, diesen krampfhaften und widernatürlichen Zustand in der Gehirnkraft zu verbessern, indem sie entweder den Zustand der widernatürlichen Erregung, oder Erschlaffung verbessern, oder der allzuschnellen Abwechselung dieser Zustände vorbeugen.

Ehe wir jedoch zu einer umständlichern Betrachtung dieser Krankheitsanzeigen und der ihnen angemessenen Hülfsmittel übergehen, welche im engern Verstande krampfwidrige Mittel genennt werden, so muß ich bemerken, daß es, obgleich eigentlich nicht so zu nennende, Hülfsmittel giebt, welche der Heilung krampfhafter Beschwerden angemessen sind, und daher einige Verwirrung im Gebrauche dieser Ausdrücke veranlassen kann.

Die erstern derselben, die ich anführen wollte, sind die Mittel, welche der veranlassenden Ursache krampfhafter Beschwerden vorzubeugen, geschickt sind. Ich habe oben gesagt, daß eine gewisse Beweglichkeit des ganzen Körpers diese Anlage sehr stark verursacht, und daß daher stärkende Mittel dienlich seyn können ihr vorzubauen, und wenn die Krankheit auf der Beweglichkeit allein beruhet, so können sie ganz und gar die Hülfsmittel abgeben. Ich habe aber selten gefunden, daß sie sich in Wahrheit als solche beweisen, theils weil es schwer ist, die Wirkung der stärkenden Mittel hinreichend dauerhaft *) zu machen, theils auch weil, wenn entweder die Krankheit auf dem Zustande einzelner Theile beruhet, welchen die stärkenden Mittel nicht verändern können, oder wenn ein vollblütiger Zustand des Körpers zum Grunde liegt, den die stärkenden Mittel vielmehr zu verschlimmern geneigt sind, die stärkenden Mittel in allen diesen Fällen keine sichere

*) Man wechsele mit ihnen ab (denn es giebt deren viele) man nehme die reizenden Mittel, die Friktionen verschiedener Art, Körperbewegung, reine Luft, Bäder von verschiedenen höchsten Graden, Kälte zu Hülfe u. s. w., und man wird sich nicht zu beschweren haben, daß die Wirkungen der stärkenden Mittel nicht dauerhaft wären. Oder ist etwa die Wirkung der stinkenden Harze, der flüchtigen Oele und Aetherarten dauerhafter? Anm. d. Ueb.

Von krampfstillenden Mitteln. 401

lichen Hülfsmittel abgeben können. Der lezte Umstand findet oft bei Hysterie und Fallsucht statt.

Ein anderes Mittel, krampfhaften Beschwerden zu begegnen, ist die Vermeidung der erregenden Ursachen. Ich habe oben gesagt, so wie auch in meinen ersten Grundlinien der praktischen Arzneikunst, daß ein gelegentliches Aufwallen in den Blutgefäßen des Gehirns eine der häufigsten Erregungsursachen der Fallsucht und vielleicht noch anderer krampfhaften Beschwerden sei, da es dann einleuchtend wird, daß eine solche Erregungsursache durch den Gebrauch der Kühlungsmittel hinweggenommen werden muß, welche nicht für krampfwidrige Mittel angesehn werden können.

Ein dritter Fall, in welchem die eigentlichen krampfwidrigen Mittel oft überflüssig und unnütz, vielleicht schädlich seyn können, ist, wenn die Krankheit nicht ursprünglich (primarily) auf dem Zustande des Gehirns beruhet, sondern von einer besondern Verfassung gewisser Theile entspringt, die sich dem Gehirne mittheilt. In solchen Fällen wird es sichtlich, daß die Gehirnbeschwerde nicht verbessert werden kann, bis die ursprüngliche Krankheit geheilet ist. Von dieser Art habe ich oben Beispiele gegeben, wo von den Uebeln der besondern einzelnen Körperverrichtungen die Rede war.

Hier werde ich blos eins dieser Beispiele anmerken, da es die beste Erläuterung der Hauptlehre abgiebt, und mir Gelegenheit ertheilen wird, eine besondere Bemerkung darüber beizubringen.

Der Fall, wovon ich rede, betrift das Herzklopfen, die Ohnmacht und andere unregelmäsige Beschwerden des Herzens. Jeder Arzt weiß, daß diese Beschwerden gewöhnlich auf einem organischen Fehler des Herzens oder der unmittelbar mit ihm verbundenen grosen Gefäse beruhen, auf Pulsadergeschwulst, Polypen, oder Verknöcherungen, die man gewöhnlich als unheilbare Krankheiten ansieht. Leichenöffnungen haben in der That dergleichen Ursachen so gewöhnlich entdeckt, daß die Aerzte nur gar zu leicht die Hoffnung aufgeben, solche Krankheiten zu heilen, und sich aller Bemühung entziehen; ich glaube aber, daß es gut seyn wird, wenn ich zur Belehrung der Aerzte folgenden Fall hersetze:

Ein schon sehr alter Herr ward häufig mit Herzklopfen befallen, welches nach und nach sowohl öfterer, als auch stärker wiederkam, und so zwei oder drei Jahre lang anhielt. Da der Kranke von der Kunst war, so besuchten ihn viele Aerzte, welche sehr einstimmig der Meinung waren, die Krankheit rühre von einem organischen Fehler des Herzens her, wie wir eben gesagt haben, und sahen sie für durchaus unheilbar an. Die Krankheit nahm jedoch nach einigen Jahren allmählig ab, kam nicht so oft und nicht so heftig wieder, und hörte endlich ganz und gar auf, und seitdem, welches nun schon sieben bis acht Jahr sind, ist er vollkommen gesund geblieben, ohne die mindeste Ahndung von seiner vorigen Beschwerde.

Ausserdem habe ich noch einige andere Fälle von Herzklopfen gehabt, wo es heftig war, und ziemlich lange anhielt. Diese insbesondere, so wie der eben erwähnte Fall, überzeugen mich, daß die krampfhaften Beschwerden, so heftig und anhaltend sie auch zuweilen seyn mögen, doch nicht immer auf organischen und unheilbaren Fehlern einzelner Theile beruhen *), sondern sehr oft blos von einer Beschwerde des Gehirns allein herrühren können.

Nachdem ich nun der verschiednen Mittel gedacht habe, welche nicht eigentlich als krampfwidrig anzusehen sind, und, wiewohl nicht mit großer Genauigkeit, die Fälle erwähnt habe, in denen die eigentlichen antispasmodischen Mittel unnütz oder überflüssig seyn können, so gehe ich zur Betrachtung derer über, denen dieser Name im eigentlichen Sinne zukömmt.

Ich sehe sie als in zwei Abtheilungen gehörig an; die einen sind die besänftigenden Mittel, und die andern diejenigen, welche ich eigentlicher krampfwidrige nennen würde,

---

*) Eine Brustwassersucht oder eine Wassersucht des Herzbeutels zeigt oft alle Phänomenen des Herzpolypen oder einer Abergeschwulst der Pulsaderstämme. Zuweilen können es auch bloße krampfhafte Beschwerden seyn. Anm. d. Ueb.

und die ich in Rückſicht ihrer Eigenſchaft und Wirkungsart verſchieden von jenen andern anſehe.

Was die erſtern anlangt, ſo könnte es wunderbar ſcheinen, daß ich den Mohnſaft nicht in mein Verzeichniß der krampfwidrigen Mittel geſezt habe, da doch alle andere Aerzte ihn als das Hauptmittel in den meiſten krampfhaften Beſchwerden anſehen. Ihre Meinung iſt gewiß wahr und gegründet; da aber ſeine Wirkungsart nicht von der der eigentlichen antiſpasmodiſchen Mittel abweicht, ſo achtete ich nicht hierauf bei der Verfertigung meines Verzeichniſſes.

Es liegt mir jedoch nun ob, die Erinnerung zu machen, daß da krampfhafte Beſchwerden ſo oft von einer vermehrten Erregung der Gehirnkraft anfangen, der Mohnſaft, als das ſtärkſte Mittel dieſe Erregung zu vermindern, ſehr oft das gewiſſeſte und leichteſte Mittel ſeyn müſſe, ſowohl den krampfhaften Beſchwerden vorzubauen, als ſie zu heilen. Zu gleicher Zeit aber müſſen wir anmerken, daß es oft dieſem Entzwecke Genüge zu leiſten fehl ſchlägt.

Wenn die erhöhete Erregung von einer auf einen einzelnen Theil des Körpers angebrachten Reitzung entſtehet, zu deren Hinwegräumung der Mohnſaft nichts beitragen kann, ſo muß die Krankheit immer wieder kommen, wenn man auch die ſtärkſten Gaben Mohnſaft angewendet hat. Dergleichen geſchiehet beim Tetanus von Wunden, deren Gemeinſchaft mit dem Gehirne nicht abgeſchnitten werden kann; hier ſchlägt der Mohnſaft oft fehl.

Ein anderer Fall, wo der Mohnſaft ſeine Dienſte verſagen kann, iſt, wo die Erregung des Gehirns von einem vollblütigen Zuſtande des Gefäſſyſtems herrührt und von einem gelegentlichen Aufwallen in den Blutgefäſen des Gehirns. In dieſen Fällen iſt der Mohnſaft ſo weit entfernt ein Hülfsmittel abzugeben, daß er oft die Krankheit noch mehr verſchlimmert, und dies wird die Urſache entdecken, warum er ſo oft bei Fallſucht und Hyſterie fehlſchlägt und Schaden thut.

Kaum iſt es nöthig, hier folgende Anmerkung zu machen. Da jedoch die Erregung und die Erſchlaffung des Gehirns wechselsweise eine die andere hervorbringt, so bestehn die krampfhaften Beschwerden immer in irgend einer erhöheten Erregung, obgleich leztere von einem Zustande von Nachlaß anfangen kann. Daher geschiehet es, daß Reizmittel, wie die flüchtigen Laugensalze, oder gewisse sehr geruchvolle Substanzen von angenehmer Art sind, die Entstehung krampfhafter Beschwerden verhüten können.

Die andere Gattung der krampfwidrigen Mittel, welche ich im engern Verstande für solche ansehe, scheinen mir von zweierlei Art zu seyn. Die eine bestehet aus Substanzen von widrigem Geruche, welche daher gewöhnlich stinkende Arzneien genannt werden, und sowohl aus den gewächsartigen, als aus den thierischen Substanzen entlehnet sind.

Ich halte dafür, daß die Wirkungsart derselben auf folgende Art geschiehet, daß, da alle widrige Empfindungen besänftigend, oder vermögend sind, die Thätigkeit des Gehirns zu schwächen, auch, meines Erachtens, unsere stinkenden Arzneien, indem sie der erhöheten Erregung, mit der die krampfhaften Beschwerden ihren Anfang nehmen, vorbeugen oder sie mäsigen, auch Hülfsmittel für dieselben abgeben können.

Die andere Art von krampfwidrigen Mitteln scheinet mir in einem sehr flüchtigen Oele zu bestehen, welches seiner Flüchtigkeit wegen eine besondere Kraft auf die Nervenflüssigkeit der Thiere erlangt. Diese haben offenbar das Vermögen jener Erregung vorzubeugen, von der die krampfhaften Beschwerden anfangen, und sie zu mäsigen; wodurch sie dann Gegenmittel derselben werden.

Ich nehme jedoch wahr, daß sie noch eine andere Kraft besitzen, welche, so wenig ich es auch erklären kann, offenbar darin bestehet, daß sie der Thätigkeit der Gehirnkraft Ton und Städigkeit mittheilt, und so die jöhlingen Abwechslungen der Erregung und des Nachlasses verhütet, worin so viele krampfhafte Krankheiten bestehen. Dies mag meinen Lesern nicht völlig klar seyn, ich lege es auch nur als eine Muthmasung der fernern Prüfung nachdenkender Aerzte vor. So lange die Natur der Nervenkraft und ihre mancherlei

Bewegungen noch so unvollkommen bekannt sind, scheint es
zuläßig zu seyn, unter gehöriger Einschränkung bei der Anwendung, sich einige Spekulationen und Muthmasungen
zu erlauben.

Einzelne krampfwidrige Mittel.
Grauer Amber.

Dies ist eine Arznei, welche so wenig in unserer Praxis
angewendet wird, daß sie von beiden Dispensatorien ausgelassen worden ist; noch aber behält sie ihren Platz in allen
ausländischen Apothekerbüchern, und verspricht wegen ihres
starken Geruchs eine thätige Arznei zu seyn. Ich bin jedoch
so wenig mit ihr bekannt, daß ich ganz und gar denjenigen,
der sich hierüber belehren will, auf Lewis verweisen muß,
welcher die natürliche und chemische Geschichte des Ambers,
so wie die verschiednen Formeln angegeben hat, in denen er
als Arznei angewendet worden ist.

Bernstein.

Man hat denselben oft in seinem rohen Zustande als Arznei gebraucht; da er aber in dieser Verfassung keine wirksamen Theile zeigt, und völlig unauflöslich in unsern Säften
ist, so muß er, wie er mir auch immer so geschienen hat,
eine gänzlich unkräftige Substanz seyn. Ob er gleich vielleicht immer noch von Hebammen und empirischen Aerzten
gebraucht wird, so glaube ich doch, daß ihn die brittischen
Aerzte nunmehr völlig bei Seite gesezt haben.

Man hat sichs sehr angelegen seyn lassen, Tinkturen von
den kräftigern Theilen des Bernsteins zu bekommen; ich habe
aber nie gefunden, daß diese Tinkturen Bestandtheile genug
enthielten, die sie zu einer kräftigen und nützlichen Arznei
machen könnten; man hat auch den Gedanken hieran schon
ganz in England fahren lassen. Die Verfasser des genfer
Apothekerbuches haben einen unvollkommnen Versuch gemacht, eine grose Menge verstärkten Weingeistes dazu zu
nehmen, und die dänischen und schwedischen Dispensatorien

haben noch etwas besser gehandelt, da sie den versüßten Vitriolgeist dazu nahmen. Es entstehet zwar durch diese Flüssigkeiten einige Auflösung und Ausziehung des Agtsteins; ich konnte aber in diesen Auflösungen nie eine andere Tugend gewahr werden, als die diesen geistigen Flüssigkeiten zukömmt.

Die einzigen wirksamen Theile, die man aus dem Bernstein erlangen kann, finden sich in seinem destillirten Oele und Salze. Letzteres haben wir sehr selten ächt, und ich kann daher seine Tugenden nicht genau bestimmen; doch wenn es auch ächt und wohl gereinigt worden ist, so verspricht es gleichwohl keine große Wirksamkeit, und ich glaube, daß es wenig von den Gewächssäuren abweicht.

Auch der mit Bernsteinsalz gesättigte Hirschhorngeist (liquor cornu cervi succinatus) von welchem die ausländischen Schriftsteller so viel reden, war, wie ich fand, nie von einiger Wirksamkeit, oder eine bessere Arznei, als der Hirschhorngeist von einer Gewächssäure zum Mittelsalze gesättigt.

Das destillirte Oel des Bernsteins ist eine kräftigere Arznei, aber nicht in der Verfassung, in welcher man sie bei der ersten Destillation erhält; daher man nun in allen Dispensatorien die Verordnung macht, es durch mehrmalige Destillation zu rektificiren. Diese Rektifikation schreibt man jedoch verschiedentlich vor. Das londner Kollegium befiehlt die Destillation desselben dreimal zu wiederholen; doch ob es gleich befahl, daß bei jeder Destillation allemal etwas weniger, als das Ganze beträgt, herüber gezogen werden sollte, so kann die Operation doch ungenau und sehr unvollkommen ausfallen.

Das edinburger und das schwedische Dispensatorium hat besser gehandelt, da es befiehlt, daß man die Rektifikation mit hinzugesetztem Wasser, sechsmal so viel davon zu einem Theile Oel, machen solle, und das edinburger Kollegium hat noch die klügliche Verordnung hinzugesetzt, daß bei jeder Destillation nur Zweidrittheile Wasser abgezogen werden sollen. Dies wird zwar dem Oele eine große Verbesserung mittheilen; ich kann sie aber schwerlich für hinlänglich halten, demselben den größten Grad von Reinigkeit zu geben, deren es fähig ist. Ich habe verschiedene Destillationen mit Waffer angestellt, und immer gefunden, daß das Oel bei jeder erneuerten Destillation dünner und flüchtiger ward, einen angenehmern Geruch erhielt, und sich als eine kräftigere Arznei bewies.

Hier muß insbesondere bemerkt werden, daß alle sehr flüchtige Oele, Arzneien werden, die man immer für starke krampfwidrige Mittel angesehen hat. Man mag auch nun ihre Wirkungsart erklären, wie man will, so setze ich das rektificirte Bernsteinöl in die Klasse von Arzneien, die ich in vielen Fällen von Fallsucht, Hysterie und andern krampfhaften Beschwerden hülfreich befunden habe. Man kann das Bernsteinöl in Gaben von zehn bis dreißig Tropfen reichen.

Nur wenn der Verlust der Monatreinigung zum Theil als ein krampfhaftes Uebel anzusehen ist, zeigt das Bernsteinöl einige Monatreinigung treibende Kraft.

Steinöl (petroleum).

Unter diesem Nahmen gedenke ich alle die mineralischen Oele zu begreifen, die man in der Erde antrift, und ich glaube in dieselbe Klasse alle erdharzige Mineralien setzen zu dürfen, dergleichen das Judenpech oder Asphalt und die Steinkohle ist.

Ich glaube, alle Naturkündiger und Scheidekünstler sind darin mit einander einverstanden, daß der brennbare Theil aller dieser Mineralien jenes flüssige, flüchtige und brennbare Oel ist, welches *Naphtha* benennt wird, die im abgesonderten Zustande an einigen Orten des Erdbodens, oder auf der Fläche von Waffern gefunden wird, in die es aus dem Boden und den Seiten eingeschlämmet worden ist. Wie es hervorgebracht werde, erklärt man nicht; es ist aber ganz gewiß eine mineralische Materie, welche in der Erde erzeuge wird, und durch die Beimischung verschiedner Stoffe, die sie dort antreffen muß, verschiedene Gestalten annimmt.

vom feinern Oele bis zum gröbern, und so in verschiedenen
Stufen bis zur dickern Konsistenz, und bis zur völlig festen
Masse.

Ich habe nicht nöthig, die natürliche oder chemische Geschichte dieser Substanzen hier zu verfolgen, da es zu arzneilichem Behufe für mich hinlänglich ist, anzumerken, daß so lange diese Substanzen in einem abgesonderten und nur einigermasen in einem ölichten oder flüsigen Zustande sich befinden, das Oel eine Schärfe bei sich führe, die es zum Reizmittel, und so sehr krampfwidrig macht, daß es sich in verschiedenen spasmodischen Krankheiten nützlich erwiesen hat.

Wie sehr sich das Steinöl als Arznei verbeßre, wenn man ein Theil Schwefelblumen darin auflößt, habe ich noch nicht Erfahrung genug gehabt, einzusehn. Das Steinöl kann in verschiednen seiner Zustände, wie ich gesagt habe, eine Arznei abgeben; es ist aber immer, in jeder Form, in welcher ich es verordnen kann, ein sehr widriges Mittel, und ich habe nie seine Kräfte so beträchtlich gefunden, daß sie diesen Nachtheil verhüten könnten.

Der einzige Nutzen aller der erbharzigen Mineralien, den ich der Achtung werth halten kann, ist, daß sie in der Destillation ein flüchtiges Oel von der Natur des Bernsteinöls liefern, welches mittelst der für lezteres vorgeschlagnen Rektifikation zu demselben Grade von Reinigkeit und Tugend, und vielleicht in einigen Fällen mit geringern Kosten, gebracht werden kann.

Gewächsartige stinkende Pflanzen.

Belfuß (arteinisia).

Dieser scheint als eine krampfwidrige stinkende Pflanze die schwächste in der ganzen Ordnung zu seyn, und ward mit Recht in dem londner Verzeichnisse ausgelassen, und ob sie gleich in dem edinburger beibehalten ward, so ist sie doch in unserer Praxis nicht bekannt.

Diese Pflanze hat den gelehrten Professor Murray Anleitung gegeben, uns eine brauchbare Sammlung über die Mora zu liefern; diese scheint aber nicht für diesen Ort zu gehören, und ein allgemeines, nicht ein besonderes Mittel zu seyn.

Die andere Pflanze aus der Klasse Syngenesia, die in meinem Verzeichnisse steht, ist das

Mutterkraut (matricaria).

Dies ist eine Pflanze von wirksamern Theilen als die vorige, und kann verdienen, öfterer gebraucht zu werden, als geschehen ist. Sie stehet aber in keinem der beiden brittischen Dispensatorien mehr, und ich habe selten Gelegenheit gehabt sie so anwenden zu sehen, daß ich in Stand gesezt worden wäre, ein entscheidendes Urtheil über ihre Tugenden zu fällen.

Kramerkümmel (cuminum).

Die allgemeinen Tugenden dieser Substanz, was das blähungstreibende und krampfwidrige derselben betrift, habe ich schon angegeben; doch der etwas widrigere Geruch, den sie vor andern gewürzhaften Saamen voraus hat, veranlaßte mich, sie hier wieder einzuschalten, und ich halte sie für den stärksten krampfwidrigen Saamen dieser Ordnung.

Ich habe in meiner liste der stinkenden Gewächse den Polei aufgeführt, doch sehr unschicklich; und ich habe genug gesagt, meine Meinung über die Kräfte desselben an den Tag zu legen, als ich von ihm, unter den quirlförmigen Pflanzen handelte.

Stinkende Melde.

Unter welches Geschlecht dieselbe eigentlich gehöre, habe ich in meinem Verzeichnisse angegeben.

Sie ist eine sehr stark stinkende Pflanze, und man kann daher von ihr vermuthen, daß sie ein kräftiges krampfwidriges Mittel sei. Ob sie gleich nicht in das Verzeichniß des londner Kollegiums aufgenommen worden ist, so ist sie doch hier zu Lande häufig mit Nutzen gebraucht worden, obgleich nicht so häufig, wie man erwarten könnte, da sie eine Pflanze ist, die man nicht immer leicht frisch haben kann und welche in ihrem trocknen Zustande alle ihre sinnlichen Eigenschaften verliert.

Sie kann daher blos in ihrem grünen Zustande angewendet werden, und die schicklichste Formel dazu, ist die, sie zur Konserve zu machen; und da man sie auch selbst in dieser Verfassung unsern Kranken nicht immer leicht beibringen kann, so wird sie nicht so oft gebraucht, wie ich wohl wünschte.

Raute (ruta).

Was bei dieser Pflanze zuerst zu erinnern vorkömmt, ist, daß das Kraut und die Saamen wesentliche Oele in verschiedener Menge, und, wie ich urtheile, von verschiednen Eigenschaften geben. Da man aber nicht angemerket hat, in welcher verschiedenen Verfassung der Pflanze die Destillate oder Extrakte gemacht worden sind, so sind hieraus, meiner Meinung nach, die verschiednen Erzählungen entstanden, die man von den aus dieser Pflanze erhaltenen Produkten aufgezeichnet hat, so wie dies auch einigen Einfluß auf die verschiedenen Berichte von ihren Tugenden gehabt hat.

Die Zerlegung ist daher einer genauern Prüfung zu unterwerfen. Indeß trage ich, theils nach den sinnlichen Eigenschaften derselben, theils aber auch nach meiner Erfahrung über ihre Anwendung, kein Bedenken, ihre antispasmodischen Kräfte zu behaupten, man mag nun das destillirte Wasser davon, die Konserve, oder das Extrakt anwenden.

Das destillirte Wasser *) muß von der Pflanze abgezogen werden, ehe sie ihre Blumen bildet, und läßt sich sehr durch eine Kohobation verbessern. Wenn man die Konserve, wie sonst die Vorschrift war, mit drei Theilen Zucker bereitet, so ist sie ein schwaches und unbequemes Mittel; verfertige man sie aber nur mit gleichen Theilen Zucker, und nur kleine Quantitäten davon auf einmal, so daß die Pflanze

---

*) Das destillirte Oel der Raute und der Oelzucker daraus ist das bequemste krampfwidrige Präparat aus dieser Pflanze.
Anm. d. Ueb.

immer in ihrem frischen Zustande genommen werden kann, so ist sie ein nüzliches krampfwidriges Mittel.

Das Extrakt ist gewiß eine nüzliche Arznei und hat die Billigung unserer beiden Kollegien vor sich. Es ist möglich, daß es einige monatreinigungtreibende Tugend ausüben kann, wiewohl ich nicht bei der Anwendung dieser Mittel so glücklich gewesen bin, als ich gewünscht hätte.

Ich glaube, daß einige andere Tugenden, welche der Raute zugeschrieben werden, ihr mit vielen andern Pflanzen gemein sind, und nehme daher hier keine weitere Notiz von ihnen. Eine Tugend, die ihr besonders beigelegt wird, nämlich der Ansteckung zu widerstehen, oder wenn man sie bekommen hat, wieder auszutreiben, halte ich für gänzlich ungegründet, und ich hoffe die Gründe zu dieser Meinung schon bei verschiednen Gelegenheiten aus einander gesezt zu haben.

Sadebaum (Sabina).

Dies ist eine Pflanze, welche vor allen andern die gröste Menge wesentlichen Oels ausgiebt, und da dieses Oel den besondern Geruch und Geschmack der Pflanze bei sich führt, so lassen sich die arzneilichen Tugenden der ganzen Pflanze ihr mit gutem Fuge zuschreiben; es ist aber eine sehr scharfe und hizige Substanz und ich bin durch diese Eigenschaften oft verhindert worden, es in der Menge anzuwenden, die vielleicht nöthig gewesen wäre, seine monatreinigungtreibenden Tugenden zum Vorschein zu bringen. Gleichwohl muß ich gestehen, daß es einen stärkern Trieb nach der Bärmutter zeigt, als irgend eine andere Pflanze, die ich gebraucht habe; doch hat mir dies oft fehl geschlagen, und seine hizigen Eigenschaften erfordern immer eine grose Behutsamkeit.

Von seinen wurmtreibenden Eigenschaften, oder von seinen Kräften, angefreßne Knochen oder unreine Geschwüre zu heilen, habe ich keine Erfahrung gehabt.

Stinkende Harze.

Teufelsdreck (asa foetida).

Ich habe diesen an die Spize des Verzeichnisses, als die kräftigste Substanz unter allen gesezt, und wenn er ziemlich frisch und ächt ist, so ist er eine sehr schätzbare Arznei. Dies hängt von der Stärke seines Geruches und davon ab, wenn sich sein Geruch sehr verbreitet, welcher, wie ich glaube, eben deswegen leichter zu den Nerven dringt, als irgend ein anderer Geruch einer Gewächssubstanz.

Alles dies erklärt, warum er sich als ein so kräftiges und so plötzlich wirkendes krampfwidriges Mittel zeigt.

Diesemnach habe ich gefunden, daß er die meiste Kraft in allen Fällen von Hysterie besizt, und, wo ein gegenwärtiger hysterischer Anfall die Einnahme der Arzneien durch den Mund nicht verstattete, da fand ich, daß er im Klystier gegeben, sehr hülfreich war. Wenn man ihn verschluckt, so ist er besonders dienlich zur Hebung derjenigen krampfhaften Beschwerden, die sich so oft bei der Unverdaulichkeit einfinden, und da er offenbar eine laxirende Kraft besizt, so schickt er sich sehr gut zur Kur der Blähungskoliken hysterischer und hypochondrischer Personen.

Er ist einigermasen dienlich gegen die krampfhafte Schwerathmigkeit; da aber der Krampf in diesen Fällen von hartnäckiger Art ist, so habe ich selten gefunden, daß der stinkende Asant in asthmatischen Paroxysmen viel Dienste gethan hätte.

Da alle die stinkenden Harze einen Trieb nach den Lungen zu haben, und Auswurf zu befördern scheinen, so habe ich den Asant als das kräftigste Mittel zu diesem Behufe befunden, und kräftiger, als das so häufig gebrauchte Ammoniakgummi.

Man hat den stinkenden Asant zu allen Zeiten als ein wurmtödtendes Mittel angesehn, und ich hege keinen Zweifel, daß er es sei; ich habe ihn aber selten wirksam befunden; welches ich jedoch dem Umstande zuschreibe, daß wir ihn nicht in so frischen und geruchvollen Zustande erhalten, als zu wünschen wäre.

Die stinkenden Harze sind immer als monatzeittreibende Mittel empfohlen worden, und gewiß sollte der Teufelsdreck den größten Anspruch auf diese Kraft haben; ob dies aber an dem unvollkommnen Zustande liege, in dem wir nur allzuoft diese Arznei erhalten, oder an irgend etwas andern in der Natur der unterdrückten Monatreinigung, möchte ich nicht genau entscheiden: so viel aber ist gewiß, daß es mir sehr selten geglückt hat, wenn ich den Asant als ein Emmenagogum brauchte.

Man bedient sich des stinkenden Asants in verschiednen Formen; man kann ihn in fester Gestalt geben, oder mit wässerigen oder geistigen Flüssigkeiten ausziehen, seine Kräfte steigen in der Destillation mit den leztern Flüssigkeiten über.

In fester Gestalt wirkt er selten *) als ein kräftiges krampfwidriges Mittel, und ich bediene mich daher desselben selten in diesem Zustande, ausgenommen, wo er mit Aloe, oder andern Arzneien verbunden werden soll.

Wenn man sich desselben als eines antispasmodischen Mittels bedienen will, und wo insbesondere eine jählinge Wirkung erforderlich ist, ist die Gestalt der Tinktur oder des flüchtigen Geistes die schicklichste. Da eine öftere Wiederholung eines und eben desselben krampfwidrigen Mittels gar leicht die Wirksamkeit desselben schwächt, so kann eine Verschiedenheit von Formeln und Verbindungen mit andern krampfstillenden Mitteln nöthig werden. Unter den Tinkturen halte ich die Rustropfen für die undienlichsten, und sie sind meiner Meinung nach mit Recht von dem londner Dispensatorium ausgelassen worden.

Zu den eben erwähnten Behufen giebt, meines Erachtens, der flüchtige stinkende Geist (spiritus volatilis foetidus) des edinburger Dispensatoriums, oder der stinkende Salmiakgeist (spiritus ammoniae foetidus) des londner, wenn sie füglich in grosen Gaben gereicht werden können, die kräftigste Formel ab, doch bleibt bei alle dem der Einsicht des Arztes viel anheim gestellt.

Ammoniakgummi.

Unter allen den erwähnten stinkenden Harzen besizt das Ammoniakgummi das wenigste von stinkendem Geruche, und ich sehe daher seine krampfwidrigen Kräfte für die unbeträchtlichsten an. Indessen ist er eine scharfe und hizende Sub-

*) Da er so schwerauflöslich im Magen ist. A. d. U.

stanz, die, da sie nach den Lungen geht, sich als ein Auswurf beförderndes Mittel erweisen kann, eine ihm gewöhnlich beigelegte Tugend. Ich habe aber selten diese Kraft sehr merklich befunden, und in der gewöhnlichen Praxis häufig bemerkt, daß der von seinen erhitzenden Eigenschaften entstehende Nachtheil größer war, als der Nutzen, den er als Auswurf beförderndes Mittel leistete.

Das Ammoniakgummi hat man gewöhnlich wegen seiner Kraft gerühmt, äusserlich aufgelegt, verhärtete Geschwülste aufzulösen. Die Theorie hievon aber ist starken Zweifeln unterworfen, und ich habe keinen einzigen deutlichen Beweis aus der Erfahrung, daß es dergleichen Kraft besitze *).

Mutterharz (galbanum).

Dies ist zwar ein stinkendes Harz und sollte solche Kräfte haben; es ist aber weder von starkem noch sehr sich verbreitendem Geruche, und daher sind seine Tugenden nicht beträchtlich. Vor sich allein hat es wenig Kraft, wird aber mit Recht in der Praxis beibehalten, da es eine Abwechselung abgiebt, welche man beim Gebrauche der krampfwidrigen Mittel so sehr bedarf. Das londner Kollegium hat meines Erachtens wohl gethan, daß es uns Gummipillen ohne Teufelsdreck giebt, der einigen Personen oft so zuwider ist. Obgleich das edinburger Kollegium vielleicht eine kräftigere Arzney zusammengesezt hat, so vermisset man doch dabei den Vortheil der erwähnten Abwechselung.

Man hat das Mutterharz zur Beförderung der Eiterung entzündlicher Geschwülste empfohlen, seine Kräfte aber haben sich auf diesem Wege nie sehr beträchtlich erwiesen, und

---

*) Hier zweifelt der Verf. zu viel. Die starkklebenden erhitzenden Harze können, wenn sie auf Geschwülste gelegt werden, deren Eiterung zwar im Werke ist, aber wegen des geringen Grades von Entzündung sehr zögert, leztere erhöhen, folglich die Eiterung befördern; so wie übermäßige Entzündung der Theile Breiumschläge zur Einleitung der zweckmäßigsten Suppuration erheischt. A. d. U.

unsere Wundärzte haben gefunden, daß sie diesen Entzweck gewisser und geschwinder erreichen konnten durch wiederholte Auflegung erweichender Breie *).

Panargummi (opopanax).

Dies ist das am wenigsten widrige unter den stinkenden Harzen, folglich das, was am wenigsten dergleichen Tugend besitzt. Vor sich wird es wenig angewendet, und mit Recht, da seine besondern Tugenden nicht festgesetzt sind. Man behält es jedoch füglich in der Praxis bei, da es die ebenerwähnte Abwechselung machen hilft.

Sagapenharz (sagapenum).

Dies ist das kräftigste und wirksamste der drei letzterwähnten Gummen und besitzt einen stärkern und sich mehr verbreitenden Geruch, als irgend eins derselben. Es wird daher mit besserm Fuge in der Praxis beibehalten, und kömmt den Kräften des stinkenden Asants am nächsten; doch wirkt es nicht so plötzlich, und wird kaum anders gebraucht, als blos der Abwechselung wegen.

Von den letzterwähnten Gummen habe ich nichts angeführt, was die verschiednen Mittel anlangt, sie auszulehen, da sie an ihrer Kräftigkeit nicht viel gewinnen, man mag sie auch entweder zur Tinktur machen oder bestilliren.

Takamahakharz.

Die gemeine Takamahake unserer Apotheken hätte hier keinen Platz finden sollen, da sie nicht als eine innerliche Arznei gebraucht wird, und ich bei ihrem äußerlichen Gebrauche keine Tugenden wahrnehmen kann. Es giebt jedoch eine Substanz unter dem Namen Takamahaka in Schalen, welche nach den Berichten der Schriftsteller über die Materia medika zu urtheilen, mehr Wirksamkeit zu haben scheint. Ich hielt es daher für gut, sie denen, welche sich auf die Arzneimittellehre befleißigen, als einen Gegenstand der Unter-

*) M. s. die vorige Anmerkung. Anm. d. Uib.

suchung vorzulegen; sie ist aber noch so wenig im Gebrauche, daß ich keine Gelegenheit hatte, mit ihr bekannt zu werden.

Stinkende Wurzeln.

Päonienwurzel (paeonia).

Sie war schon ganz in alten Zeiten, und ist seitdem immer ein Artikel in der Materia medika gewesen, in unserer Geschichte der Arzneimittellehre hatten wir Gelegenheit, etwas darüber, in Beziehung auf Galen, zu sagen, welches weder ihm, noch der Kraft des Mittels viel Ehre bringt. Seit dieser Zeit ist ihr Schicksal und ihr Ruf verschieden gewesen; Einige empfahlen ihre Tugenden, und Andere meldeten die fehlgeschlagene Anwendung derselben.

Ihre sinnlichen Eigenschaften im frischen Zustande versprechen einige Kräfte; diese sind aber sehr unbeträchtlich, und zugleich sehr überhingehend, so daß ich an der gepülverten Wurzel, in welcher Gestalt sie am häufigsten gebraucht wird, kaum einige derselben wahrnehmen kann. Bei häufiger Anwendung derselben konnte ich nie eine Wirkung spüren, weder in der Fallsucht, noch in andern krampfhaften Beschwerden. Zum Schlusse ist es genug, wenn ich erinnere, daß sowohl das edinburger, als das londner Kollegium sie jetzt in ihren Arzneiverzeichnissen ausgelassen haben.

Baldrian (valeriana silvestris).

Dies ist eine Wurzel von größerer Tugend und verdientem Ruhme. Sie hat fast zu allen Zeiten in Ansehn gestanden, besonders aber seit Fabius Columna's Zeiten. Seitdem hat man viel von ihr geschrieben und sie oft in der Ausübung häufig mit Erfolge, wiewohl auch häufig (besonders habe ich dies in meiner eignen Praxis erfahren), ganz ohne einige Wirkung angewendet. Letzteres Ereigniß schreibe ich jedoch dem Umstande zu, daß die besten Mittel in einer Krankheit oft fehlschlagen können, welche von einer Menge von Ursachen herrühren, wiewohl auch etwas darauf zu

Von krampfstillenden Mitteln. 417

rechnen ist, daß man sich des Baldrians oft in unkräftigem Zustande bedienet. In der Verfassung, in welcher wir sie in verschiedenen Apotheken und zu verschiednen Zeiten haben, fand ich die sinnlichen Eigenschaften derselben sehr abweichend, und ich bin überzeugt, daß wenn man sie nicht zur gehörigen Jahrszeit sammlet und gehörig aufhebt, sie oft eine sehr unkräftige Substanz sei.

Aus ihrer besondern Wirkung auf die Katzen schliese ich nicht, daß sie besondere Kräfte auf die thierische Haushaltung besitze; ich sehe jedoch ihren größern oder geringern Einfluß auf die Katzen, welcher zu verschiednen Zeiten verschieden ist, als einen Probierstein ihrer Wirksamkeit überhaupt an. Ihre krampfwidrigen Kräfte haben sich im Allgemeinen sehr gut bestätigt, und ich traue vielen der Berichte, die man von ihrer Wirksamkeit aufgezeichnet hat; hat sie auch zuweilen fehlgeschlagen, so habe ich eben die Ursachen davon angeführt, und füge nur noch hinzu, daß es mir deuchtet, sie sollte in fast allen Fällen in grösern Gaben verordnet werden, als gewöhnlich geschiehet. So gebraucht, habe ich sie oft nützlich in fallsüchtigen, hysterischen und andern krampfhaften Beschwerden gefunden. Am dienlichsten scheint sie mir zu seyn, wenn sie in Substanz gegeben wird, und in starken Gaben. Ich habe nie viel Nutzen von dem wässerigen Aufgusse wahrgenommen.

Das londner Kollegium hat eine stark gesättigte Tinktur zu geben versucht, ich aber habe eine noch stärkere bereitet, da ich die doppelte Menge Wurzel nahm, und die Tinktur durch starkes Pressen abschied; diese habe ich bei Personen, welche keine starke Menge des geistigen Auflösungsmittels vertragen können, als eine kräftige und geschwind wirkende Arznei befunden. Die von beiden Kollegien vorgeschriebene flüchtige Tinktur ist oft, da sie plötzlich wirkt, ein thätiges Hülfsmittel, und giebt eine vortrefliche Abwechselung von antispasmodischen Formeln ab; doch sei auch die Wirksamkeit des Baldrians, welche sie wolle, so hat das Auflösungsmittel gewiß Theil daran.

D d

Ich glaube leicht an die wurmtreibehde Kraft des Baldrians, habe aber kaum je eine Gelegenheit gehabt, diese Wirkungen wahrzunehmen.

Rus (fuligo ligni).

Hätte man ihn nicht in der Liste des edinburger Dispensatoriums beibehalten, so würde ich ihm hier nicht eine Stelle gegeben haben, und urtheile, daß er mit grosem Rechte im londner ausgelassen worden ist. Er ist eine (heterogeneous) Masse von verschiedenartigen Theilen, die noch nicht mit Genauigkeit untersucht worden ist, wenigstens nicht in Hinsicht auf ihre schickliche Anwendung zur Arznei, welche desto ungewisser ausfällt, da der Rus bei verschiednen Gelegenheiten von verschiedner Art ist.

Man hat ihn, wo ich mich nicht irre, in dem edinburgischen Dispensatorium blos deswegen beibehalten, weil die schottischen Aerzte gewohnt waren, die Rustinktur als eine Abwechselung von antispasmodischer Formel zu verschreiben; sie haben sie aber jezt sehr beiseite gesezt, und ob ich gleich nicht leugnen kann, daß der Rus der arzneilichen Absicht dieser Art einigermasen entspreche, so hat mir doch die Tinktur nie eine Wirkung gezeigt, die nicht fast ganz auf Rechnung des stinkenden Asants zu schreiben wäre, den sie enthält.

Wesentliche Oele.

Obgleich von diesen gröstentheils schon oben unter den Reizmitteln gehandelt worden ist, so konnte ich doch nicht unterlassen, ihnen hier eine Stelle zu geben, da sie, wie ich oben bemerkte, oft eine krampfwidrige Kraft ausüben. Ihre Wirkungen auf diesem Wege sind gewöhnlich am merklichsten im Speisekanale, und besonders, wo zu vermuthen ist, daß der Krampf von einigem Mangel an Spannkraft in einigen Theilen der Muskelfasern herrühre, und wo daher ein Reiz, welcher eine Bewegung in den übrigen Theilen des Kanals erregt, das dienliche Hülfsmittel seyn kann.

Die antispasmodische Kraft der wesentlichen Oele schränkt sich fast ganz auf diese Theile ein, und sie zeigen sie, einige wenige Fälle ausgenommen, nicht auf den ganzen Körper. Thun sie es, so geschieht es vermuthlich nur da, wo die allgemeinere oder besondere Beschwerde von einem Zustande des Magens herrührt, welcher durch die Kraft der auf ihn angebrachten krampfwidrigen Mittel gebessert werden kann.

Die fast durchgängige Wirkung der wesentlichen Oele bestehet in einer Reizung und Erhitzung des Körpers. Wo dann irgend ein Grad von Entzündungsanlage in dem Körper vorwaltet, ist der Gebrauch dieser wesentlichen Oele zu vermeiden. Es kann zwar in einigen Fällen von krampfhaften Beschwerden des Speisekanals, obgleich einige Spuren von Entzündungsanlage noch zurück sind, die krampfwidrige Kraft wesentlicher Oele nöthig zu seyn scheinen, in solchen Fällen aber ist es wenigstens zu wünschen, daß man die am wenigsten erhitzenden wesentlichen Oele anwende.

In dieser Rücksicht bin ich der Meinung, daß die am wenigsten entzündenden, die Oele aus den Samen der Doldenpflanzen, die zunächst darauf folgenden die Oele der Quirlpflanzen, und die am meisten unter allen erhitzenden die aus den eigentlichen Gewürzen gezogenen, sind. Doch überlasse ich alles dies fernerer Untersuchung, und genauerer Bestimmung, da die verschiednen Eigenschaften der wesentlichen Oele noch nicht mit der erforderlich scheinenden Sorgfalt geprüft worden sind. Es fällt mir hier eine besondere Beobachtung zu diesem Behufe bei.

Der Kampher ist in vielen Rücksichten als ein wesentliches Oel anzusehen, seine Wirkung auf den menschlichen Körper aber scheint sehr von der der meisten übrigen abzuweichen. Er ist eine kräftige antispasmodische Arznei für den ganzen Körper, ohne daß er ihn leicht erhitzet, wie ich oben bewiesen zu haben glaube, und ich wiederhole hier zum Behufe der Nachdenkenden die Bemerkung, daß verschiedentliche wesentliche Oele sich der Natur des Kamphers nähern, und offenbar einen Theil Kampher als Bestandtheil enthalten.

Man könnte daher vermuthen, daß solche kampherartige Oele kräftigere antispasmodische Mittel wären, und zu gleicher Zeit weniger erhitzen. Dies ist meines Erachtens der Fall bei der Pfeffermünze. Ob es aber noch einige andere giebt, welche eine so große Menge Kampher enthalten, daß sie dadurch gleiche Eigenschaften wie sie erhielten, verschieben von den meisten der übrigen wesentlichen Oele, dies bin ich noch nicht im Stande gewesen, zu bestimmen.

Aether.

Dies ist eine völlig künstliche Substanz, welche aus einer Verbindung des Weingeistes mit einer verstärkten Säure bestehet. Mit dem blos durch Vitriolsäure bereiteten Aether sind wir schon lange Zeit bekannt; wir haben aber seitdem gelernt, daß nicht nur die andern Mineralsäuren, die Salpeter- und die Kochsalzsäure, sondern daß auch die Gewächssäure so behandelt werden kann, daß damit ein Aether, oder ein Oel von grosser Flüchtigkeit entstehet.

Ob wir gleich nur mit dem Vitriolaether recht gut bekannt sind, so scheinen doch die mit den andern Säuren gebildeten gleiche krampfwidrige Kraft zu besitzen; in wie fern aber die verschiednen Gattungen hierinn von einander abweichen, ist noch nicht gehörig bestimmet.

Man bedient sich ihrer in allen krampfhaften Beschwerden, es sey nun in denen des ganzen Körpers, oder in denen des Speisekanals; und die Plötzlichkeit, mit der sich ihre Wirkungen verbreiten, giebt ihnen große Vorzüge.

Sie reizen und erhitzen die Theile, auf die sie unmittelbar angebracht werden, und hierinn ähneln sie dem Kampher; sie gleichen ihm aber auch darinn, daß sie sich gegen den ganzen Körper nicht erhitzend erweisen. Auch darinn gleichen sie ihm, in anderer Rücksicht, daß sie sich krampfwidrig gegen Entzündungskrämpfe zeigen, und so heilen sie, in bekannter Anwendungsart, Kopfweh, Zahnschmerzen, und einige rheumatische Beschwerden *).

*) Vorzüglich ist die schnelle Hülfe, welche er in der Magengicht leistet, zu einem Theelöffel mit Pfeffermünz- oder anderm Wasser eingenommen, sehr hochzuschätzen. M. s. Lind 's Samml. f. pr. Aerzte XII. S. 97.

Von krampfstillenden Mitteln.

Der Aether scheint auch mit einiger schmerzstillenden Tugend begabt zu seyn, die dann, meines Erachtens auch ziemlich guten Grund bei Hoffmanns schmerzstillenden Tropfen hat, oder, was ich für dasselbe halte, bei dem versüßten Vitriolgeiste.

Das einzige, was ich noch in Betreff des Aethers zu erinnern habe, bestehet darinn, daß der gewöhnlichst angewendete Vitrioläther gar leicht etwas Schwefelsäure bei sich führt, und daß, jemehr er davon enthält, desto geringer auch seine Tugenden werden. Um daher eine kräftige Arznei zu erhalten, ist es nöthig, daß man sich alle Mühe nehme, den Aether frei von aller Beimischung der Schwefelsäure zu machen *).

Bränzlichte Oele (olea empyreumatica).

Das wegen seiner krampfwidrigen Tugenden bekannteste bränzlichte Oel, wird fast immer aus dem bränzlichten Oele der Thiere gezogen, und wird daher in seinem rektificirten Zustande thierisches Oel (oleum animale) genannt. Ich halte es jedoch für gut, meine chemischen Leser zu benachrichtigen, daß man ein Oel von gleicher Flüchtigkeit und krampfwidrigen Tugend, wie ich aus meiner eignen Erfahrung weiß, aus dem empyreumatischen Oele der Gewächse erhalten kann, wenn sie auf gleiche Weise, wie zum Thieröle vorgeschrieben ist, bearbeitet werden. Deshalb habe ich in meinem Verzeichnisse den allgemeinen Namen der bränzlichten Oele gewählt.

Ich behaupte jedoch nicht, daß man irgend einen besondern Vortheil erreicht, wenn man das Gewächsöl dazu bearbeitet, und deshalb werde ich sofort von demjenigen reden, welches man gewöhnlich aus thierischen Fetten bekömmt.

Die Bereitung dieses Oels war ehedem, besonders wie sie Hoffmann vorschreibt, eine sehr mühsame Arbeit; bis

---

*) Salpeteräther ist von dieser Untugend frei; und dem Vitrioläther kann man sie durch kalte Digestion mit Braunstein, und abermahliges Destilliren benehmen. Anm. d. Ueb.

nachgehenden Scheidekünstler aber haben gefunden, daß man
den ganzen Entzweck mit weniger Arbeit und gleich gutem
Erfolge erreichen könne. Ich werde mich nicht weiter in
die Geschichte dieser Arbeiten und der verschiednen vorgeschlagnen Methoden einlassen, ausser daß ich erinnere, daß
die in der lezten Ausgabe des londner Dispensatoriums gegebenen Vorschriften mir aus den oben bei Gelegenheit des
Bernsteinöls vorgetragnen Gründen, nicht hinreichend zu
seyn scheinen, da mir hingegen die in der lezten Ausgabe des
edinburgischen Apothekerbuchs gegebne Vorschrift vollkommener und vollständiger zu seyn dünkt. Die daselbst gegebne Anleitung, dies Oel in seinem vollkommnen Zustande
zu erhalten, scheint mir besonders dienlich und nöthig zu seyn.

So wie ich oben sagte, und meines Erachtens jeder einsehn wird, daß es sehr schwer sei, die Wirkungsart der krampfwidrigen Mittel überhaupt zu erklären, so finde ich auch,
daß die Schwierigkeit wächst, je weiter ich in der Betrachtung derselben fortgehe. Hier habe ich Gelegenheit, eines
besondern Umstandes bei diesem Vorhaben zu gedenken. Ich
finde, daß das sehr flüchtige Oel, in den verschiednen Aetherarten, und das sehr flüchtige Oel durch oben erwähntes Verfahren erhalten, es rühre nun entweder aus dem mineralischen, dem thierischen oder dem gewächsartigen Reiche her,
sich eins wie das andere als kräftige antispasmodische Mittel beweisen. Diesemnach leuchtet mir es ein, daß ihre Kraft
fast ganz im Verhältnisse der Flüchtigkeit stehe, zu der man
sie gebracht hat; da es wohl bekannt ist, daß wenn ihre
Flüchtigkeit und mit derselben ihre krampfwidrige Kraft
aufs höchste getrieben ist, sie wiederum leicht durch
die Berührung der Luft verändert werden, daß durch
dieselbe ihre Farbe, ihr Geruch und ihre Flüchtigkeit
sehr vermindert wird, und daß durch diese Veränderungen ihre antispasmodische Kraft sehr viel leide. Hier
siehet man also einen besondern Zusammenhang zwischen der
Flüchtigkeit des Oels und unserer Nervenkraft; wie aber
die erstere auf die leztere wirke, können wir gar nicht einsehn,
vorzüglich aber nicht, wie das erstere, durch den Verlust sei-

ner Flüchtigkeit in den Zustand versezt werde, der Heilung der krampfhaften Beschwerden weniger angemessen zu seyn.

Ich habe oben gesagt, daß diese Beschwerden von einem Zustande von Beweglichkeit in der Gehirnkraft abhängen, und ich thue hier noch einen Schritt weiter, wenn ich behaupte, daß unsere flüchtigen Oele der Gehirnkraft auf eine gewisse Zeit eine Stätigkeit verleihen, ohne, wie die narkotischen Mittel thun, ihre Beweglichkeit zu vernichten.

Ich muß aber nach diesen Muthmasungen von diesem Gegenstande abstehen, bis wir durch fernere Beobachtung und Nachdenken mehr von der Natur der Nervenkraft gelernt haben, als wir jezt wissen. Indessen muß ich erinnern, daß die Spekulationen, in die ich mich eingelassen habe, mich etwas in der Praxis gelehrt haben, da, wenn ich in einigen Fällen die Wiederkunft eines fallsüchtigen Anfalls*) auch nicht wußte, ich dennoch, wenn ich eine starke Gabe thierischen Oels gab, einen solchen Anfall verhindern konnte. Doch nichts mehr hiervon.

Thierische.
Biesam (moschus.)

Wie dergleichen sich in einem thierischen Körper erzeugen könne, kann ich mir zu erklären nicht anmasen, da ich mir nicht im mindesten einfallen lasse, in vielen andern Fällen die mancherlei und besondern Erzeugnisse der thierischen Haushaltung zu erklären.

Die natürliche Geschichte des Thieres, welches diese sonderbare Substanz hervorbringt, muß ich andern überlassen, da es gar nichts zu unserer Absicht hilft, zu bestimmen, ob es unter das Ziegen- oder das Hirschgeschlecht gehöre.

---

*) Thouvenel, ein guter Beobachter, heilte einem 14jährigen Knaben an der Fallsucht, welche 15 Monate gedauert hatte, mit Thieröl, und nahm zulezt die Rinde zu Hülfe. Samml. f. pr. Aerzte X. S. 129. Bei krampfhaftem Herzklopfen und einigen andern krampfhaften Beschwerden hat er es ebenfalls hülfreich befunden, in vielen Fällen aber auch gar nicht.

Anm. d. Ueb.

Von krampfstillenden Mitteln.

Ich wollte wünschen, in seine chemischen Eigenschaften eindringen zu können; die Scheidekünstler sind aber in diesem Gegenstande nicht weit gekommen. Er ist eine merkwürdig geruchvolle Substanz, und diese Eigenschaft scheint in einem Wesen zu liegen, was man wesentliches Oel nennen könnte, da es in der Destillation mit Wasser übergehe. Wenn man dieses für einen Beweis der grosen Flüchtigkeit dieses Oeles annehmen kann, so kann man den Biesam unter die Ordnung derer Dinge bringen, welche ihre antispasmodischen Kräfte ihrer grossen Flüchtigkeit zu danken haben. Dies muß, was den Moschus anlangt, fernerm Nachdenken und Erfahrungen überlassen werden; ich aber gehe nun weiter fort, ihn als eine arzneiliche Substanz in seinem rohen Zustande zu betrachten.

Ich sehe seine Kräfte als gänzlich von einer sehr geruchvollen Materie abhängig an, welche in allen Fällen viel Wirksamkeit auf die Nerven des menschlichen Körpers zu haben scheint. Da wir jedoch noch kein gewisses Mittel kennen, seine geruchvollen Theile auszuziehn, so ist das erste, was wir über seine arzneilichen Eigenschaften zu bemerken haben, daß er mit größerm Erfolge in Substanz, als in irgend einer andern Bereitung gegeben wird, die man etwa versucht hat. In Substanz muß er in grossen Gaben, von zehn bis dreißig Gran, verordnet werden, und selbst dann, wenn man diese grossen Gaben wirksam befindet, müssen sie in nicht langen Zwischenzeiten auf einander wiederhohlet werden, bis die Krankheit völlig besieget ist.

Weil ich eben der Gaben des Moschus erwähne, ist es dienlich zu erinnern, daß bei ihnen viel auf die Beschaffenheit desselben ankömmt, da er zu verschiednen Zeiten sich in sehr verschiedner Güte befindet. Ob dies, wie man behauptet hat, von einer unvollkommenen Beschaffenheit des ursprünglichen Biesams, oder von einer häufig damit vorgenommenen Verfälschung herrühre, kann ich nicht mit Gewißheit bestimmen; es kommen aber in der That solche Verschiedenheiten vor, und ich habe ihn daher sehr oft als ein unwirksames Mittel befunden. Ich urtheile von ihm im

Von krampfstillenden Mitteln.

mer nach der Stärke seines Geruchs, und daß er nur nach Verhältniß dessen eine wirksame Arznei sey.

Ich ward einmal zu einem Kranken in der Nacht gerufen, welcher mit heftigem Kopfweh und Wahnsinn, Zufälle, welche von Gicht entstanden, befallen war; ich verordnete dagegen funfzehn Gran Moschus, ohne jedoch meinem Kranken einige Erleichterung dadurch zu verschaffen. Am Morgen aber, da die Krankheit immer noch so fort währete, und ich erfahren hatte, wo guter und ächter Biesam zu bekommen wäre, verordnete ich eine gleiche Gabe davon, und verursachte dadurch unmittelbare Erleichterung meinem Kranken.

Nach vielen solchen Fällen von der verschiednen Güte des Moschus, muß ich allen Aerzten einschärfen, daß der ächte Biesam eine sehr kräftige Arznei ist, und daß sie bei keiner Gelegenheit an seiner Wirksamkeit zweifeln sollen, ohne sich vorher überzeugt zu haben, daß die Fehlschlagung nicht von schlechter Güte des Mittels herrühre. Ich muß hinzusetzen, daß die schlechte Güte des Moschus sich durch eine starke Gabe nicht ersetzen läßt.

Unter einer solchen Vorsicht bei der Wahl desselben behaupte ich, daß der Moschus eins der kräftigsten krampfwidrigen Mittel sei, die uns bekannt sind. Ich habe ihn, mit D. Wall, als ein heilsames Mittel in vielen konvulsivischen und spasmodischen Krankheiten, deren manche von sehr besonderer Art waren, gefunden. Ich hatte einstmals einen Herrn in der Besorgniß, der mit einem Krampfe des Schlundkopfes behaftet war, und der ihn am Schlingen, und fast völlig am Athemholen hinderte. Dieser ward, als andere Mittel fehl schlugen, durch den Gebrauch des Moschus erleichtert, und er zeigte oft an ihm seine Kraft, denn die Krankheit kam zu Zeiten einige Jahre hindurch immer wieder, und ließ sich blos durch den Gebrauch des Biesams verhüten oder heben.

Vor einiger Zeit stand der Biesam in dem Rufe, den Biß des tollen Hundes zu heilen. Johnston hat uns zwei Fälle aufgezeichnet, welche seiner Wirksamkeit gar sehr das Wort reden, und ich bin von einem Falle in hiesiger Ge-

genb unterrichtet worden, wo einige starke Gaben Moschus
die Kur bewirkten, nachdem schon die Symptomen der Wasserscheu ausgebrochen waren. Wir haben aber weiter keine*)
Fälle von dieser Art, und ich überlasse seine Tugenden in diesem Stücke gänzlich dem Ermessen der königlichen Gesellschaft
zu Paris.

In einer andern Krankheit kann ich für die Kräfte des
Moschus Zeugniß ablegen, nämlich in verschiednen Zuständen der Gicht. Der von Pringle in den physical and literary Essays, (Vol. II, art. 12.) aufgezeichnete Fall redet
sehr für seine Tugenden, und in verschiednen Fällen, wo die
Gicht den Magen befiel, habe ich die Krankheit durch starke
Gaben Biesam erleichtert gefunden.

Ich habe oben einen Fall von Kopfschmerzen und Wahnsinn erzählt, welcher von Gicht entstand, und durch dies
Mittel geheilet ward, und bei derselben Person habe ich
mehrere Beispiele seiner Heilsamkeit gehabt. Da diese Person oft mit der Gicht befallen war, welche leicht zurücktrat,
und den Magen, die Lungen, und vorzüglich, wie oben erwähnt, den Kopf befiel, so ward dieselbe bei vielen Gelegenheiten sehr schleunig erleichtert, wenn ich ihr starke Gaben
Biesam, oder doch in kurzen Zwischenzeiten wiederholte Gaben verordnete; endlich aber brachte die starke Unregelmäßigkeit der Lebensordnung dieses Kranken das Uebel in einen
Zustand der allen Heilmitteln widerstand.

Den Biesam haben Einige in anhaltenden Fiebern gebraucht, und ich habe Erfahrung von seinem Nutzen
gehabt. Er scheint jenen Fällen von konvulsivischer Beschwerde angemessen zu seyn, die, wie ich oben gesagt habe,
durch Mohnsaftmittel zu heilen sind, und in der That hat
der gute Erfolg, den ich immer von leztern erhielt, mich an
fernern Versuchen mit dem Moschus verhindert **).

*) Nugent hat in seinem Büchelchen von der Wasserscheu
einen Fall von dieser durch Moschus geheilten Krankheit vollständig aufgezeichnet. Anm. d. Ueb.

**) Thouvenel stellte zwei epileptische Kranke ganz damit
her. Auch eine Raserei hat er fast durch ihn allein bezwungen.

Bibergeil (castoreum).

Auch dies ist ein thierisches Produkt, mit dessen natürlicher Geschichte der Leser wohl bekannt ist. Es ist eine sehr stark, aber widrig, riechende Substanz, welcher Eigenschaft ich seine arzneilichen Kräfte zuschreibe. Gewiß ist es bei vielen Gelegenheiten ein kräftiges Antispasmodikum, und ist fast in allen Fällen, welche solche Mittel erfodern, nützlich gewesen, besonders wenn man es in Substanz und in starken Gaben, von zehn bis dreißig Gran, gab *).

Einige haben vermuthet, das Bibergeil besitze etwas Narkotisches; ich habe dies aber nie wahrgenommen, ausgenommen, wenn man ihm dergleichen Erfolg zuschreiben wollte, wo es krampfhafte Beschwerden hob, welche den Schlaf unterbrachen. Seine arzneilichen Kräfte lassen sich am besten durch verstärkten Weingeist ausziehn, weil dieser vermuthlich am wirksamsten das geruchvolle Oel in sich nimmt, von welchem, aller Wahrscheinlichkeit nach, seine arznellichen Eigenschaften herrühren.

Dieser Meinung ist das edinburger Kollegium; das londner Dispensatorium aber zieht den Brantwein vor. Letzterer kann eine Arznei abgeben, die sich füglicher in starker Dosis, als erstere gebrauchen läßt. Meines Erachtens aber lassen sich von keinem von beiden Gaben verordnen, die viel Wirksamkeit besäsen. Beide können ein Mittel abgeben, welches sich schnell verbreitet, und daher in krampfhaften Beschwerden nützlich ist; wenn aber dies die Absicht des Arztes ist, so wird sie am sichersten erreicht, wenn er die zusammengesezte Bibergeiltinktur anwendet, wie sie das edinburger Dispensatorium vorschreibt.

Im Tetanus scheint ihm die Verbindung desselben mit Mohnsaft hülfreich zu seyn. Saml. f. pr. Aerzte, X. S. 352.
Anm. d. Ueb.

*) Von drei Fallsüchtigen, deren Krankheit blos in den Nerven lag, hat Thouvenel Einen mit Bibergeil geheilt. Ich sahe ein Wechselfieber blos durch Bibergeil, als Hausmittel gebraucht, bald vergehen. In verschiedenen krampfhaften Beschwerden hat er mir grose Dienste gethan, wenn er von ächter Güte war, und in starken Gaben genommen ward. A. d. U.

Flüchtige Laugensalze.

Diese hätten oben unter dem Hauptstücke von den Reizmitteln aufgeführet werden sollen, da ihre Reizkraft ihre merklichste Eigenschaft ist, und sie dieselbe in jeder Gabe zeigen, wo die Gehirnkraft geschwächt, und folglich die Thätigkeit des Herzens erschlaffet ist, oder beschleuniget werden soll. In solchen Fällen ist dieser Reiz einer der sichersten, und immer nur überhingehend, und wenn man die Schärfe dieser Salze so bedecken kann, daß sie durch den Mund und die Kehle, ohne viel Reiz daselbst zu erregen, hindurch gehen können, so kann man sie in stärkern Gaben von zehn bis zwanzig Grän verordnen.

Es ist nicht nöthig zu erinnern, daß diese flüchtigen Laugensalze, ehedem aus verschiednen thierischen Substanzen gezogen, und daß ihnen nach diesen besondere Tugenden zugeschrieben wurden. Jezt haben aber die Scheidekünstler eingesehn, daß sie, aus was irgend für einer Substanz sie auch gezogen seyn mögen, zu einem solchen Grade von Reinigkeit gebracht werden können, daß sie kaum im Mindesten von einander abweichen. Sie werden jedoch immer noch auf zwei verschiedne Arten bereitet; einmal aus dem Salmiak, woraus der flüchtige Salmiakgeist, und das flüchtige Salmiaksalz entstehet.

Dies ist gewiß die reinste Gestalt des Laugensalzes, und die freieste von jeder anhängenden thierischen Substanz; so lange jedoch der Handel mit dem aus den Knochen oder andern thierischen festen Theilen verfertigten flüchtigen Laugensalze fortdauert, so werden unsere Apotheken ein Salz und einen Geist bekommen, welcher fast nie von anklebenden bränzlichten Thierstoffen rein seyn wird, und es entstehet bei mir die Frage: ob eine solche Beimischung, dem flüchtigen Salze und Geiste nicht noch besondere Eigenschaften geben könne? Ich glaube sie thut es, und macht dies Mittel krampfwidriger.

Man wendet das flüchtige Laugensalz in flüssiger Gestalt gewöhnlich in seinem mittern Zustande an; durch eine Destillation des Salmiakes mit lebendigem Kalke aber kann man das Laugensalz in seinem kaustischen Zustande bekommen. In dieser Verfassung läßt es sich leicht mit Weingeist verbinden und giebt den spiritus salis ammoniaci dulcis des Edinburger oder den spiritus salis ammoniaci vinosus des londner Dispensatoriums ab. Diese Verbindung giebt eine vortrefliche Flüssigkeit zur Auflösung der verschiednen stinkenden Substanzen, die man als krampfwidrige Mittel gebraucht, und macht sie zu Arzneien, welche sich schneller verbreiten, und vielleicht in allen krampfhaften Beschwerden wirksamer sind.

Das kaustische flüchtige Laugensalz wird selten vor sich gebraucht; wenn aber seine Schärfe bedecket ist, während es durch den Mund und die Kehle hindurch gehet, so kann man es mit groser Sicherheit geben. Sein hauptsächlichster Nutzen aber ist zu äuserlichem Gebrauch, und es giebt, wenn man den Geruch davon in die Nase gehen läßt, ein kräftigeres Reizmittel ab, als das milde Laugensalz. Seine Schärfe ist so beträchtlich, daß, wenn es auf die Haut gebracht wird, es dieselbe leicht reizt, und sogar entzündet.

Es läßt sich so anwenden, daß es sich in vielen Fällen als ein nüzliches rothmachendes Reizmittel erweiset. Hiezu gehört aber, daß es mit einem milden ausgepreßten Oele in einem solchen Verhältnisse gemischt und abgestümpfet werde, daß man seine allzugrose Entzündungskraft verhütet; und in dieser Verfassung kann es mit grosem Vortheile gebraucht werden, und vorzüglich mit gröserm Nutzen in Fällen von Lähmung, als die Säuren, deren wir vorher zu diesem Behufe gedachten.

Die Aerzte sind jezt wohl mit dem Gebrauche dieser Mischung unter dem Namen der flüchtigen Salbe (volatile oil) bekannt, und finden sie zuträglich zur Erleichterung aller von Rheumatism entstehenden Schmerzen, wenn die Haut noch nicht mit Röthe befallen ist; sie ist sogar dienlich zur Erleichterung der Schmerzen von Blähungen. Wenn diese Mischung recht hülfreich seyn soll, so muß sie aus einem Quentchen gutem kaustischen Laugensalze und einer Unze Oel verfertigt werden; man kann so gar oft mit Vortheil diese Menge verdoppeln.

Die Apotheker bitte ich, zu bemerken, daß wenn das Laugensalz sich nicht völlig und innig mit dem Oele vereinigt, und nicht in Vereinigung bleiben will, dies ein Kennzeichen sei, daß das Laugensalz nicht hinreichend kaustisch war.

Von der Wirkung der Arzneien auf die Säfte.

Nachdem ich nun, so viel ich vermochte, die Wirkung der Arzneien auf die einfachen sowohl als auf die lebenden festen Theile in Betrachtung gezogen und erkläret habe, so muß ich zunächst die Wirkung der Arzneien auf die flüssigen Theile des menschlichen Körpers in Ueberlegung ziehen.

Dieser Gegenstand hat eine grose Menge Schriften über die Materia medika beschäftigt, meines Erachtens aber, ohne grosen Nutzen. Man zog die Sätze oft aus übel verstandnen Thatsachen und aus unvollkommner Uebersicht der Dinge, und erklärte sie gewöhnlich nach misverstandnen Grundsätzen. Ob ich im Stande seyn möchte, diese Lehre in beßre Verfassung zu setzen, getraue ich mich nicht zu entscheiden; es scheint jedoch nöthig, es zu versuchen, und ich werde es nach allen meinen Kräften thun.

Die Grundsätze, deren ich mich bedienen werde, lassen sich vielleicht von einigen chemischen Philosophen wohl einsehen; die meisten Aerzte irgend einer Gegend in Europa aber werden sie weit weniger, am wenigsten aber werden sie Schriftsteller über die Materia medika verstehen. Es scheint daher nöthig, daß ich die Grundsätze vorlege, auf denen ich jezt fortzugehen gedenke, und sie dann der Verbesserung und Erweitrung geschickterer Philosophen überlasse.

Der anzuwendende leitende Grundsatz ist der, daß die Eigenschaften der Körper, so wie sie sich uns zeigen, vorzüglich verändert werden durch Trennung und Verbindung; nämlich durch die Trennung der Gemische in ihre Bestandtheile, welche dann in ihrem abgesonderten Zustande Eigenschaften besitzen, welche von denen abweichen, die in der Mischung zum Vorschein kommen; oder durch die Verbindung zweier oder mehrerer getrennten Körper zu einer Mischung oder Zusammensetzung, welche Eigenschaften besizt, die von denjenigen verschieden sind, welche sich in den abgesonderten Theilen zeigten.

Alles dies ist gewöhnlich sichtlich; um aber den leztern Fall zu erklären, müssen wir nun bemerken, daß die Natur zwischen den kleinen Theilen der Körper eine Anziehung, wie man es nennt, oder eine Neigung derselben festgesezt hat, in einer gewissen Nähe sich unter einander zusammen zu ziehn, und fest zusammen vereinigt zu bleiben.

Diese Vereinigungsneigung oder diese Anziehung findet jedoch nicht zwischen allen Arten von Körpern statt, indem es viele giebt, welche keine solche Beziehung haben. Auch wenn zwei Körper beiderseits eine Anziehung zu einem dritten haben, so ist immer die Kraft des einen zu diesem dritten Körper gröser als die des andern, welches man auswählende Anziehung (elective aktraction) nennt.

Durch leztere geschieht besonders, daß die Trennung der Bestandtheile der Mischungen bewirkt wird. Wenn nämlich zu einem zusammengesezten Körper ein anderer gebracht wird, welcher eine stärkere Anziehung zu einem seiner Bestandtheile besizt, als diese gegen einander haben, so gehet der Theil, welcher zu dem hinzugesezten Körper eine stärkere Verwandtschaft hat, zu lezterm über, und verläßt den andern, mit dem er vorher allein verbunden war; und so können die Bestandtheile einer Zusammensetzung von einander getrennet werden, während sich eine neue Verbindung zu gleicher Zeit bildet *).

Um die Trennung der gemischten Körper zu erklären, ist es ferner nöthig anzumerken, daß die Bestandtheile der Gemische von einander durch die Wirkung der Hitze oder des Feuers getrennet werden können. Nehmen wir dieses zur

*) Die gewöhnlichsten Zersetzungen geschehen nicht, wie der Verf. hier vorstellt, durch eine einfache — sondern durch eine doppelt auswählende Verwandtschaft; ein Begriff, von dem man sich in der Scheidekunde genauer belehren kann. Ich wenigstens kenne fast gar keine einfache; da es fast keinen einfachen Körper in der Welt, wenigstens für die Gränzen unsrer Kenntnisse giebt. Anm. d. Ueb.

Erklärung zu Hülfe, so haben wir alle die verschiednen Mittel zur Veränderung der Eigenschaften der Körper mittelst der Trennung und Zusammensetzung.

Siehet man die Sache aus diesem Lichte an, so wird es erhellen, daß, ausser der Wirkung des Feuers, die einzige noch übrige Kraft in der Natur, wodurch die Eigenschaften der Körper verändert werden, die Anziehungsverwandtschaft ist, welche die Natur zwischen verschiednen Körpern festgesetzt hat. Worauf diese Verwandtschaft beruhe, ist, so viel ich weiß, noch gar nicht eingesehen worden. Die ersten kleinsten Theile der Körper haben wir in keinem Fall, so viel mir wissend ist, so in die Augen gefasset, daß sie uns auch nur die mindesten Eigenschaften und Verfassungen gezeigt hätten, woraus sich ihre mancherlei Anziehungen, oder ihre Widerspenstigkeit gegen einander erklären liesen, die wir ihre Abstosung nennen. Die Voraussetzungen der Korpuskularphilosophie beruhen auf willkührlicher Muthmasung, und man könnte vielleicht bei einzelnen Körpern darthun, daß sie überhaupt ungegründet gewesen sind.

Die neuern Entdeckungen, welche zeigen, daß Säuren oft in Luftgestalt erscheinen, sollten, deucht mir, die Begriffe der Korpuskularphilosophen in Verwirrung setzen. Mit einem Worte; die Lehren der leztern haben mir nie eine Erscheinung der Natur erklärt, und offenbar ist es hohe Zeit, daß wir sie bei der Erklärung der Eigenschaften der Körper fahren lassen.

Man kann in den Eigenschaften der Aggregate durch mechanische Theilung einige Veränderung bewirken; mechanische Theilung aber trennt die Aggregate nur in ihre Ganztheile (integrant parts), und ich weiß kein Beispiel einer solchen Theilung, welche die Bestandtheile irgend einer Mischung trennet, die sich bis auf die kleinen ersten Theile des Aggregats erstreckte. Wenn die mechanische Theilung den Zusammenhang der Aggregate zu verändern scheint, so behaupte ich, daß es immer mittelst einer durch Auflösung oder Mischung wirkenden Anziehungsverwandtschaft geschiehet.

Hienächst muß bemerkt werden, daß wo Körper durch die Verbindung zweier verschiedner Körper verändert werden

auf die Säfte.

sollen, immer ein gewisses Verhältniß des einen zu dem andern nöthig sei, um irgend eine beträchtliche Veränderung in den Eigenschaften der neuen Mischung zu bewirken; und wenn das Verhältniß des einen nur sehr geringe gegen das des andern ist, so können, wenn gleich jener über das Ganze gleichförmig verbreitet würde, dennoch die Veränderungen in den vormaligen Eigenschaften der stärkern Menge nur sehr unbeträchtlich und kaum anzugeben seyn. Wenn daher eine gegen die ganzen Säfte des menschlichen Körpers nur kleine Menge Stoff in denselben gebracht wird, so kann in der größern Masse keine beträchtliche Veränderung vorgehen, ein Satz, dessen wir uns häufig zu bedienen Gelegenheit haben werden.

Doch ist hier zu erinnern, daß bei jeder Gelegenheit, wo es sichtlich wird, daß ein gegen den ganzen menschlichen Körper kleiner Theil Stoff, wenn er in denselben kömmt, sehr beträchtliche Wirkungen in Veränderung seines Zustandes ausübt, dies entweder dadurch geschehen müsse, daß der Stoff vorzüglich auf das Nervensystem wirkt, zu dessen Erregung kleine Massen Stoff nöthig sind, oder dadurch, daß der Stoff als ein Ferment wirkt, welches, wenn es allmählig sich in den verschiednen Theilen äussert, endlich eine beträchtliche Wirkung in der ganzen Masse zuwege bringen kann.

Nachdem ich so meine allgemeinen Grundsätze vorgelegt habe, gehe ich nun zur Betrachtung der verschiednen Arzneien, welche auf die Säfte wirken, über, und werde sie unter den verschiednen Abtheilungen behandeln, unter die ich sie in meinem Verzeichnisse gebracht habe. Ich könnte sie, wie gewöhnlich geschieht, und wie in meiner allgemeinen Tabelle geschehen ist, als **verändernde** (alterantia, immutantia) und als **ausleerende Mittel** (evacuantia) aufführen; da ich aber bei der Hauptabtheilung der verändernden Mittel keine schickliche Lehre vorlegen kann, so gehe ich zur Betrachtung des besondern Zustandes der Veränderung über, wie ich sie einzeln in meinem Verzeichnisse auseinander gesezt habe.

Ee

Neuntes Kapitel.

Verdünnende Mittel (diluentia).

Die Flüssigkeit des Blutes kann auf zwei Arten vermehret werden, nämlich durch Vermehrung der Menge Flüssigkeit in demselben, oder durch Verminderung des Zusammenhangs der andern Theile. Die erstere Art ist es, unter der wir die eigentlich sogenannten Verdünnungsmittel begreifen, und unter der andern werden wir im nächsten Kapitel die zertheilenden Mittel betrachten.

Was die erstern anlangt, so ist es wohl bekannt, daß die gewöhnliche Flüssigkeit des Blutes vom Wasser herrührt, welches immer in grosem Verhältnisse in demselben zugegen ist, und daß das Hauptmittel, und vielleicht das einzige, seine Flüssigkeit zu vermehren, in Verstärkung des Antheils Wasser in demselben bestehet. Ich nehme es für ausgemacht an, daß das Blut in der Verfassung, in welcher es sich in lebenden Körpern befindet, immer leicht einen grösern Antheil Wasser gleichförmig in sich verbreiten läßt, wodurch die Flüssigkeit des Ganzen zunimmt; ich kann auch in der That keine andere Flüssigkeit finden, welche diese Wirkung haben könnte, ausser nach Verhältniß des Wassers, welches eine solche Flüssigkeit enthält. Wasser ist daher das, vielleicht einzig, dienliche Verdünnungsmittel, und seine Wirkungen als eines solchen werde ich nun in umständlichere Ueberlegung ziehen.

Wasser.

Dies betrachtete ich oben als ein Getränk, und werde es nun als Arznei betrachten, in welcher Rücksicht es einige mit Recht als ein universelles Mittel angesehn haben. Wir erwähnten oben die verschiednen Eigenschaften des Wassers, welche nöthig sind, es zum Trinken geschickt zu machen, und es scheint genug zu seyn, wenn wir sagen, daß eben dieselben Eigenschaften es sind, die es zum Gebrauche der Blutverdünnung geschickt machen, und in dieser Hinsicht gehe ich fort seine Wirkungen zu betrachten.

Von verdünnenden Mitteln.

Da nach der Absicht der Natur das Wasser zum Getränke für die ganze thierische Schöpfung bestimmt ist, so ist es für den Menschen das schickliche Stillungsmittel des Durstes. Seine erste Wirkung ist, daß es dieses Verlangen löschet, und dadurch eine sehr unangenehme Empfindung hinwegnimmt, wodurch der ganze Körper oft in grose Reizung geräth. Das Wasser thut dies nicht nur vermöge seiner Kühle und einfachen Flüssigkeit, sondern auch vermöge seiner verdünnenden Kraft, wodurch es die zähen Stoffe im Innern des Mundes und der Kehle auflöset.

Wenn das Wasser in den Magen kömmt, so bewirkt es darin, je nach seinem Wärmegrade und der genossenen Menge eine sehr verschiedene Aeusserung. Die Wirkungen des erstern habe ich verschiedenemale erwähnt, und brauche es daher hier nicht weiter zu thun; blos von seiner verdünnenden Kraft werde ich nun reden.

Da die meisten Menschen während des Genusses fester Speisen zu trinken pflegen, so ist kaum zu zweifeln, daß eine gewisse Menge verdünnenden Getränkes, besonders Wassers, die Auflösung und Verdauung unserer festen Speisen befördert, auch zur schnellern Ausleerung des Magens das Seinige beiträgt. Die hiezu nöthige Menge ist bei verschiednen Personen sehr verschieden, und muß sich nach den Gefühlen jeder einzelnen Person richten. Hier ist jedoch zu erinnern, daß eine grösere Menge davon, als nöthig ist, den Magen allzusehr ausdehnet, und so leicht die noch übrige Eßlust hinwegnimmt, daher man blos, wenn die Verdauung vorüber ist, etwas Wasser zu trinken braucht, um dies Geschäft vollständiger zu beendigen, und die gänzliche Ausleerung des Magens zu befördern.

Unser Verdünnungsmittel ist nicht nur zur Beförderung der Verdauung, sondern auch zur Aufrechthaltung der Verfassung des Magens selbst nöthig. Da die Schleimdrüsen dieses Organs eine grose Menge schweren zähen Schleimes von sich geben, der, wenn er im Magen bleibt, eine unangenehme Empfindung von Drücken verursacht, und den Appetit schwächt, so kann in diesem kränklichen Zustande eine

Menge Wasser oft das gewisseste Hülfsmittel werden, indem es diesen Schleim verdünnet, und seine Einsaugung und Ausleerung begünstigt.

Man wird leicht einsehn, daß viele und verschiedne Beschwerden des Magens und des ganzen Körpers, vermöge dieser Wirkungsarten, vom Wasser gehoben werden können, wenn es getrunken wird.

Gelangt das Wasser in den Darmkanal, so vermischt es sich mit der Galle, und vermindert dadurch die Schärfe derselben, und beugt dadurch der Reizung vor, die sie ausserdem erzeugen könnte. Indem es den Inhalt der Gedärme verdünnet, trägt es gewiß zur vollständigern Auflösung desselben bei und begünstigt, selbst seines Umfanges wegen, den weitern Fortgang dieser Stoffe. Doch ist hier zu bemerken, daß, da das Wasser hiernach der Absicht der Natur häufig eingesauget wird, auch die von uns eben erwähnten Wirkungen immer geringer und geringer seyn werden, je weiter die Speisemasse fortrückt; sie wird daher zu einer dickern Konsistenz gelangen. Vielleicht erkläret dies, warum das Wassertrinken so gewöhnlich zum verstopften Leibe beizutragen pflegt.

Zu gleicher Zeit ist zu erinnern, daß eine grose Menge Wasser, wenn sie sehr schnell in die Gedärme gelangt, durch ihren Umfang die Thätigkeit derselben vermehren, und sich so laxierend erweisen könne. Ich habe viele Fälle gesehn, wo das Wasser, wenn es auf diese Art wirkte, ein sehr nützliches Mittel abgab, den ganzen verhaltenen Darminhalt auszufegen, er mochte nun natürlicher oder krankhafter Art seyn. Der gemeine Mann, welcher gewöhnlich alles, was man ihm unter den Namen Mineralwasser giebt, in sehr groser Menge trinkt, erfährt oft grosen Nutzen von Wässern, welche keine merklichen Theile in sich enthalten, wenigstens keine solchen, die dergleichen Wirkung haben könnten, geschähe es nicht durch den zugleich damit verbundenen grosen Umfang des Wassers.

Wenn irgend eine ungewöhnliche Menge Wasser in die Milch- oder andere einsaugende Gefäse bringt; so muß es

Von verdünnenden Mitteln.

ten Inhalt derselben flüssiger machen, und seine Bewegung erleichtern.

Bedenken wir nun, wie viele Verstopfungen in den zusammengehäuften Drüsen zu befürchten sind, so können wir einsehn, daß die Vermehrung der Flüssigkeit des durch sie hindurchgehenden Saftes oft ein Mittel abgeben können, dergleichen Verstopfungen vorzubeugen, oder sie zu heben, wenn sie schon gebildet sind.

Das Wasser, welches durch den Brustgang in die Blutgefäse kömmt, muß in eben dem Verhältnisse die Flüssigkeit der ganzen Masse vermehren, und es ist gewiß das Mittel, wodurch seine Flüssigkeit gewöhnlich unterhalten wird.

Wahr ist es, daß selbst eine ungewöhnliche Menge in die Blutgefäse kommenden Wassers, nur so allmählich in dasselbe kömmt, daß es kaum eher, als bis es wieder abgeführt wird, den Umfang des Ganzen vermehren, oder die Blutgefäse ungewöhnlich ausdehnen kann; die Räumlichkeit der Gefäse aber ist der Menge des Blutes gewöhnlich so genau angemessen, daß, meiner Ueberzeugung nach, jede ungewöhnliche Vermehrung der Menge der Flüssigkeit, sei sie auch noch so klein, die Blutgefäse etwas erweitern, und dieses System einigermasen in Thätigkeit setzen kann.

Dies kann jedoch in gesunden Körpern, oder in solchen, bei denen keine Verstopfung der Ausscheidungen statt findet, nicht lange bestehen; denn ich halte es für ausgemacht, daß jede ungewöhnliche Vermehrung der Menge des Wassers im Blute unmittelbar durch die eine oder die andere Abscheidung sogleich abgehet. Dieses unmittelbare und reichliche Abgehen des Wassers durch die Ausleerungen werden wir nun als eine Hauptwirkung des Genusses desselben in Betrachtung ziehen.

Wenn man eine ungewöhnliche Menge Wasser getrunken hat, und es stark durch den Harn abgehet, so kann man, wenn lezterer fast ganz ohne Farbe, Geschmack oder Geruch fortgehet, glauben, daß dadurch wenig salzhafter Stoff des Blutes mit fortgeführt wird. Dies ist jedoch, aller Vermuthung nach, nicht völlig der Fall, vielmehr kann das

Waſſer auf dieſe Weiſe einigermaſen die vorhem gegenwärtigen ſalzhaften Stoffe vermindern, und hiedurch verſchiedene Krankheiten verhüten, und zur Heilung derſelben beitragen.

Sollte auch ferner ſeine Wirkung dieſer Art nicht beträchtlich ſeyn, ſo muß man doch auf eine andere Wirkung deſſelben Rückſicht nehmen, nämlich, daß es die Thätigkeit der Ab- und Ausſcheidungsgefäſe erreget und erhöhet, und hiedurch immer dem Körper beträchtlichen Vortheil ſtiften muß.

Noch eine andere Bemerkung iſt zu machen. Ob es gleich wahrſcheinlich iſt, daß nach der Einrichtung des thieriſchen Haushalts jetz ungewöhnliche Menge Waſſer geleitet wird, eher durch die Ausſcheidungen, als durch die innern ausdünſtenden Gefäſe abzugehen, ſo kann man doch ſchwerlich annehmen, daß dies völlig ſo der Fall ſei, und daß nicht etwas von dem überflüſſigen Waſſer auch durch die innern ausdünſtenden Gefäſe abgehe, und hiedurch einigermaſen die gewöhnliche Aushauchung (halitus), und die davon einzuſaugende Lymphe verdünnere.

Auf dieſe Weiſe wird die verdünnerte Lymphe in ihren Gefäſen fortgehen und geſchickter werden, Stockungen vorzubeugen, die ſich ſonſt in denſelben ereignen könnten. Ob nicht auf dieſe Weiſe der ſtarke Genuß des Waſſers etwas zur Heilung der Skrophel beitragen könne, überlaſſe ich meinem einſichtsvollen Leſer zur Entſcheidung.

Aus dieſer Anführung der Wirkungsart des Waſſers wird, wenn man die Wirkungen des Wärmegrades deſſelben, die ich anderswo erörtert habe, dazu nimmt, leicht erhellen, daß ſtarkes Waſſertrinken, ſehr wenige Ausnahmen abgerechnet, als ein ſehr allgemeines Mittel, die Geſundheit zu erhalten, und Krankheiten zu heilen, angeſehen werden könne.

Nach dem Waſſer habe ich in meinem Verzeichniſſe die milden wäſſerichten Flüſſigkeiten (aquoſa blanda) aufgeſtellt, wodurch ich alle diejenigen Flüſſigkeiten meine, welche größtentheils aus Waſſer beſtehen, und keine zugeſezten

Stoffe bei sich führen, welche entweder die verdünnenden Eigenschaften desselben vermindern, oder ihm besondere Wirkungen geben können. So können alle wässerige Flüssigkeiten, wenn sie in diesen Umständen sind, alle die Kräfte und Eigenschaften besitzen, die ich dem einfachen Wasser zugeschrieben habe.

Zehntes Kapitel.

Zertheilende Mittel (attenuantia).

Dies sind Arzneien, von denen man annimmt, daß sie die Flüssigkeit der Blutmasse erhöhen, und zwar, ohne die darin vorhandene Menge Wasser zu vermehren, durch eine Einwirkung auf die andern Theile des Blutes.

Der Gebrauch dieser Art von Arzneien rührte, meines Bedünkens, von der Voraussetzung her, daß die Zähigkeit des Blutes von den kleinen Theilen desselben ihren Ursprung nähme, durch welche es zusammen vereinigt, und so zu einer dickern und undurchdringlichern Masse gebildet werde.

Diese Beschaffenheit der Säfte soll theils durch mechanische, theils durch chemische Mittel verbessert werden können. Das erstere soll durch eine Substanz geschehen, welche die widernatürlich dickern Theile verkleinert, oder ihren Umfang vermindert, oder durch eine Substanz, welche leztere zertheilet und von einander trennt; diese leztern nennt man einschneidende Mittel (incidentia), ein bei den Stahlstellern über die Materia medika häufig vorkommender Ausdruck.

Ueber diese Wirkungsart des Zertheilens und Einschneidens möchte ich zuerst die Bemerkung machen, daß die gemuthmaßte Ursache einer widernatürlichen Dicke der Säfte auf einem Mißverständnisse beruhe, und ich bin geneigt zu behaupten, daß man durch nichts darthun könne, daß dergleichen je statt finde. Zweitens, gesezt auch, daß die Muthmasung auf einem bessern Grunde beruhete, so behaupte ich dennoch, den oben vorgelegten Grundsätzen gemäs, daß keine solche mechanische Wirkung hier Platz finden könne.

Ohne mich jedoch weiter in diese Untersuchung einzulassen, will ich lieber folgende Stelle des gelehrten Gaubius hersetzen. Ob er gleich in der Korpuskularlehre des Boerhaave auferzogen war, und auch selbst in andern Theilen seines Werks viel von dieser Lehre annahm, so unterhielt er doch einige Zweifel über die Wahrheit und Schicklichkeit derselben. In Rücksicht eines Punktes derselben hat er im 300ten Pgragraphe seiner Krankheitslehre folgende Stelle: „liegt wohl in der menschlichen Natur eine Kraft, die scharfen Theilchen durch Abstumpfung und Eindrückung ihrer Ekken und Spitzen gleichsam in Kügelchen zu drechseln, und sie so geschmeidig zu machen? Es ist eben nicht gewiß, daß diese scheinbare Idee auf die flüssigen sowohl als auf die festen Schärfen passe. Vielmehr ist es glaublicher, daß dies eher (298) durch eine chemische Mischung, als durch eine mechanische Abrundung vollbracht werde."

Ich getraue mich zu sagen, daß die Meinung von der mechanischen Wirkungsart der zertheilenden und einschneidenden Mittel bei niemand mehr Eingang finden wird, und ich habe daher in Ueberlegung zu nehmen, wie sich ihre Wirkungen auf chemische Weise erklären lassen.

Hier stosen uns jedoch viele Schwierigkeiten auf. Die Veränderung, welche auf den Gebrauch dieser Arzneien sich ereignet, läßt sich, wenn ja überhaupt, doch nicht durch Thatsachen sichtlich vor Augen legen, und die Theorie von irgend einer muthmaslichen Wirkungsart läßt sich nicht leicht deutlich machen.

Man weiß nicht genau, was den Zustand der thierischen Gallerte (Gluten) verändern könne, und wir kennen keine Stoffe, die bei ihrer Anwendung ausser dem Körper dieselbe auflösen können, kaustisches Laugensalz ausgenommen, welches auf dieselbe, so lange sie in den Gefäsen fließt, nicht angebracht werden kann.

Bringt man Salze an sie, wenn sie ausser den Gefäsen ist, so verhindern sie die gewöhnliche Gerinnung der

Von zertheilenden Mitteln.

selben, vermögen aber nichts auf sie, wenn sie schon verdichtet ist; sezt man eine Menge Wasser hinzu, so scheidet sich die Gallerte aus der übrigen Flüssigkeit und zeigt gleiche Eigenschaften, als sie bei jeder andern Gelegenheit gethan haben würde.

Eben dies muß ich von den rothen Kügelchen sagen, daß wir keine Substanzen kennen, welche die Beschaffenheit derselben, sie mögen nun in oder ausser dem Körper seyn, verändern können, folglich, daß wir kein Mittel kennen, welches im Stande wäre, die Konsistenz der Haupttheile des Blutes zu verändern, von denen wir annehmen können, daß sie am geneigtesten sind, widernatürliche Anhäufungen und Verdichtungen zu bilden.

Findet also dergleichen Kraft statt, so muß es bei dem Blutwasser seyn; ob aber je solche Gerinnungen in demselben sich ereignen, ist noch nicht dargethan worden, auch stimmt diese Voraussetzung nicht mit demjenigen überein, was wir von der Blutwässerigkeit wissen, welche immer eine salzhafte Flüssigkeit ist, und eine Auflösungskraft auf die andern Theile der Blutmasse besizt *).

Wie dem allen aber auch seyn mag, so können, wo es glaublich ist, daß Verdichtungen (coucretions), oder eine Neigung zur Verdickung zugegen sei; zertheilende Arzneien ihre Stelle finden, und ich habe eine Reihe von Arzneien verzeichnet, die von dieser Art seyn sollen.

*) Wenn das Blutwasser, wie es höchst wahrscheinlich ist, eine Auflösungskraft auf den Blutkuchen erweist, so läßt es sich doch denken, daß es Mittel giebt, welche ersteres in Stand setzen, mehr als gewöhnlich von lezterm aufzulösen und so durch die Ausleerungswerkzeuge fortzuführen. Auf diese Art wäre es wohl möglich, die Konsistenz des Blutes zu vermindern und Uebel abzuwenden, die wir durch die sogenannten einschneidenden Mittel zu heben beabsichten. Nächst dem Wasser würden dergleichen die reizenden Arzneien seyn, die nicht merklich entzünden, etwa die freßartigen Pflanzen, Mittelsalze, besonders das Blättersalz u. s. w. Doch dies muß die Erfahrung noch ferner bestätigen. Anm. d. Ueb.

Unter diesen habe ich zuerst das **Wasser** genannt, welches hier vielleicht nicht wiederholt zu werden nöthig gewesen wäre; ich erwähne es aber, um zu sagen, daß dies vermuthlich nicht blos das Verhältniß des Wassers vermehret, welches immer vom Blutkuchen getrennet ist, sondern daß auch ein Theil desselben sich sogar in letzten einschleichen, und daher ein Mittel abgeben könne, die Kraft des Zusammenhanges desselben zu vermindern.

Das nächste Mittel in meinem Verzeichnisse sind die

Laugensalze (alkalina).

Man hält sie für mächtige Zertheilungsmittel; mir aber scheinet dies auf keinen sichern Gründen zu beruhen. Anfänglich glaubte man, sie wirkten vermöge ihrer fäulnißerregenden Kräfte; **Pringle's** Versuche aber haben diese Meinung gänzlich zu nichte gemacht. Was aber ihre anderweitig auflösenden Kräfte anlangt, so habe ich schon die Bemerkung gemacht, daß sie dergleichen in Rücksicht der Gallerte gar nicht ausüben. Wirken sie ja noch als zertheilende Mittel, so muß es blos dadurch geschehen, daß sie den salzhaften Zustand des Blutwassers vermehren; sie müssen folglich auf eben die Art, wie die Dinge wirken, deren ich so eben gedenken will.

Neutralsalze.

Diese hat man durchgängig für Zertheilungsmittel angenommen, aber ohne einen gewissen Grund, so viel ich einsehen kann. Sie können, wie ich schon gesagt habe, zur Verhinderung [*] der gewöhnlichen Gerinnung des aus der Ader gelassenen Blutes angewendet werden; sie zeigen aber in keinem [**] Versuche einige Kraft, die Verdichtung des Blutkuchens aufzulösen oder zu vermindern.

[*] Diese Verhinderung setzt doch schon einige Auflösungskraft voraus. Daß sie die schon verdichtete Lymphe ganz und gar nicht auflösen, ist doch etwas unwahrscheinlich, und genauerer Versuche werth, als bis jetzt sind angestellt worden.
Anm. d. Ueb.

[**] Hoffentlich würde Cullen anders geurtheilt haben, wenn er die Kraft des Blätterſalzes (Terra fol tart.) gekannt

Von zertheilenden Mitteln.

Ich habe zugegeben, daß die salzhafte Beschaffenheit des Blutwassers vorzüglichen Antheil an der Erhaltung der Fliesbarkeit der ganzen Blutmasse habe, und wenn der salzhafte Stoff in großer Menge gegenwärtig ist, so kann er dem Ganzen eine ungewöhnliche Flüssigkeit ertheilen; ich kann aber nicht begreifen, wie irgend eine solche Menge von Neutralsalzen, wie man gewöhnlich zur Arznei gebraucht, eine solche Wirkung haben könnte.

Eine Unze Salpeter allmählig im Verlaufe von 24 Stunden eingegeben, während zu gleicher Zeit immer schon ein Theil desselben durch die Ausscheidungen abgegangen ist, kann sich ohnmöglich in einer solchen Menge anhäufen, daß er irgend eine Kraft als Auflösungsmittel haben könnte.

Auf gleiche Weise denke ich über die andern Neutralsalze, und gehe zu der Betrachtung des nächsten Artikels fort.

Seifen.

Boerhaave war sehr geneigt, den mit diesem Ausdrucke verbundenen Begriff auszudehnen, und schien zu

hätte, die schon geronnene coagulable Lymphe aufzulösen. Außer meinen Versuchen darüber, welche nicht zweideutig sind, und in Crell's chem. Annalen 1788. B. 2. S. 296 stehen, darf ich mich noch auf die von Harbam (Op. phys. med. T. I. S. 160. Leipz. 1773. 8.) angestellten berufen; so wie nicht weniger auf meines liebenswürdigen Lehrers Leonhardi Erfahrungen über die Kraft des Blättersalzes in Auflösung des thierischen Schleimes, indem er (Diss. physiologia muci primar, viar. 4, Viteb. 1789. S. 8.) spricht: "inter omnium vero salium neutrorum solutiones aquosas, quas cum muco digessimus, nulla in ea penitus attenuando et sine omnium innatantium flocculorum reliquiis dissolvendo, sive efficacius, sive expeditius egit ea, quam liquorem vulgo dicunt terrae soliatae tartari —" Auch ich fand eine Menge andre einfache und Mittelsalze zu diesem Behufe unkräftig, selbst Mindereri Geist — das einzige Blättersalz bewies sich als ein vollkommen wirksames Auflösungsmittel des Thierstoffes, und eröfnet uns eine unvergleichliche Aussicht auf die Heilung einer Menge bisher unheilbar geachteter Krankheiten durch ein mildes Arzneimittel, welchem man bisher nur noch aus Unwissenheit die gebührende Achtung versagt hat. — Ich habe bei Leberverhärtungen und Wassersuchten seine Kräfte in der Erfahrung bestätigt gesehn. A. d. U.

glauben, daß jede Verbindung salzhafter und ölichter Stoffe als eine Seife anzusehen sei; da jedoch eine solche Verbindung bei fast jedem natürlichen Erzeugnisse, es sei gewächsartiger oder thierischer Natur, statt findet, so ist es einleuchtend, daß da die Eigenschaften und Verhältnisse der Ingredienzen solcher Mischungen beträchtlich abweichen müssen, es auch mit ihren chemischen Eigenschaften und Wirkungen auf andre Körper eben so seyn müsse, wodurch das Wort seifenartig in der Scheidekunst unbestimmt und schwankend wird, so wie der Gebrauch desselben in der Arzneikunst. Da es auf diese Art keiner Bestimmtheit fähig ist, so sollte man sich dessen nicht so unbestimmt und überall bedienen, wie man gethan hat.

Bei der Materia medika müssen wir nach dem Ziele einer größern Bestimmtheit streben, und ich werde hier blos dasjenige in Betrachtung ziehen, was man eigentlich, und im engern Verstande Seife nennt, eine Verbindung des fixen Laugensalzes mit einem ausgepreßten Oele.

Die Verfertigung derselben ist so oft beschrieben worden, und so gut bekannt, daß ich sie nicht hierher zu setzen brauche; in Rüksicht ihrer chemischen oder arzneilichen Eigenschaften aber gnüget es zu erinnern, daß sie aus einer so genauen wechselseitigen Sättigung der beiden Ingredienzen mit einander bestehet, daß eine neue Zusammensetzung daraus erfolgt, in welcher die Eigenschaften der Bestandtheile völlig verschwinden.

Das Laugensalz verliert seine Schärfe, die es im abgesonderten Zustande hat, und das Oel wird nun leicht auflöslich im Wasser, welches es vorher ganz und gar nicht war. Besizt die Seife diese Eigenschaften in vollkommnem Grade, so ist es ein Zeichen, daß die Verfertigung genau und vollständig gewesen ist.

Die zuerst zu erwähnende arzneiliche Betrachtung dieser Substanz bestehet darinn, daß sich die Seife leicht durch jede, auch noch so schwache Säure zersetzen läßt, und dieser Umstand in der Eigenschaft der Seife hat auf unser Urtheil von ihren Wirkungen auf den menschlichen Körper wichtigen Einfluß.

Von zertheilenden Mitteln.

Da, nach unserer Meinung *), der menschliche Magen in seiner gesunden Verfassung nie ohne einige vorhandene Säure ist, so wird es wahrscheinlich, daß jede mäßige Menge Seife, so bald sie eingenommen worden, immer durch die an das Laugensalz der Seife kommende Säure dieses Organs zersetzet werde. Dies gehet so weit, daß wenn Säure in dem Magen krankhaft herrschend ist, es kein kräftigeres Verbesserungsmittel derselben giebt, als eingenommene Seife; sie ist oft ein schicklicheres Hülfsmittel, als gewöhnlichen Säure verschluckende Erden, oder bloße Laugensalze.

Wenn die Seife so zersetzet ist, so ist es kaum von einiger Bedeutung, zu bestimmen, welche Wirkung entweder das daraus entstandene Neutralsalz, oder das davon abgesonderte Oel in dem Magen haben könne, welche Erfolge aber von ihrer die Magensäure verbessernden Kraft entstehen, wird so eben betrachtet werden.

Unter der Voraussetzung, das die Seife im Magen nicht zersetzet werde, oder daß eine solche Menge eingenommen worden ist, welche nicht völlig sich darinn zersetzen kann, wird es ein Gegenstand der Untersuchung zu bestimmen, wie sie in verschiednen Theilen des Körpers wirke. Da bei einer gewissen Behandlung die meisten gewächsartigen oder thierischen Verdichtungen (concretions) von der Seife aufgelöset werden können, so hat man dies zu einem scheinbaren Grunde gemacht, eine die Säfte des menschlichen Körpers zertheilende Kraft in ihr anzunehmen.

Aller Vermuthung nach kann sie auch von Nutzen seyn, die zähen Stoffe aufzulösen, die man etwa in dem Speisekanal argwohnen könnte; doch kann ihre Wirkung, wenn man den verdünnten Zustand betrachtet, in der sie eingenommen werden muß, nicht sehr stark seyn, welches desto gewisser in

---

*) Ich habe im ersten Theile gezeigt, daß diese Meinung noch gar nicht bewiesen ist, und fast immer eine kränkliche Verfassung des Magens, oder eine gewöhnliche Fleischdiät voraussetzt. Anm. d. Ueb.

Rückſicht ihrer Wirkungen zu glauben iſt, wenn ſie weiter im Körper fortgehet *).

Man hat ſie in den Gebärmen für larirend gehalten; ausgenommen aber, wenn ſie in ſehr ſtarker Menge genommen wird, kann ich mir eine ſolche Wirkung von ihr nicht vorſtellen. Ereignete ſie ſich ja, ſo müßte ſie von dem Küchenſalze herrühren, welches zu ihrer Verfertigung genommen wird, und zum Theil noch an ihr hängt; iſt es aber von der Seife abgeſchieden, ſo wird ſie eine vollkommen milde Subſtanz, die nicht das Anſehn hat, ſelbſt die empfindlichſten Theile reizen zu können.

Es iſt daher ein ſehr nichtiges Verfahren geweſen, die Seife als ein Laxativ in Klyſtiren zu verordnen. Sie kann vielleicht von einigem Nutzen ſeyn, verhärteten Unrath geſchmeidig zu machen; als ein Reizmittel aber kann ſie blos **) vermöge ihres Kochſalzes wirken. Man könnte daher von letzterm weit leichter etwas zum Klyſtire nehmen, als mit der Seife geſchehen kann.

Wenn Seife in die Blutgefäſe geführt wird, ſo könnte man glauben, daß ſie einige zertheilende Kraft ausübte; ich muß dies aber für ſehr zweifelhaft halten, und ſie kann nie

*) Wenn man die Fälle lieſt, wo Seife in Menge und anhaltend gegen Stein gebraucht ward, wie ſehr ſie da die Verdauung und den Speiſekanal ſchwächt, und allgemeines Siechthum und Abmagerung verurſacht, ſo wird man den fortgeſetzten Gebrauch dieſes Mittels nicht für ſo unbeträchtlich oder unſchuldig anſehn. Anm. d. Ueb.

**) Der Verf. hat hier auf falſche Vorausſetzungen falſche Sätze geſtützt. Das Küchenſalz wird zur Seifenbereitung genommen, damit es, durch das kauſtiſche Gewächslaugenſalz zerſetzt, ſein Mineralaugenſalz mit der Fettigkeit vereine, und ſo eine harte Seife bilde; die Unterlauge enthält dann faſt nichts als Digeſtivſalz, mit Fettſäure neutraliſirtes Gewächslaugenſalz und etwas weniges Kochſalz. Nicht das Kochſalz, ſondern nur ſein Laugenſalz iſt in die Seife eingegangen. Löſt man in heißem Weingeiſte gut bereitete gewöhnliche Seife auf, ſo fällt unmerklich wenig Kochſalz nieder; und doch erweiſet ſich eben dieſe Seife, wie 1 zu 20 im Waſſer aufgelöſet, als eins der kräftigſten laxirenden Klyſtire. Anm. d. Ueb.

Von zertheilenden Mitteln. 447

beträchtlich *) seyn. Wenn wir in Ueberlegung ziehen, daß sie in keiner starken Menge, und nur allmählig eingenommen werden kann, und daß sie, wenn sie aufgenommen worden, in der ganzen Blutmasse sehr zertheilet und verbreitet wird, so können wir nicht annehmen, daß sie in irgend einem Theile der Blutmasse in einer solchen Menge oder koncentrirten Gestalt sich befindet, daß sie irgend eine Wirkung in Auflösung zäher Verdichtungen, selbst außer dem Körper, haben könne. Wir müssen also die Kraft der Seife in Auflösung der Verstopfungen, von der man so viel geredet hat, für sehr unbedeutend halten.

Da man glaubte, Seife könne zur Auflösung der Verstopfungen der Leber dienlich seyn, so ist die Folge hievon gewesen, daß man urtheilte, sie könne in der Gelbsucht Nutzen schaffen. Meines Erachtens aber hat dies wenig Grund. Die Gründe, die ich gegen die auflösenden Kräfte der Seife vorgebracht habe, bringen mich zu der Meinung, daß sie Gallenverhärtungen nicht auflösen könne, und sie thut es selbst außer dem Körper nicht.

Bei Personen, die Gallensteinen häufig unterworfen waren, habe ich die Seife ohne einige Wirkung brauchen sehen. Daß die Seife, wenn die Gelbsucht dadurch, daß der Gallenstein in die Gallengänge geräth, schon entstanden ist, etwas zur Auflösung oder Forttreibung dieses Steines thun könne, dazu ist nicht die mindeste Wahrscheinlichkeit vorhanden.

Man hat sie daher ganz ohne Grund in der Gelbsucht empfohlen. Ich habe sie oft gebraucht, und dadurch, daß sie die Säure des Magens verbesserte, und einigermaßen der thonichten Härte des Stuhlganges vorbeugte, nützlich befunden.

Ich darf die Betrachtung des innerlichen Gebrauchs der Seife nicht verlassen, ohne zu gestehn, daß sie oft für den Körper zuträglich geschienen hat. Sie hat sich mir jedoch nur so bei Stein- und Gichtbeschwerden erwiesen, und dies schreibe ich lediglich ihrer Kraft, die Säure des Magens hinwegzunehmen, zu; die Erklärung hievon habe ich schon.

*) M. s. meine vorletzte Anmerkung. Anm. d. Ueb.

angedeutet, und werde sie vollständiger weiterhin in Betrachtung ziehen.

Nichts war häufiger, als die Seife zum äuserlichen Gebrauche empfohlen zu sehen, und da sie gewöhnlich gebraucht wird, so scheint dies guten Grund zu haben. Wir redeten oben von dem großen Nutzen der Reibungen, wenn man sie mittelst Oel vornimmt; und da auch die Seife ein schickliches Zwischenmittel abgiebt, so dient die damit verrichtete Reibung oft kräftig zur Auflösung verschiedener Stockungen in der Oberfläche des Körpers, und zu gleicher Zeit auch, der darunter liegenden Theile.

Da sie nun zu gleicher Zeit dienlich ist, den krampfwidrigen Kampher und die reizenden und entzündenden wesentlichen Oele in sich aufzunehmen, so können wir leicht begreifen, daß die Seife sehr dienlich ist, die Grundlage für einige kräftige äuserliche Hülfsmittel abzugeben.

Süße Dinge.

Indem ich so in die Betrachtung des Zuckers eingehe, den ich oben als einen Nahrungsstoff vorgestellt habe, so bringt sich uns gleichsam von selbst die Bemerkung auf, daß eine gehörig gewählte Diät das leichteste und gewisseste Mittel seyn müsse, der Blutmasse die gehörige Konsistenz und andere nöthige Eigenschaften zu geben. Dies ist offenbar richtig; die Anwendung aber hievon ist nicht so leicht, wie man sich vorstellen mag.

Das Blut der von Gewächsen lebenden Thiere ist von dem der Fleisch fressenden wohl kaum unterschieden; oder wenigstens ist die Verschiedenheit noch nicht deutlich bestimmet worden. Gewisser aber ist es, daß die Menschen von sehr verschiednen Nahrungsmitteln leben, und doch Blut von keiner anscheinenden Verschiedenheit machen. Vielleicht ist auch dies nicht in strengem Verstande wahr, doch behaupte ich, daß die Aerzte noch nicht gelernt haben, die verschiednen Zustände des Blutes bei Menschen von gewöhnlicher Gesundheit anzugeben. Dies erhellet leicht aus den Nachrichten, die man davon aufgezeichnet hat. M. s. Hal-

Von zertheilenden Mitteln.

in elementa, Lib. V. sect. 2. Art. 8. und sehe nach, was wir oben in der Einleitung (Kap. 1. Art. 2.) gesagt haben.

Aus allem diesen wird erhellen, daß unsre Kenntnisse nicht in der Verfassung sind, die Wirkungen der Nahrungsmittel auf den Zustand des Blutes zu bestimmen. Es ist wahrscheinlich, daß sie einige Abweichungen verursachen, es ist aber auch zu gleicher Zeit vermuthlich, daß der verschiedene Zustand des Blutes mehr auf gewissen Verschiedenheiten in dem allgemeinen Körperhaushalte, als auf der Verschiedenheit der Nahrungsmittel beruhe.

Ich gehe demnach zur Betrachtung fort, welches die Wirkung des Zuckers und der zuckerhaften Stoffe seyn könne, wenn sie in großer Menge in den Körper kommen. Ich hoffe, als ich von den Nahrungsmitteln im Allgemeinen handelte, hinreichend dargethan zu haben, daß diese Stoffe reichlich in die Zusammensetzung des Blutkuchens eingehen, und einen Theil der Nahrung des Körpers ausmachen; auch ist es nach den beigebrachten Thatsachen höchst wahrscheinlich, daß sie mit vollkommener Sicherheit in sehr großer Menge genossen werden können, eine Wahrheit, zu deren Erweise verschiedene außerordentliche Beispiele angeführt werden.

Wie weit dieses gehe, bin ich sehr ungewiß, gebe aber zu, daß es seine Einschränkungen leide, und daß, sobald man mehr Zucker genießt, als in die Zusammensetzung des thierischen Stoffes eingehen kann, er in abgesondertem Zustande bleiben müsse, und dann als eine Arznei anzusehen sei, welche besondere Wirkungen auf alle Säfte haben könne.

In dieser Rücksicht hat man den Zucker gewöhnlich für ein zertheilendes Mittel gehalten, und daher geglaubt, daß er die Flüssigkeit der ganzen Säftmasse erhöhe, und Verhärtungen verhüten und auflösen könne, die in unsern Säften entstehen könnten, oder eben entstehen. Es kann seyn; doch hat man meines Wissens noch keinen Beweis hievon beigebracht, auch giebt es keine außer dem Körper angestellten Versuche, die diese Meinung unterstützten.

Sind seine antiseptischen Kräfte völlig gegründet, so widersprechen sie seinen zertheilenden Kräften. Welches seine

Wirkungen seyn mögen, wenn man ihn sehr häufig in den Körper bringt, oder er in dem besondern Falle der Harnruhr in ungewöhnlicher Menge erzeugt wird, getraue ich mich nicht zu bestimmen.

Die ihm zuweilen beigelegten schädlichen Eigenschaften sind weder klärlich bewiesen, noch hinlänglich ausgemacht, und die Versuche des so scharfsinnigen und fleißigen Dr. Staeck scheinen mir noch gar nicht vollständig oder beweisend zu seyn. Es bleibt daher noch zu sagen übrig, was der Zucker für arzneiliche Eigenschaften besitze, wenn er in mehr als einer gewöhnlichen Menge in der Blutmasse vorhanden ist. Sie scheinen mir keine andern zu seyn, als die einer milden salzhaften Substanz, welche leicht durch die Ausscheidungen fortgehet, und vermuthlich dieselben erleichtert und befördert. Dies ist die einzige arzneiliche Tugend, die ich ihm zuschreiben kann.

Was die Eigenschaften des Zuckers anlangt, so ist es kaum nöthig zu erinnern, daß er in gewissen Magen zu einer sauern Gährung veranlasset werden könne, und daß, wenn dies durch die Verfassung des Magens zu einem hohen Grade steigt, der Zucker alle Nachtheile der säuernden Mittel haben könne.

Wenn der Zucker unverändert in den Darmkanal gelangt, so scheint er ihn zu reizen, und sich laxirend zu beweisen, sein Gebrauch in Klystieren ist ein Beweis hievon; nimmt man ihn aber durch den Mund, so kommen seine laxirenden Wirkungen kaum je zum Vorscheine, ausgenommen, wenn er in starker Menge genossen wird, da dann die laxirende Eigenschaft des Zuckers sich allerdings beträchtlich zeigt. Ich bin der Meinung, daß es gewöhnlich daher rührt, wenn er aus dem Magen in die Gedärme in einem sauern Zustande gelangt, wo er dann, gleich andern Säuren, bei seiner Vermischung mit der Galle, wie diese andern, Durchfall veranlassen kann.

Honig.

Er ist so ganz und gar Zucker, daß ich keine Eigenschaften oder Tugenden an ihm zu finden weiß, die von denen

Von zertheilenden Mitteln.

des Zuckers abwichen. Es kann ihm gewöhnlich etwas mehr Schleim beigemischt seyn; welche Wirkung dies aber auf seine Eigenschaften habe, kann ich nicht wahrnehmen. Von welcher Art sie auch seyn mögen, so lassen sie sich durch Abklären mit Eiweiß hinwegnehmen.

Frischer Honig hat einen Stoff in sich, welcher in gewissen Personen leicht eine säurende Gährung und Magenkrämpfe erregt, welche Koliken genannt werden. Was dies für ein besonderer Stoff seyn möge, der hier zugegen ist, vermag ich nicht einzusehn; er scheint aber flüchtig zu seyn, da er leicht durch Kochen verfliegt. Diese Aeusserung des frischen Honigs, von denen wir reden, findet nicht bei jederman statt, und nur bei Personen von besonderer Idiosynkrasie, und diesen sollte man keinen Honig geben, der nicht gesotten ist.

Da ich gesagt habe, daß die arzneilichen Eigenschaften des Honigs von denen des Zuckers nicht abweichen, so findet sich kein Grund, warum man, wie in alten Zeiten nöthig gewesen seyn mag, den Honig zur Basis der Sirupe nehmen sollte. Noch immer thut dies das londner Kollegium; zu welchem arzneilichen Entzwecke aber, kann ich nicht begreifen. Meiner Meinung hat ihn das edinburger Kollegium, aus verschiednen Gründen, mit Recht, bei Seite gesezt. Unsere Landapotheker würden sich nicht immer die Mühe nehmen, den rohen Honig zu reinigen, und feiner Honig ist in diesem Lande fast immer theurer, als Zucker.

Ich habe gesagt, daß ich keine Verschiedenheit zwischen der arzneilichen Kraft des Zuckers und des Honigs kenne, noch bin ich hierinn nicht gewiß, da ich einige Nachrichten von dem Nutzen vernommen habe, den der starke Gebrauch des Honigs bei einigen Engbrüstigkeiten geleistet hat. Wäre es möglich, daß Honig einige Neigung besäse, durch die aushauchenden Gefäse der Lungen zu gehen, so könnte dies einigen Grund haben; es ist aber noch nicht ausgemacht, ob nicht Zucker in gleicher Menge genommen, eben diese Wirkungen geäusert haben würde. In einigen der angeführten

Fälle ward der Honig in der Menge von verschiednen Unzen täglich genommen.

Süßholz (glycyrrhiza.)

Dies ist eine wohlbekannte Wurzel, die eine große Menge Zuckerstoff liefert, und wenn dieser vor sich ausgezogen worden ist, so weicht er vom gewöhnlichen Zucker nicht ab, ist folglich in keiner *) seiner arzneilichen Eigenschaften von ihm verschieden.

Das Süßholz hat die Besonderheit, daß es außer seiner süßen Substanz einen bittern unangenehmen Stoff enthält, der sich jedoch nur durch langes Kochen auszieht, und dies giebt die Anleitung, daß, wenn man seinen süßen Theil erlangen und den bittern vermeiden will, man das Süßholz nur immer durch gelindes und kurzes Kochen behandeln soll. Dies Verfahren ist jezt gewöhnlich eingeführt, und ich gedenke dessen nur, um des Umstandes erwähnen zu können, den man häufig beobachtet hat, und welcher darinn bestehet, daß, während andere Süßigkeiten den Durst erregen, das Süßholz ihn hinwegnimmt, weshalb er in alten Zeiten adipsos genennt ward.

Dies zu erklären, erinnere ich, daß ich in dem süßen Safte, wenn er von der Wurzel abgeschieden worden ist, nicht finde, daß er den Durst mehr, als andere Süßigkeiten löscht, und glaube, daß das Misverständniß daher rühret, daß wenn man ein Stück der Wurzel so lange kauet, bis man die ganze Süßigkeit herausgezogen hat, das fernere Kauen den scharfen und bittern Stoff herausbringt, welcher den Mund und die Kehle dergestalt reizt, daß Speichel hervorgelocket, und so der Durst hinweggenommen wird, den die Süßigkeit veranlaßt hat.

Ich habe nur noch zu wiederhohlen, daß, da die Süßigkeit der Lakrizwurzel keine andere, als die des Zuckers ist,

*) Man hat doch bemerkt, daß die Süßholzwurzel sich im Magen lange nicht so leicht zur sauern Gährung neigt, als Honig oder Zucker. Anm. d. Ueb.

wie ihr keine andern arzneilichen Eigenschaften beilegen können. Man giebt vor, daß diese Wurzel bei ihrer Süßigkeit einen Schleim besitze, wodurch sie ein stärkeres Schmeidigungsmittel werden könne, als Zucker; doch dies werden wir Gelegenheit haben in dem Kapitel von den Schmeidigungsmitteln ferner zu untersuchen.

Süßes getrocknetes Obst.

Ich hielt es für schicklich, dieses hier unter den Süßigkeiten zu erwähnen, und glaube hieran recht gethan zu haben, da es eine große Menge Zucker enthält, und alle Eigenschaften desselben besizt. Doch gebe ich nicht zu, daß es mehr zertheilende Kräfte habe, als Zucker selbst, nur daß einiges davon mehr schleimichte Materie mit seinem Zucker verbunden zu haben scheint, und daher mehr schneidigende Kraft besitzen könne, wie ich bald sagen werde.

Eilftes Kapitel.
Verdickende Mittel.

Wäre es nicht aus Gefälligkeit gegen das gewöhnliche System geschehen, und um dem meinigen eine anscheinende Vollständigkeit zu geben, so würde ich diesen Titel nicht eingeschaltet haben, da ich von seiner Anwendung in der Arzneikunde nichts weiß. Soll die Konsistenz der Blutmasse vermehrt werden, so ist mir kein anderes Mittel, dies zu erreichen, bewußt, als Diät und Leibesbewegung. Ich kenne keine einzige Arznei, welche den thierischen Säften eine stärkere Dichtigkeit, oder der Blutmasse einen stärkern Antheil von dickern Flüssigkeiten geben könnte *).

Ich habe hier zwar zwei Substanzen angegeben, welche den Zusammenhang der Theile vermehren könnten; ich glaube aber, daß sie nicht als solche anzuführen sind, die dergleichen Wirkung besitzen, und habe sie bles hier genannt, um einem Misverständnisse vorzubeugen, in welches gedankenlose Chemisten fallen, und sich einbilden könnten, daß jede Gabe dieser Mittel eine Fähigkeit besitze, die Blutmasse dicker zu machen und zum Gerinnen zu bringen. Gleichwohl ist es gewiß, daß weder Säuren noch Weingeist, ausgenommen in ihrem sehr verstärkten Zustande, eine solche Wirkung haben, und eben so gewiß ist es, daß sie unmöglich einzunehmen sind, ohne eine solche Verdünnung zu erleiden, wodurch alle **) ihre koagulirenden Kräfte völlig verloren gehen müssen.

Man hat sie, glaube ich, wohl kaum für Verdickungsmittel gehalten, und man hat gewöhnlich die Verdickung bles dadurch zu bewirken gesucht, daß man vorschlug, Substanzen von dickerer Konsistenz, als gewöhnlich, in den Körper zu bringen. Hätten diese in dem Körper in eben der Verfassung bleiben können, so würde dies vielleicht der Absicht entspro-

*) Als etwa, aber nicht unmittelbar, Eisen. Anm. d. Ueb.
**) Warum sind aber Brantweintrinker so sehr Drüsenverstopfungen und Verhärtungen der Leber ausgesetzt, bei welchen letztern die Verdichtung der gerinnbaren Lymphe allerdings eine Hauptrolle zu spielen scheint. Anm. d. Ueb.

chen haben; ich bin aber völlig der Meinung, daß sie insgesamt, ehe sie in die Blutgefäße gebracht werden können, in gleiche Verfassung von Flüssigkeit gesezt werden müssen, die unsere Säfte gewöhnlich haben, folglich daß die Absicht mit der Verdickung durch sie nicht zu erreichen ist.

Zwölftes Kapitel.
Schmeidigende Mittel.

Diese Arzneien dienen, die Wirkung der scharfen und und reizenden Stoffe zu verhüten und hinwegzunehmen, und zwar nicht durch Verbesserung und Umänderung ihrer Schärfe, sondern blos dadurch, daß sie sie in eine milde und zähe Materie einwickeln, welche verhindert, daß sie ihre Einwirkung auf die empfindlichen Theile unsers Körpers nicht ausüben können.

Wir haben oben den Gebrauch des Oeles zu diesem Behufe, sowohl Säuren als Laugensalze zu überziehen, erwähnt, und selbst die Vitriolsäure kann großentheils versteckt werden, wenn sie mit Schleim von arabischem Gummi gemischet ist. Hier entstehet aber die Schwierigkeit, daß man annehmen muß, daß die schmeidigende Materie ihre milde und schleimige Eigenschaft behalte, wenn sie in den Körper gelanget ist.

Um Schärfe zu überziehen, ist es nöthig, daß der schmeidigende Stoff einen beträchtlichen Grad von Zähigkeit besize; ist er nun von der Art, daß er sich mit Wasser verdünnen läßt, so vermindert eine starke Verdünnung seine Kraft ansehnlich, und nimmt sie, fast ganz *) hinweg. Die mel-

*) Dies ist wohl zu viel gesagt. Wird wohl der Vitriolspiritus, der in einem Tränkchen mit starkem Gummischleime bis zu dem Grade gemildert ist, daß er sich nun einnehmen läßt, wohl schärfer auf der Zunge, wenn man diese Arznei stark verdünnt, wird hier die Säure durch vieles Wasser wohl blos? Der zur Schmeidigung eingenommene Schleim verliert nur dann durch die Verdünnung im Magen etwas von seiner Kraft, wenn

sten Schmeidigungsmittel nun können nicht lange in dem Magen seyn, oder durch die Gedärme und andre Wege in die Blutgefäse gehen, ohne eine Verdünnung zu erleiden, welche ihre Schleimigkeit völlig hinwegnehmen muß.

Es ist ferner wahrscheinlich, daß, da die Schmeidigungsmittel gewöhnlich von nahrhafter Art sind, sie durch die Kraft des Magensaftes, vielleicht auch durch die Gährung, die sie im Magen erleiden, in gleiche Flüssigkeit, wie die andern wässerigen Säfte des Körpers, versetzt werden müssen.

Alle diese Sätze kann ich auf die Schmeidigungsmittel anwenden, dergleichen die Schleime und Süßigkeiten von wässeriger Natur sind, und den Schluß ziehen lassen, daß solche Schmeidigungsmittel keine andere Wirkung, als die der wässerigen Dinge, in der Blutmasse, oder beim Abgange durch die verschiednen Ausleerungen haben können.

Was die ölichten Schmeidigungsmittel anlangt, so läßt sich dies nicht so leicht von ihnen einsehn; bedenkt man aber, was wir oben von der Vertheilung und selbst von der Aneignung des Oeles in unsern Säften gesagt haben, so wird es glaubhaft werden, daß nicht viel davon gewöhnlich in der Blutmasse dergestalt zugegen seyn könne, daß sie als Schmeidigungsmittel zu wirken, oder in ihrem ölichten Zustande durch die Ausscheidungen abzugehen vermögend wären.

Wir haben zwar oben zugegeben, daß Oel eine Substanz sei, welche fähig ist, die in unsern Körper gebrachte Gewächssäure zu überziehen; aber eben durch diese Mischung wird die Gestalt des Oeles umgeändert, und verliert seine Kraft, ein einhüllender Stoff zu seyn. Es giebt zwar noch einen andern Grund, den man zur Begünstigung der einwickelnden, und, wenn man will, schmeidigenden Natur des Oeles anführen könnte.

der Reitzstoff ein schwerer unauflöslicher Körper ist, der nun leichter niederfallen kann. Bei auflöslichen Schärfen ist es nicht so; mit Verdünnung des Schleims nimmt auch die Verdünnung der Schärfe zu. Anm. d. Ueb.

Von schmeidigenden Mitteln. 457

Man hat beobachtet, und ich habe es eben angezeigt, daß wenn eine Schärfe, als Folge gewisser Krankheiten, in der Blutmasse vorwaltet, die vordem in der Zellhaut abgesezte Fettigkeit wieder eingesaugt werde, und man nimmt mit grosser Wahrscheinlichkeit an, daß die Natur hiebei zur Absicht habe, durch das eingesaugte Fett die herrschende Schärfe zu überziehn; eine Meinung, welche vorausseßt, daß das Oel zu diesem Behufe geschickt sei.

Alles dies ist wahrscheinlich, und dennoch bleibt es für mich sehr zweifelhaft, daß sich dies auf den Beweis anwenden lasse, daß das durch den Mund eingenommene Oel, als ein Schmeidigungsmittel wirke. Bei jener Einsaugung können sich sowohl in der Natur der herrschenden Schärfe, als auch in dem Zustande des eingesaugten Oels Umstände finden, die wir nicht mit Genauigkeit kennen.

Zum Schlusse der Betrachtung der schmeidigenden Kraft des Oeles muß ich erinnern, daß das gewöhnlich in dem Blute gegenwärtige oder auch häufig in dasselbe eingebrachte Oel nicht als ein Schmeidigungsmittel gegen einige in den Körper gebrachte Schärfen wirkt.

Die Vitriolsäure gehet reichlich durch die Haut in ihrem sauren Zustande ab, wenn sie die Kräße heilt, und man findet, daß die Salzsäure leicht Reiz in Fontanellen und ofnen Geschwüren erregt, und ich könnte noch andere Beispiele von scharfen Materien geben, die durch verschiedene Absonderungen in ihrem scharfen Zustande hinturch gehen, ob man gleich zu gleicher Zeit viel Oel mit einnimmt.

Nach diesen Betrachtungen scheint es glaublich, daß die Wirkung der Schmeidigungsmittel, Schärfe in der Blutmasse einzuhüllen, sehr unbeträchtlich seyn müsse, folglich daß sie den Husten nicht besänftigen, indem sie die Schärfe überziehen, die, wenn sie durch die Lungen ausdünstet, und an den Kehlkopf gelanget, jene unangenehme Bewegung veranlaßt.

Gleichwohl ist es gewiß, daß eingenommene Schmeidigungsmittel oft den Husten besänftigen, und die Wiederkehr desselben einige Zeit aufhalten. Ohne jedoch hiebei zu einer

458 **Von schmeidigenden Mitteln.**

Wirkung derselben in der Blutmasse Zuflucht zu nehmen, läßt sich dieser Umstand auf eine andere Art erklären. So wie der Husten gewöhnlich durch einen scharfen Dunst entstehet, der aus den Lungen aufsteigt, und die sehr empfindlichen Theile des Kehldeckels reizt; so können wir oft, wenn wir diese Theile mit einem schmeidigenden Stoffe überziehen, den ebengedachten Reiz, folglich den häufigen Husten verhüten.

Wenn man dem zufolge ganz milde und von aller Schärfe befreiete, dabei aber sehr schleimige Arzneien allmählig und dergestalt hinterschlinget, daß sie in der Kehle hängen bleiben, so können sie dieser Absicht entsprechen *).

Nach diesen allgemeinen Betrachtungen **), werde ich einige wenige Anmerkungen über die einzelnen gebrauchten Mittel vorlegen, und es dem Praktiker überlassen, sie anzuwenden oder nicht, wie er es für gut befindet.

Asperifoliae.

Beinwell (Symphytum).

Es enthalten noch einige andere Kräuter dieser Ordnung etwas schleimigen Stoff; der ganzen Ordnung aber ist er nicht gemein, und ich habe nur zwei verzeichnet, welche vorzüglich im Gebrauche gewesen sind.

─────────

*) Wie dann, wenn man diese Mittel in Pillenform nimmt, thun sie da gar nichts zur Minderung des Hustenreizes?
Anm. d. Ueb.

**) Man nimmt wahr, daß schleimige Getränke nicht so geschwind durch den Harn abgehen, folglich länger in den ersten oder zweiten Wegen bleiben, folglich zur Einhüllung der Schärfe besser wirken können, als blos wässerichte Flüssigkeiten: Uebrigens sind die Wirkungen der eingenommenen Oele und Schleime bei Gallen- und Blasensteinen, wenn sie sich durch ihre Gänge hindurch pressen und reizen, bei ätzenden Giften in den ersten Wegen, bei der Harnstrenge von Kanthariden, bei Geschwüren der Blase und dem Tripper, so sehr zweifelhaft nicht, daß sie sich leicht wegleugnen ließen. Anm. d. Ueb.

Von schmeidigenden Mitteln.

Die Wurzel des Beinwells giebt eine starke Menge eines mitten schleimigen Saftes von sich, und vielleicht in größerer Menge, als fast jede andere Wurzel. Da nun schleimichte Dinge in unsern Dispensatorien beibehalten worden sind, so sehe ich nicht ein, warum beide brittische Kollegien die Wallwurzel gänzlich ausgelassen haben. Sie kann, wie man auch angeführt hat, in Ruhren und Durchfällen dienlich seyn; daß sie aber auch im Blutspeien hülfreich gewesen sei, kann ich nach den oben angeführten Gründen nicht zugeben.

Hundszunge (cynoglossum).

Die Wurzel dieses Krautes giebt so wenig Schleim aus, daß sie in dieser Rücksicht nicht erwähnt zu werden verdient; man hat aber ehedem etwas narkotische Kraft in ihr zu finden geglaubt, und ihre sinnlichen Eigenschaften können zu dieser Vermuthung Anleitung geben; die zu dieser Absicht mit ihr angestellten Prüfungen aber, haben dergleichen ganz und gar nicht bestätigt.

Schleime.

Dies sind die Arzneien, auf die man sich insbesondere in der Praxis verläßt, wenn man Schmeidigungsmittel nöthig hat, ich habe die hauptsächlichsten derselben angegeben, welche die reinsten und einfachsten Schleime sind, die uns die Natur liefert.

Arabisches Gummi.

Neben diesen habe ich das Kirschgummi gesezt, um zu zeigen, daß, wo man es ziemlich rein haben kann, man sich desselben zu jedem Behufe*) bedienen könne, wozu man das ausländische arabische Gummi gebraucht.

Das arabische Gummi ist der Schleimkörper, den man am häufigsten anwendet, da er im koncentrirtesten Zustande, folglich leicht in der größten Menge eingenommen werden

---

*) Es hat doch neben dem faden, noch einen eklhaften Geschmack. Anm. d. Ueb.

kann; selbe schmeidigenden Eigenschaften sollen sehr beträchtlich seyn. Sie sollen sich bis in die Luftröhräste erstrecken, und hiedurch die Schärfe verbessern, die den Husten zuwege bringt; insbesondere sollen sie bis in die Harnwege reichen, und daselbst jede in dem Urin herrschende Schärfe einhüllen.

Dies ist ein Satz, der unter den Aerzten so allgemein angenommen, und so durchgängig in der Praxis befolgt wird, daß es mir viel Ueberwindung kostete, meinem eignen Urtheile zu trauen, und einige Zweifel darüber zu wagen; nach vielem Nachdenken aber, behalten meine Gründe bei mir immer noch die Oberhand, und überreden mich, daß selbst das arabische Gummi als ein innerliches Schmeidigungsmittel über dem Darmkanale hinaus keinen Nutzen stiften könne.

Ausser den allgemeinen oben über das Gummi vorgelegten Gründen hat schon der von der geringen gewöhnlich eingenommenen Menge hergeleitete Grund viel Gewicht auf mich. Beim gewöhnlichen Verfahren giebt man schwerlich mehr als einige Unzen des Tages davon, und was diese so vielen Pfunden Blutwässerigkeit für eine schleimige Eigenschaft mittheilen mögen, überlasse ich meinem einsichtsvollen Leser zur Entscheidung. Gleichwohl möchte man theoretische Gründe nicht für hinreichend achten, und ich muß daher sagen, was mich die Erfahrung hievon wirklich gelehrt hat.

Was Andere mögen beobachtet haben, kann ich nicht bestimmen; was mich aber anlangt, so kann ich versichern, daß ich in unzähligen Proben die Effekte des arabischen Gummis weder in der Blutmasse, noch in den davon herrührenden Ausleerungen wahrnahm. Die häufigste Gelegenheit zu seinem Gebrauche ist beim Harnbrennen, und eben hierin ist meine Erwartung oft fehlgeschlagen, und ich habe oft gefunden, daß zwei Pfund Wasser, oder wässerige Flüssigkeiten, zu dem Getränke gethan, mehr Dienste leisteten, als vier Unzen arabisches Gummi, ohne einen solchen Zusatz eingenommen *).

*). Thaten aber vier Unzen arabisches Gummi, in zwei Pfund Wasser aufgelöst genommen, nicht bessere Dienste, als zwei Pfund

Traganth (tragacantha).

Nach dem, was ich jetzt über das arabische Gummi gesagt habe, brauche ich nicht zu erinnern, daß der Traganth, ob er gleich ein stärkerer Schleim *) ist, keinen größern Nutzen als Schmeidigungsmittel haben könne.

Nächst diesen Gummen habe ich das Stärkemehl genannt, da es mit ein wenig Wasser eine starke Menge Schleim bildet, und in dieser Verfassung kann es den grosen Gedärmen bei der Ruhr dienlich seyn, obwohl seine schmeidigenden Kräfte eben nicht beträchtlich **) seyn können. Selbst in der Ruhr läßt sich dieser Entzweck mit geringerer Mühe durch andere Substanzen erreichen.

Hausenblase (Ichthyocolla).

Nach den Gewächsschleimen habe ich hier die thierischen Schleime beigefügt, unter denen der kräftigste die Hausenblase ist. Diese kann eine nüzliche Arznei im Speisekanale abgeben; daß sie aber weiter gehen sollte, kann ich nicht zugeben, und alle die Gründe, die ich oben wider die Wirksamkeit der Schmeidigungsmittel vorgebracht habe, lassen sich meines Erachtens auch hierauf anwenden.

Was diese Substanz, und eine der folgenden, die Gallerte aus thierischen Substanzen, betrifft, so würde ich hinzusetzen, daß es noch einen andern Grund giebt, warum man nicht annehmen kann, daß sie ihre schleimige Beschaffenheit in den Blutgefäsen und Ausleerungen beibehalten, und er bestehet darin, daß sie als thierische Substanzen, der

---

bloses Wasser? Dies hätte der Verf. beantworten sollen. Vor sich eingenommen muste das Gummi größtentheils in den Extrementen wieder mit fortgehen. Anm. d. Ueb.

*) Der Traganth hat die Besonderheit, die ihm aber als Schmeidigungsmittel keinen Vorzug giebt, daß er einen grosen Antheil Stärkemehl enthält, wie sich bei seiner Auflösung in Wasser spüren läßt. Anm. d. Ueb.

**) Warum nicht? — Ich dächte doch, daß ein Stärkeklystier in der Ruhe wohl weit wohlfeiler und geschwinder zuzubereiten sei, als, wenn es aus andern Substanzen verfertigt wird. Anm. d. Ueb.

Natur der thierischen Haushaltung zu Folge, sich immerdar dem fäulichten Zustande nähern, und, im Verhältnisse desselben, ihre schleimichte Beschaffenheit verlieren müssen.

Milde Oele.

In wie fern diese sich in irgend einem Falle als Schmeidigungsmittel beweisen können, kann ich nicht genau bestimmen; doch habe ich in meiner Einleitung zu diesem Kapitel diesen Gegenstand so vollständig, als ich vermochte, in Betrachtung gezogen, und habe nicht nöthig, hier etwas davon zu wiederholen.

Dreizehntes Kapitel.
Säurewidrige Mittel

Daß sich im Magen des Menschen fast immerdar eine Menge Säure von der Natur der Gewächssäuren, aus denen sie entstehet, befinde, läßt sich meines Erachtens nicht in Zweifel [*]) ziehen, und jedermann weiß, daß sie sehr oft häufig in demselben zugegen ist. Nach diesen Umständen könnte man vermuthen, daß eine Menge eben dieser Säure unverändert in die Blutmasse übergehen, und oft in derselben zugegen seyn könne.

Boerhaave scheint, da er seine Aphorismen schrieb, diese Meinung vor Augen gehabt zu haben, und gedenkt der angeblichen Wirkungen einer in der Blutmasse herrschenden Säure. Wenn er jedoch nachgehends sein Augenmerk auf die durchgängige Neigung des menschlichen Körperhaushalts zu einem fäulichten Zustande richtet, so scheint er in seiner Scheidekunst diese ehemalige Meinung verlassen zu haben; auch haben alle seine Nachfolger, ja sogar alle Aerzte seitdem die Vermuthung einer Säure in der Blutmasse aufgegeben. Die unter dem Titel dieses Kapitels begriffenen Arzneien

[*]) Spallanzani's Versuche widersprechen dieser Behauptung geradezu. Anm. d. Ueb.

Von säurewidrigen Mitteln. 463

hat man also blos als fähig angesehn, die Säure in dem Speisekanale zu tilgen.

Vor einigen Jahren würde auch ich dieser Meinung gewesen seyn, einige neue Entdeckungen aber haben mich eines bessern belehrt. Die durch **Scheele** und **Bergmann** unternommene Zergliederung des Harnsteines unterrichtet uns, daß diese Masse von einer Säure *) gebildet ist, und **Boerhaave's** Versuche zeigen, daß eine zur Bildung dieser Steine fähige Materie immer in dem gesundesten Harne zugegen, und geneigt sei, eine solche Verhärtung zu bilden, so bald ihr ein ihrem Anwachse günstiger Gegenstand dargereicht wird.

Alles dies beweißt, daß eine oft in Menge eingenommene Säure im Blutlaufe nicht völlig zerstöret wird, sondern bleibt, und in die entferntesten Gänge geleitet wird.

Alles dies kann einige Veränderungen in unserer Lehre von den Säften verursachen; ich bin aber nicht geneigt, dergleichen hier fortzusetzen, und kann vor der Hand nur einige Anwendung hievon auf die Pathologie des Harnsteines machen, doch auch diese nicht weit verfolgen.

Ich kann nicht sagen, durch welche Veranlassungen so verschiedene Mengen steinichten Stoffes zu verschiedenen Zeiten in dem Urin vorkommen, durch welche abweichenden Umstände das Anwachsen derselben bestimmet werde, auch insbesondere nicht, welches die Ursachen der Beschwerden und Schmerzen sind, die von den schon gebildeten Steinen entspringen; ich finde alles dies ausnehmend schwer, und werde es nicht wagen, diese und auch wohl noch einige andere hierbei vorkommende Räthsel aufzulösen.

Ich muß mich hier mit demjenigen begnügen, was zu meinem Behufe hinlänglich zu seyn scheint, nämlich, daß ich bemerke, wie die Erfahrung gezeigt hat, daß säuretilgende und laugensalzige Substanzen diejenigen Mittel sind,

---

*) Die Harnsteine sind gewiß von sehr abweichendem Gehalte ihrer Bestandtheile, und vor der Entscheidung müssen noch mehrere Versuche angestellt werden. A. d. Ueb.

welche die gewisseste Erleichterung in den meisten Steinbeschwerden bewiesen haben.

Dies hat man schon lange Zeit gewußt, und die Aerzte
sind sehr oft auf die Gedanken gerathen, daß die in solchen
Fällen erhaltene Erleichterung dadurch entstehe, daß diese
Arzneien die in den Nieren oder der Blase erzeugten Steine
auflösen. Noch ist es nicht völlig entschieden, ob sie dieses
thun oder nicht. Ich bin zwar der Meinung, daß sie es
nicht thun *); es ist aber auf keine Weise nöthig, hier diesen Punkt zu bestimmen, da ich zugebe, daß sie mit Nutzen
anzuwenden sind, wo man sie nur füglich brauchen kann.

Es ist indessen genug, wenn ich erinnere, daß es jezt hinlänglich ausgemacht ist, daß die Laugensalze nicht stets die
Steine in den Harnwegen auflösen, doch erleichtern sie, ohne den Stein aufzulösen, in vielen Fällen gewiß die Schmerzen und Beschwerden, die die Anwesenheit des Steines verursacht, und ihr Gebrauch ist daher überall dienlich, wo
man dergleichen vermuthen kann. Ich gehe zu den einzelnen über.

Einzelne säuretilgende Mittel.

Ich habe ein sehr langes Verzeichniß davon angegeben;
es ist aber nicht nöthig, viel von jedem insbesondere zu
sagen.

Kalkerden (lapides calcareae).

Kreide und die verschiednen Schalen von Thieren, sind
fast ganz von gleicher Natur, und insbesondere geschickt, die
Säure in den ersten Wegen hinwegzunehmen. In dieser
Absicht kann man sich ihrer in starker Menge bedienen. Es
haben sich zwar Einige eingebildet, daß die Kalkerben, wenn
sie sich mit der Säure des Magens verbänden, zusammenziehende Eigenschaften bekommen könnten; ich habe dies

---

*) Man hat Krankengeschichten in Menge, welche offen-
bar beweisen, daß die Laugensalze, die Seife und das Kalkwasser wirklich feine Auflösungskräfte auf den Harnstein in den
meisten (ich möchte sagen, in allen) Fällen äussern. J.D.U.

aber nicht wahrgenommen, und glaube, daß, wenn es sich ja irgend ereignet, dies sehr selten geschehe.

Sie scheinen zuweilen im Durchlaufe Dienste zu leisten; dies schreibe ich aber nicht ihrer abstringirenden Kraft zu, sondern lediglich ihrer Eigenschaft, die Säure hinwegzunehmen, die bei ihrer Vermischung mit der Galle die Krankheit verursacht.

Die Koralle, und die korallenartigen Dinge sind laugensalzige und säuretilgende Erden; die jetzige Arzneikunde aber setzt sie als unnöthig beiseite.

Noch immer wird das gebrannte Hirschhorn in der Liste des londner Dispensatoriums beibehalten; da es aber das schwächste unter allen absorbirenden Mitteln ist, und meines Wissens keine besondern Tugenden hat, so, glaube ich, hat das edinburger Kollegium Recht gethan, es auszulassen.

Bittersalzerde (magnesia).

Man kann sich ihrer als eines säuretilgenden Mittels bedienen, da sie in ihren chemischen *) Eigenschaften, von den andern erwähnten nicht abweicht; in ihren arzneilichen Eigenschaften aber weicht sie von allen übrigen ab, da, wenn sie mit einer Gewächssäure und einer solchen, wie sie gewöhnlich in dem Magen antrifft, vereinigt wird, sie sich laxirend beweist, und fast auf gleiche Art wirkt, ob gleich nicht so stark, wie das Bitter- und Glaubersalz (magnesia glauber salt).

Die bisher erwähnten säuretilgenden Mittel werden hauptsächlich zur Hinwegnehmung der Säure im Magen

---

*) Sie weicht in ihren chemischen Eigenschaften ungemein von allen übrigen Erden ab, wie jedem Scheidekünstler zur Gnüge bekannt ist. Mild und unauflöslich, wenn sie salzsäure ist, und in Wasser von ziemlicher Auflöslichkeit, wenn sie mit Luftsäure gesättigt ist, geht sie weit von der Kalkerde ab, die mit Luftsäure verbunden, unauflöslich, und, gebrannt, auflöslich und fressend befunden wird. Ich erinnere dies, um anzumerken, daß die Magensäure zu tilgen, gebrannte Bittersalzerde Vorzüge hat. Sie wirkt zwar nicht so geschwind, als die luftvolle, nimmt aber einen geringern Raum ein, und erzeugt nicht, wie jene, Blähungen. Anm. d. Ueb.

gebraucht, und sind nicht gewöhnlich bei den erwähnten Steinbeschwerden angewendet worden, ob sie gleich nach unserer Theorie mit Vortheil gebraucht werden könnten, und zuweilen gebraucht worden sind.

Es läßt sich denken, daß sie nicht füglich in solcher Menge genommen werden können, um so viel Säure einzusaugen, als zur völligen Stillung der Steinbeschwerden nöthig zu seyn scheint, und zu wünschen ist. Man hat daher für nöthig erachtet, seine Zuflucht zu Laugensalzen zu nehmen, und von dieser Art sehe ich das Kalkwasser an.

Ich habe gesehn, daß dieses in verschiednen Fällen, wo es in starker Menge genommen ward, hinreichend zu diesem Behufe war, und ich habe in Betreff seiner blos zu erinnern, daß, nach mehrern Proben zu urtheilen, das von gewöhnlichem Kalksteine bereitete Kalkwasser gleich wirksam und gewöhnlich angenehmer ist, als das aus einem Kalke von irgend einer Thierschale bereitete.

Da sich bei der Verfertigung des Kalkwassers Fehler ereignen können, und es oft unzuträglich ist, dergleichen in hinreichender Menge zu geben, so haben sich die Aerzte in neuern Zeiten auf den Gebrauch der schicklichen Laugensalze verlassen. Da ich nun überzeugt bin, daß diese in verschiednen Rücksichten am wirksamsten in ihrem kaustischen Zustande sind, so habe ich oft die guten Wirkungen derselben in dieser Verfassung beobachtet, wie man sie gewöhnlich in der Form verordnet, die man **Chittick's Arznei** nennt. Doch hat sie oft fehlgeschlagen, ein Umstand, den ich entweder darauf schiebe, daß sie nicht gehörig angewendet, oder darauf, daß sie nicht in hinreichender Menge gegeben worden ist.

Um die vom Steine entstehenden Beschwerden zu heben, weiß ich aus vieler Erfahrung, daß es nöthig ist, das laugensalzige Mittel in beträchelicher Menge und fast unausgesezt zu verordnen. In dieser Absicht aber ist es wegen seiner Schärfe nicht leicht, das reine Laugensalz zu geben, wenn man nicht ein Mittel erdenkt, seine Schärfe in dem Munde und dem Schlunde einzuhüllen.

Von säurewidrigen Mitteln.

Man könnte glauben, daß ein Mittel dieser Art der Gebrauch der Seife sei, auch habe ich sie, dem gemäs, in einigen Fällen mit grosem Nutzen anwenden sehen. Es finden sich jedoch verschiedene Unbequemlichkeiten, welche den Gebrauch derselben, in starker Menge, verhindern, und ob es gleich Mittel geben kann, diesem abzuhelfen, so forsche ich ihnen doch nicht nach, da ich ein anderes Mittel gefunden habe, welches unserer Absicht entspricht, und gewöhnlich sehr wirksam ist.

Es geschiehet, wenn man ein reines fires Laugensalz mit Luftsäure sättigt. Diese verhüllt die Schärfe, und alle Widerwärtigkeit in dem Laugensalze. Man kann es dann in groser Menge einnehmen, und da sich diese Säure leicht mittelst der so gewöhnlich im Magen vorhandenen Säuren absondert, so läßt sie dem Laugensalze alle die Säure des Magens tilgende Wirkung, die man nur wünschen kann.

Man hat nunmehr durch öftere Erfahrung gefunden, daß dieses Mittel alle die vom Steine herrührenden Beschwerden gewisser und vollständiger hebt, als irgend eine andere ehedem versuchte Arznei.

Die Vorrichtung und die Handgriffe, welche zur Bereitung dieses Mittels erfordert werden, sind jezt so allgemein bekannt, daß ich es nicht für nöhtig erachte, sie hier anzuführen.

Vierzehntes Kapitel.
Laugensalzwidrige Mittel.

Wäre es nicht geschehen, um meinem Buche ein systematisches Ansehn zu geben, und aus Gefälligkeit gegen Boerhaave, welcher von Krankheiten, die von selbst entstandenem Laugensalze entspringen (de morbis ex alkali spontaneo), gehandelt hat, so hätte ich diesem Kapitel keinen Raum verstattet, da ich wohl überzeugt bin, daß Laugensalz im abgesonderten Zustande sich nie in den Blutgefäßen des lebenden menschlichen Körpers befindet.

Die Lehre des Boerhaave, deren ich eben gedacht habe, ist fast in allen ihren Theilen unrichtig und fehlerhaft, und kann keinen Anlaß zum Gebrauche laugensalzwidriger Mittel geben.

Der einzige Fall, welcher dergleichen erfodern könnte, ist sehr selten, nämlich wenn man unversehens oder zufälligerweise bloses Laugensalz verschluckt hat, da man dann leicht einsieht, daß man den Reiz desselben durch Säure hinwegnehmen kann.

Ich erinnere nur noch, daß, da das Laugensalz in irgend einer nachtheiligen Menge eingenommen, nicht in den Magen hat kommen können, ohne den Mund und die Speiseröhre zu beschädigen, es in solchen Fällen immer nöthig sei, nächst den Säuren, noch eine starke Menge verdünnender und schmeidigender Mittel anzuwenden.

Funfzehntes Kapitel.
Fäulnißwidrige Mittel (antiseptica).

Daß in dem thierischen Haushalte ein steter Hang zur Fäulniß liege, wird jezt von jedem Arzte angenommen. Eine vollständige Fäulniß kann nie in einem beträchtlichen Grade in dem Körper statt finden, ohne das Leben zu vernichten, und daher ist eine erklärte Fäulniß keine Krankheit des lebenden Körpers, die ein Gegenstand der Arzneikunde seyn könnte. Die Neigung dazu ist es, welche in irgend einem beträchtlichen Grade verschiedene krankhafte Beschwerden erzeugt, und die höchste Kentniß unserer Kunst erfodert, sie zu verhindern.

Mit welchen Schritten diese Neigung fortgehe, und in welchen verschiednen Abstufungen sie sich zu erkennen geben könne, wissen wir nicht deutlich. Ich habe daher dieser Neigung in allen ihren verschiednen Graden den allgemeinen Namen der Fäulniß (putrescency) gegeben, und die zu ihrer Verminderung und Hebung dienlichen Mittel fäulnißwidrige genannt, mich auch bestrebt, sie in diesem Kapitel zu verzeichnen.

Sie sind nach den ausser dem Körper angestellten Versuchen hergesezt worden, und auch hier zeigt sich ihre Kraft von abweichender Stärke; offenbar sind sie auch mehr oder weniger dienlich bei ihrer Anwendung auf den lebenden Körper. Ehe wir jedoch zu dieser Betrachtung übergehen, muß ich erinnern, daß der Zustand der Fäulniß in dem lebenden Körper von verschiedner Beschaffenheit zu seyn, und daher verschiedene Hülfsmittel zu erfodern scheint. Die eine nenne ich die akute, die andere, die chronische Fäulniß. Bei der erstern finden sich fieberhafte Beschwerden mancherlei Art ein, und sie kömmt, wenn ich mich nicht irre, bei Fiebern jeder Art vor.

Die chemische Verfassung unserer Säfte bei dieser Art von Fäulniß mase ich mir nicht an, mit einiger Deutlichkeit zu bestimmen; doch habe ich mich in meinen ersten

Von fäulnißwidrigen Mitteln.

Grundlinien, wo von den Vorhersagungen in Fiebern die Rede ist, bestrebt, die verschiedenen Symptomen anzugeben, nach denen, meines Erachtens, der säulichte Zustand der Säfte bestimmet werden kann, zu dessen Abhülfe unsere antiseptischen Mittel anzuwenden sind.

Die andere Art von Fäulniß *), die ich die chronische genennt habe, ist, meinem Urtheile zu Folge, diejenige, welche beim Scharbock zum Vorscheine kommt. Obgleich die Natur und der chemische Zustand des Blutes in dieser Krankheit nicht genau bestimmet ist, so glaube ich dennoch, da die Symptomen dieses Uebels hinreichend bekannt, und größtentheils charakteristisch bestimmet sind, sie als einen Gegenstand der Anwendung der antiseptischen Mittel ansehen zu können, die man oft mit Vortheil in der Heilung derselben gebraucht. Ich würde von diesen, wie sie in meinem Verzeichnisse angegeben sind, jetzt einzeln zu handeln fortfahren, wenn ich nicht vorher eine Bemerkung zu machen hätte, welche das gewöhnliche System einigermasen verbessern soll.

Ich habe gesagt, daß ein Zustand der Fäulniß derjenige ist, der insbesondere die fieberhaften Beschwerden begleitet; ich glaube aber, daß eben dieser Zustand vorkommen könne, ohne irgend ein Fieber bei sich zu haben.

Man hat verschiedene Fälle gesehn, in denen zahlreiche Peteschen am Körper zum Vorscheine kamen, ohne daß irgend ein Fieber zu gleicher Zeit erschien. Da sich aber bei diesen Peteschen zugleich ein stinkender Athem und schwammiges blutendes Zahnfleisch einfindet, so hat man diese Symptomen, mit den Peteschen verbunden, als Kennzeichen eines säulichten Zustandes des Blutes angesehn.

*) Man ist von unserm Verf. gewohnt, daß er den Scharbock für eine säulichte Krankheit ansieht. Man wird aber theils aus dem, was ich oben (S. 374.) erinnert habe, theils auch aus dem Umstande, der sich von jetzt an erkläret, daß die kräftigsten antiseptischen Substanzen gerade im Scharbocke nicht helfen, einsehen, daß der Verf. sich über die Natur der Krankheit geirrt hat. Anm. d. Ueb.

Von fäulnißwidrigen Mitteln.

Es ist mir ein Fall bekannt worden, welcher auf unsere gegenwärtige Betrachtung anwendbar zu seyn scheint. Eine Frau, welche fast stets sich blos von gewächsartigen Nahrungsmitteln erhielt, und sich, allem Ermessen nach, keiner fieberhaften oder fäulichten Ansteckung ausgesezt hatte, ward, ohne irgend eine andere Beschwerde zu spüren, mit zahlreichen Petechen *) über den ganzen Körper befallen. Nachdem diese einige Tage, ohne irgend ein Fiebersymptom, ausgehalten hatten, so ward sie mit geschwollenem und blutendem Zahnfleische, mit stinkendem Athem und starkem Durste befallen, und es erschienen nach Verfluß von einer bis zwei Wochen fast alle Symptomen eines Faulfiebers, welches sich in wenig Tagen mit dem Tode endigte.

Solche Fälle scheinen, nächst den oben erwähnten Petechenkrankheiten, darzuthun, daß die menschlichen Säfte ohne Fieber, und ohne Beitritt der Ursachen des Scharbocks in einen fäulichten Zustand gerathen können. Ob dieser Fall für eine besondere Verfassung der Fäulniß zu halten sei, getraue ich mich nicht zu bestimmen, bin aber sehr geneigt zu glauben, daß er nicht sehr von den übrigen verschieden ist, und, obgleich in Rücksicht seiner Ursachen verschieden, dennoch sehr mit der fieberhaften Fäulniß übereinkomme.

Nachdem ich so diese verschiednen Zustände nach meinem Vermögen aus einander gesezt, so werde ich nun einige Bemerkungen vorlegen über

Einzelne fäulnißwidrige Mittel **).
Saure Salze.

Diese sind durchgängig antiseptisch, und können in allen Fällen von Fäulniß angewendet werden. Die Mineralsäuren

---

*) Dieser Hautausschlag ist gar nicht ein Zeichen von einem hohen Grade des Faulfiebers und überhaupt sehr unwesentlich dabei. So lange diese Frau nur die Petechen hatte, war sie vielleicht nur erst im ersten einfachen Zustande der Ansteckung. Die lezten Paar Tage brach die Krankheit erst bis zu der Höhe aus, daß sie dann so geschwind tödlich ward. Eine eigentliche faule Krankheit läßt sich ohne Fieber nicht denken. A. d. U.

**) Der Verf. hat der fäulnißwidrigen Wirkungen der kalten Luft zu erwähnen vergessen, welche ein so großes Hülfsmit-

sind nicht mit Nutzen im Scharbocke gebraucht worden, wovon die Ursache offenbar diese ist, daß diese Krankheit eine Aeuberung in dem thierischen Stoffe verlangt, der, wie wir oben gezeigt haben, keine *) Vereinigung mit diesen Mineralsäuren eingehet. Daher geschieht es, daß die Gewächssäuren, die einer solchen Vereinigung fähig sind, häufiger Dienste leisten, und daher mit gewissem Erfolge gebraucht werden.

Beim Faulfieber ist die Mineralsäure, besonders die vitriolische, fast durchgängig gebraucht worden; ob sie aber wegen ihres koncentrirten Zustandes einigen Vorzug habe, kann ich nicht bestimmen. Da sie sich jedoch nicht mit dem Blutkuchen vereinigt, und die Menge, in der sie genommen werden kann, auch ihre Gränzen hat, so bin ich überzeugt, daß die Gewächssäure, sowohl deshalb, weil sie mit dem thierischen Stoffe in Verbindung treten kann, als auch, wegen der grosen Menge, in der sie sich einnehmen läßt, die wirksamste Säure seyn wird **).

tel bei Faulfiebern abgiebt. Auch hier zeigt sich, daß der Scharbock nicht unter diese Klasse in strengem Sinne gehöre, da eine kalte Luft sehr zur Verschlimmerung desselben beiträgt

Anm. d. Ueb.

*) Dies ist so gewiß noch nicht; und wäre es, so frage ich warum die Mineralsäuren im Faulfieber so dienlich sind? welches nach der Vorstellungsart des Verf. nicht weniger eine Umänderung des thierischen Stoffes verlangen sollte. Ein anhaltender Gebrauch der Vitriolsäure verbessert in vielen Fällen die entzündliche Neigung des Blutes dauerhaft. Was geht hier vor? Anm. d. Ueb.

**) Dies scheint der Verf. nach Voraussetzung anzunehmen. Die Erfahrung widerspricht ihm. Nächst vielen andern Beobachtern habe ich bei Faulfiebern vielfältig die Gewächssäuren mit den mineralischen verglichen, und letztere, vorzüglich aber die Salzsäure, weit wirksamer gefunden. Hier liegt es nicht an grösrer Koncentration der Säure, da man die mineralischen wie die vegetabilischen Säuren doch stets in der Maß verdünnen muß, daß sie sich bequem einnehmen lassen. Warum uns also der Verf. ein so geprüftes, so unvergleichliches Hülfsmittel der Faulfieber nehmen will, wie die Mineralsäuren

Ob sich unter der natürlichen Säure der Gewächse und der gegohrnen Säure im Weineßig in Rücksicht der antiseptischen Kräfte einiger Unterschied finde, kann eine Frage seyn. Ich bin geneigt, zu glauben, daß leztere bei fieberhafter Fäulniß durchgängig nüzlich, und vielleicht dienlicher als erstere seyn kann; bei scharbockiger Fäulniß aber bin ich ganz versichert, daß die natürliche Säure, aus schon angegebnen Gründen, immer die dienlichste seyn muß, denn da die erstere sich mehr der Natur eines Nahrungsstoffes nähert, so muß sie dem Scharbocke angemeßner seyn.

Laugensalze, fixe und flüchtige.

Versuche ausser dem Körper zeigen, daß diese Laugensalze wirklich antiseptische Kräfte besizen; zu gleicher Zeit aber ist es eben so bekannt, daß sie immer eine solche Schärfe bei sich führen, daß sie vor sich nicht in den Körper gebracht werden können, ohne mehr vermittelst ihrer reizenden, als ihrer antiseptischen Kraft zu wirken.

Das flüchtige Laugensalz kann zuweilen ein nüzliches Mittel in Faulfiebern seyn; es kann aber nicht, wie sich Manche einbildeten, wegen seiner fäulnißwidrigen Kräfte mit geringerer Einschränkung gegeben werden, da es sich nie in so starken Gaben verordnen läßt, daß es vermittelst dieser Eigenschaften einige Wirkung ausüben könnte.

Neutralsalze oder erdige Mittelsalze.

Offenbar sind die Salze *) in Versuchen ausser dem Körper fäulnißwidrig; wie aber dies in Fällen von krankhafter

besonders aber die Salzsäure ist, kann ich nicht begreifen, besonders da auch die Theorie auf der Seite anderer Beobachter ist, und Mineralsäuren aller Gährung weit kräftiger widerstreben, als die vegetabilischen. Gesezt jene blieben nur im Blutwasser; so frage ich: Steht dieses nicht in unabläßiger Gegenwirkung auf den Blutkuchen? Anm. d. Ueb.

*) Doch wohl nicht alle? Von dem Glaubersalze bin ich zweifelhaft dergleichen zu hoffen, und von dem salzsauren Kaltsalze bin ich des Gegentheils versichert. Anm. d. Ueb.

Fäulniß anwendbar sei, bin ich sehr zweifelhaft. Da der Scharbock, meiner Meinung nach, in einem widernatürlich salzhaften Zustande des Blutes bestehet, so würde ich urtheilen, daß jeder noch hinzukommende salzhafte Stoff gewissermaßen schädlich seyn müsse, daß folglich die Mittelsalze auf keine Weise in dieser Krankheit zuläßig sind.

Bei Faulfiebern stehet kein solcher Einwurf ihrem Gebrauche entgegen, und man bedient sich ihrer gewöhnlich in Fiebern, sowohl wegen ihrer kühlenden als antiseptischen *) Kräfte. Die erste Absicht wird oft durch ihre Einwirkung auf den Magen erreicht; daß aber ihre kühlende Kraft sie zu fäulnißwidrigen Mitteln mache, ist sehr streitig. Wie aber dem auch sei, so bin ich überzeugt, daß sie in jeder Menge, in der sie nur eingenommen werden können, nie beträchtliche antiseptische Wirkungen in den Blutgefäßen hervorzubringen vermögen. Eine in vertheilten Dosen binnen vier und zwanzig Stunden gegebene Unze Salpeter kann wenig Erfolg auf die Gährung, die dann in der ganzen Blutmasse vorgehet, und eben so wenig auf das Blutwasser haben, welches wenigstens aus funfzehn Pfund Flüssigkeit bestehet.

Säuerliche Pflanzentheile.

Diese hätten nach dem allgemeinen Titel der Säuren nicht eingeschaltet zu werden gebraucht; doch war es nicht unthunlich, anzuzeigen, daß die natürliche Säure der Gewächse dasjenige Antiseptikum sei, welches in der reichlichsten Menge angewendet werden kann, und aus oben angegebenen Gründen, meines Erachtens, jeder Gattung von Scharbock angemessen ist.

Säuerliche Küchenkräuter.

Da sich diese in Menge als Nahrungsmittel genießen lassen, so findet man, daß sie die kräftigsten und wirksamsten

―――――――――

*) Vom Salpeter bin ich überzeugt, daß er in Faulfiebern schadet, was soll man von den andern Mineralsalzen hoffen?
Anm. d. Ueb.

antiseptischen Mittel sind, die sich nur im Scharbocke brauchen lassen.

Da ich überzeugt bin, daß das gewisseste Mittel, dem Scharbocke vorzubeugen, darin besteht, daß man die Blutgefäse mit säuerlichen Stoffen *) anfüllet, so gab ich schon längst die Meinung zu erkennen, daß Honig und Zucker in Menge genossen, ein Mittel abgeben könne, diese Krankheit zu verhüten, und meine Meinung hierüber gab dem Dr. Macbride den ersten Wink, den Gebrauch des Malzes vorzuschlagen. Ich bin zwar nicht versichert, daß Zucker in seinem reinen salzhaften Zustande so leicht in die Zusammensetzung des Blutkuchens, wie mehlichte Dinge, eingehet, welche ausser dem Zucker noch eine Menge andern nahrhaften Stoffes enthalten; ich behaupte aber immer noch, daß der Malzaufguß, den man heilsam befunden hat, seine Tugenden hauptsächlich dem Zucker **) zu verdanken habe, den er enthält.

Kreuzblumen- (siliquosae) und Zwiebelgewächse.

Warum ich diese zusammen anführe, wird aus demjenigen erhellen, was ich oben darüber gesagt habe. Die Pflanzenordnungen zeigen beide, in Versuchen ausser dem Körper, eine antiseptische Kraft, und man könnte glauben, daß sie dergleichen mehr oder weniger äussern, wenn sie in das Blut aufgenommen worden sind, und eben aus diesem Grunde ihren Nutzen im Scharbock haben können.

Ihre fäulnißwidrigen Kräfte aber sind nicht beträchtlich ***), und ich bin der Meinung, daß sie in jeder Menge,

---

*) Vorzüglich mit der Weingährungsluft. A. d. Ueb.

**) Mehr aber noch, wie es scheint, der Kraft, gut und leicht zu nähren, oder wenn er im Magen zersetzt wird, sich größtentheils in Gährungsluft aufzulösen. Er scheint nährender zu seyn, und leichter in Gährung zu gerathen, als ein gleich konzentrirtes Zuckerwasser. Anm. d. Ueb.

***) Deshalb sind sie auch eher schädlich als nützlich in Faulfiebern, und dennoch nach den Erfahrungen aller Zeitalter so

in der sie genommen werden können; es müßte denn in einer solchen seyn, wie man Speisen zu genießen pflegt, und man müßte sie zu gleicher Zeit zu einer säuerlichen Disposition gebracht haben, nicht als kräftige antiseptische Mittel angesehn werden können.

Ich halte dafür, daß die schärfsten Substanzen dieser Ordnung, die man als vorzüglich dienlich im Scharbocke angeführt hat, es dadurch werden, daß sie die Ausscheidung der fäulichten Materie durch Ausdünstung und Harn befördern *)

Zusammenziehende Mittel.

In Versuchen ausser dem Körper hat man sie als kräftige fäulnißwidrige Mittel befunden. Ich finde aber nicht, daß sie sich in so grosser Menge einnehmen lassen, daß sie viel Dienste innerlich thun könnten. Man hat sie häufig beim Scharbocke gebraucht; ihre Wirkungen schienen aber nie beträchtlich zu seyn, und ich bin der Meinung, daß sie nie kräftigeren Mitteln den Platz wegnehmen sollten.

Bitterkeiten.

Fast eben dies, was ich von den abstringirenden Dingen gesagt habe, muß ich von diesen erinnern; man hat sie nie sehr nützlich zur Heilung oder Verhütung des Scharbocks gefunden. Sie können jedoch bei fieberhafter Fäulniß, bei welcher gewöhnlich eine ansehnliche Schwäche zugegen ist, vermuthlich wegen ihrer tonischen Kräfte, ihren Nutzen haben **).

Ich werde hierauf gebracht, wenn ich die peruanische Rinde in Betrachtung ziehe, die ich unter dem Namen der

vortrefliche Arzneien im Scharbocke. Wie verschieden zeigen sich beide Krankheiten in diesem Lichte! Anm. d. Ueb.

*) Auch deswegen, weil sie die indolente Atonie der Fasern auf eine ganz spezifische Art reizen — auch weil der Scharbock nicht eigentlich unter die Faulfieber gehört. Anm. d. Ueb.

**) Auch weil sie ziemlich aller Gährung widerstehn.
Anm. d. Ueb.

bittern Mittel begreife. Die Aerzte wissen wohl, daß diese Rinde in allen Faulfiebern höchst nützlich *) ist, wenn man sie in zureichender Menge gebraucht.

Ob jedoch ihre Wirkungen auf Rechnung ihrer tonischen, oder besonderer antiseptischen Kräfte zu schreiben sind, kann ich nicht mit Gewißheit bestimmen, bin aber geneigt zu glauben, daß die erstere Meinung am meisten vor sich habe, welches jedoch die Aerzte nicht abhalten sollte, sich ihrer antiseptischen Kraft theils in Faulfiebern, theils im Scharbock zu Nutze zu machen, so weit sie es für dienlich erachten.

Der Nutzen, den man von ihr im Scharbock gehabt hat, ist nie beträchtlich gewesen, und ich würde eben dies von ihr behaupten, was ich vorhin von den abstringirenden Mitteln sagte, daß sie nie wirksamern Arzneien den Platz wegnehmen sollte.

Ob man sich bei Faulfiebern irgend einer andern tonischen Arznei statt der Rinde bedienen könnte, scheint nicht durch schickliche Versuche bestimmt zu seyn; es verdient aber gewiß eine Untersuchung, wenn man bei Gelegenheit keine Rinde vorräthig haben sollte.

Gewürzhafte Dinge,

Und ihre wesentlichen Oele werden hierher gerechnet, da sie gewiß in Versuchen ausser dem Körper antiseptisch sind; ich bin aber der Meinung, daß sie wegen ihrer reizenden und hitzenden Eigenschaft in keinem Falle von Fäulniß als Arzneien zulässig sind, ausgenommen, daß sie in gewissen Fällen von Brande äußerlich angewendet werden können.

Kampher.

Die abweichende und besondere Eigenschaft dieser Substanz haben wir oben angeführt; keine ihrer Kräfte aber ist merkwürdiger als ihre antiseptische, und ob er gleich zu die-

---

*) Fast nur, wo ein großer Antheil von Nervenfieber, wie zuweilen, zugegen ist; wo der eigentliche Faulfiebercharakter aber der herrschende ist, fand ich die Rinde von keinem besondern Nutzen, die Salzsäure aber an ihrer Statt vortreflich. A. d. U.

sein Behufe gebraucht, schwerlich in starker Menge gegeben werden kann, so bin ich doch völlig der Meinung, daß man ihn in allen Fällen von Faulfieber, wo er nur irgend zuläßig ist, überall in Rücksicht seiner antiseptischen Kraft, so reichlich als möglich verordnen sollte. Bei äußerlicher Fäulniß ist sein Gebrauch oft höchst wohlthätig gewesen.

Gummiharze.

Ich habe diese in dem Verzeichnisse der fäulnißwidrigen Mittel aufgeführt, da sie sich offenbar als solche in Versuchen außer dem Körper beweisen; doch ist gegen ihren innerlichen Gebrauch der nämliche Einwurf zu machen, den ich gegen die gewürzhaften Dinge vorbrachte. Ihre reizenden Eigenschaften lassen sich nicht durch ihre antiseptische Kraft aufwiegen. Von ihrer äußerlichen Anwendung lasse ich die Wundärzte urtheilen, glaube aber, daß sie öfterer gebraucht worden sind, als hätte geschehn sollen.

Die andern Mittel im Verzeichnisse der antiseptischen Arzneien, nämlich der Safran, die Contrajerva, der Baldrian und der Mohnsaft stehen insgesamt aus demselben Grunde hier, wie die lezt genannten Gummiharze, das ist, weil man sie in Versuchen außer dem Körper einigermaßen fäulnißwidrig befunden hat; keins aber derselben besizt diese Eigenschaft in so beträchtlichem oder kräftigem Grade, daß man die Hoffnung haben könnte, sie mit besonderm Nutzen in krampfhafter Fäulniß anzuwenden.

Wein und gegohrne Flüssigkeiten.

Nach dem, was ich oben über den Nutzen der Säure und der säuerlichen Dinge gesagt habe, hätte ich diese Substanzen anzuführen kaum nöthig gehabt; ich kann aber nicht umhin, wieder zu erinnern, daß der reichliche Genuß dünner gegohrner Getränke aller Art das gewisseste Mittel sind, dem Scharbocke vorzubeugen, und ihn zu heilen.

Ich habe hier den Weingeist hergesezt, da er gewiß eine der kräftigsten antiseptischen Substanzen ist, die man nur kennt; da wir aber ihm nicht leicht seine reizende Kraft benehmen können, so ist es sehr zweifelhaft, ob er je als ein Antiseptikum in fäulichten Krankheiten zu brauchen sei *).

Es giebt jedoch Fälle von Fäulniß, mit denen große Schwäche verbunden ist, und es könnte noch die Frage seyn, ob der gehörig verdünnte Weingeist in solchen Fällen nicht füglich statt des Weines und der Rinde anzuwenden wäre. Ich bin überzeugt, daß in Fällen, wo es an einem dieser beiden Dinge gebricht, oder man dergleichen nicht gleich bekommen könnte, der verdünnte Brantwein nützlich zu gebrauchen sei.

Ausleerende Mittel.

Nachdem ich nun die verschiednen Arzneien betrachtet habe, von denen man annimmt, daß sie den Zustand und die Beschaffenheit der Säfte verändern, so gehe ich über, von denjenigen zu handeln, welche die Ausleerung derselben erregen und befördern.

Hiebei finde ich es nicht für nöthig, die ausleerenden Mittel überhaupt in Betrachtung zu ziehen, welche durch Blutlassen, durch Blasenpflaster oder andere ähnliche Vorrichtungen geschehn, und werde blos diejenigen Ausleerungsarten in Ueberlegung ziehen, welche durch Erregung und Beförderung der natürlich eingerichteten Ausleerungen geschehn.

Was diese anlangt, so erinnere ich, daß die Ausleerung auf zwei Wegen hervorgebracht werden kann, nämlich entweder durch Mittel, welche den Zustand der Säfte dergestalt verändern, daß sie geschickt und geneigt werden, häufiger durch gewisse Absonderungen hindurch zu gehen, oder durch Arzneien, welche innerlich, oder äußerlich an die Ausscheidungsorganen angebracht werden, durch die wir willens sind eine häufigere Ausleerung zu erregen. Diese verschiednen Maasregeln bin ich jedoch nicht gesonnen, hier in Betrachtung zu ziehen, da ich glaube, daß es füglicher geschehn wird

---

*) Einen mäßigen Genuß des Brantweins für den daran gewöhnten Soldaten hat man doch in Lagern die ansteckenden (faulichten) Krankheiten ungemein vermindern sehn. L. d. U.

an den Orten, wo wir von den verschiednen einzelnen Ausleerungsmitteln zu handeln haben.

Ich gehe daher zur Betrachtung der besondern Ausleerungen und Ausleerungsmittel über, und stelle sie in die Ordnung, wie sie vom Kopfe bis zum Fuße vorkommen, indem ich nämlich zuerst die in den obern Theilen vorzunehmenden betrachte, nachgehends die aus den untern Theilen. Diese Stellung hat keine besondern Vortheile, es fällt mir aber vor der Hand keine beßre ein.

Sechzehntes Kapitel.
Niesemittel.

Dies sind Arzneien, welche eine Abführung aus der Nase, zuweilen von einer schleimichten, und zuweilen von einer dünnern Flüssigkeit bewirken, die aber in beiden Fällen, nach unserer Voraussetzung aus den Schleimbälgen der Schnelberschen Haut an der innern Oberfläche der Nase, und der an dieselbe stoßenden Höhlen herrührt.

Diese Ausleerung wird zuweilen ohne Niesen hervorgebracht, oft aber ist dergleichen dabei. Dies sezt jedoch keine Verschiedenheit voraus, sondern blos einen stärkern oder schwächern Reiz in der angewendeten Arznei. Das entstehende Niesen kann besondere Wirkungen haben, mittelst der Erschütterung, die es veranlaßt, es macht aber in der durch die Arznei erregten Ausleerung keinen Unterschied, außer daß, wo Niesen zugegen ist, gewöhnlich eine stärkere Ausleerung erfolgt.

Diese Ausleerung reicht oft nicht weiter, als daß hierdurch die natürliche Abführung wieder hergestellt wird, wenn sie unterbrochen war; gewöhnlich aber reicht sie weiter, und vermehrt die Ausleerung über ihr gewöhnliches Mas; und zwar nicht blos auf einige Zeit nach Anwendung des Mittels, sondern auch auf einige der folgenden Tage.

Diese Ausführung leert nicht nur aus, sondern bewirkt auch eine stärkere Abscheidung aus den Schleimbälgen der

Schneiderschen Haut; dies muß aber, den Gesetzen des Blutlaufs gemäs, einen Zufluß der Säfte aus den benachbarten Gefäsen bewirken, und diese einigermasen ausleeren. Hiedurch hebt sie oft rheumatische Stockungen in den benachbarten Muskeln, und besonders diejenigen, von denen oft das Zahnweh herrühret.

Nicht nur aber die näher liegenden Muskeln werden auf diese Art erleichtert, sondern die Wirkungen können sich auch weiter auf alle Aeste der äußerlichen Kopfschlagadern erstrecken, und ich habe Fälle von Kopfschmerz, Ohrschmerzen und Lungenentzündungen gesehn, welche durch den Gebrauch der Niesemittel geheilet oder erleichtert worden sind. Wie weit sich ihre Wirkungen erstrecken mögen, läßt sich nicht genau bestimmen; aber wahrscheinlich ist es, daß sie mehr oder weniger auf die ganzen Gefäße des Hauptes Einfluß haben können, da auch ein Ast der innern Kopfschlagader in die Nase geht. Aber auch ausserdem ist es nicht unwahrscheinlich, daß unsere Niesemittel zur Verhütung des Schlags und der Lähmung von Nutzen haben gewesen seyn können. Hierauf sollte man wenigstens in so fern Rücksicht nehmen, daß wo nur irgend die Annäherung dieser Krankheiten zu argwohnen wäre, man auf die Vertrocknung des Schleimabganges sein Augenmerk richten, und ihn wo möglich wiederherstellen sollte.

Dies sind die Wirkungen einer vermehrten Ausleerung durch die Nase, und wir haben nun vorzutragen, wie sie ins Werk zu setzen ist, welches durch Reizmittel geschehen kann, die man an die innere Fläche der Nase anbringt. Ich habe eine Reihe derselben verzeichnet, deren man sich bedienen kann. Sie weichen blos in Rücksicht des Grades der Schärfe von einander ab, die sie besitzen, und ich habe mich bemühet, sie in dieser Rücksicht zu ordnen; ich konnte dies aber unmöglich mit großer Genauigkeit thun.

Mangold.

4. Dieser hat nicht viel Kraft; ich habe ihn aber gleichwohl hierher gesezt, da er von Galens Zeiten an bis auf

die gegenwärtigen von vielen Schriftstellern als ein nützliches Niesemittel angegeben worden ist. Doch hat in meinen Versuchen der in die Nase geschnupfte Saft keine starke oder anhaltende Ausleerung zu Wege gebracht.

Betonie, Majoran.

Diese haben vor sich nicht viel Kraft als Niesemittel, und ich glaube, daß die Kraft, die sie besitzen, ihnen mit vielen andern Quirlpflanzen gemein ist; sie scheinen blos dadurch nützlich zu werden, weil sich ihr Geruch verbreitet, und die andern Niesemittel lieblicher macht.

Haselwurzel (asarum).

Diese soll weiterhin als ein Brech- und Purgiermittel betrachtet werden, hier aber blos als ein Niesemittel, unter die sie lange gerechnet worden ist. In starken Gaben ist sie ein sehr kräftiges, und zuweilen allzugewaltsames Niesemittel; in gemäsigtern Prisen aber, welche nicht über einige Gran steigen, und verschiedene Abende nach einander wiederholet werden, kann man sich ihrer bedienen, eine sehr reichliche wässerige Ausleerung durch die Nase zu bewirken, welche zuweilen verschiedene Tage nach einander anhält. Hiedurch hat sie die gemeinsamen Wirkungen der Niesemittel, deren ich vorhin gedacht, und hat sich besonders sehr nützlich in Zahnschmerzen und Augenentzündungen bewiesen.

Sie macht mit Recht die Grundlage des Niesepulvers unsers Dispensatoriums aus; nach meinem Urtheile aber hat das londner Kollegium eine allzustarke Menge hauptstärkender Kräuter hinzugesezt, welches die Gabe des vorzüglichsten Bestandtheils der Haselwurzel von weit größerm Umfange, und ihre Anwendung unbequemer macht. Das edinburger Kollegium hat eine zum schicklichen Gebrauche weit bequemere Zusammensetzung angegeben.

Ich finde, daß drei Gran Haselwurzel eine schickliche Prise ist, und daß vier Gran des ganzen Pulvers hinreichend zum schnupfen sind.

Tabak.

Man kann sich dessen, wie er gewöhnlich für Leute zubereitet wird, welche ihn zum Vergnügen schnupfen, bei Personen, welche nicht daran gewöhnt sind, ganz bequem als eines Niesemittels bedienen. Er wirkt auf verschiedne Personen mit verschiedner Kraft, doch wird er in mäsiger Gabe bei niemand gewaltsam sich erzeigen.

Täglich einmahl genommen, kann er wie die Haselwurzel einen Ausfluß bewirken, der einige Zeit anhält, durch Wiederholung aber vermindert sich seine Kraft leicht, und er wird umnüß.

Ich bemerkte oben, daß er selbst bei Personen, die an das Schnupfen gewöhnt sind, verschiedene Aeußerungen zeigt, und mehr oder weniger Ausleerung aus der Nase hervorbringt; und meine eigne Erfahrung veranlaßt mich, hier zu wiederholen, daß, sobald die Ausleerung ansehnlich gewesen ist, die Beiseitesetzung des Schnupftobaks, da sie diese Ausleerung unterbricht, sehr schlimme Folgen haben kann.

Euphorbienharz (euphorbium).

Hier komme ich auf die Erwähnung der schärfern Niesemittel, und ich glaube, daß das Euphorbium eins der schärfsten ist. Ehe ich jedoch der Vorsichtsregeln gedenke, die beim Gebrauche dieser und verschiedner anderer Substanzen, welche man etwa hinzusetzen möchte, zu beobachten hat, muß ich erinnern, daß die schärfern Niesemittel, sogar in gemäsigten Gaben, sehr leicht die innere Fläche der Nase entzünden, und oft in beträchtlichem Grade, und daß diese Entzündung nicht nur oft auf die unmittelbar daran stoßenden Theile, sondern auch auf die ganzen Aeste der äußerlichen Kopfschlagader fortgepflanzt werde, dergestalt, daß alle die Bedeckungen des Kopfes mit starker Geschwulst befallen werden.

Da diese Wirkungen zu gleicher Zeit von Blutfluß aus der Nase und heftigem Niesen begleitet werden, so können sie sehr traurige Folgen haben, und es ist sehr selten, daß sie je einem arzneilichen Entzwecke entsprechen sollten.

Meine Meinung gehet demnach dahin, daß sie nie in Gaben gebraucht werden sollten, welche die erwähnten Folgen nach sich ziehen könnten. Ich bin zweifelhaft, ob es nie in kleinern Gaben zu gebrauchen wäre. Ich habe einige Fälle von halbseitigem Kopfweh, von Augenentzündungen, und besonders Zahnschmerzen gesehn, welche durch die heftige Wirkung von Niesemitteln geheilet wurden; ich hielt es aber nie für sicher, ein solches Verfahren nachzuahmen.

Es ist möglich, daß sie in sehr gemäßigten Gaben die Kraft der Wirkungen der Haselwurzel oder des Tabaks vermehren und sie dauerhafter machen können, und ich habe zuweilen geglaubt, daß sie diese Absicht erfüllet haben; es war aber nur die weiße Nieswurzel, welche ich in der Menge eines Grans zu einem halben Quentchen des Niesepulvers sezte. Ich habe zuweilen das Euphorbienharz versucht, es bringt aber nur gar zu leicht, selbst in den kleinsten Gaben, gewaltsame Wirkungen hervor.

Es giebt ein Niesemittel, dessen sich zuweilen der gemeine Mann hier zu Lande bedienet, und dies ist der Saft der Schwerdlillenwurzel; da man aber den Saft davon *) in die Nase schnupft, so läßt sich die Menge davon nicht genau messen, und ich habe häufig gefunden, daß die Wirkungen davon sehr heftig waren.

*) Man könnte sie eben so gut in Pulver schnupfen lassen, wenn wir an der Haselwurzel nicht schon genug hätten. Ueberdem hätte der Verf. den Nuzen der Niesemittel, einen anfangenden schwarzen Staar, von rheumatischer und gichtischer Materie, zuweilen zu heben, erwähnen sollen. Anm. d. Ueb.

Siebenzehntes Kapitel.
Speichelabführende Mittel (sialagoga).

Um die lezt zu erwähnende Substanz anzubringen, hielt ich es für nöthig, mich des allgemeinen Namens zu bedienen, weil ich in Betreff der andern Mittel nicht gewahr werden konnte, ob sie mehr auf die Schleimbälge, als auf die Speichelbrüsen wirkten.

Zu unserer Absicht dient es sehr wohl, wenn wir die Speichelmittel eintheilen, je nachdem sie äußerlich an die Ausscheidungsgänge, aus denen der Abgang hervorgebracht werden soll, oder je nachdem sie innerlich angewendet werden, und der Voraussetzung nach auf den Zustand der hervorzutreibenden Flüssigkeiten einwirken.

Die äußerlich zu gebrauchenden Mittel dieser Art werden, aus leicht einzusehenden Ursachen, Kaumittel (masticatories) benennt. Man hat sie oft, und ziemlich eigentlich, apophlegmatizonta genennt; ich bediente mich aber dieses Ausdrucks nicht, weil er ohne Unterschied sowohl die Niesemittel als die äußerlichen Speichelmittel in sich begreift.

Leztere, von denen ich jezt reden werde, bestehen aus gewissen scharfen Substanzen, welche an die innere Fläche des Mundes angebracht, die sich hier öfnenden Speichel- und Schleimausgänge reizen. So wie nach der Verordnung der Natur, so bald ein scharfer Stoff auf die empfindlichen Theile der Zunge oder der innerlichen Fläche des Mundes kömmt, eine Menge Speichel und Schleim hervorkommen muß, ihn wegzuwaschen, oder seinen Wirkungen vorzubeugen, so wird durch dergleichen sowohl, als wenn man solche Dinge an die Ausleerungsgefäße bringt, eine Ausleerung bewirkt, und gewöhnlich eine weit größere, als durch irgend einen Gebrauch der Niesmittel hervorgebracht werden kann.

Indeß wirket diese Ausleerung auf eine sehr ähnliche Art, wie die der Niesemittel. Wenn unsre Mittel die Speichelbrüsen und die Schleimbälge ausleeren, so bringen sie einen Zufluß der Säfte von allen benachbarten Gefäsen zuwege, welcher sich zuweilen, so wie nach unserer Anführung bei der Ausleerung durch Niesmittel geschiehet, auf alle Aeste der äußerlichen Kopfschlagader erstreckt.

Hieraus wird man leicht einsehn, daß die Kaumittel rheumatische Stockungen nicht nur in den benachbarten Theilen, wie beim Zahnweh der Fall ist, sondern auch Stockungen oder Entzündungsanlage in irgend einem Theile des Systems der äußerlichen Kopfschlagader erleichtern können.

Die Mittel, welche man zu diesem Behufe anwenden kann, sind mancherlei; fast jede Substanz thut es, welche sich reizend oder erhitzend gegen die Zunge, oder die innere Fläche des Mundes beweiset. Ich habe eine Reihe derselben verzeichnet, und die Angelikwurzel, als ein mildes und angenehmes Mittel angegeben; die Meisterwurzel ist schärfer, und noch schärfer die Bertramwurzel, deren man sich daher gewöhnlich bedient. Ich brauche die Anführung und Betrachtung der übrigen nicht weiter zu verfolgen, und habe blos zu erinnern, daß ich keine Substanz wirksamer fand, ob sie gleich nicht in meinem Verzeichnisse steht, als einen Bissen frischer Märrettigwurzel, die man im Munde hält und etwas daran kauet.

Dies sind die äußerlichen speichelbefördernden Mittel. Ich muß nun zunächst von den innerlichen reden, unter denen einzig berühmt ist

Das Quecksilber.

Ich werde von dieser Arznei so vollständig handeln, als ich kann, da es eine der nützlichsten und am allgemeinsten gebrauchten Arzneien ist, die man kennt. In dieser Rücksicht ist es der Gegenstand vieler Untersuchungen und Schriften geworden; da jedoch, meinem Urtheile nach, viele derselben überflüssig sind, so werde ich mich bestreben, den Gegenstand in die kürzeste und einfachste Uebersicht zu bringen, als möglich ist.

Quecksilber ist in seinem natürlichen, und, wie wir zu reden pflegen, in seinem laufenden Zustande, meiner Ueberzeugung nach, eine vollkommen unkräftige Substanz in dem menschlichen Körper. Vor etwa 60 Jahren ward das rohe Queckſilber auf das Anſehn des Dr. Dover; des Verfaſſers der Ancient physician's legacy, in häufige, und ſelbſt in modiſche Anwendung gebracht, und es ſind mir viele Fälle bekannt, in denen man es ſehr reichlich und ſehr lange Zeit hindurch brauchte; nach der beſten und genaueſten Prüfung aber, die ich anſtellen konnte, zu urtheilen, hatte es nie einige merkbare Wirkung, oder heilte irgend eine Krankheit.

Seit dieſer Zeit hat man ſich deſſen kaum je in der Praxis bedient, ausgenommen wo man glaubte, daß es durch ſeine Schwere einige Zuſammenziehungen oder Verſtopfungen im Darmkanale überwältigen könnte. Dies war aber eine misverſtandne Theorie, und mir iſt nie in verſchiednen Fällen, wo ich es gebrauchte, noch auch in irgend einem andern Falle, der zu meinem Wiſſen gelangt iſt, ein glücklicher Erfolg davon in der Praxis vorgekommen.

Um daher das Queckſilber für den menſchlichen Körper wirkſam zu machen, findet man einige Veränderungen ſeines chemiſchen Zuſtandes, oder einige Zuſätze zu ſeiner Subſtanz für nöthig. Welches die verſchiednen Mittel ſind, es ſo wirkſam zu machen, werde ich mich nun zu beſtimmen bemühn. Da ich aber geneigt bin, zu urtheilen, daß die Wirkungen deſſelben in allen ſeinen verſchiednen Verfaſſungen, ſo verſchieden ſie auch ſeyn mögen, immer faſt ganz, oder doch beinahe auf eins hinauslaufen, ſo werde ich mit Betrachtung dieſer Wirkungen den Anfang machen.

Durchgängig ſcheint das Queckſilber in ſeinem wirkſamen Zuſtande ein Reizmittel für alle empfindenden und bewegenden Faſern des Körpers zu ſeyn, auf die man es unmittelbar anbringt. Dem zu Folge giebt es beſonders ein Reizmittel für alle Ausſcheidungsorganen des Körpers ab, auf die man es äußerlich oder innerlich anbringt. Auſſer ſeinen bekannten Aeußerungen auf die Ausſcheidungswerkzeuge des Speichels ſcheint es auf alle die des Speiſekanals zu wirken. Es beweißt ſich oft harntreibend, und ich habe beſondere Beweiſe, daß es ſich auf die Organen der Ausdünſtung mit ſeinen Wirkungen erſtreckt.

488 Von speichelabführenden Mitteln.

Ob es gleich zuweilen mehr auf gewisse Ausleerungen, als auf andere, wirken mag, so könnte man doch vermuthen, daß wenn es in beträchtlicher Menge in den Körper gebracht wird, es sich zum Theil ganz durch denselben verbreite, und daher seine arzneiliche Eigenschaft sei, sich als das allgemeinste eröfnende und Verstopfung hebende Mittel, unter den bekannten, zu beweisen. In wie vielen Krankheitsfällen eine solche Wirkungsart anzuwenden sei, liegt hinreichend am Tage.

Ehe ich jedoch weiter gehe, behaupte ich, daß die erwähnten Wirkungen, Ausleerungen zu erregen, gänzlich auf dem Reize beruhen, den es auf die Ausscheidungswerkzeuge äussert, aber gar nicht von irgend einer Veränderung herrühre, den es im Zustande der Säfte*) hervorbringe. Dies ist zwar nicht die gewöhnliche Meinung, ich bin aber geneigt, sie zu der meinigen zu machen, da ich bei vielen Gelegenheiten, wo Quecksilber in sehr grosser Menge in den Körper gebracht worden war, keine Abweichung in der äusserlichen Verfassung des Blutes, welches man aus der Ader ließ, angetroffen habe.

Wegen des Reizes, den das Quecksilber auf den gänzen Körper erregt, habe ich immer gefunden, daß das Blut von eben dem Ansehn war, wie es in Entzündungskrankheiten ist, besonders aber habe ich keinen Umstand wahrgenommen, welcher irgend eine Vermiuderung seiner gewöhnlichen Konsistenz voraussezte.

Man hat gewöhnlich geglaubt, das Quecksilber vermindere die Konsistenz des Blutes, und verstärke seine Flüssigkeit sehr, hat aber, so viel mir bekannt ist, keinen überzeugenden Beweis, daß es sich wirklich so verhalte, beigebracht.

*) Ohne eine solche Voraussezung, die der Verf. hier bestreiten will, läßt es sich doch nicht gut einsehn, warum jedes auch noch so alte Geschwür oder Fontanell, welches nur ein seröses Wasser von sich zu geben gewohnt war, sogleich mit gutem Eiter überzogen wird, wenn das Quecksilber seine innere Wirkungen auszuüben anfängt. Anm. d. Ueb.

Von speichelabführenden Mitteln. 489

Meiner Meinung nach rührte dies von übelverstandenen Thatsachen her, und ward durch eine Theorie unterstützt, die mit ohne Grund zu seyn scheint. Gleichwohl ist diese Theorie so gemein, und so durchgängig gewesen, daß ich es für nöthig erachte, den Ungrund derselben zu zeigen, welches durch folgende Betrachtung geschehen soll.

Nach den allgemeinen Einwürfen, die ich oben gegen die Lehre von den zertheilenden und einschneidenden Mitteln gemacht habe, scheint die besondere Anwendung des Quecksilbers zu dieser Absicht sehr übel gegründet zu seyn. Man hat vorausgesezt, die specifische Schwere der Quecksilbertheilchen gäbe diesem Metalle eine mehr als gewöhnliche Gewalt in Zertheilung der an einander hangenden Theile des Blutes. Giebt man aber auf den Umstand acht, daß die Theilchen aller Körper, wenn sie zertheilet werden, ihre Oberfläche so sehr in Gegenhalt der Menge ihrer Materie vermehren, und der Widerstand bei ihrem Durchgange durch andere Flüssigkeiten sich so sehr erhöhet, daß der schwerste aller Körper, das Gold, sich dergestalt zertheilen läßt, daß es im Wasser schwimmet, so kann, ob wir gleich nicht genau bestimmen können, wie sehr sich die Theilchen des Quecksilbers in seinen verschiednen Zubereitungen zertheilen lassen, dennoch zuversichtlich angenommen werden, daß es in allen derselben so sehr zertheilet wird, daß die Wirkung seiner Schwere gänzlich hinwegfällt.

Ich weiß, daß ein Gran ätzenden Sublimats sich dergestalt in acht Unzen Wasser vertheilt, daß ein Theil davon in jedem Tropfen dieses Wassers sichtbar gemacht werden kann. Es ist daher keine Wahrscheinlichkeit *) vorhanden, daß das

---

*) Das Quecksilber wirkt nur im Körper, wenn es durch chemische Veränderung zur Auflösung in unsern Säften geschickt gemacht worden ist; es muß als ein Salz in unserm Blute umlaufen, wenn es allgemeine Wirkungen zeigen soll. Metalle, wenn sie als Salze in Flüssigkeiten aufgelöset werden, besitzen nun keine vor sich bestehende, von der specifischen Schwere der nun durch sie geschwängerten Flüssigkeiten abgesonderte denkbare Schwere mehr; wie sollten die Metalle nun noch durch ihre eigenthümliche Schwere wirken können?. Anm. d. Ueb.

Quecksilber auf die Säfte vermittelst seiner specifischen Schwere wirke. Ob es aber nicht vermöge seiner chemischen Eigenschaften Wirkungen auf den Zustand unserer Säfte haben könne, vermag ich nicht so bejahend zu behaupten, und muß aufrichtig gestehen, daß seine Aeußerungen im Scharbocke einige Wirkung desselben auf die Blutmasse anzudeuten scheinen. Wie es aber auch in diesem besondern Falle seyn mag, so bin ich dennoch nach demjenigen, was ich oben sagte, überzeugt, und schließe aus vielen der unten zu erwähnenden Umstände, daß die hauptsächlichsten Wirkungen der Quecksilberarzneien dem allgemeinen Reize, den sie auf den Körper ausüben und insbesondere ihrer Reizkraft auf die verschiednen Absonderungsorganen zuzuschreiben sind.

Ich habe erinnert, daß das Quecksilber nach Masgabe der verschiednen Körperbeschaffenheit, oder vielleicht nach Masgabe der Natur des angewendeten Präparats bestimmet werden könne, mehr durch dieses, als durch ein andres Ausleerungswerkzeug abzugehen; hiebei aber ist kein Umstand merkwürdiger, als seine fast durchgängige Neigung, durch die Abscheidung des Speichels seinen Weg zu nehmen. Diese zeigt es so leicht, daß ob man es gleich durch Kunst zu einer andern Ausleerung abzuleiten sucht, dennoch immer ein sehr kleiner Theil diesen Weg nehmen wird.

Dieser Hang giebt uns ein Räthsel auf, welches man immer als ein Hauptproblem der Betrachtung des Quecksilbers angesehn, und dessen Auflösung man verschiedentlich versucht hat. Hier hat man abermahls seine Zuflucht zur specifischen Schwere genommen, und zu der Voraussetzung, daß es die gerade Linie seiner Bewegungskraft beibehielte, man hat angenommen, daß es deshalb desto gewisser nach den Gefäßen des Kopfes zugetrieben werde; während ich aber die Wirkung von seiner specifischen Schwere herleite, so behaupte ich, daß, wenn man sie auch annähme, die Anwendung derselben hier sich nicht auf eine richtige Zergliederungskunde gründe, und daß die ganze Vernünftelei hierüber offenbar thöricht ist.

Ich glaube, daß man aus jeder Rücksicht die mechanische Wirkungsart des Quecksilbers verlassen wird, und wir müssen die Auflösung unsers Problems in chemischen Betrachtungen aufsuchen, welches ich jedoch in viele Schwierigkeit verwickelt befinde.

Die Hypothese von seiner Kraft, das Blut auf eine solche Art aufzulösen, daß es besonders geschickt und geneigt werde, häufiger durch die Speicheldrüsen abzugehn, kann nach demjenigen, was wir eben gegen die auflösende Kraft überhaupt anführten, gar nicht zugegeben werden, und wir müssen daher noch immer eine andere Auflösung unsres Räthsels aufsuchen. Ich will daher eine Muthmasung hierüber vorlegen, die aber nur als Muthmasung aufzunehmen seyn soll.

Ich nehme an, daß das Quecksilber eine besondere Neigung besizt, mit den ammoniakalischen Salzen in Verbindung zu treten, wofür mir die erhöhete Auflöslichkeit des äzenden Sublimats ein starker Beweis ist. Dies zu erläutern, würde ich die Bemerkung machen, daß die Vereinigung des Quecksilbers mit dem ammoniakalischen Salze des Blutwassers sehr wohl erklärt, warum das Quecksilber eine so starke und durchgängigere Neigung, als irgend eine uns bekannte Substanz, besizt, durch die verschiedenen Ausleerungen des Körpers fortzugehn.

Können wir nun noch zugeben, was sehr wahrscheinlich ist, daß die ammoniakalischen Salze in häufigerer Menge durch die Speicheldrüsen, als durch irgend eine andere Ausleerung fortgehen, so werden wir die Ursache finden, warum das Quecksilber, wenn es sich mit solchen Salmiaksalzen vereiniget, leicht durch die Speicheldrüsen hindurchgehet, und, wenn es so ihre Ausführungsgänge berühret, den so leicht entstehenden Speichelfluß hervorbringet.

So hätte ich dann eine Auflösung des vorliegenden Problems versucht; ich muß aber einigen Einwürfen vorbauen, welche meinen Sätzen im Wege zu liegen scheinen.

Der stinkende Athem, welcher sich beim Speichelflusse einfindet, soll der Voraussetzung nach beweisen, daß eine

492 Von speichelabführenden Mitteln.

fäullichte Auflösung der Säfte vorgegangen ist; wir mögen jedoch diesen Gestank erklären wie wir wollen, so müssen wir dennoch nach demjenigen, was wir vorhin sagten, behaupten, daß dergleichen allgemeine Fäulniß nicht statt finde.

Auch muß ich hier hinzusetzen, daß sich nicht nur kein Symptom von Fäulniß in den andern Theilen der Säfte, während der Zeit des stärksten Speichelflusses hervorthut, sondern es erhellt auch, daß das Quecksilber keine Neigung besitze, einen solchen Zustand hervorzubringen, daraus, daß, wenn der Körper auch noch so lange mit so viel Quecksilber belästiget worden ist, dennoch, so bald die Reizung desselben nachläßt *), nicht das mindeste Symptom von Fäulniß oder Neigung dazu in dem Zustande der Säfte zum Vorschein kömmt, welche im Gegentheile unmittelbar darauf sich in ihrem natürlichsten und vollkommensten Zustande zeigen.

Der bei dem Speichelflusse entstehende Gestank muß daher auf Rechnung einer besondern Einwirkung auf den Speichel selbst geschrieben werden, worüber ich vielleicht eine Muthmasung vorlegen könnte, wenn ich willens wäre, noch etwas mehr hierüber zu sagen.

Wie dem auch sei, so halte ich es für glaubhaft, daß die Wirkung des Quecksilbers fast blos im Munde vorgeht, und es ist dienlich, zu erinnern, daß die Sache gewöhnlich diesen Gang geht. Die Wirkung des Quecksilbers wird immer zuerst durch den widrigen Geschmack im Munde wahrgenommen, welcher gewöhnlich von der Art ist, als wenn man eine Kupferbereitung kostet. Hiemit ist immer etwas Röthe und Geschwulst im Zahnfleische und den andern Theilen des Mundes verbunden. So wie sich diese Symptomen erhöhen, fließt der Speichel häufig heraus, und gewöhnlich

---

*) Aber so lange die Reizung vom Quecksilber anhält, und diese hält oft sehr lange an, können doch eine Menge fauler, um sich fressender Geschwüre, Knochenfraß, u. s. w. entstehen, wie nicht selten geschieht, und allerdings eine äusserst grose Auflösung der Säfte durch das Quecksilber zu erkennen geben; doch von diesen Folgen schweigt der Verf. Anm. d. Ueb.

halten diese Symptomen der Reizung mit der Stärke des Speichelflusses gleichen Schritt, so daß sich nicht zweifeln läßt, daß der Ausfluß des Speichels auf dem an die Ausscheidungswerkzeuge dieser Flüssigkeit angebrachten Reize beruhen. Wenn wir auch nicht vermögend wären, alle die dabei vorkommenden Phänomenen zu erklären, so haben wir doch nicht Ursache, irgend einen andern Grund für die hervorgebrachte Ausleerung hervorzusuchen.

Nach diesen Anmerkungen über die Wirksamkeit des Quecksilbers, bekommen wir Anleitung von seinen Wirkungen in Heilung der Krankheiten zu reden, und hier stellt sich unserer Betrachtung nichts Wichtigers vor, als seine besondere Kraft, die venerische Krankheit zu heilen. Wie es derselben so ganz angemessen sei, ist schwer zu erklären, und die Erklärung hat man auf verschiednen Wegen zu erreichen gesucht.

Einige scharfsinnige Männer haben geglaubt, Quecksilber sei ein Gegengift des Giftes, welches die Krankheit verursachte; und ob sie gleich keinen überzeugenden Beweis hievon vorgebracht haben, so haben sie doch gezeigt, daß die andern Erklärungen so ungenügend sind, daß wir gleichsam genöthigt werden, hiezu unsere Zuflucht zu nehmen. Ich habe ganz neuerlich einige Beispiele vorgefunden, welche dieser Voraussetzung sehr günstig sind.

Ein Arzt*) nahm etwas Materie aus einem venerischen Schanker, mischte sie mit einer Menge von Plenck's gummichter Quecksilberauflösung, und rieb (applied) dies Gemisch einer gesunden Person ein, konnte aber nicht finden, daß sie einen Schanker oder irgend ein anderes Symptom von Lustseuche hervorgebracht hätte. Dies könnte scheinen, einige Folgerungen ziehn zu lassen; da ich aber mit den Umständen des Versuchs nicht bekannt bin, noch irgend eine Nachricht erhalten habe, daß er mit Aufmerksamkeit wäre wiederholet worden, so kann ich keinen Schluß daraus zu ziehn, zugeben; theils weil es sehr möglich ist, daß das

---

*) Vermuthlich meint der Verf. hier Harrison. A. d. U.

Gummi in der Auflösung das Quecksilber kraftlos machen könnte, ohne irgend eine Veränderung in der Natur desselben zuwege zu bringen, theils aber auch, weil man gegen dasselbe noch alle die Einwürfe machen könnte, die sich der Wirkungsart eines Gegengiftes machen lassen.

In Betreff dessen, will ich der Schwierigkeiten nicht gedenken, welche bei der Erklärung der Einwirkung des Gegengiftes auf das Gift in die Augen fallen, sondern halte es nur für nöthig, eine einzige Betrachtung vorzulegen, nämlich, daß, wenn das Quecksilber ein Gegengift des venerischen Giftes wäre, die Heilung der Krankheit immer mehr oder weniger leicht erfolgen müßte, nach Masgabe der in den Körper gebrachten Menge Quecksilbers. Bedenkt man nun, wie allgemein das Gift in den Körper verbreitet ist, so hat es das Ansehn, daß eine sehr starke Menge *) Quecksilber immer nöthig seyn müßte, da doch die Aerzte schwerlich zugeben werden, daß einer von diesen beiden Umständen immer statt finde, und ich behaupte, daß das thätigste Quecksilbermittel die Krankheit am geschwindesten heilet.

Ob der ätzende Sublimat immer das schicklichste Hülfsmittel seyn möge, mag zweifelhaft seyn; ich behaupte aber, daß er in vielen **) Fällen die Krankheit durch eine kleinere Menge Quecksilber heilet, als durch irgend ein anderes Präparat geschehen kann, wenn gleich letzteres eine weit größere

---

*) Zu einer Art von Neutralisirung des venerischen Giftes durch Quecksilber wird allem Ansehn nach gar nicht erfordert, daß, wie der Verf. redet, eine sehr große Menge des Mittels zu dieser Wirkung angewendet werde. Wie wenig Gran mag wohl das Gift von einer venerischen Ansteckung betragen? Könnten nicht schon wenig Gran eines mit dem Blute umlaufenden Quecksilbersalzes es antidotisch tilgen? Aufgelöste Salze (und als ein solches nur wird Quecksilber in unserm Körper thätig) vertheilen sich im Auflösungsmittel, wenn man will, unendlich. — In alle Theile der auch noch so grosen Menge Flüssigkeit. Fünf Gran des besten Quecksilberpräparats vertheilen sich gewiß dergestalt in der ganzen Blutmasse, daß man in allen Theilen des Körpers ihre Wirkung spürt. Anm. d. Ueb.

**) Gewiß nur sehr leichten. Anm. d. Ueb.

Von speichelabführenden Mitteln.

Menge Queckſilber in den Körper brächte. Dies macht es mir wahrſcheinlich, und faſt gewiß, daß Queckſilber die Krankheit nicht als ein Gegengift heilt, ſondern auf irgend eine andere Weiſe, die wir mögen erklären können oder nicht.

Der ſcheinbarſte Grund zur Begünſtigung der Meinung, Queckſilber ſei ein Gegengift, iſt ſeine Anwendung auf Theile des Körpers, an denen ſich das veneriſche Gift in gröſerer Menge angehäuft hat, und die Erfahrung, daß es leicht eine Heilung der örtlichen Krankheit veranſtaltet. Dies ereignet ſich vorzüglich bei Schankern, die ſich leicht *) durch aufgelegtes Queckſilber heilen laſſen; hieraus läßt ſich aber nichts folgern, da Queckſilber auf gleiche Weiſe viele Geſchwüre heilt, in denen ſich kein veneriſches Gift argwohnen läßt.

Sollte ſich jemand einbilden, Queckſilber heilte dieſe Geſchwüre durch gedachte Zerſtörung (being an antidote) des Giftes, welches ſie enthielten, ſo muß dieſe Einbildung hinwegfallen **), wenn man in Ueberlegung zieht, daß Balſame, und noch gewiſſer Kupfer der Abſicht, ſolche Verſchwärungen zu heilen, eben ſo gut entſprechen, als Queckſilber. Die Heilung der Schanker alſo durch aufgelegte Queckſilberbereitungen ſezt ſeine antidotiſche Kraft nicht nothwendig vor-

---

*) Eben nicht leicht — ſie heilen Schanker faſt nie anders, als dadurch, daß ſie die Einſaugung des Giftes bewirken; der Schanker verſchwindet, und Luſtſeuche folgt nach. A. d. U.

**) Allerdings ſcheint der Umſtand, daß aufgelegte Queckſilbermittel wahre idiopathiſch veneriſche Geſchwüre entweder nie, oder doch nicht beſſer heilen als andre Mittel, einen ſcheinbaren Grund zu der Meinung darzureichen, das Queckſilber wirke nicht antidotiſch. Man nehme aber an, wie höchſt wahrſcheinlich iſt, daß dies Metall erſt durch die Lebensverrichtungen die nöthige Uneigung erleiden müſſe, ehe es fähig wird, das Gift zu neutraliſiren, ſo fällt dieſer Einwurf weg. Die ſchärfſten aufgelegten Queckſilbermittel ſind nicht im Stande, durch bloſe äuſerliche Auflegung ein Geſchwür zuwege zu bringen, welches krebsartig immerdar um ſich fräſe, wie wir doch finden, daß es die den Säften angeeigneten, innerlich in Menge genommnen Queckſilbermittel thun. Anm. d. Ueb.

aus; auch weiß ich keinen andern Beweisgrund, der sich zu Gunsten einer solchen Meinung vorbringen ließe.

Es ward wohl oben bemerkt, daß der Hauptgrund zu der Voraussetzung, Quecksilber heile als ein Gegengift, darin bestehe, daß man keine andere gute Erklärung vorgelegt habe, auf welche andere Weise er die Krankheit heile. Ich halte es für meine Pflicht, einer Folgerung entgegen zu gehen, die ich nicht zugeben kann, und daher eine schwierige Streitfrage zu übernehmen, nämlich zu erklären, auf welche Weise Quecksilber die venerische Krankheit heile. Ich bin fest überzeugt, daß dasselbe es thue durch Verstärkung der Ausleerungen, durch die das Gift aus dem Körper gebracht wird.

Diese Meinung zu unterstützen, erinnere ich, daß uns kein Fall bekannt worden ist, wo die Krankheit geheilet worden wäre, ohne daß eine Ausleerung statt gefunden hätte*). Gewöhnlich scheint sie besonders durch den Mund vor sich zu gehn; wir bemerken aber immer, daß diese Ausleerung einigen Grad von Entzündung im Munde bei sich führt, welche gemeiniglich von der Art ist, daß sie den ganzen Körper angreift, und ihn in eine entzündungsartige Verfassung setzt.

Dies Zeichen von der Reizkraft des Quecksilbers auf den ganzen Körper wird in Verbindung mit dem, was oben von seiner Eigenschaft, alle Ausscheidungsorganen zu erregen, zur Gnüge darthun, daß es durch seine gewöhnliche Wirkung jede Ausleerung zu befördern, alles Gift, welches in der Blutmasse gegenwärtig seyn mag, ausleeren, und hiedurch die venerische Krankheit gänzlich heilen könne.

*) Dies ist der Wahrheit zuwider. Die besten Fälle, wo der heftigste Grad der Lustseuche binnen etlichen Tagen durch das mildeste und kräftigste Quecksilberpräparat unter meinen Augen geheilet ward, ohne daß Speichelfluß, Durchfall, Harnfluß u. s. w. vorher erfolget war, widerlegen mir dies, so wie das ganze folgende Raisonnement des Verf. zur Gnüge. So lange man sich der scharfen Präparate oder der Friktionen bedient, so lange kann man gar nicht urtheilen, was dies Metall gegen diese Krankheit vermag, noch auch wie es wirken könne?
Anm. d. Ueb.

Von speichelabführenden Mitteln.

Ich habe gesagt, daß seine hauptsächlichste und sichtlichste Wirkungsart auf den Mund zu gehen scheine. Dies glaube ich aber ist nur nöthig, um daraus abnehmen zu können, daß Quecksilber in einem wirksamen Zustande in den Körper gebracht worden sei *), und sezt nicht nothwendig voraus, daß das venerische Gift leichter durch die Speichelausgänge, als durch irgend einen andern Weg aus dem Körper abgehe, da man bei entstehendem Speichelflusse immer merkt, daß auch die andern Absonderungsorgane zugleich erregt worden sind, wie denn auch die Aerzte jezt recht gut wissen, daß bei längerm Anhalten der andern Absonderungen die Krankheit ohne Speichelfluß geheilt werden könne, und wenn es Fälle giebt, wo der Speichelfluß wirksamer, als irgend eine andere Masregel war, so kann nichts weiter dadurch erwiesen werden, als daß in gewissen Fällen mehr Ausleerung nöthig ist, als in gewissen andern.

Daß Speichelfluß vor sich oft nicht hinreichend **) sei, hievon habe ich folgenden Beweis. — Eine kleine Menge

*) Ganz und gar nicht. Der Angriff des Mundes kann sehr stark seyn, ohne daß die zur Heilung gehörige Revolution im Körper vorgegangen ist, die ich als die Hauptsache ansehe, und, wie ich vermuthe, mit Recht, Merkurialfieber nenne. M. s. Unterricht für Wundärzte über die venerischen Krankheiten, v. S. Hahnemann, 8. Leipzig, Crusius, 1789. S. 108.
Anm. d. Ueb.

**) Der Verf. hätte unendliche Beispiele auffinden können, wo der Speichelfluß nichts ausrichtete, als den Körper noch siecher machte. Daß aber auch die übrigen vermehrten Ausleerungen, auf die er so sehr bei der Heilung seine Hofnung sezt, nicht nur nichts zur Kur thun, sondern sie sogar hindern, hätten ihn ebenfalls praktische Schriftsteller von Ansehn lehren können. Vom Durchlaufe ist es bekannt, daß er die Kur hindert, wenn ihn das Quecksilbermittel hervorbringt, und desto mehr hindert, je stärker er erfolgt. Vom Harnflusse habe ich in mehrern Fällen augenscheinlich dasselbe beobachtet, wenn er stark war. Die Ausleerung durch den Schweiß ist seltner, und daher nach des Verf. Sätzen nicht viel daran zu rechnen. Was bleibt uns also anders übrig, als endlich einmal den in der Praxis so verderblichen Wahn fahren zu lassen, Quecksilber heile durch vermehrte Ausleerungen. Anm. d. Ueb.

Queckſilber erregte bei einem veneriſchen Kranken ſehr plötzlich einen häufigen Speichelfluß, welcher ſehr häufig viele Tage nach einander anhielt. Hiedurch wurden die Symptomen einigermaſen erleichtert, ſo bald aber der Speichelfluß nachließ, und kein Queckſilber weiter gegeben ward, ſo kehrten die Symptomen mit gleich groſer Heftigkeit wieder zurück, als ſie ſich nur je vorher gezeigt hatten, und die Krankheit ward nur erſt durch eine ſorgfältige Handhabung des Queckſilbers und einen lang fortgeſezten Gebrauch deſſelben aus dem Grunde geheilt.

Auch habe ich verſchiedene Fälle gehabt, wo beim Gebrauche des Queckſilbers Speichelfluß entſtand, und geraume Zeit fortwährte, ohne daß die Heilung im Verhältniſſe dieſer Speichelflußſymptomen vorgerückt wäre.

Meine Meinung gehet daher dahin, daß die gehörig lange *) Unterhaltung der verſtärkten Ausleerungen es iſt, welche die gewiſſeſte Heilung der Krankheit bewirkt. Dies bringt mich zur Erörterung der Frage: Warum, wenn die Krankheit durch Ausleerung geheilet werde, nicht auch andere, ſelbſt noch ſo ſorgfältig angewendete Ausleerungsmittel die Krankheit eben ſo wohl heilen, als die Ausleerungen durch Queckſilber? Die Antwort hierauf fällt dahin aus, daß alle andere Ausleerungen nur einzeln (partial) ſind. Dieſe können die Menge der Säfte ſtark vermindern, ſie führen ſie aber nur auf einem Wege ab, und ohne daß ſich zugleich eine durchgängige Vermehrung der Ausſcheidungen dabei einfindet. Größtentheils vermindern ſie die Ausleerungen insgeſammt, diejenige ausgenommen, welche durch das gelegentlich genommene Mittel beſonders verſtärkt wird. Nur das Queckſilber iſt es, welches bei gehöriger Handhabung zu

---

*) Denn wären wir wieder in der Barbarei, aus der wir uns kaum loszuwinden anfiengen, durch lang fortgeſeztem Speichelfluß, durch Schwizkaſten u. ſ. w. die Menſchen zu quälen, zu verſtümmeln, zu tödten, oder gewöhnlich ungeheilt ſie ihrem Schickſale zu überlaſſen. Anm. d. Ueb.

Von speichelabführenden Mitteln.

Verstärkung aller Ausleerungen zu gleicher Zeit, gebraucht werden kann. Vermittelst dieser besondern Wirkungsart scheint es eigenthümliche Fähigkeit zu besitzen, die venerische Krankheit zu heilen *).

Nachdem ich so von den verschiedenen Wirkungsarten und Aeußerungen des Queckſilbers gesprochen, bleibt mir noch zu ſagen übrig, welche Modifikationen dieſe Wirkungen durch die verſchiednen Zubereitungen des Metalls erleiden, die man vorgeſchlagen und angewendet hat.

Ich habe ſchon erwähnt, daß Queckſilber in ſeinem rohen laufenden Zuſtande völlig unkräftig in Rückſicht des menſchlichen Körpers iſt. Um es nun zu den verſchiedenen Behufen, deren wir gedacht haben, wirkſam zu machen, muß es chemiſch verändert werden. Die vorgeſchlagenen Umänderungen ſind vielfach und mancherlei geweſen, ſie laſſen ſich aber meines Erachtens, insgeſamt unter vier Abtheilungen bringen, je nachdem das Queckſilber verändert wird: 1) durch Verwandelung in Dunſtgeſtalt, 2) durch Verkalkung, 3) durch Reiben mit zähen Flüſſigkeiten, und 4) durch Verbindung mit Säuren verſchiedner Art.

Dieſe verſchiednen Präparate hat man jezt verzeichnet und auseinander geſezt, ſowohl in vielen Büchern, chemiſchen und pharmaceutiſchen Inhalts, theils auch in Schriften über die veneriſche Krankheit, ſo daß ich nicht nöthig zu haben glaube, irgend etwas Umſtändliches von denſelben hier anzuführen. Wer ſie einzeln in Betrachtung ziehen will, wird das weitläuftigſte Verzeichniß davon in Dr. Swediauer's pharmacopeia syphilitica im Anhange zu ſeinen

*) Auch durch alle Ausſcheidungen (die gewiß Queckſilber nie zugleich gleich ſtark oder auch nur merklich erregt) ſehe ich nicht ein, wie das Queckſilber bloß das veneriſche Gift heraustreiben ſollte, ohne daß alle Säfte aus dem Körper herausgebracht werden, in denen doch, nach des Verf. eigner Angabe, das Gift gleichförmig verbreitet ſeyn ſoll — wenn nicht ſchon eine beſondere Tilgung deſſelben durch das Metall im Körper vorgegangen iſt. Iſt aber lezteres, warum ſoll es nicht zur Kur zureichen können? Anm. d. Ueb.

praktischen Bemerkungen über die venerischen Krankheiten antreffen.

Ich verlasse diesen Gegenstand, wenn ich vorher noch einige wenige Anmerkungen werde gemacht haben.

Der Gebrauch des Quecksilbers in Dunstgestalt mag sich vielleicht am besten zu einigen örtlichen Beschwerden schicken; eine solche Anwendung aber auf den ganzen Körper ist mit zu viel Gefahr und Ungewißheit in der Anwendung vergesellschaftet, daß sie wohl kaum je ein nachahmungswürdiges Verfahren werden wird.

Die Zubereitung des Quecksilbers durch Verkalken besitzt nicht, wie man ehedem wähnte, irgend eine besondere Kraft oder Vorzug, und wird daher, wie ich glaube, jetzt wenig mehr in der Ausübung gebraucht, und mit Recht nach meinem Urtheile, da die Verkalkung nichts anders zu bewirken scheint, als das Quecksilber in eine Verfassung zu setzen, daß die Säuren des Magens auf dasselbe wirken können*), so daß dann dieses Präparat nicht von denjenigen abweicht, die durch eine Verbindung mit Säuren geschehen.

Die Zubereitungen durch Reiben scheinen milder, als die mit Säuren zusammengesezten zu seyn; sie lassen aber, wegen der oft vorkommenden unvollständigen Reibung, den Arzt häufig in Ungewißheit**), wie er sich ihrer bedienen soll. Das Reiben mit fetten Substanzen hat den Vortheil, daß man das Quecksilber durch Einsalben auf die Haut bringen kann, und ist die Quecksilbersalbe gehörig verfertigt, und wird sie schicklich angewendet, so giebt sie eine Art, das

---

*) Ist dies etwa ein kleiner Vorzug? meines Erachtens ist es der grösste. Sich leicht in den Säften des Magens auflösen lassen und keine fremde Schärfe in seiner Mischung haben, ist die vollkommenste Verfassung, in der wir nur das Quecksilber wünschen können. Wie sehr müssen in diesem Stücke alle scharfe Quecksilberniederschläge und Salze dem ächten verkalkten Quecksilber oder sonst einem ganz reinen, leichtauflöslichen Kalke desselben nachstehn! Anm. d. Ueb.

**) Man sehe über diese und andere Quecksilberzubereitungen mein Buch nach, Zweit. Th. Kap. 1, 2. A. d. Ueb.

Quecksilber in den Körper zu bringen, ab, welche oft weniger Purgieren erregt, und daher zweckmäsiger ist, als die Anwendung der salzhaften Präparate.

Die salzhaften Präparate weichen nach der dazu genommenen Säure ab. Die durch die Gewächssäure verfertigten sind milder, und lassen sich besser handhaben, als die mit irgend einer Mineralsäure gebildeten. Unter leztern ist die Vereinigung des Quecksilbers mit der Salzsäure, wenn die Säure in vollem Verhältnisse zu dem Quecksilber, wie im ätzenden Sublimat, steht, gewiß thätiger und wirksamer, als irgend eine andere salzhafte Zubereitung. Der Gebrauch dieses metallischen Salzes ist oft zuträglich und wirksam gewesen *), seine Wirkung aber fällt bei Personen von verschiedner Körperbeschaffenheit so abweichend aus, daß der Gebrauch desselben oft sehr viel Beurtheilungskraft und Behutsamkeit erfodert **).

Weit milder wird dies Salz in der Verfertigung des versüßten Quecksilbers, welches Gelegenheit gegeben hat, daß man sich dessen häufiger bedient, wiewohl es meines Erachtens kein annehmungswürdiges Präparat zu seyn scheint. Allem Ansehn nach vertheilt es sich nicht so leicht im Körper, als viele andere Quecksilbermittel, und zwar weil es geneigter ist, als viele andere, auf die Gedärme zu wirken und durch den Stuhlgang abzugehen. Dies kann ihm einige Vortheile geben, wenn man es mit Purgiermitteln verbinden

---

*) Das Lob, welches der Verf. hier und oben dem Sublimate zur Kur der venerischen Krankheiten beilegt, zeigt schon allein (da man ihn keiner Nebenabsichten verdächtig halten kann), daß er wenig Erfahrung in dieser Krankheit gehabt hat, und also keinen kompetenten Richter über die Natur des Uebels, seiner Heilungsart, und die verschiedne Güte der Quecksilberpräparate abgeben könne. Anm. d. Ueb.

**) Die Gefährlichkeit ist nicht der größte Fehler des Sublimats; vielmehr seine Unkräftigkeit. Erstere kann jeder behutsame Arzt umgehn; leztere läßt sich nicht ersetzen, ausser vielleicht durch einen Quacksalber, der durch grose Gaben lieber tödten, oder lebenslängliche Siechheit in den meisten Fällen zuwege bringen will, um unter hundert einen zu heilen. A. d. U.

will; aber eben deshalb ist es weniger geschickt, zur Einwirkung auf die Speicheldrüsen *), oder auf die übrigen Ausleerungen des Körpers sich anwenden zu lassen.

Beim Beschluß der Betrachtung der arzneilichen Kräfte des Quecksilbers wird es leicht erhellen, daß jeder, wer die allgemeinen so eben vom Quecksilber erwähnten eröfnenden Kräfte des Quecksilbers und dabei die verschiednen Wirkungen desselben, wenn man sich seiner als eines Purgiermittels bedient, überdenkt, seinen sehr ausgebreiteten Nutzen in der praktischen Heilkunde **) in vollem Grade einsehen wird.

*) Dies ist der Erfahrung zuwider. Nächst der Salbe giebt es kein gewisseres Mittel, Speichelfluß hervorzubringen, als versüßtes Quecksilber. Anm. d. Ueb.

**) Der große Nutzen des Quecksilbers in den hartnäckigsten Wassersuchten, im Wasserkopfe und (deutliche Erfahrungen, ob sie gleich nicht immer glückten, zeigen es) in der Wasserscheu, im Tetanus — gegen Entzündungskrankheiten mit Mohnsaft verbunden (Samml. für prakt. Aerzte B. XI.) u. d. g. hätte hier noch angeführt werden sollen. Es wäre auch anzuführen gewesen, wie den traurigen Folgen des übermäßigen Quecksilbergebrauchs (M. s. mein Buch S. 260 u. f.) die gewöhnlich fürchterlicher, als die venerische Krankheit selbst, sind, abzuhelfen sei. Ich habe (ebendas. S. 241.) gesagt, wie hülfreich der innere Gebrauch einer Schwefelleber hiezu sei. Meine Erfahrungen haben die Kraft dieses Mittels zur Tilgung des in dem Körper noch vorhandenen Metalls seitdem noch mehr und über alle Erwartungen bestätigt.

Man bringt ein Gemisch aus gleichen Theilen Austerschalenpulver und rohen Schwefels zum Glühen, und wenn es fast eine Viertelstunde weißgeglüht hat, läßt man die Masse erkalten, pülvert sie und hebt sie in einem verstopften Glase auf. Hierbon kann man nach der Beschaffenheit des Uebels aller drei bis zwölf Stunden fünf bis zehn Gran nehmen und ein säuerliches Getränk darauf trinken lassen. Die Wirkungen sind schleunig und sichtlich, und ich kann mich auf keinen Fall besinnen, wo ich nicht binnen wenigen Tagen, auch Stunden, meine Absicht erreicht hätte.

Die krankhafte dann noch etwa übrig bleibende Reizbarkeit und Siechheit läßt sich durch Stärkungsmittel, Mohnsaft, Bewegung in freier Luft u. s. w (m. s. ebend. S. 268.) in der Länge der Zeit heben. Anm. d. Ueb.

Von speichelabführenden Mitteln.

[Es wird mir vergönnt seyn, ungeachtet es schon anderswo geschehen ist, zum Schluß der Cullenschen Betrachtung des Quecksilbers die Verfertigung eines Präparats aus diesem Metalle beizufügen, dessen Vortreflichkeit mich eine große Reihe Erfahrungen gelehrt hat.

In meinem Buche (Unterricht für die Wundärzte über die venerischen Krankheiten. 8. Leipzig, Crusius, 1789.) ist die Verfertigungsart dieses besten Quecksilberpräparats durch einen kleinen Umstand nicht deutlich genug geworden; nach öfterer Wiederholung des Processes finde ich folgende für die zweckmäsigste.

Das auflösliche Quecksilber ist ein ganz reiner Quecksilberkalk von schwarzer Sammtfarbe, welcher in destillirtem Essige *) ganz, ohne Rückbleibsel aufgelöst wird, folglich allen andern niedergeschlagnen Präparaten vorzuziehen ist, die alle durchaus Turbith oder weißen Präzipitat, beides äußerst giftige Salze, enthalten. Diese beiden gefährlichen Bestandtheile zu entfernen, wende man alle hier angegebene Vorsichten an, die ich der Anfänger wegen sehr umständlich beschreibe.

Man nehme so genanntes doppeltes Scheidewasser, zum Beispiel, fünf Unzen, schütte Ein Loth gereinigtes **) Quecksilber hinein, und setze das ofne Kölbchen oder das Arzneiglas, worin man die Mischung hat, tief in ein weites Gefäs voll kalten Brunnenwassers, um die Auflösung bei ge-

---

*) Destillirter Essig ist eine schwache Säure, die daher nicht viel Quecksilberkalk, und auch nur langsam im Kochen auflösen kann. Hiernach wird man sich bei der anzustellenden Probe richten.

**) Ich bereite das reine Quecksilber, indem ich neun Unzen ätzenden Sublimat mit zwei Pfund Wasser bis zur Auflösung in einem irdenem oder porcellänenem Gefäße koche, dann schwarzes Eisenblech oder eiserne Nägel einwerfe, und nun das Kochen eine gute Stunde fortsetze, bis sich ein schwarzgrauer Satz am Boden und am Eisen, (den man abstreicht) gebildet hat, fünf bis sechs Unzen schwer; diesen lauge ich mehrmal mit Wasser aus, und bringe ihn mit einem beinernen Löffel auf ein Filtrum. Ist es abgetrocknet, so erwärme ich das Filtrum mit dem Salze gelind, und es fließt alles zu ganz reinem Quecksilber zusammen.

höriger Kälte vor sich gehen zu laſſen, an einem kühlen Orte.

Man bemerkt, daß ziemlich groſe, aber nicht häufige Luftblaſen aufſteigen, die kein merkliches Geräuſch geben, und wenn ſie auf der Oberfläche zerplatzen, keinen *) rochen Dunſt mit der atmoſphäriſchen Luft bilden. Die Flüſſigkeit bleibt ganz kalt, immer unter 60 Grad fahrenheitigen Wärmemeſſers.

Man muß alle Art von Erhitzung durch äuſere Kälte und durch wenig auf einmal eingeſchüttetes Queckſilber zu vermeiden ſuchen, wenn man nicht haben will, daß die ganze Arbeit verderben ſoll **).

Man ſieht von Zeit zu Zeit zu, daß die Auflöſung auch nicht allzulangſam vor ſich gehe, um nicht die Zeit zu verlieren; denn, ſieht man gar zu wenig Blaſen aufſteigen, ſo rührt man die Miſchung ein wenig um.

Iſt das Loth Queckſilber faſt ganz aufgelöſt, ſo ſetzt man mehr zu, etwa eine Unze; und wenn dieſe wieder faſt aufgelöſt iſt, noch etwa drei und eine halbe Unze, und regiert immer die Auflöſung ſo, daß ſie ja nicht geſchwind oder mit Heftigkeit geſchehe, welches man durch erneuertes kaltes Waſſer in dem groſen Gefäſe, worin das Glas ſteht, und durch einen kalten Ort überhaupt zu verhüten trachtet.

Wenn die Auflöſung einige Stunden gedauert hat, ſo ſieht man das Queckſilber mit einem weißen Salze ſich bedecken, welches ſchon der etwas ſchwer auflösliche Queckſil-

---

*) Die Luft, welche hier in der kalten Auflöſung ſich entwickelt, iſt nicht gewöhnliche, ſondern wahre dephlogiſtiſirte Salpeterluft, welche keine rothen Dämpfe mit der reinen Luft bildet. Dies iſt eins der gewiſſeſten Kennzeichen der gehörig vor ſich gehenden Auflöſung.

**) Schüttet man alles Queckſilber auf einmal ein, rührt auch wohl die Miſchung oft und viel um, oder ſtellt wohl gar das Glas an einen lauen oder warmen Ort, ſo bilden ſich rothen Dämpfe über der Flüſſigkeit, die ſich nun ſtark erhitzet und ziſchet, und ein wenig brauchbares, ſehr leicht auflösliches Salz bildet, welches den weißen Präcipitat faſt nie völlig niederfallen läßt. Man hüte ſich ja vor einer ſolchen hitzigen Auflöſung.

Von speichelabführenden Mitteln. 505

berſalpeter iſt; dies unter mehrern ein Zeichen, daß die Auflöſung langſam und kühl genug vor ſich geht.

So regiert man die Auflöſung fort, bis alles Umrüh-
rens ungeachtet, doch keine Blaſen mehr aufſteigen wollen.
Gewöhnlich iſt dann faſt alles zu einem weißen Salze geworden, und wenig oder keine Flüſſigkeit mehr übrig. Hier
muß aber, wenn man die Auflöſung für vollendet halten
will, immer noch etwas metalliſches Queckſilber darin vorhanden ſeyn. In etwa drei Tagen iſt die Auflöſung vollendet.

Iſt es ſo weit, ſo gießt man die Flüſſigkeit (zu einer künftigen Auflöſung zuzuſetzen) rein ab, neigt dann das Glas etwas ſchnell, und läſt das Queckſilber herausflieſen (zu ander-
weitigem Gebrauche). Nun gießt man etwa, und kaum, ein
halbes Loth deſtillirtes Waſſer zu dem im Kölbchen oder Arz-
neiglaſe befindlichen Salze, es zu verdünnen, und es leichter herauszubringen.

Man wendet nämlich nach dem Umſchwenken das Glas
jählling um, und klopft mit der Fauſt etwas gegen die Mündung, und ſo fährt der gröſte Theil des Salzes heraus, auf
ein reines weißes Filtrum von Druckpapier. Man nimmt
noch einigemal ein Theelöffelchen voll Waſſer dazu, um das
übrige Salz darinn vollends heraus auf das Filtrum zu
ſpühlen.

Auf dieſem Fließpapiere läßt man alle Feuchtigkeit durch-
laufen, und wenn nichts mehr abtröpfelt, und das Salz ſich
feſt zuſammengeſetzt hat, ſo legt man dies Papier mit dem
Salze auf ein andres trocknes Fließpapier, um alle Feuchtigkeit vollends davon abzuziehen, um ſo, **ohne Wärme**,
das Salz ganz trocken zu machen.

Man nimmt nun, wenn das Queckſilberſalz völlig trocken iſt, fünf Pfund deſtillirtes Waſſer, ſchüttet das Salz
hinein, und rührt ſo lange um, bis von dem niederſinkenden
Pulver ſich gar nichts mehr auflöſen läßt.

Man läßt es ſetzen, bis zur völligen Klarheit.

Dieſe helle Flüſſigkeit gießt man ab in ein trocknes reines Zuckerglas, und hierein ſchüttet man ſo lange (unter ſte-
tem Umrühren mit einem neuen Tabakspfeifenſtiele) ätzen-

ten *) Salmiakgeist dazu, bis eine herausgenommene Probe von der obenauf stehenden hellen Feuchtigkeit wenig oder gar keine schwarze Trübung mehr mit kaustischem Salmiakgeiste verursacht.

Ist dies, so rührt man alles nochmals mehrere Minuten lang stark um, damit sich alles setze. Wenn es sich sechs Stunden lang gesetzt hat, so giest man durch Neigung des gläsernen Geschirrs die Feuchtigkeit so rein als möglich herunter. Giest nochmals zwei Pfund destillirtes **) Wasser darauf, rührt es wohl um, läßt es sich eben so lange setzen, und giest das oben stehende Wasser endlich ganz behutsam ab.

Den dicklichen schwarzen Teig schöpft man mit einem beinernen neuen Löffelchen auf ein Filtrum von weißem Druckpapier, bedeckt es, bis alles abgetröpfelt ist, und legt dann das Filtrum mit dem Salze auf vielfaches trocknes Fliespa-

*) Den ätzenden Salmiakgeist zu bereiten, löschet man zwei Pfund gebrannten Kalk nach und nach mit gehörigem Wasser, und wenn er zu Pulver zerfallen ist, verdünnt man ihn zum dicklichen Breie. Nach der Erkaltung schüttet man den Brei in einen Kolben, und (wenn die Sandkapelle warm ist) thut ein Pfund gepulverten Salmiak dazu, schüttelt es einen Augenblick herum, setzt den Kolben ein und lutirt geschwind mit weicher Blase einen Helm darauf, und eine geräumige Vorlage an den Schnabel des letztern. Man verstärkt das Feuer allmählig, und zieht nicht vielmehr als dem Maße nach ein Pfund Flüssigkeit herüber, welches der zur Niederschlagung tauglichen ätzende Salmiakgeist ist. Eine Probe davon mit destillirtem Essige so übersättigt, daß man den Essig noch vorschmeckt, muß und wird keine weiße Wolle zeigen, wenn Silbersalpeter oder kalt bereiteter Quecksilbersalpeter in Auflösung hineingetröpfelt wird. Daher treibe man die Destillation nicht weiter, als gemeldet. Man hüte sich ja, keinen mit Potasche bereiteten Salmiakgeist zum Niederschlage anzuwenden, da er er auf $\frac{5}{99}$ Salzsäure und mehr enthält. — Statt des Kalkwassers aus Eierschalen wähle ich jetzt den ganz reinen ätzenden Salmiakgeist, weil, unter Verkürzung der Arbeit, gleiches Produkt entsteht.

**) Eine Probe von dem Wasser muß mit dem kalt bereiteten Quecksilbersalpeter keine weiße Wolle erzeugen — auch alles bei der Verfertigung nöthige Werkzeug und Geschirr, Destillirgeräthe, Einmachgläser, Auflösungskolben u. s. w. müssen mit destillirtem Wasser rein ausgespühlt worden seyn.

Von speichelabführenden Mitteln.

pier an die Zugluft, oder an die Sonne, um es bald und völlig *ohne Feuerhitze* zu trocknen.

Man reibt den trocknen Satz in einem steinernen oder gläsernen Mörsel fein, und hebt das Pulver in einem bedeckten Glase zum Gebrauche auf, als **reines auflösliches Quecksilber**.

In Rücksicht des Gebrauchs dieses vortreflichen Mittels gegen wahre venerische Uebel aller Art, setze ich folgendes kürzlich hinzu.

Nach gehöriger Vorbereitung (man sehe ebend. S. 231 u. s. w.), giebt man, wenn sie nöthig, unter einer Diät, die entweder blos aus Milch, oder aus Obst besteht, das Pulver von diesem Präparate, mit etwas Süsholzpulver gemischt, täglich ein bis zweimal, den ersten Tag auf die Gabe einen halben bis Einen Gran, den zweiten Tag anderthalb bis zwei, den dritten zwei bis drei Gran, und so steigt man noch Einen oder zwei Tage, bis die starke Wirkung des Mittels im Körper, die ich als Merkurialfieber (ebend. S. 108) beschrieben habe, sich ereignet.

Sollte ja eine Art von Durchfall bei sehr reizbaren Körpern entstehen wollen, so wird eine kleine zugesezte Gabe Mohnsaft dieser Beschwerde abhelfen.

So bald sich diese Veränderung in gehörigem Grade ereignet, so steht man vom Gebrauche des Mittels ab, und die Heilung der eingewurzeltesten Seuche erfolgt von selbst. Stärkungsmittel beschließen die Kur.

Ausser dem, was ich in dem benannten Buche angeführt habe, und welches auf eine Menge Erfahrungen gegründet ist, habe ich hier noch aus den seitdem angestellten Versuchen zur Bestätigung gefunden, daß, bei Handhabung meiner Vorsichten, durchaus kein Speichelfluß (nichts als ein sehr mäsiger Angriff auf den Mund) erfolgt, und daß, wenn ja dergleichen, oder Geschwulst des Zahnfleisches nachher noch anhalten sollte, der Gebrauch der obgedachten Schwefelleber mit säuerlichen Getränken alles hinwegnimmt.

Ich erinnere nochmals, daß kein einziges äusserliches Mittel auf den Schanker oder die Leistenbeule hiebei nöthig ist. Leztere fängt, so wie das Queckſilber ſeine innere Wirkung äußert, an, jähling ſchmerzhafter und erhabner zu werden. Dies iſt das Zeichen der thätigen Zerſtörung des Giftes. So wie aber die Zufälle des Merkurialfiebers (die Sache von etlichen Tagen) nachlaſſen, verſchwindet auch die Empfindung im Bubo und er vergehet, wenn man gelindes Reiben mit der bloſen Hand nachgehends zu Hülfe nimmt, binnen vierzehn Tagen ohne übrige Spur. Der Schanker ist gewöhnlich schon vernarbet, ehe die lezten Zufälle des Merkurialfiebers vorüber sind.

Man ſuche beim Gebrauche dieſes Mittels, allen Verſicherungen unſers Verf. zuwider, jede Art von starker Ausleerung zu unterdrücken.]

Zuſaz des Ueberſezers.

Achtzehntes Kapitel.
Auswurfbefördernde Mittel (expectorantia).

Dies sind Arzneien, welche die Aufbringung deſſen, was in der Höhle der Lungen enthalten iſt, erleichtert. Dies muß jedoch immer durch mehr oder weniger Huſten geſchehen; da wir aber, oder da ich wenigſtens keine innerlichen Arzneien kenne, welche dieſen erregten, ſo habe ich meine Definition von dem auswurfbefördernden Mittel auf diejenigen eingeſchränkt, welche den Inhalt der Luftröhräſte in die Verfaſſung ſetzen, daß er leichter ausgeworfen werden kann. Was die äußerlichen Mittel, welche Huſten erregen können, anlangt, ſo bedienten ſich die alten Cnidier dergleichen; ob aber unſere heutigen Aerzte ihrem Beiſpiele folgen möchten, muß ich künftiger Zeit zur Entſcheidung überlaſſen.

Die in den Luftröhräſten vor der Hand gegenwärtigen Materien dahinzubringen, daß ſie mehr oder weniger leicht heraufgebracht werden können, dies muß auf der Natur und dem Zuſtande dieſer Stoffe beruhen; da aber leztere ſehr verſchieden ſeyn können, nach Maasgabe des Unterſchieds der

Krankheit, die sie hervorbrachte, so können wir hier keine allgemeinen Regeln angeben, und mich dünkt, daß wir in den meisten Fällen weder ihre Menge vermehren, noch sie sonst dergestalt umändern können, daß sie geschickter würden, leichter ausgeworfen zu werden.

Der am häufigsten vorkommende Fall, den wir am besten einsehn, ist, wenn der Schleim, welcher natürlich ausschwizt, oder aus den Schleimbälgen der Luftröhräste hervorgehet, in ungewöhnlich größerer Menge abgesondert wird, und oft in einer zähern Verfassung, als daß er sich leicht von den Zellen der Luftröhräste losmachen läßt.

Besonders in diesem Falle ist es, wo auswurfbefördernde Mittel erforderlich sind, und man glaubt, daß der Schleim durch ihre Anwendung häufiger und leichter zum Auswurf gebracht werde. Auf welche Weise sie aber dieses thun, finde ich schwer zu erklären. Sie könnten es vielleicht bloß durch Erregung des Hustens thun; ich kenne aber, wie schon gesagt, keine innerlichen Arzneien, welche fähig wären, dies zu thun, und muß hier beiläufig erwähnen, daß ich kein Mittel kenne, Husten mit Auswurf zu erregen, als den Gebrauch der Brechmittel.

Auch kann hier angemerkt werden, daß die von einer Anhäufung des Schleimes in den Lungen entstehenden Krankheiten sich oft durch Arzneien erleichtern lassen, deren Wirkung nach der Oberfläche des Körpers gehet, und den Drang der Säfte nach den Lungen vermindern können, da dann durch Verminderung der Menge der Ausscheidung des Schleimes in den Luftröhrästen der Auswurf des Uebriggebliebenen leichter werden kann.

Diese Mittel gehen jedoch nicht eigentlich die Auswurfbeförderung an, und man glaubt gewöhnlich und mit Recht, daß die wirksamern Mittel hiezu diejenigen sind, welche dem Schleime seine Zähigkeit benehmen, damit er sich nun leichter von den Luftröhrästen losmachen kann.

Es nehmen daher fast durchgängig die praktischen Aerzte sowohl, als die Schriftsteller über die Materia medika an, daß hier der Ort für die Arzneien sei, welche man mit dem angeblichen Namen der zertheilenden und einschneidenden Mittel belegt; ich argwohne aber, daß die ganze Theorie hierüber unrichtig ist und auf einem Misverständnisse beruhet. Ich bin durch die oben gebrauchten Gründe immer noch der festen Meinung, daß es überhaupt dergleichen Mittel nicht giebe *), und völlig überzeugt, daß diese Gründe hier so sehr ihre Anwendung verdienen, als in irgend einem andern Falle.

Es kömmt hier aber noch eine andere besondere Betrachtung bei diesem unsern Gegenstande ins Spiel; ich behaupte, daß nicht nur die zertheilenden Mittel keine solche Kraft haben, sondern daß sie hier auch keinen Gegenstand vor sich finden, auf den sie wirken könnten. Trotz allem dem, was Senac von der Gegenwart eines Schleimes in der Blutmasse gesagt hat, hat weder er, noch sonst jemand einen deutlichen Beweis vorgebracht, daß ein dergleichen Stoff in dem Kreislaufe unserer Säfte vorhanden wäre, und es ist mir wahrscheinlich, daß nie ein Schleim zum Vorschein kömmt, außer als Folge einer Stagnation in den Schleimbälgen.

Viele Erscheinungen zeigen, daß überall, wo die Absonderung der in Schleim zu verwandelnden Flüssigkeit vermehret wird, sie in einer sehr flüssigen Gestalt zum Vorschein komme, und daß man daher aus ihrer nachgängigen Erscheinung als Schleim keinen Schluß ziehen könne, daß irgend eine solche zähe Flüssigkeit in der Blutmasse vorhanden gewesen.

Ich halte es daher für gewiß, daß bei Krankheiten, welche auf einer Anhäufung des Schleimes in den Luftröhrästen beruhen, die zertheilenden Mittel nichts zu schaffen haben,

*) Die sogenannten einschneidenden Mittel, welche in Brustkrankheiten zuweilen Dienste thun, sind gewöhnlich allgemein erhitzende, oft erhitzende, und zuweilen Körper erschütternde Mittel, wovon erstere die Abscheidungen mehrerer Art durch beschleunigte Blutbewegung vermehren, letztere aber durch fortgesetzte Uebelkeit eine hier sehr wohlthätige Wirkung hervorbringen, die sich nicht leicht erklären läßt. Erstere sind bei schwammigen Körpern und feuchter Engbrüstigkeit dienlich. Die Meerzwiebel wirkt gewöhnlich auf allen drei Wegen. Anm. d. Ueb.

da, wie ich hoffe, sich niemand einfallen laſſen wird, ſie könnten noch auf den ſchon in den Luftröhräſten ausgeſchiedenen Schleim Einwirkung äuſſern.

Die gewöhnliche Theorie von Auswurfbeförderung ſcheint daher keine Gnüge zu leiſten, und die Erklärung derſelben auf einem andern Wege iſt offenbar ſchwierig. Die einzige Erklärung, die ich wahrſcheinlich finde, iſt, daß, indem dieſe Mittel die Abſonderung der Flüſſigkeit, aus der Schleim werden ſoll, vermehren, dieſe, ſo wie ſie aus den Schlagadern in die Behälter gelangt, immer eine dünne Flüſſigkeit iſt, folglich den Schleim auf dieſe Weiſe in den Bälgen verdünnen und bewirken kann, daß er in einem weniger zähen Zuſtande aus derſelben hervorbringe, und ſo fähig gemacht werde, leichter durch Huſten ſich heraufbringen, das iſt, ſich freier auswerfen zu laſſen.

Die Mittel aber, dieſe Ausleerung zu verſtärken, mögen nicht leicht aufzufinden ſeyn. Wir kennen keine innerlichen Arzneien, welche die Abſonderung des Schleimes von der Schneiderſchen Haut zu vermehren ſchienen; ob es nun ein Mittel gebe, welches die Abſonderung des Schleimes aus den Luftröhräſten erleichtern könnte, läßt ſich zweifeln; doch finde ich es wahrſcheinlich, daß es gewiß dergleichen giebt.

Wir wiſſen nunmehr, daß ununterbrochen eine beträchtliche Ausdünſtung von Feuchtigkeit aus der Lungenhöhle ſtatt findet, und es giebt viele Gründe für die Meinung, daß dieſes eine Abſonderung von Unrath iſt, welche mit andern Abſonderungen überflüſſiger Materien, beſonders mit der Ausdünſtung von der Oberfläche des Körpers in Verbindung ſteht.

Wenn es daher Arzneien giebt, welche Fähigkeit beſitzen, durch die Ausdünſtung abzugehen, ſo läßt ſich vermuthen, daß eben dieſelben geneigt ſind, ihren Weg durch die Ausdünſtung aus den Lungen zu nehmen. Und hier bekömmt man daher eine Ausſicht auf Mittel, welche, indem ſie durch die Gefäſe der Lungen abgehen, auch wohl auf die daſelbſt vorgehenden Abſonderungen wirken können, insbeſondere aber auf eine hauptsächlich darinn vorgehende, ich meine die Absonderung der in Schleim zu verwandelnden Flüssigkeit. Vermittelst ihrer könnte, wie wir oben gesagt haben, der in den Bälgen vorfindliche Schleim in flüssigerer Gestalt zum Vorscheine gebracht werden, folglich in einem Zustande, in welchem er sich leichter durch Husten herauswerfen läßt *).

Dies ist die Theorie von den auswurfbefördernden Mitteln, die ich darlegen kann; wie sie aber auf die Erklärung der Wirkungsart der einzelnen Mittel angewendet werden könne, überlasse ich meinen Lesern zur Entscheidung.

Einzelne auswurfbefördernde Mittel.

In der Liste derselben habe ich zuerst eine Menge von Quirlpflanzen verzeichnet, welche einigen Ruf als auswurfbefördernde Mittel haben. Sie sind von mir oben an ihrer schicklichen Stelle abgehandelt und sogar ihrer angeblichen expektorirenden Tugenden ist gedacht worden, ich setzte aber auch hinzu, daß die Erfahrung solche Kräfte an ihnen ganz und gar nicht bestätigt hat.

Alant (enula campana).

Dieser macht sowohl nach seinen sinnlichen als chemischen Eigenschaften Hoffnung, eine Arznei von einiger Kraft zu seyn, und man hat ihn gewöhnlich dafür angenommen; nach vielen Versuchen damit aber stehe ich an, zu bestimmen, worinn seine besondern Tugenden bestehen. Ich habe ihn öfters als ein auswurfbeförderndes Mittel auf die Probe gestellt, nie aber mit einem sichtlichen Erfolge. Man hat von ihm geglaubt, seine Wirkung gehe nach der Bärmutter zu; bei häufigem Gebrauch desselben aber ist mir nie ein Symptom vorgekommen, welches eine solche Kraft desselben an den Tag legte.

*) Diese Theorie ist höchst wahrscheinlich, und verdient allem Ermessen nach den Beifall jedes praktischen Arztes.

Anm. d. Ueb.

Veilchenwurzel (iris florentina.)

Was sie in frischerm und schärferm Zustande thun möchte, kann ich nicht angeben; in ihrer trocknen Verfassung aber, in welcher wir sie gewöhnlich in unsern Apotheken haben, bin ich überzeugt, daß sie ein sehr unbedeutendes Brustmittel ist.

Huflattich (tussilago).

Dies ist eine Pflanze von sehr wenig sinnlichen Eigenschaften; wir mögen die Blätter oder die Blume davon nehmen, und ich befürchte, daß sie eben so wenig Tugend besitze.

Ich habe sie sehr oft angewendet, aber nie gefunden, daß sie sich entweder als ein schmeidigendes oder als ein brustlösendes Mittel zu erkennen gegeben. Es giebt jedoch eine Kraft derselben, deren ich gedenken muß. Auf Jullet's Zeugniß und Empfehlung des Verfassers der medicina gymnastica, habe ich den Huflattich in Skropheln gebraucht, und in einigen Fällen mit anscheinendem Erfolge. Der ausgepreßte Saft der frischen Blätter täglich zu einigen Unzen genommen, hat verschiedene Mahle die Heilung skrophulöser Geschwüre veranlaßt, und selbst ein starker Absud der getrockneten Blätter, nach Jullet's Vorschlag gebraucht, hat gleiche Absicht zu erfüllen geschienen. Ich muß jedoch gestehen, daß dieses Dekokt oft seine Dienste versagt, und daß auch selbst der ausgepreßte Saft in einigen Proben nicht hinreichend wirksam war.

Pestilenzwurzel (petasites).

Dies ist eine Art von demselben Geschlecht, doch von stärkern sinnlichen Eigenschaften, wornach man mehr Kraft in ihr vermuthen könnte. Auch kömmt man überein, daß sie kräftiger als der Huflattich ist, wie man aber diese Wirksamkeit einzuleiten habe, kann ich nicht einsehn; weder aus den Schriftstellern, noch aus meiner eignen Erfahrung. Dies giebt mir indeß Gelegenheit, die Bemerkung zu machen, wie ich auch schon vorher gethan habe, daß mir alle die angeblichen gifttreibenden (alexipharmic) Tugenden, so wie man sie der Pestilenzwurzel zuschreibt, für träumerisch und sehr ungegründet ansehe.

Ich habe nun, den Schriftstellern über die Materia medika zu Gefallen, eine Menge so genannter Brustmittel erwähnt, die ich weder tauglich zu dem Entzwecke, noch nach meiner Erfahrung wirklich diensam finden kann; es giebt aber noch zwei Arzneien, die in meiner Liste als Brustmittel stehen, und von denen ich überzeugt bin, daß sie in dieser Rücksicht wirklich nützlich seyn können, da sie Mittel sind, welche die Ausleerungen sichtlich erregen, wo sie dieselben nur erreichen können.

Diese Arzneien sind das **Tabakskraut** und die **Meerzwiebel**. Von erstern haben wir schon gehandelt, und der letztern werden wir weiterhin Gelegenheit haben als eines Brechen-, Purgiren- und Harn erregenden Mittels zu gedenken. Da sie nun in diesen Wirkungsarten unwiderstreitliche Merkmale ihrer Kraft, die Ausscheidungen zu reizen, giebt, so wird man uns desto eher erlauben, sie auch für ein kräftiges auswurfbeförderndes Mittel zu betrachten, wofür man sie auch schon gewöhnlich gehalten hat.

Was ihre Anwendung zu diesem Behufe betrift, so ist es kaum nöthig zu erinnern, daß sie in so kleinen Gaben verordnet werden müsse, daß sie ihre Wirkung auf den Magen oder die Gedärme nicht ausüben kann, indem ersteres ihre öfter wiederholte Anwendung verhindern, letzteres aber ihr nicht gestatten würde, in die Blutmasse überzugehn, wo ihre auswurfbefördernde Kraft einzig statt finden kann.

Wenn sie als ein harntreibendes Mittel wirkt, so ist dies immer ein Zeichen, daß sie in die Blutmasse eingegangen ist, und ich bin der Meinung, daß man nicht von ihr brustlösende Wirkungen erwarten könne, wo sie nicht auch offenbar auf die Nieren wirkt.

Was ihre pharmaceutische Behandlung anlangt, so muß ich erinnern, daß sie nie füglich in ihrem frischen Zustande angewendet wird, da sie in dieser Verfassung so leicht den Magen angreift, und verhindert, daß man sie nicht in ge-

Von auswurfbefördernden Mitteln. 315

höriger Menge geben, und sie daher nicht so gut zu ihren andern Wirkungsarten hinleiten kann. Ich würde sie daher immer in ihrem getrockneten Zustande anzuwenden rathen, wenn man mit dem Trocknen gehörig umgegangen, und das Pulver nachgehends nicht allzulang aufbewahrt hat.

In dieser Verfassung kann sie entweder, wie man sagt, in Substanz gegeben, oder durch verschiedene Auflösungsmittel ausgezogen werden. Ich führe dies blos an, um die Bemerkung machen zu können, daß ich nicht finden kann, daß einiger Vortheil daraus entspringe, wenn man sie durch Essig ausziehet, welcher deshalb weniger tauglich hierzu ist, da er, fast aller Vorsicht ungeachtet, von abweichender Güte seyn wird.

Ich behaupte, daß der Wein in jeder Rüksicht ein schicklicheres und gewisseres Auflösungsmittel ist, besonders wenn man eine gleiche Menge brennbaren Geist hinzusezt, wie im Meerzwiebelessig des londner Kollegiums. Bei dem des edinburger Dispensatoriums finde ich nicht den gehörigen Gebrauch von Weingeist gemacht; da ich doch einsehe, daß der Zusaz von etwas Branntwein sowohl zu Weinessig als zu Weine die Ausziehung der Meerzwiebel nicht wenig befördert *).

Zu Ende meines Verzeichnisses von den Brustmitteln habe ich einige Arzneien angegeben, die man für Auswurf befördernde Substanzen gehalten hat; da ich aber jede derselben schon vorhin abgehandelt, und meine Meinung über ihren Nuzen in den Lungenbeschwerden, auf welche die Aus-

*) Zu vielen Behufen fand ich die Tinktur sehr gut, die ich verfertigte, wenn ich die Meerzwiebel mit einem gleichen Gewichte trockner Potasche fein rieb, dann mit viermahl so viel am Gewichte, als dies Gemisch betrug, gewöhnlichen Weingeiste mischte, das Ganze etliche Stunden stehen ließ, es durch ein Tuch drückte und die zähe braune Tinktur in einer verstopften Flasche aufbewahrte, wo sie nach einiger Zeit noch einigen Bodensaz absezte. Die sehr kräftige Tinktur, ist weit wirksamer und weit besser einzunehmen, als die andern Meerzwiebelbereitungen, 15 bis 20 Tropfen sind schon eine ziemliche Gabe.
Anm. d. Ueb

wurfsbeförderung sich beziehet, angegeben habe, so kann ich es nicht für nöthig erachten, hier etwas davon zu wiederholen.

Neunzehntes Kapitel.
Brechmittel.

Dies sind Arzneien, welche Erbrechen erregen, und hiedurch den zu dieser Zeit im Magen gegenwärtigen Inhalt herauf bringen und auswerfen; so wie ich bei andern Mitteln zu thun gewohnt war, so werde ich auch hier zuerst erwähnen, welches ihre Wirkungen im Allgemeinen oder Besondern seyn können, und nachgehends hinzusetzen, auf welche Weise man dazu gelangen soll.

Wenn man auch den Inhalt des Magens gar nicht für krankhaft oder nachtheilig ansehen könnte, so sind dennoch einige Aerzte der Meinung gewesen, daß das Erbrechen und die Ausleerung des Magens zur Gesundheit dienlich seyn könnte, und ich will gerne glauben, daß eine mäßige Anwendung dieses Verfahrens Nutzen schaffen könne, sowohl durch Erregung der Thätigkeit des Magens selbst, als durch die beim Brechen vorkommende Erschütterung des ganzen Körpers. Doch bin ich überzeugt, daß man dies nicht öfters thun sollte, und ich habe Fälle gesehn, wo die öftere Anwendung desselben schädlich ward, den Magen unfähiger machte, das Genossene bei sich zu behalten, und sogar seine Verdauungskraft schwächte *).

Wenn man aber annehmen kann, daß das im Magen befindliche krankhaft, und für den Magen selbst, oder für den ganzen Körper schädlich sei, so kann es nicht mehr die Frage, auch eben so wenig zweifelhaft seyn, ob es dienlich wäre, zu brechen, einige Fälle ausgenommen, in denen die Wirkung des Erbrechens für eine besondere Beschaffen-

---

*) Weniger wegen der Erschütterung und der daher rührenden Ermattung, als durch den Abgang der nährenden Stoffe, die zugleich mit fortgehn. Anm. d. Ueb.

heit anderer Theile des Körpers nachtheilig seyn, oder wo
das Erbrechen nur durch solche Anstrengung erregt werden
kann, daß Nachtheil für andere, besonders die bei dieser
Verrichtung begriffenen, so wie auch für andere Theile des
Körpers daraus entstehen könnte.

Wo keine solche Ausnahmen vorkommen, wird es immer dienlich seyn, Brechen zu erregen, nicht nur um die
Stoffe herauszubringen, weil sie schädlich wären, sondern
auch oft, weil sie die Nahrungsmittel verderben, die nachgehends genossen werden sollten.

Die Zeichen, daß der Magenstoff in schädlicher Eigenschaft oder Menge vorhanden sei, sind besonders der Mangel
der gewöhnlichen Eßlust, und oft nicht nur dieser, sondern
auch ein Magendrücken nach dem Essen, oder ein Uebelbefinden zur Zeit der Verdauung der Speisen, die man gegessen hatte, und Merkmale einer unvollkommenen Verfassung
der Verdauungskraft, dergleichen Sodbrennen, Ausstosen
von Winden und Säure ist; wozu man noch öftere Kopfschmerzen hinzusetzen kann.

Dies sind die Kennzeichen im Magen gegenwärtiger
schädlicher Materien. Sie indiciren den Gebrauch der Brechmittel und die Ausleerung des Mageninhaltes, welches gewöhnlich mehr oder weniger Erleichterung schafft. Es ist
aber sehr nöthig anzumerken, daß diese Erleichterung selten
von langer Dauer ist, da man die schädlichen Stoffe öfterer
als Wirkungen, denn als Ursachen anzusehen hat. Die Erzeugung derselben beruhet gewöhnlichst auf einem Mangel
an Spannkraft der Muskelfasern des Magens, welche nicht
durch Erbrechen geheilet wird, obgleich die Wirkungen dieser Atonie hierdurch auf längere oder kürzere Zeit erleichtert werden können.

Doch sind diejenigen übel daran, welche sich auf diese
Erleichterungsart verlassen, und daher öfters ihre Zuflucht
hiezu nehmen, da ich aus vieler Erfahrung überzeugt bin,
daß öfteres Erbrechen die Spannkraft des Magens benach-
theiligt, und oft veranlasset, daß die Symptomen der Un-

so kann besonders hiedurch eine starke Menge Galle durch Erbrechen herausgebracht werden *).

Bei dieser Gelegenheit muß ich erinnern, daß nicht nur der gemeine Mann, sondern auch selbst Aerzte gar zu gern annehmen möchten, daß die herausgebrochene Galle vorher im Magen selbst vorhanden gewesen, welches dann auch in einigen Fällen **) so mag gewesen seyn; wahrscheinlicher aber ist es, daß sie aus dem Zwölffingerdarme, und sogar von der Gallenblase und den Gallengängen herstammt, auf die Weise, wie wir erklärt haben.

Man hat noch besonders Ursache, dies anzunehmen, da, wenn die Galle vorher schon im Magen gegenwärtig gewesen wäre, sie eben sowohl beim ersten Uebergeben, als bei dem lezten hätte zum Vorschein kommen können; in den meisten Fällen aber geschiehet es, daß die Galle nur nach wiederholtem Erbrechen, und oft nur nach wiederholter ***) Anstrengung der beim Uebergeben nöthigen Organe durch den Mund hervorkömmt.

Nächst der Ausleerung des Magens ist als Wirkung des Erbrechens die Ausleerung der Galle zu bemerken, welche nach dem von uns erklärten Mechanisme erfolgt. Von welcher Wichtigkeit dieses in vielen Krankheiten seyn könne, wird hinreichend einleuchten. Daß die Stagnationen, welche so leicht in dem Pfortadersysteme entstehen, oft den Grund zu den hartnäckigsten Krankheiten legen, ist wohl bekannt, und man hat daher zu erwarten, daß die Verhütung derseb-

---

*) Diese Ursache läßt sich hören, aber nur in Verbindung mit der vorhergehenden. Anm. d. Ueb.

**) In den Fällen, wo die Zunge gelb und braun überzogen, und mit einem immerwährenden bittern Geschmacke beladen, die ausgebrochne Galle aber ein widernatürliches Ansehn und einen stinkenden Geruch hat, auch bei den ersten Bewegungen zum Erbrechen ohne große Anstrengung schon heraus kömmt.
Anm. d. Ueb.

***) Vorzüglich, wenn aller Mageninhalt schon heraus ist, und ein fruchtloses Erbrechen, und dann die Galle folgt.
Anm. d. Ueb.

Von Brechmitteln.

ben durch öfteres Erbrechen, von groser Wichtigkeit für die Gesundheit des Körpers seyn könne. In der That kenne ich auch kein Mittel, welches den Umlauf in der Leber so kräftig befördert, als Erbrechen *).

Eine Wirkung des Erbrechens, welche deshalb Bemerkung verdient, weil sie beträchtlich seyn kann, ist, daß der Druck, welcher, wie wir erwähnt haben, auf die Leber geschieht, zu gleicher Zeit auf alle Eingeweide des Unterleibes gehen müsse, wodurch die Bewegung des Bluts in den Gefäsen derselben, und alle Ab- und Aussonderungen, in jedem ihrer Theile befördert, und so Krankheiten nicht nur verhütet, sondern auch geheilet werden können.

Dieser Erfolg auf die Eingeweide des Unterleibes ist jedoch nicht oft merkbar; die Wirkungen eben dieser Bewegung auf die Eingeweide der Brust aber sind oft augenscheinlich und beträchtlich. Die gleichzeitigen Zusammenziehungen des Zwerchfells und der Bauchmuskeln, und die wechselseitigen Erschlaffungen dieser Athmungsorgane müssen auf mancherlei Weise die Bewegung der Luft in den Luftröhrästen erschüttern, und so sehr wirksam den Auswurf befördern. Sowohl hiedurch, als durch die Erregung der Blutgefäse, kann, wie man einsehen wird, das Erbrechen oft nützlich seyn, wie wir auch finden, daß es so in allen katarrhalischen Beschwerden gewöhnlich hülfreich ist.

Daß es auch in vielen Fällen von Lungensucht nützlich seyn kann, geben wir gerne zu; daß aber öfteres Erbrechen diese Krankheit heilen könne, können wir weder nach Theorie noch nach Erfahrung zu glauben, Gründe finden **).

*) Aber noch sicherer, öftere Uebelkeitsgaben der Brechmittel. Anm. d. Ueb.

**) Der Verfasser hat Recht, wenn er vollständiges Erbrechen meint; sonst aber nicht. — Ein Mann, der alle Ausschweifungen begangen und sehr entkräftet war, bekam nach mehrern rheumatischen Zufällen halbentzündete, fast gar nicht zur Eiterung zu bringende Ohrendrüsengeschwülste, ein heftisches Fieber, heftige Nachtschweise, Kurzathmigkeit, und einen Tag und Nacht ununterbrochnen kurzen Kitzelhusten, der keine Ende-

Außer diesen Wirkungen auf den Krampf des Körpers, erreget das Erbrechen die Kraft des Blutlaufs in jedem andern Theile, und kann so von vielfältigem Nutzen seyn, da aber ein so verstärkter Blutlauf nicht von Dauer ist, und gewöhnlich nach Verhältniß der vorgängigen Anstrengung desto schwächer wird, so kann man mit Recht zweifeln, ob dieser allgemeine Reiz gewöhnlich viel Nutzen stiften könnte.

Ob aber gleich die allgemeine Wirkung eines starken Erbrechens nicht beträchtlich seyn mag, so kann sie doch, wenn sie auf besondere Theile gerichtet ist, von großem Nutzen werden. So bin ich der Meinung, daß, da ein besonderer Zusammenhang zwischen dem Magen und den Gefäsen der Oberfläche des Körpers in der Mase statt findet, daß die verschiednen Zustände dieser beiden Theile sich einander wechselsweise mittheilen, deshalb auch das Erbrechen die Thätigkeit der Gefäse an der Oberfläche des Körpers besonders errege, und auf diese Weise Dienste leisten könne, den Krampf der äussersten Enden der Gefäse, wie er in Fiebern vorkömmt, zu überwältigen und den Ton derselben wiederherzustellen.

Doch ist hier anzumerken, daß, da die Wirkungen eines starken Erbrechens nicht von Dauer seyn können, noch es auch füglich sich wiederholen läßt, ein starkes Erbrechen nicht immer gebraucht werden kann, die Rückkehr der erwähnten Atonie und der Krämpfe zu verhüten. Weil jedoch Brechmittel, wenn sie in Gaben angewendet werden, welche nicht hinreichend zu einem vollständigen Erbrechen sind, immer noch einige Wirkung in dem Magen erregen können, die auf die äussersten Gefäse übergeht, dergestalt, daß ihre Spannkraft wieder hergestellt, und der sie befallende Krampf übertrug annahm. Fünf Wochen lang fast unausgesezt anhaltende Uebelkeiten, die ich durch kleine Gaben Brechwurzel bewirkte, stellten ihn völlig wieder her; eben dies thaten sie bei einem andern Manne, der schon erklärte Verschwärungen im Oberteil der Luftröhrüste hatte. Beide leben noch und zwar gesund.

Anm. d. Ueb.

Von Brechmitteln.

wältigt wird, so können sie auf diese Art in Fiebern nützlich seyn, und noch nützlicher können diese Ekel erregenden Gabeii seyn, weil ihre Wirkungsart hiedurch dauerhafter wird, als die des vollständigen Erbrechens. Hierauf gründet sich das jetzige Verfahren im Gebrauche der Brechmittel zur Heilung der Fieber *). Da ich aber dies vollständiger in meinen ersten Grundlinien erkläret habe, so ist es nicht nöthig, mich länger hiebei aufzuhalten.

Es giebt eine Wirkungsart der Brechmittel, die noch zu erwähnen ist, und welche, meiner Meinung nach, auf ihrer Kraft, nach der Oberfläche des Körpers zu gehen, beruhet, wohin ich ihren Nutzen in der Engbrüstigkeit rechne, den Aikenside so sehr gerühmt hat. Ich kann zwar nicht sagen, daß ich dies Verfahren mit vielem Erfolge nachgeahmet hätte, da ich in vielen Fällen von krampfhafter Engbrüstigkeit den Gebrauch der Brechmittel eine lange Zeit **). fortsezte, ohne zu finden, daß sie entweder die Rückkehr der Anfälle verhütet, oder sie gemildert hätten, wenn sie schon eingetreten waren. In einigen andern Fällen aber fand ich die Brechmittel in beiderlei Rücksicht wohlthätig; doch ge-

---

*) In langwierigen, der Kraft der Rinde trotzenden Wechselfiebern, auch andern kachektischen Fiebern aller Art hat mir dies Verfahren bessere Dienste gethan, als ich mir nur träumen lassen konnte. Anm. d. Ueb.

**) Man sieht hieraus, daß der Verf. den rechten Weg nicht gegangen ist. Ein sehr guter Läufer kam plötzlich zur Ruhe und verfiel in eine fünf Jahr anhaltende krampfhafte Engbrüstigkeit, die aller 10 bis 14 Tage ihren Anfall erneuerte, und ihn oft in Todesgefahr sezte. Das Uebel widerstand guten Behandlungen. Jeder Anfall meldete sich mit einer allmählig zunehmenden Kurzathmigkeit und endigte mit einem Husten und gilblichen häuffigen Auswurf; er dauerte jedesmal zwei und drei Tage. Ich ließ ihn, da es ihn oft noch plötzlicher befiel, kleine Gaben Brechwurzel bei sich tragen, und sogleich ohne Flüssigkeit zwei bis drei Gran alle Stunden nehmen, wenn er den Anfall spürte; er mußte sich fünf bis sechs Stunden der Getränke enthalten. Sonst nahm er nichts. Der erste Anfall ward verkürzt, der zweite ward unmerklicher, und auch die Spur des dritten ward so getilgt. Er kam nun nicht wieder. Anm. d. Ueb.

schätze dies besonders nur dann, wenn die Engbrüstigkeit einigermaßen von schleimiger oder katarrhalischer Art war, weshalb auch die Brechmittel mehr Dienste in der Winter- als in der Sommerengbrüstigkeit leisteten.

Von den Wirkungen des Erbrechens und der Brechmittel bleibt, so viel ich einsehn kann, blos noch ihre Anwendung in Blutflüssen zu erwähnen übrig, welches ein schweres Räthsel aufgiebt.

Der ehemalige dubliner Arzt, Brian Robinson, hat öfters Brechen im Blutspeien empfohlen, und seine guten Wirkungen in verschiednen Fällen versichert. Auf die Versicherung eines so guten Gewährmanns versuchte ich dies Mittel in mehrern Fällen, und fand verschiedentlich, daß es mit Sicherheit und Nutzen zu gebrauchen sei. In einem Falle jedoch vermehrte das Erbrechen den Blutfluß bis zu einem hohen und gefährlichen Grade, und die Möglichkeit, daß mir ein solcher Zufall wieder begegnen könnte, hat alle meine fernern Versuche mit einem solchen Mittel verhindert *).

Ich kann jedoch einsehn, daß das Mittel in vielen Fällen mit Sicherheit angewendet werden könne, und wirklich in denen es Robinson brauchte, mit Vortheil angewendet worden ist, da es den Drang des Blutes nach den Lungen hinwegnahm; denn ich fand in mehr als einem Falle, daß eine im beträchtlichem Grade mehrere Tage lang nach einander fortgesetzte Bewegung zu Wagen **) das Blutspeien völlig hinwegnahm, welches sonst leicht wieder zurück kehrte, wenn die Person einen oder zwei Tage in Ruhe blieb.

So würde ich die Wirkungen des Erbrechens bei einem Blutspeien erklären. Dies war aber nicht die Theorie Ro-

*) Die Uebelkeitsgaben sind in diesem Falle weit sicherer, auch hülfreicher. Anm. d. Ueb.

**) Hier vereinigt sich die Uebelkeit erregende Kraft dieser Passivbewegung mit der die Thätigkeit der Schlagadern mindernden und beruhigenden Kraft dieses Mittels, wie ein neuer Schriftsteller in seinem Büchelchen on swinging sehr gut gezeigt hat. Anm. d. Ueb.

binſon's. Er ſchien der Meinung geweſen zu ſeyn, daß während der Uebelkeit, die das Erbrechen erzeuget, in allen Enden der äuſſerſten Gefäſe eine Verengerung und Zuſammenziehung entſtehe, und durch dieſe Zuſammenziehung das Blutſpeien unterdrückt werde. Ich überlaſſe es meinen nachdenkenden Leſern, über die Richtigkeit dieſer Theorie zu urtheilen, wiewohl dasjenige, was ich noch hinzuzuſetzen habe, zur Beſtätigung derſelben zu dienen ſcheint.

Man hat gefunden, und ich ſelbſt habe es in einigen Fällen beobachtet, daß Brechmittel blos in Gaben bis zur Uebelkeit gegeben, in verſchiednen Fällen von Mutterblutſturz Dienſte geleiſtet haben, und Schriftſteller über die Materia medika haben öfters angeführt, daß kleine Gaben Brechmittel in vielen und mancherlei Blutflüſſen mit groſem Nutzen gebraucht worden ſind.

Nachdem ich nun recht umſtändlich die Wirkung des Erbrechens und des Brechmittel angeführt habe, ſo muß ich zunächſt die verſchiednen Mittel betrachten, die man zur Erhaltung derſelben gebrauchen kann.

Erbrechen läßt ſich durch ſehr verſchiedne Mittel erregen, deren jedoch viele in der Ausübung ſich nicht anwenden laſſen, und daher hier nicht erwähnt werden können. Unter den anzuwendenden Mitteln iſt das erſte, deſſen ich gedenken würde, als ein allgemein gewöhnliches, die jählinge Anfüllung des Magens mit einer groſen Menge Flüſſigkeit. Man hat gefunden, daß faſt jede Art von Flüſſigkeit, wenn ſie in ſtarker Menge iſt, dieſe Wirkung hat; daß aber das Erbrechen nicht von der Beſchaffenheit, ſondern von der Menge der Flüſſigkeit abhängt, ſiehet man deutlich daraus, daß warmes Waſſer von ganz reiner und einfacher Art gewöhnlich zu dieſem Behufe hinreichend iſt.

Man hat den Grund dieſer öftern Wirkungsart meines Erachtens nicht gut erklärt, und es ſei mir daher erlaubt, es hier zu verſuchen.

Wenn Speiſen oder Getränke in den Magen kommen, ſo iſt es erforderlich, daß ſie einige Zeit darin bleiben müſſen, bis ſie einige Veränderungen erlitten haben, die im Magen in ihnen bewirkt werden sollen; damit sie nun nicht allzugeschwind durch die andere Magenöfnung abgehen mögen, so hat die Natur dafür gesorgt, daß bei jeder Ausdehnung des Magens der Pförtner durch die Längenfasern aufgehoben werden muß, welche zwischen den beiden Mündungen an der kleinen Krümmung des Magens hinlaufen, und daß ihn zu gleicher Zeit die Muskelfibern zusammenziehen müssen, welche in der Verdoppelung der Häute des Magens in der Nähe des Pförtners liegen. Diese Verengerung ist in gewöhnlichen Fällen mäsig; wir wissen aber, daß sie so stark werden kann, daß die Mündung gänzlich verschlossen wird, und dies ist wahrscheinlich, so wie es auch nöthig zu seyn scheint, daß sich dies immer beim Erbrechen ereignt. Es ist auch wahrscheinlich, daß diese Zusammenschnürung zur Erregung des Erbrechens beiträgt, indem diese Verengerung des Pförtners die peristaltische Bewegung des Magens umkehren, und ihm gänzlich die Richtung oberwärts, und selbst bis zur Entstehung des Erbrechens geben muß. Wenn man daher annehmen kann, wie man es meines Erachtens kann, daß die plötzliche Ausdehnung des Magens durch einen starken Trunk warmen Wassers eine starke Zusammenziehung des Pförtners zu Wege zu bringen vermag, so werden wir leicht einsehn, wie sie Erbrechen errege, oder wie viel sie wenigstens zur Beförderung desselben beitrage.

Nachdem ich so versucht habe, die Wirkungsart des warmen Wassers zu erklären, welches ungemein durch dasjenige bestätigt wird, was ich oben über die Wirkungen einer starken Menge jähling in den Magen gebrachten Getränkes angemerkt habe, so will ich so fort von einigen Anwendungen dieses Verfahrens in der Praxis reden.

Diese Wirkung kann, wie wir gesagt haben, durch blosses warmes Wasser hervorgebracht werden, doch noch leichter, wenn man zu gleicher Zeit ein Brechmittel einnimmt. Von diesen Brechmitteln werden wir bald reden; jetzt aber ist es nur nöthig zu erinnern, daß in vielen Fällen, wo es nicht dienlich seyn möchte, das Erbrechen in einer solchen Dosis zu geben, daß es vor sich hinreichte, Brechen zu erre-

Eben daher geschiehet es, daß gewisse Substanzen, welche den Magen stärker reizen, die aber ihrer entzündlichen Natur wegen nicht sicher in einer solchen Menge gegeben werden können, daß sie vor sich Brechen erregten, mittelst der Beyhülfe des warmen Wassers, und einzig durch dieselbe, als sehr unschädliche und nützliche Brechmittel angewendet werden können. Von dieser Art ist ein Aufguß der Märrettigwurzel, oder ein Theelöffel voll eingemachten Senfs.

Dies sind Brechmittel, die sich schwerlich wirksam machen lassen, oder angewendet werden können, ausser mit Beyhülfe des warmen Wassers. Unter dieser Beyhülfe aber geben sie ein gelindes und nützliches Brechmittel ab.

Doch wir müssen nun von denjenigen Substanzen reden, welche vor sich, wenn sie in den Magen kommen, ihn zu dieser Bewegung vermögen können.

Unter diesen habe ich meinem allgemeinen Plane zu Folge zuerst die aus dem Mineralreiche verzeichnet, finde es aber, nach verschiedenen Betrachtungen für dienlich, zuerst mit dem aus dem Gewächsreiche entlehnten anzufangen.

Haselwurzel (asarum).

Diese ward in alten Zeiten häufig gebraucht, ist aber, seitdem die Aerzte mit den antimonialischen Brechmitteln bekannt geworden sind, sehr wenig mehr im Gebrauche geblieben; wiewohl ich nach meiner eignen Erfahrung versichern kann, daß sie diesem Behufe hinreichend angemessen ist. Wird die Wurzel nur bis so weit getrocknet, daß sie sich pulvern läßt, so beweiset sie sich in einer mäsigen Gabe, als ein gelindes Brechmittel.

Sie wird gewöhnlich in Gaben zu Einem Strupel, zuweilen in einer geringern Menge ihre Dienste thun; sogar in grösern Gaben verordnet, wie einige Schriftsteller vorgeschlagen haben, kann sie unschädlich seyn, da gewöhnlich eine Menge davon bei dem ersten Erbrechen mit ausgeworfen wird. Bei wiederholtem Erbrechen wird sie ganz heraus gebrochen, so daß sie immer ein gemäsigtes und leicht zu behandelndes Brechmittel bleibt, und meinem Urtheile nach vielen Entzwecken *) angemessen seyn kann, zu denen man die Ipekakuanha gebraucht.

Man siehet aus Büchern, daß man auch die Blätter gewöhnlich und vielleicht mit gleichem Vortheile, angewendet hat; da ich es aber leicht fand, die Gabe der leztern zu bestimmen, so sind meine Versuche blos auf die Wurzel gegangen.

Kreuzkraut (erigerum).

Dies ist eine schärfere Substanz, als wofür sie die Schriftsteller der Materia medika gehalten zu haben scheinen; aus ihnen konnte ich keine Nachrichten erlangen, die mich zu irgend einer Beobachtung hätten führen können.

Zuweilen hat sich das geringere Volk desselben als eines stärkern Brechmittels bedient; ich habe mich aber hierüber

---

*) Ich fand die Verschiedenheit an der Haselwurzel, daß ich immer etwa ein Drittel mehr von ihr geben mußte, als von der Ipekakuanha. Sie wirkte dann gleich gut, und es ist Schade, daß man sie ausser Gebrauch hat kommen lassen. Ich bemerkte die Eigenheit von ihr, die ihr zuweilen Vorzüge vor der ausländischen Brechwurzel geben kann, daß sie ausser dem Erbrechen öftere zugleich einige Stühle erregt, welches die Ipekakuanha seltner thut. Anm. d. Ueb.

nicht hinreichend belehren können. Nicht aus dieser Ursache habe ich sie in meinem Verzeichnisse angebracht; sondern blos, um die Aufmerksamkeit meiner Leser auf die besondere Kraft dieser Pflanze, wenn sie äusserlich gebraucht wird, hinzuleiten, wie sie von meinem gelehrten Freunde Steepmann in den Edinburgh medical essays. Vol. II. Art. 5. angegeben wird.

Ipekakuanha

Es scheint bis jezt noch nicht genau bestimmt zu seyn, zu welchem Pflanzengeschlechte diese berühmte Wurzel gehöre, oder ob sie zu Einem Geschlechte gehöre. Da ich nun nicht Fähigkeit genug in mir finde, diesen Gegenstand gehörig festzusetzen, so muß ich ihn lediglich Kräuterkundigen überlassen. Zu meinem gegenwärtigen Behufe gnüget es anzumerken, daß, wie sie seit langer Zeit in unsere Apotheken gebracht worden ist, sie ziemlich gleichförmig geschienen hat. Diese ist der Gegenstand meiner Beobachtung gewesen, mit ihr habe ich meine Erfahrungen gesammlet, und auf diese bezieht sich einzig, was ich nun anzuführen habe.

Diese Wurzel besteht demnach aus dem rindigen Theile und aus der Marksubstanz; ich bin nach einigen Erfahrungen überzeugt, daß blos in der erstern die Brechen machende Kraft zu finden ist *).

In diesem rindigen Theile scheint eine harzige Materie vorhanden zu seyn, sie läßt sich daher durch Weingeist ausziehen; zu gleicher Zeit aber ist der harzige Stoff so innig und so fest mit dem gummigen Theile verhüllt, daß die emetische Kraft sehr gut von wässerigen Flüssigkeiten ausgezogen werden kann.

Lewis räth ein Auflösungsmittel aus einem Theile reinem Weingeiste und zwei oder drei Theilen Wasser. Dies kann vielleicht das dienlichste seyn; doch entspricht ein dünner

*) Dies habe ich in den Kennzeichen der Güte und Verfälschung der Arzneimittel, S. 9. erinnert. A. d. U.

Wein der Abſicht ſehr gut, und unſere Dispenſatorien haben ſich blos an dieſen halten wollen.

Dieſe Arznei wird entweder in Wein aufgelöſt, oder als Pulver angewendet. Da lezteres in kleinerer Gabe wirkt, ſo verſchaft es ein leichter zu behandelndes Brechmittel, indem das Pulver ziemlich gewiß beim erſten Erbrechen wieder herausgebracht wird, und daher zu wirken aufhört, während der Wein oft länger im Magen hängen bleibt.

In beiderlei Form beweiſt ſich dies Mittel als eine ſehr gewiſſe Brecharznei, und man giebt kaum je das Pulver zu einem Grane, vielen Perſonen auch wohl noch weniger, ohne daß es Uebelkeit *) und vielleicht auch Erbrechen erregen ſollte.

Solche kleine Gaben bringen zwar nicht immer dieſe Wirkungen hervor; da ſie es aber, öfters thun, ſo gedenken wir ihrer, um zu zeigen, daß auch kleine Gaben oft auf den Magen wirken, und die Beiſpiele hievon machen mich geneigt, den Berichten Glauben beizumeſſen, die man von Krankheitsheilungen durch ſehr kleine **) Gaben dieſes Mittels angeführt hat.

Unter dieſen Erzählungen habe ich Mühe, demjenigen Glauben beizumeſſen, was Pye in den London medical

---

*) Uebelkeit iſt ihre vorzüglichſte Wirkung, und zu dieſer Abſicht ſollte ſie auch nur größtentheils gebraucht werden. Zu bloßer Ausleerung des Magens macht ſie zu viel Uebelkeit und ihr Nachdruck, dieſe Ausleerung zu vollenden, iſt gewöhnlich nicht hinreichend. Ich brauche ſie daher zu erſterer Abſicht; zum vollſtändigen Erbrechen aber nur ſo, daß ich eine ſtarke Gabe davon gebe, und wenn ſie viel Uebelkeit erregt, den aufgelöſetem Brechweinſtein nachnehmen laſſe, blos in dem Falle, wo der Magen des Kranken ſo geartet iſt, daß der Brechweinſtein faſt nur nach untenzu wirkt, welches auf ſolche zu verhindert wird. Anm. d. Ueb.

**) Meine jedesmalige Gabe zur Uebelkeitskur betrug anfänglich gewöhnlich nicht über 1½ Gran, die, wenn das Mittel viele Wochen fortgeſezt ward, höchſtens und endlich bis auf 5 Gran erhöhet ward. Leztere Gabe aber war ſelten nöthig.
Anm. d. Ueb.

observations Vol. I. Art. 22. anführt, da er nichts von der Natur der von ihm gebrauchten Ipekakuanha erwähnt, ob sie verschieden von der gewöhnlich bei uns eingeführten, oder von höherer Kraft, gewesen sei. Ob ich gleich bei gewissen Personen die Wirkungen von den oben angeführten kleinen Gaben von der unsrigen beobachtet habe, so lassen sie sich doch nicht bei jedermann wahrnehmen, und ich kann versichern, daß sie kaum bei neun Personen von zehn durch Gaben zum Vorscheine kommen, die unter fünf Gran sind.

Um Brechen zu erregen, besonders aber, um wiederholtes Brechen zu bewirken, verlasse ich mich sonst nie auf eine Gabe die unter zehn Gran ist, und oft ist eine stärkere nöthig. Mir ist es einleuchtend, daß die kleinen Gaben kaum je unserm Zwecke entsprechen, wenn nicht warmes Wasser zu Hülfe genommen wird.

Stärkere Gaben lassen sich zwar mit Sicherheit verordnen, da sie, wie ich gesagt, gewöhnlich beim ersten Erbrechen herausgebracht werden; aber eben deshalb vollführen sie nicht die vielleicht erforderliche Absicht eines wiederholten Erbrechens, und unsere Praktiker finden gewöhnlich, daß es, wenn man einen kräftigen oder dauerhaften Reiz auf den Magen bewirken will, nöthig ist, zu der Brechwurzel etwas Brechweinstein*) zu setzen.

Die Ipekakuanha kann alle die Wirkungen haben, die wir oben den Brechmitteln überhaupt beilegten, und hiernach lassen sich die arzneilichen Kräfte dieser Arznei einsehn; ich werde aber hier einige Bemerkungen machen, welche nähern Bezug auf diese Wurzel haben.

Ich habe eben jezt erklärt, warum sie mit keiner Gewißheit einen starken oder dauerhaften Reiz für den Magen abgeben kann, aber eben deshalb läßt sich diese Arznei mit

---

*) Wo nicht nur der aufgelöste Brechweinstein, sondern auch, wie sich dies zuweilen ereignete, das Brechwurzelpulver mehr nach unten wirkte, so dienten mir 10 bis 15 Gran der leztern mit etwa zwei Gran Brechweinstein, ohne viel Nachtrinken, als Pulver gegeben. Anm. d. Ueb.

größter Bequemlichkeit und Sicherheit zur blosen Ausleerung des Mageninhaltes gebrauchen, und überall, wo es dienlich ist, sich nur eines mäsigen Erbrechens zu bedienen z. B. den Durchgang eines Gallensteines durch die Gallgänge zu befördern, ist sie das schicklichste Brechmittel, da ihr Reiz mit Sicherheit und zu gleicher Zeit mit gröserer Wirksamkeit verbunden ist, als der, der übrigen gelinder Brechen erregenden Mittel, deren wir vorhin gedacht haben.

Ob gleich die Brechwurzel selten geschickt ist, ein starkes Erbrechen hervorzubringen, so ist sie doch wegen der Gelindigkeit ihrer Eigenschaften verschiedenen nützlichen Endzwecken angemessen.

Da kleine Gaben davon, welche nicht hinreichend sind, Brechen zu erregen, durch den Pförtner übergehen, so wirken sie ziemlich gewiß auf die Gedärme, befördern ihre wurmförmige Bewegung nach unten, und veranlassen gewöhnlich mehr oder weniger Ausleerung durch den Stuhl, und hierauf, meine ich, war die ehedem so berühmte ruhrwidrige Tugend der Ipekakuanha gegründet.

Wenn ich mich in meiner Meinung über die Natur der Ruhr, wie ich sie in meinen ersten Grundlinien vorgetragen habe, nicht irre, so wird es theoretisch gewiß, daß die Heilung derselben auf der stäten Aufrechthaltung der peristaltischen Bewegung der Gedärme und ihrer Richtung nach unterwärts beruhen müsse; auch scheinet es eben so gewiß durch die Erfahrung bewiesen zu seyn, daß die Heilung am besten durch einen unablässigen (assiduous) Gebrauch der laxirenden oder purgirenden Arzneien erreicht wird. Nach der Erfahrung, die ich gehabt, bin ich überzeugt, daß in jedem Falle, wo weder Entzündung noch Fäulniß entstanden sind, eine Ruhr sich immer leicht durch diese Mittel heilen läßt.

Was man auch für Erklärungen über die Wirkungen der Ipekakuanha in dieser Krankheit vorgebracht hat, so kann ich dennoch keine derselben für zulässig oder gegründet

anſehen *), als die durch die larirende Kraft derſelben. Als
Beſtätigung hievon hat man oft beobachtet, daß die Brechwurzel nicht hilft, wenn ſie ſich nicht mehr oder weniger purgirend erweiſt; noch ſtärker aber, wird dieſer Satz dadurch
beſtätigt, daß die andern Brechmittel, wenn ſie ſich larirend
erweiſen, eben ſo, oder noch mehr wirkſam ſind. Man ſehe
George Baker de dyſenteria S. 26.

Man hat der Brechwurzel noch viele andere Tugenden
zugeſchrieben. Sie ſcheinen mir aber insgeſamt blos von
ihrer Brechen erregenden Kraft abhängig zu ſeyn, und ſich
in der That auch durch andere Brechmittel erreichen zu laſſen. Ich könnte daher etwas weiteres von dieſer Subſtanz
anzuführen unterlaſſen, wenn ich nicht noch ein Paar Bemerkungen über einige beſondere Gebrauchsarten derſelben
zu machen hätte.

Man hat ſie vorzüglich zur Kur der Wechſelfieber empfohlen, und ich kenne einen Arzt, welcher ſie heilete, indem er eine Stunde vor dem erwarteten Anfalle fünf Gran
davon gab, oder ſo viel, als hinreichte, eine ſtarke Uebelkeit, ohne Erbrechen, zu erregen; oft erreichte er ſeinen
Zweck, wenn er dies ein- oder zweimal gethan hatte **).
Es iſt wahr, daß man dies auch mit dem Brechweinſteine
thun kann, und ich empfahl den Verſuch deſſelben dem erwähnten Arzte. Er verſicherte mich aber, daß er in verſchiednen Proben nicht leicht die Gabe deſſelben ſo genau

---

*) Der Ruhm der Brechwurzel in der Ruhr rührt unſtreit-
lig von der ehemaligen Verwechſelung des Durchlaufs mit der
Ruhr her. In letzterer hat ſie mir nie Dienſte gethan, als wo ein
fauler Stoff aus dem Magen herauszubringen war, und da
that der Brechweinſtein doch gewiſſere Dienſte. Im hartnäckigen chroniſchen Durchfalle aber, wo weiter keine materielle Urſache hinwegzuräumen iſt, thut die Brechwurzel in öftern kleinen Uebelkeitsgaben die ausſchwenbſten Dienſte. A. d. U.

**) Dies ſind nicht die ſchwerſten Fälle geweſen. Bei ganz
alten Wechſelfiebern in ſumpfigen Gegenden, mit Verſtopfungen in den Eingeweiden verbunden, hatte ich dreißig und mehrere Gaben nöthig. M. ſ. meine Anmerkungen oben S. 114.

Anm. d. Ueb.

Von Brechmitteln.

Nachdem ich nun die Brechmittel aus dem Gewächsreiche in Betrachtung gezogen, so muß ich zunächst auf die mineralischen zu reden kommen.

Die erstern derselben, die ich in meiner Liste angeführt habe, sind die **Kupferbereitungen**. Viele derselben könte man vielleicht, da sie fast durchgängig Brechen erregen, in Ausübung bringen; sie lassen sich aber selten gehörig oder mit Sicherheit regieren.

Man hat sich des blauen Vitriols bedient, meines Wissens aber mehr in Uebelkeit erregenden Gaben, beim Antritte des Fiebers, oder als eines harntreibenden Mittels in Wassersuchten, denn als eines schicklichen Mittels vollständiges Brechen zu bewirken. Thut er die leztermähnte Wirkung, so ist er immer heftig, und schwer in der Gewalt zu haben, und ich kann nicht gewahr werden, daß er hier irgend einen bessern Erfolg, als der Brechweinstein zeigen sollte. Seine Wirkungen bei anfangenden Schwindsuchten habe ich nie erfahren *)

Seine äusserliche Anwendung als eines Schorf machenden Mittels ist hinreichend bekannt. Ich muß aber erinnern, daß er sich mir in manchen Geschwüren nüzlicher erwiesen hat, als jedes andere Mittel, und nur ganz neuerlich sahe ich, daß er in einem übelartigen und um sich fressenden Geschwüre eine gute Eiterung zu Wege brachte, wo sowohl Quecksilbermittel als auch Arsenik fehlgeschlagen hatten.

Was die quecksilberartigen Mittel betrift, so glaube ich daß die meisten salzhaften Präparate des Quecksilbers, in starken Gaben verordnet, als Brechmittel wirken könnten, aber mit sehr grosser Gefahr angewendet werden würden, wie man das Beispiel an dem äzenden Sublimate hat. Das merkurialische Brechmittel dessen man sich vorzüglich und fast einzig bedient hat, ist das **mineralische Turpeth** (Mercurius emeticus flavus); da man es aber in sehr starker Menge geben muß, und es immer auf eine gewaltsame

*) Sie beruhen auf der Uebelkeit erregenden Kraft; und wie hülfreich diese hier sei, habe ich oben bei den Brechmitteln überhaupt gesagt. Anm. d. Ueb.

Von Brechmitteln.

und gefährliche Art wirkt, so bin ich geneigt zu behaupten, daß man nie nöthig hat, sich dessen zu dem ehedem gewöhnlichen Behufe, nämlich Speichelfluß zu erregen, zu bedienen, auch daß es nie nöthig ist zur Heilung einiger hartnäkkigen venerischen Symptome, dergleichen geschwollene Hoden sind, da meines Erachtens solche Zufälle eben so gut durch gelindere Mittel geheilet werden können.

Unter den Zinkbereitungen ist der weiße Vitriol die einzige, die man als Brechmittel angewendet hat. Man hat sich desselben hauptsächlich deswegen bedient, weil er so plötzlich wirkt, welches oft nöthig ist, wenn schädliche oder giftige Dinge zuweilen in den Magen gerathen sind. Ich finde jedoch nicht, daß der weiße Vitriol immer am dienlichsten zu dieser Absicht wäre, da die Gabe desselben, wenn man seiner Wirkungen gewiß seyn will, gemeiniglich stark seyn muß, und diese, wenn sie nicht sogleich wieder weggebrochen wird, gar leicht einen anhaltenden widrigen Ekel*), oder auch ein Brechen erregt, welches länger, als nöthig, anhält.

Ich finde, daß der Zweck dieser Arznei, nämlich ein plötzliches Erbrechen, sich gewöhnlich durch Verordnung einer starken Gabe Brechwurzel, im Pulver oder Wein erreichen läßt; trinkt man nun hierauf gar bald eine Menge warmen Wassers, welches Kamillen ausgezogen hat, oder, weil es eher bei der Hand ist, mit einem Theelöffel eingemachten Senf vermischt, so wird das Erbrechen gemeiniglich sehr wirksam vor sich gehen.

Spiesglanz.

Dies Mineral liefert durch eine gewisse Zubereitung das jetzt am häufigsten gebräuchliche metallische Brechmittel. Es

*) Zu diesem Behufe habe ich mich des weissen Vitriols in einer konzentrirten Auflösung zu wenigen Tropfen bedient, lang anhaltende Uebelkeit zu erregen, wo, wie doch zuweilen vorkam, Brechwurzel und Brechweinstein in jeder Form blos laxirten. Dieß thut der weisse Vitriol nie, und so habe ich grosen Nutzen davon gesehen. Man fängt mit einem Grane in Auflösung an, und steigt alle Stunden mit der Zahl der Tropfen bis zu der erwünschten Wirkung. Anm. d. Ueb.

gehört unter die sichersten und am besten zu regierenden, kann auch gewöhnlich zu jedem Endzwecke, wozu Brechmittel erforderlich sind, hinlänglich wirksam gemacht werden.

In Rücksicht desselben ist zuerst zu bemerken, daß der Spiesglanz, wie ihn die Erde hervorbringt, die Verbindung einer metallischen Substanz mit gemeinem, Schwefel ist. So lange er in dieser Verfassung ist, und dann nennen wir ihn rohen Spiesglanz, scheint er mir eine kraftlose Substanz in Rücksicht des menschlichen Körpers zu seyn.

Dies ist jedoch nicht die allgemeine Meinung, und seine sichtlichen Wirkungen bei Pferden *) begünstigen die Voraussetzung, daß er auch auf den menschlichen Körper Erfolg haben könne. Es haben viele Aerzte diese Meinung angenommen, insbesondere aber führt der Scheidekünstler Kunckel an, daß er, zu sehr feinem Pulver gerieben, in verschiednen Krankheiten, vorzüglich aber im Rheumatisme nützlich sei. In verschiednen Proben aber, wo ich ein Quentchen dieses Pulvers ein bis zweimal täglich mehrere Wochen lang gab, fand ich nicht, daß es einigen Nutzen gehabt hätte.

Ich kannte einen Arzt, welcher sich einbildete, daß es im Krebse nützlich sei, und er gab den gepülverten Spiesglanz zu zwei Quentchen auf die Gabe; ich konnte aber nie gewahr werden, daß er die mindesten sinnlichen Wirkungen, oder auch nur einigen Erfolg entweder auf die krebshafte Verhärtung, oder auf das Geschwür hervorgebracht hätte.

Gleichwohl muß ich gestehen, daß in einem oder zwei Fällen, wo der rohe Spiesglanz reichlich gegeben ward, einiger Ekel und auch Erbrechen entstand **), so daß ich genöthigt war, die vorhin verordnete Gabe zu vermindern; dies verbindet mich freilich, anzuerkennen, daß der rohe Spiesglanz bei einigen Gelegenheiten eine wirksame Arznei seyn könne; doch muß ich zu gleicher Zeit anführen, daß es wohl kaum je dienlich seyn kann, ein so ungewisses Mittel

---

*) Auch, und vorzüglich bei Schweinen. A. d. U.

**) Dies habe ich ebenfalls in Einem Falle gesehen, ohne daß er den Rheumatism gehoben hätte. Anm. d. Ueb.

Von Brechmitteln.

zu brauchen, als der rohe Spiesglanz ist, da ich glaube, daß wir dieselben Wirkungen durch eine seiner Zubereitungen erlangen können, deren Gabe und Wirkungsart genauer abzumessen ist.

Vorausgesezt demnach, daß wir den rohen Spiesglanz wenigstens als ein gemeiniglich unkräftiges Mittel bei Seite legen, so müssen wir zunächst die Mittel aufsuchen, ihn in einen thätigen Zustand zu versetzen. Welches die Mittel sind, die ihm Wirksamkeit geben, werden wir uns nachgehends bestreben, umständlich zu zeigen; ich halte es aber, wie in andern Stellen dieses Buchs, für dienlich, zuerst die allgemeinen Wirkungen dieser Substanz in allen seinen wirksamen Zuständen zu betrachten.

Diese sind durchgängig und immerdar Erregung des Erbrechens, oder ein solcher Grad von Wirkung auf den Magen, den andere Brechmittel äussern in Gaben, die kein vollständiges Erbrechen hervorbringen. Die arzneilichen Eigenschaften des Spiesglanzes sind also alle diejenigen, die wir einem vollständigen Erbrechen, oder der eingeschränktern Wirkungsart der Brechmittel, wie oben erkläret, zuschreiben.

Der Spiesglanz weicht aber in seiner wirksamen Verfassung von andern Brechmitteln ab. Wenn man ihn gebraucht, entweder ein vollständiges Erbrechen, oder eine bloße Uebelkeit zu erregen, so ist der Reiz, den er hiebei auf den Magen äußert, stärker, als der der Brechwurzel, und er erregt daher die Thätigkeit der zum Brechen gehörigen Theile in einem stärkern Grade. Er leeret deshalb den Magen kräftiger aus, und ist, da er nicht so leicht wieder herausgeworfen wird, geschickter, mehrmaliges Erbrechen hervorzubringen, und dadurch eine vollständigere Ausleerung zu veranlassen.

Zu gleicher Zeit wird man leicht einsehen, daß ein gleich kräftiger Reiz noch gewisser alle die Wirkungen zu Wege bringen wird, die wir einem vollständigen Erbrechen zugeschrieben haben, nämlich den obern Theil der Gedärme auszuleeren, die Gallengänge zu entledigen, und die Blutbewegung in den Gefäßen der Leber, oder in den andern Eingeweiden des Unterbauchs freier zu machen.

Eben so sichtlich ist es, daß eben dieser kräftige Reiz, auf den Magen angebracht, sich noch gewisser der Oberfläche des Körpers mittheilt, und dadurch den Erfolg der Ekel erregenden Gaben der Brechmittel in Fiebern und in vielen Hautbeschwerden haben wird. Ich habe ferner durch die Erfahrung gefunden, daß alle Tugenden, die man nur der Brechwurzel in Engbrüstigkeit und Blutflüssen beilegen kann, durchgängig auch durch schicklich angewendete Spiesglasarzneien zu erhalten stehen, und ich hoffe überhaupt, daß man aus dem, was bis jezt gesagt worden ist, eine vollständige Uebersicht der arzneilichen Kräfte dieser berühmten Arznei haben kann.

Nachdem ich nun von diesen Tugenden gesprochen, so muß ich zunächst sagen, wie sie zu erlangen sind, oder mit andern Worten, wie aus dem rohen Spiesglanze, den wir als unkräftig ansehen, die kräftigsten Spiesglanzarzneien erhalten werden können.

In dieser Absicht nehme ich für allgemein bekannt an, daß der Schwefel des rohen Spiesglanzes vom gewöhnlichen Schwefel nicht unterschieden sei, und daß man daher nur aus dem metallischen, oder, wie man es gewöhnlich nennet, dem regulinischen Theile desselben die besondern arzneilichen Tugenden zum Vorschein bringen kann.

Doch ist in dieser Rücksicht zuvörderst anzumerken, daß der regulinische Theil, wie jedes andere Metall, in seinem reinen metallischen Zustande völlig kraftlos im menschlichen Körper ist, und daß er, um wirksam zu werden, in einen salzhaften Zustand gebracht werden muß, entweder dadurch, daß man ihn mit einer Säure verbindet, ehe er in den Körper gebracht wird, oder so, daß man ihn in einer Verfassung einnehmen lasse, in welcher die Säuren, die er etwa im Magen antrifft, auf ihn wirken können.

Die Ausführung beider dieser Absichten hat den Scheidekünstlern viel Beschäftigung gegeben, und alle die verschiednen Spiesglanzzubereitungen ans Tageslicht gebracht.

Doch ist der gegenwärtige Zustand der Scheidekunst in Rücksicht des Spiesglanzes so vollständig und genau, und die pharmaceutische Bearbeitung dieser Substanz so allgemein eingesehen, und so deutlich in allen unsern chemischen und pharmaceutischen Büchern beschrieben, daß ich eben nicht nöthig habe, hier dergleichen zu wiederholen.

Um aber einige Bemerkungen anzubringen, die ich vorhabe, bitte ich um Erlaubniß, einen kurzen Inbegriff dieses Gegenstandes vorlegen zu dürfen.

Ich mache den Anfang mit den Mitteln, wodurch der Spiesglanz in die Verfassung gesetzt wird, daß die Säure des Magens auf ihn wirken kann.

In dieser Verfassung ist er besonders, wenn er ein recht reiner König und ganz frei von dem Schwefel ist, mit dem er in seinem rohen Zustande verbunden war; in dieser regulinischen Gestalt kann er aus Gründen, die ich weiter hin angeben will, in starker Menge eingenommen werden.

Es kann hier aber dienlich seyn, die Anmerkung zu machen, daß, da der Spiesglanz in regulinische Gestalt durch verschiedene Mittel gebracht werden kann, insbesondere aber durch verschiedene andere Metalle, die man anwendet, den Schwefel von dem rohen Spiesglanze einzuschlucken und abzusondern, man sich eingebildet hat, daß der erhaltene König, je nach dem dazu genommenen Metalle, einige Verschiedenheit bekomme; man hat aber nun entdeckt, daß diese Behauptung weder in chemischer noch in arzneilicher Hinsicht einigen Grund habe.

Ob man gleich den König als Arznei anwenden könnte, so geschieht es doch jezt selten, vorzüglich weil man gefunden hat, daß es hinreichend ist, ihn eines Theils jenes Schwefels zu berauben, der die Einwirkung der Säuren auf ihn verhinderte, da er noch in rohem Zustande war; man hat gefunden, daß die Befreiung von einem Theile dieses Schwefels gewöhnlich hinreichend ist, ihn in den Zustand zu sezen, daß die Säuren, selbst die der gelindesten Art, auf ihn wirken können.

Um ihn dem zu Folge geschickt zu machen, von der Säure des Magens angegriffen zu werden, haben die Scheidekünstler verschiedene Vorkehrungen ersonnen, um mehr oder weniger Schwefel von dem rohen Spiesglanze abzuscheiden.

Es kann zuerst geschehen, mittelst einer schicklichen Verkalkung bis zu dem Grade *), daß der Ueberrest zu Glase geschmolzen werden kann, welches, wie wir finden, sich leicht von Säuren auflösen läßt, und gleiche Brechen erregende Eigenschaften zeigt, die man nur in irgend einem andern thätigen Präparate findet. Dies Spiesglanzglas wird so leicht auflöslich befunden, daß es eins der wirksamsten Zubereitungen darstellt, doch ist es dienlich, hier zu erinnern, daß diese Zubereitung sich noch mittelst einiger Verkalkung mit Wachs machen läßt, wie bei der Verfertigung des **) gewichsten Spiesglanzglases.

Die Theorie dieser Wirkungsart ist nicht leicht einzusehn; ich kann aber behaupten, daß die Gelindigkeit des Mittels von dem Grade der angewendeten Verkalkung abhängt, da ich aus Versuchen weiß, daß wenn man die Verkalkung über einen gewissen Grad treibe, die Arznei völlig kraftlos werden kann, und so, daß sie sich nicht mehr in Säuren auflößt.

Ein zweites Mittel, einen Theil Schwefel vom Spiesglanze zu ziehen, geschiehet durch die Anwendung der Laugensalze. Zuerst kann dies geschehen, wenn man den Spiesglanz mit einem Theile Laugensalz zum Flusse bringt, welches einen Theil Schwefel abscheidet, und eine Schlacke damit bildet, welche sich auf der Oberfläche der geschmolznen Masse befindet, während der untenstehende Theil den arzneilichen König des Hoffmann und X. giebt. Dieser ist in Säuren auflöslich, und zeigt, wenn er eingenommen wird, brechenerregende Eigenschaften, welche aber gewöhnlich nur in mäßigem Grade sind.

*) Dann ist er von eigentlicher aschgrauen Farbe, und besitzt ziemlich viel Brechen erregende Kraft in der Gabe von zehn bis funfzehn Gran. A. d. Ueb.
**) Höchst entbehrlichen. Anm. d. Ueb.

Ein gewöhnlicheres Verfahren, den Schwefel vom Spiesglanze zu trennen, ist die Bearbeitung desselben mit kaustischer Laugensalzlauge. Wird er damit bei Siedehitze behandelt, so löst sich leicht eine beträchtliche Menge vom Spiesglanzschwefel, und mehr von diesem, als von den regulinischen Theilen auf, wiewohl auch zugleich von leztern etwas aufgenommen wird. Der Theil des Schwefels, welcher den meisten regulinischen Stoff an sich hängen hat, kann nur in der Siedehitze aufgelöset bleiben, und fällt daher, so wie die Lauge verkühlt *), auf den Boden des Gefäßes in der Gestalt eines röthlichen Pulvers nieder, dem man den Namen Mineralkermes gegeben hat.

Der andere Theil des Königs, den die Lauge in sich genommen hat, läßt sich leicht durch Zusetzung einer Säure daraus abscheiden, und die in diesem Falle niedergeschlagne Materie ist dasjenige, was man sonst goldfarbenen Schwefel nannte, jezt aber niedergeschlagenen Spiesglanz (sulphur antimonii praecipitatum).

In beiden diesen Zubereitungen, dem Mineralkermes und dem goldfarbnen Schwefel, ist das Verhältniß des Schwefels gegen den regulinischen Theil nicht so groß, daß die Einwirkung der Säuren auf leztern verhindert würde, und sie beweisen sich daher, wenn sie in den Magen gelangen, als wirksame Mittel.

Sowohl das londner als das edinburger Kollegium scheinen diese Arzneien fast von gleichen Eigenschaften anzusehen, da sie nur den niedergeschlagnen Spiesglanzschwefel verordnen, und den Mineralkermes auslassen; ich bin aber, meiner wenigen Einsicht nach, der Meinung, daß lezterer eine wirksamere Arznei, und mehr von gleichförmiger Güte bei den verschiednen Zubereitungen ist, als ersterer.

Ein drittes, und das gewöhnlichste Mittel, den Schwefel vom Spiesglanze zu scheiden, ist die Anwendung des Salpeters, welcher, wenn man beide Substanzen zusammen der

---

*) Blos durch den Zutritt der äussern Luft, nicht durch das Verkühlen. Anm. d. Ueb.

Wirkung des Feuers aussezt, damit verpufft und den Schwefel zerstört.

Der Erfolg hievon ist verschieden, je nach dem Verhältnisse des zu dem Spiesglanze genommenen Schwefels.

Nimmt man etwas weniger als ein Viertel Salpeter dazu, so wird ein Theil Schwefel abgeschieden, in dem Mase, daß die übrigbleibende Masse sich von Säuren angreifen läßt, und eine Zubereitung giebt, die mit dem vorerwähnten arzneilichen Könige fast eins und dasselbe ist.

Ist das Verhältniß des Salpeters dem des Spiesglanzes gleich, so macht die noch der Verpuffung übrig bleibende Materie den bekannten Metallsafran aus, der sich leicht in Gewächssäuren auflöst, und daher, wenn er eingenommen wird, eins der schärfsten Spiesglanzpräparate abgiebt.

Erhöhet man aber das Verhältniß des Salpeters noch weiter, und nimmt doppelt so viel davon gegen den Spiesglanz, so wird der Schwefel des leztern nicht nur fortgetrieben, sondern zu gleicher Zeit auch das Metall verkalkt, und auf diese Weise weniger auflöslich in Säuren, als der Metallsafran. In dieser Verfassung bleibt er jedoch noch immer so auflöslich, daß er das **gelinde Brechmittel** (emeticum mite) des **Boerhaave** abgiebt.

Wenn bei der Bearbeitung des Spiesglanzes mit Salpeter ersterer dergestalt verkalket wird, daß er Fähigkeit bekömmt, sich in Glas schmelzen zu lassen, und man ihn in diesem Zustande mit gleichen Theilen Salpeter abbrennt, so entstehet der Spiesglanzkalk (calx nitrata des edinburger Dispensatoriums), eine Substanz, die immer noch in Säuren auflöslich ist, und in diesem Betrachte fast völlig mit der Eigenschaft des eben erwähnten emeticum mito übereinkömmt.

Man glaubt, daß das berühmte Jamespulver mit dem calx nitrata fast völlig einerlei sei, und das Ansehn dieser beiden Pulver, die Gäbe, in der sie gegeben werden können, und ihre Wirkungsart im Magen machen mir dies sehr wahrscheinlich.

Von Brechmitteln.

Wenn man endlich so viel Salpeter gegen den Spiesglanz nimmt, daß drei Theile des erstern gegen einen Theil des leztern kommen, so wird der Spiesglanz vollständiger verkalkt, und gänzlich unauflöslich in Gewächssäuren. Man nennt das Präparat schweistreibenden Spiesglanzkalk (antimonium calcinatum) eine Substanz, der von Wielen sonst einige Kraft und Tugend zugeschrieben ward; das edinburger Kollegium aber ist so weit entfernt, dieser Meinung zu seyn, daß es ihm in der lezten Ausgabe des Dispensatoriums keinen Plaz verstattet hat *).

Dies wären dann die hauptsächlichsten noch gebräuchlichen Präparate, in denen der Spiesglanz in einer Verfassung ist, von Gewächssäuren angegriffen zu werden und folglich, wenn sie in den Magen gelangen, mehr oder weniger Brechen erregende Kraft zu zeigen. Sie scheinen von einander blos in der Menge des regulinischen Theiles abzuweichen, welcher in einem mehr oder weniger auflöslichen Zustande in ihnen zugegen ist.

Es ist kaum nöthig zu erinnern, daß die Wirkungsart dieser verschiednen Zubereitungen auch nach Masgabe der Menge, und vielleicht der Eigenschaft der Säure verschieden zu seyn scheint, die sie in dem Magen antreffen, und daß folglich ihre Aeußerungen bei verschiednen Personen, ja auch bei derselben Person zu verschiednen Zeiten, verschiedentlich abweichen.

Nachdem ich diese Präparate abgehandelt, muß ich zunächst derjenigen gedenken, welche durch eine Verbindung des Spiesglanzkönigs mit Säuren verfertigt werden, ehe sie zum Gebrauche bestimmt sind.

Ich bin zweifelhaft, ob unter den Mineralsäuren die Salpetersäure, oder die vitriolische so gehandhabt werden könne, daß eine von beiden eine thätige Spiesglanzarznei

---

*) Wie ein metallischer Kalk, der sich in Wasser wie eine Art von Säure auflösen läßt (m. s. Kennzeich. der Gute und V. d. Arz. S. 229.) ganz für unkräftig zu halten sei, kann ich nicht einsehn. Anm. d. Ueb.

Von Brechmitteln.

lieferte *). Die Salzsäure aber ist in dieser Rücksicht sehr kräftig.

Spiesglanz giebt, wenn er mit der Salzsäure zu einer flüssigen Form verbunden wird, die stärkste ätzende Flüssigkeit ab, die man Spiesglanzbutter nennt, und von der wir oben in dem Kapitel von den Aetzmitteln gesprochen haben. Aus dieser kann jedoch die Säure bis zu einem solchen Grade abgezogen **) werden, daß die Verbindung in die Gestalt eines krystallisirten Salzes zu bringen ist, welches man mit dem Namen Mercurius vitae belegt hat. Dieses hat man ehedem in der Arznei als ein Brechmittel gebraucht; seine Wirkungsart aber ist so gewaltsam, daß die jetzigen Aerzte es gänzlich vermeiden.

Es bleibt uns daher nur noch übrig, von den Gewächssäuren zu reden, mit welchen der Spiesglanz so behandelt werden kann, daß ein Brechmittel daraus entstehet von der Art, wie wir jetzt davon handeln wollen.

Man hat die flüssigen Gewächssäuren in ihren mancherlei Verfassungen zu diesem Behufe angewendet; da aber ihre verschiedenen Zustände sich nicht so leicht bestimmen lassen, und zu verschiedenen Zeiten nicht von gleicher Güte sind, so hat man sie insgesammt bei Seite gelegt, und der Wein, welcher immer eine hinreichende Menge Säure enthält, ist jetzt nur noch das einzige gebräuchliche Auflösungsmittel. Man könnte sich hiezu der Weine bedienen, die zu gemeinem Gebrauche sind, aber beide Dispensatorien nehmen einstimmig nur den gewöhnlichen spanischen weissen Wein dazu ***).

Das londner Kollegium nimmt den Metallsafran dazu, das edinburger aber das Spiesglanzglas, doch weichen beide

---

*) Beide verkalken den Spiesglanz zu einem weissen Pulver, und behalten fast nichts in Auflösung bei sich.
 Anm. d. Ueb.
**) Durch Verdünnung mit Wasser. Anm. d. Ueb.
***) Ich kann nicht den Grund von einer durch Wein zu bewirkenden Auflösung des Spiesglanzes einsehn. Sicherer wäre es gewiß, die gehörige Menge Brechweinstein im Weine aufzulösen, da der Wein doch nur vermöge seiner Weinsteinsäure eine Auflösung bewirkt. Wie verschieden sind nicht schon verschiedne Jahrgänge von Weinen Einer Gegend! Anm. d. Ueb.

Von Brechmitteln. 347.

Mittel, so viel ich gewahr werden kann, in ihren Wirkungen nicht von einander ab. Beide Kollegien nehmen verschiedene Verhältnisse vom Auflösungsmittel gegen den Spiesglanzstoff, den jedes dazu anwendet; dies macht aber keine Verschiedenheit, da der Wein nur einen gewissen Antheil davon, im Verhältnisse seiner Menge, auflöst.

Dies erkläret auch einen den Aerzten wohlbekannten Umstand, nämlich, wenn man gehörige Sorgfalt angewendet hat, das Ingredienz vermittelst des Durchseihens von dem Weine zu scheiden, daß dann die Gabe des leztern nie nach der Menge des dazu genommenen Spiesglanzstoffes, den man zum Aufgusse gebraucht hat, sondern einzig und genau nach der Menge des Weines zu schätzen sei, den man in einer solchen oder solchen Gabe anwendet.

Die andere Gewächssäure, welche, mit dem Spiesglanze bearbeitet, das gedachte Brechmittel liefern kann, ist diejenige, welche in den Weinsteinkrystallen gefunden wird. Bringt man leztre mit einer starken Menge Wasser zu einem der wirksamsten Spiesglanzpräparate, so findet man, daß sie den regulinischen Stoff in beträchtlicher Menge auflösen, und mittelst einer schicklichen Abdampfung, den bekannten Brechweinstein geben.

Das londner Kollegium nimmt hiezu den Metallsafran, während die ehemaligen Ausgaben des edinburger Dispensatoriums das Spiesglanzglas dazu nahmen; man fand aber, daß wenig Verschiedenheit aus den verschiednen angewendeten Stoffen entstand. In Rücksicht beider behauptete man, und ich glaube, mit Recht, daß die Arznei, wegen einiger Verschiedenheit in den Handgriffen, von ungleicher Stärke werde, und daß es schwer sei, daß verschiedene Scheidekünstler und Apotheker sie zu einer gleichförmigen Güte bringen könnten, die doch so sehr zu wünschen ist.

Aus dieser Ursache hat das edinburger Kollegium eine neue Vorschrift ertheilt, die, seinem Ermessen nach, dazu dienen kann, eine gleichförmigere Zubereitung zu liefern, und ich bin überzeugt, daß wenn sie gehörig vollführet wird, sie dazu dienen könne; unsere Apotheker aber haben sich noch nicht auf diese Vorschrift eingerichtet, und ich habe daher keine Gelegenheit gehabt, aus Erfahrung von ihr zu urtheilen *).

Der Brechweinstein ist, wie er gewöhnlich zubereitet wird, ein sicheres, und unter gehöriger Regierung ein hinreichend wirksames Präparat zu jedem Behufe, wozu, wie wir oben erwähnten, Brechmittel gebraucht werden können, und wir können, so bald wir einige wenige Proben mit jeder neuen Verfertigung desselben angestellt haben, die Gabe davon ziemlich genau bestimmen.

Es bleibt daher hier nur noch eine Frage in Betrachtung zu ziehen übrig, welche sich auf zwei Hauptpunkte, auf die wir alle Spiesglanzpräparate bezogen haben, bringen läßt. Der eine betrift diejenigen, in welchen der Spiesglanz, ohne vorher mit irgend einer Säure verbunden worden zu seyn, vor dem Einnehmen blos in eine Verfassung gesezt worden ist, in welcher die Säuren, die sie im Magen antreffen kann, auf sie wirken können. Der zweite betrift diejenigen, in denen der König vorher mit einer Säure verbunden wird, ehe sie eingenommen werden.

Nun entstehet die Frage, ob die eine Gattung von Präparaten einen Vorzug vor der andern habe? Ich bin völlig der Meinung, daß erstere keinen Vorzug **) vor den leztern habe, und ob sich gleich viele Beispiele von den guten Wirkungen der erstern finden können, so wird doch die Ungewisheit in der Gabe mich bestimmen, leztere vorzuziehn, deren Gabe man sehr genau festsetzen kann, und ich sage es nach vieler Beobachtung, daß die Ungewisheit der Gabe der

---

*) Man mag auch ohne gehörige Ueberzeugung sagen was man will, so bleibt es ausgemacht, daß nur der in grosen Kryställen krystallisirte Brechweinstein von bestimmter Güte wird, so, daß er keine Feuchtigkeit aus der Luft anzieht, wodurch die Gabe ungewiß wird. Ist er krystallisirt, so mag irgend ein Spiesglanzkalk zur Bereitung genommen worden seyn; man kann sich stets auf ihn verlassen; das eingedickte Mama ist oft gewaltsam emetisch und von unbestimmlicher Dosis.

Anm. d. Ueb.

**) Uebelkeit zu erregen haben erstere Vorzug. A. d. Ueb.

erstern schüchterne Aerzte oft veranlasset hat, ihre Absicht zu verfehlen, die Kühnern aber, viel Schaden zu thun *).

Zwanzigstes Kapitel.
Abführungsmittel (cathartica).

Dies sind Arzneien, welche die Gedärme unterwärts ausleeren, oder, wie man sich gewöhnlich auszudrücken pflegt, die Ausleerung durch den Stuhlgang befördern und erregen, und die wir, wenn sie einigermasen häufige Ausleerungen bewirken, Purgiermittel nennen werden.

Diese Ausleerung muß immerdar mittelst einer Erhöhung der wurmförmigen Bewegung der Gedärme nach unten zu geschehen. Es giebt verschiedene Zustände des Körpers, welche, ohne den Gebrauch irgend einer Arznei, dergleichen verursachen können; unterdrückte Ausdünstung, Erkältung der untern Gliedmaßen und einige andere Umstände, die hier nicht weiter zu erwähnen sind, wo wir blos die gedachte Ausleerung zur Absicht haben, wie sie auf den Gebrauch gewisser Substanzen erfolgt, welche unmittelbar in die Gedärme selbst gebracht werden, und welches die eigent-

*) Ich setze der Anfänger wegen hinzu, daß man, den Magen auszuleeren, den Brechweinstein stets in Auflösung giebt. Hat man ein Pfund laues Wasser zur Auflösung genommen, so erreicht man seine Absicht am sichersten und gelindesten. Man giebt hievon ein Drittel und in der halben Stunde den Rest. Thun auf diese Art zwei bis drei Grane keine Wirkung, so hoffe man nach 6, 12 oder 24 Stunden nicht, durch vier Gran etwas auszurichten. Die Gaben müssen in starken am besten doppelten Verhältnissen erhöhet werden. Thun drei Gran nichts, so nimmt man sechse, und thun diese nichts, so giebt man zwölf. Ich rettete mit 15 Gran Brechweinstein einen Jüngling bei einem Faulfieber, wo kleinere Gaben vorher nichts thaten. Es erfolgte ein sehr gemäsigtes Erbrechen. Ohne kleinere Gaben aber, wie gesagt, versucht zu haben, muß man zu so hohen nie schreiten. Sollte jemand zu viel von diesem Mittel verschluckt haben, da dient am besten viel warmes Wasser getrunken; endlich schleunige Dinge mit Kampfer, oder Kaffee. A. d. Ueb.

lich sogenannten Abführungsmittel sind, von denen wir hier reden wollen.

— Von diesen ist zuerst zu erinnern, wie man auch immer beobachtet hat, daß die anzuwendenden Arzneien verschiedene Grade von Stärke oder Kraft besitzen, diese Ausleerung zu Wege zu bringen. Es wäre zu wünschen, daß sie in dieser Rücksicht in zwei verschiedene Klassen abgetheilt; und daß bestimmet werden könnte, nach welchen Gründen sie (ungenaue und ungleiche Erfahrungen abgerechnet) unter die zwei Hauptabtheilungen der laxanzen (mitiora) und Purganzen (acriora) zu ordnen wären. Es mag schwer seyn, dies mit einiger Bestimmtheit zu thun; ich halte es aber der Mühe werth, wenigstens einen Versuch darüber zu wagen.

In dieser Absicht nehme ich an, daß es Substanzen giebt, welche blos fähig sind, die Enden der aushauchenden Gefäße, oder der Ausscheidungsgänge der Schleimbälge zu reizen, durch welche beide Reizungen eine starke Menge Flüssigkeiten in die Hölung der Gedärme gezogen, und hiedurch eine häufige Ausleerung durch den Stuhl, ohne starke Erhöhung der peristaltischen Bewegung, hervorgebracht werden kann.

Ob ich gleich diesen Satz angenommen habe, so kann ich dennoch nicht mit Gewisheit bestimmen, daß es Arzneien gebe, welche so auf die Ausscheidungsgefäse wirken, ohne die Muskelfasern der Gedärme zu reizen, und ich halte es für sicherer, anzunehmen, daß jede Arznei, welche die Ausleerung durch den Stuhl vermehret, mehr oder weniger ihre Wirkung durch einen Reiz auf die Bewegungsfasern der Gedärme äußere, und durch eine Erhöhung der peristaltischen Bewegung die Ausleerung zu Wege bringe.

Wenn dies nun zum Grunde geleget ist, so würde ich gleichwohl noch untersuchen, ob es nicht eine Verschiedenheit in der Natur des Reizes gebe, den verschiedene Abführungsmittel erregen, und ich bin versichert, daß sich eine solche Verschiedenheit wahrnehmen läßt. Beim Glaubersalze zum Beispiele, gehet ein Reiz an die Bewegungsfasern der Gedärme; es scheinet aber nicht fähig zu seyn, Entzündung in

Von Abführungsmitteln.

den Häuten oder Fasern der Gedärme, noch auch Hitze in irgend einem andern Theile des Körpers zu erregen: dagegen die Jalappe, wie wir wissen, ein scharfes Harz in sich enthält, welches, auf eine gewisse Art angebracht, die Gebärme entzündet, und einen beträchtlichen Grad von Hitze in dem übrigen Körper zu Wege bringt.

Diese beiden Substanzen nehme ich zu Beispielen des Unterschiedes an, der sich unter den Abführungsmitteln machen läßt, und zum Grunde, worauf ich bei Vertheilung derselben in zwei Klassen, in die Laxanzen und die Purganzen, oder in die kühlender und entzündlicher Art, zu Werke gegangen bin.

Ich bin freilich in dieser Rücksicht unter der ersten Abtheilung in meinem Verzeichnisse nicht genau genug gewesen, und ich finde es schwer, hier Genauigkeit anzubringen; werde mich aber nachgehends bestreben, die Verbesserungen anzugeben, die sich hier füglich anbringen lassen.

Wenn ich mich der Ausdrücke, Laxanzen und Purgiermittel bediene, so habe ich nicht die Absicht, mit diesen Benennungen, wie es gewöhnlich geschehen ist, den Grad der Kraft, sondern vielmehr, die Art ihrer Wirkung auszudrücken.

Nachdem ich mich so bestrebet habe, einen Begriff von den Abführungsmitteln überhaupt zu geben, so will ich mich bemühen, ihre allgemeinen Wirkungen in Ueberlegung zu ziehen, ehe ich zu den einzelnen Mitteln übergehe.

Die erste von ihnen zu erwähnende Wirkung ist die ganz gewöhnliche, daß sie die Ausleerung des zu der Zeit vorhandenen Inhalts der Gedärme befördern, welches vorzüglich nöthig seyn kann, wenn ungewöhnliche, schädliche und scharfe Stoffe einen Theil davon ausmachen.

Der nächste Umstand bei der Wirkungsart der Abführungsmittel, welcher zu bemerken ist, bestehet darinn, daß sie sich auf die ganze Länge des Speisekanals, von der obern Mündung des Magens bis zu dem untern Ende des Mastdarms erstrecket. Es kann Substanzen geben, welche vorzüglich geschickt sind, die Ausleerung des Magens nach unten zu befördern; ich bin aber ungewiß darüber, und will hiemit bemerken, daß die Wirkungsart der Abführungsmittel, ob sie gleich einzig und geradezu auf den Darmkanal gehet, dennoch zur Ausleerung des Magens diene *), und daß daher Abführungsmittel in vielen Beschwerden, dieses wichtigen Organs so oft bienlich sind.

Zunächst wollen wir die Wirkungsart der Abführungsmittel auf den Speisekanal, und den Erfolg hievon auf die Gedärme selbst genauer durchgehen. Diese sind zuerst, die wurmförmige Bewegung zu befördern, wenn sie widernatürlich langsam oder gehemmet ist.

Die Trägheit der peristaltischen Bewegung scheint oft fehlerhaft zu seyn; es ist aber in verschiednen Fällen und bei verschiednen Personen nicht leicht, zu bestimmen, wenn sie widernatürlich langsam ist. Die Häufigkeit der Stühle ist bei verschiednen Personen sehr verschieden, und es ist noch nicht bestimmt, was in dieser Rücksicht natürlich und ganz gesund zu nennen sei.

Am wahrscheinlichsten ist es, daß bei Jedermann im Verlaufe von 24 Stunden einmal ein Stuhlgang erfolgen sollte, und ich glaube, daß dies in der That am öftersten der Fall ist; es giebt aber so viele Beispiele, wo er ohne die mindeste Unbequemlichkeit länger außen bleibt, daß es sehr zweifelhaft wird, ob dies bei verschiednen Personen als eine allgemeine Regel festgesezt werden könnte. Indessen bis

---

*) Daß man diese wohl zuweilen erfolgende Wirkung, daß der Magen durch Abführungsmittel gereinigt wird, für allgemein und durchgängig gehalten hat, hat viele Misgriffe in die ausübende Arzneikunde gebracht. Unsre südändern Aerzte können es fast nie übers Herz bringen, ein Brechmittel zu geben, wenn auch der Tod auf der Verabsäumung stünde, da sie sich (fast möchte ich sagen, mit unserm Werf.) sich einbilden, der Magen werde durch Laxanzen eben so rein. Nur wenn Abführungsmittel Uebelkeit erregt haben, und nach dem Grade derselben, leeren sie den Magen aus. Daher der so ekelhafte Wienertrank, aber blos dieser Widerwärtigkeit wegen, den Magen reiner als bessere einzunehmende Abführungsmittel macht.

Anm. d. Ueb.

ich völlig der Meinung, daß jede beträchtliche Abweichung von einem täglichen Stuhlgange als eine Annäherung eines unnatürlichen Zustandes angesehn werden könne.

Bei diesem Gegenstande ist jedoch zu bemerken, daß ausser der Zögerung der Stuhlgänge noch ein anderer Umstand in Rücksicht zu nehmen sei, nämlich daß, sobald der Stuhlgang länger aussen bleibt, es wahrscheinlich besonders durch eine Trägheit der Wirkung der dickern Gedärme geschehe, daß eine grössere Menge von Unrath sich daselbst ansammlet, und eine stärkere Härte und Festigkeit erlangt, daher er dann oft mit Schwierigkeit und Schmerzen ausgeleeret wird, und hiedurch zu vielen Beschwerden in den untern Gedärmen und selbst in dem ganzen Körper Anlaß giebt. Dies ist es, was wir Hartleibigkeit nennen, die gewöhnlich von einer Trägheit der peristaltischen Bewegung, und der Folge davon, dem vermehrten Umfange und der stärkern Härte des Unrathes herrührt.

Dieser Zustand giebt gewöhnlich Anzeige auf den Gebrauch der Abführungsmittel einer oder der andern Art. Um daher bei Handhabung derselben ordentlich zu Werke zu gehn, so erachte ich es für dienlich, hier genauer in die Ursachen dieses Zustandes einzubringen. Die erste, die ich angeben würde, ist die Schwäche der peristaltischen Bewegung, und man beobachtet dem zu Folge, daß eine Hartleibigkeit (flow belly) oft andere Kennzeichen von dieser Schwäche bei sich führe, und deshalb sehr oft bei dem weiblichen Geschlechte vorkomme, welches oft harten Leibes ist, und viele Nachtheile davon erduldet.

Eine andere Ursache der Hartleibigkeit ist von entgegengesetzter Art, und beruhet auf der Lebhaftigkeit und Straffheit (rigidity) des Speisekanals. Da einiger Grad von Trägheit immer bei Stärke zugegen ist, so wird in diesem Zustande der Inhalt der Gedärme langsamer vorwärts bewegt; zu gleicher Zeit aber wird auch, wenn ich mich des Ausdrucks bedienen darf, die Verkochung der Speisen vollständiger zu Stande gebracht, und vermutlich ein kleinerer Antheil Unrath hervorgebracht. Zu gleicher Zeit wird auch,

Von Abführungsmitteln.

da die Einsaugung der mehr flüssigen Theile vollständiger von sich gehet, weniger Unrath, und in einem trocknern Zustande in den dicken Gedärmen abgesezt; aus welchen beiden Umständen wir abnehmen können, warum bei starken Personen von straffer Fiber Hartleibigkeit so gewöhnlich entstehet.

Ziemlich in gleichem Falle hiemit scheint die Hartleibigkeit hypochondrischer oder melancholischer Personen zu seyn, bei denen, nächst den straffen Eingeweiden, noch eine widernatürliche Trägheit in den Bewegungen des ganzen Körpers, insbesondere aber des Darmkanals zugegen ist.

Bei dieser Gelegenheit sehe ich es für gut an, noch einiger andern Ursachen der Hartleibigkeit zu gedenken. Eine derselben kann Mangel an Galle seyn, die ich für das Hauptmittel, die Bewegung der Gedärme nach unten zu im Gange zu erhalten, ansehe. Wir können zwar nicht immer gewahr werden, wenn eher dieser Mangel an Galle vorkömmt; daß er aber vorkommen könne, muthmasen wir aus der Gelbsucht, die gewöhnlich mit Hartleibigkeit vergesellschaftet ist.

Ob wir nun gleich nicht immer gewahr werden können, ob der Mangel an Galle, oder des Magendrüsensaftes die Ursache der Hartleibigkeit sei, so können wir doch mit Wahrscheinlichkeit als eine Ursache derselben die Abziehung der andern Flüssigkeiten des Darmkanals angeben. Diese muß, nach unserer Voraussetzung nothwendig von einer verstärkten Ausdünstung erfolgen, die ich häufiger von jeder Art oft fortgesezter Bewegung im Reiten und Fahren (gestation) als von körperlicher Leibesübung beobachtet habe. Auf diese Art würde ich den Erfolg von weiten Reisen zu Schiffe in Hervorbringung der Hartleibigkeit erklären, die so gewöhnlich Leute zur See zu befallen pflegt.

Zu den Ursachen der vom Zustande des Körpers herrührenden Hartleibigkeit habe ich nur noch eine zu setzen, nämlich jede beträchtliche Zusammendrückung der Gedärme die ich Gelegenheit gehabt habe von einer Speckgeschwulst im Netze zu beobachten, und die auch so häufig von der Pressung der Bärmutter bei schwangern Weibern entstehet.

Von Abführungsmitteln.

Wir haben nun die verschiednen Ursachen der widernatürlichen Trägheit in der Bewegung der Gedärme angeführt, welche den Gebrauch der Abführungsmittel indiciren können, und gesagt, daß sie erforderlich sind, wenn der Durchgang des Darminhalts gänzlich unterbrochen ist. Es ist wohl bekannt, daß dies geschehe, wenn irgend ein Theil der Gedärme mit einer krampfhaften oder sonst anhaltenden Verengerung befallen ist. Da hiebei gewöhnlich Schmerz sich einfindet, so bekömmt diese Krankheit den Namen der Kolik; und diese erfodert, so wie einige andere Verstopfungen, die wir nicht deutlich angeben können, den Gebrauch der Abführungsmittel. Ohne jedoch in die Natur dieser besondern Beschwerden einzugehn, welches hier nicht füglich geschehen kann, kann ich nichts mehr hierüber an diesem Orte sagen.

Nachdem ich dieser Wirkungsarten der Abführungsmittel auf die Gedärme selbst gedacht habe, gehe ich zu der Anführung der Erfolge ihrer Wirkung auf die übrigen Theile des Körpers über.

Der erste hier zu erwähnende Erfolg ist die Ausleerung und Verminderung der Flüssigkeiten aus dem ganzen Körper. Da die grose Länge des Darmkanals gewöhnlich in seiner Hölung eine Menge Flüssigkeit enthält, so kann schon diese allein, wenn sie durch die Wirkung der Abführungsmittel jählings fortgetrieben wird, oft eine starke Ausleerung darreichen; wo es sich aber vermuthen läßt, daß die Abführungsmittel zu gleicher Zeit alle die Ausscheidungen erregen, durch welche gewöhnlich Flüssigkeiten in die Gedärme gebracht werden, die Galle, der Magendrüsensaft, die gewöhnliche Ausdustung, und die Ergiesung des leicht hervorbringenden Schleimes, da wird es sichtlich, daß die Abführungsmittel, selbst wenn ihr Reiz nur mäsig ist, eine sehr starke Ausleerung und Verminderung der Säfte des Körpers veranlassen könne, und zwar um desto stärker, je stärker der an die Muskelfasern der Gedärme gebrachte Reiz ist.

Hieraus ist es sichtbar, daß die Ausleerung durch den Stuhl so stark seyn kann, daß die Menge der Flüssigkeit in dem ganzen Körper vermindert werde, und daß man daher, so bald eine solche Verminderung beabsichigt wird, sie durch die Anwendung solcher Arzneien erlangen könne. Ich brauche nicht zu sagen, daß vorzüglich auf diese Weise jede widernatürliche Erhöhung der Thätigkeit oder der thätigen Kräfte des Körpers sich um ein Groses vermindern lasse.

Doch ist zu gleicher Zeit zu erinnern, daß ob man gleich durch Abführungsmittel eine grose Schwäche des Körpers zu Wege bringen kann, doch dadurch keine grose Ausleerung der Blutgefäse zu Stande zu bringen sei. Eine starke Ausleerung durch den Stuhl kann zuweilen blos auf den zu dieser Zeit in den Gedärmen gegenwärtigen Inhalt gehen, und also nicht aus den Blutgefäsen kommen, und ob sich gleich die Ausleerung noch mehr durch dasjenige verstärken kann, was aus den Schleimbälgen gezogen wird, so kann doch dergleichen, wie wir wissen, in groser Menge aus der Flüsigkeit bestehen, die in den Bälgen selbst enthalten war, ohne daß viel Feuchtigkeit aus den Blutgefäsen gezogen wurde.

Zwar kann die Ausleerung auch dadurch Zuwachs erhalten, was aus den Schlagadern durch die aushauchenden Gefäse kömmt; da dies aber nur allmählig und in sehr getheilten Mengen geschehen kann, so hat es gewiß wenig Erfolg, und hat wenigstens keinen plötzlichen Einfluß auf die Ausleerung der Blutgefäse.

Aus allem diesen wird erhellen, daß die Ausleerung durch den Stuhl sehr stark seyn kann, ohne viel Wirkung auf die Hinwegnahme der Anspannung und des Tons der Blutgefäse zu äussern. In dieser Rücksicht scheint sie in der That sehr weit unter der Kraft des Aderlassens zu stehen, ob dies gleich der gemeinen Meinung sehr entgegen ist, und sogar der Verfahrungsart des Sydenham entgegenstehet. Ich habe aber, mit diesen Sätzen einstimmig, nicht gefunden, daß die Abführungsmittel sehr dienlich wären, die Entzündungsanlage des Körpers hinwegzunehmen.

Ausserdem, daß das Purgieren eine allgemeine Ausleerung für den Körper abgiebt, hat es auch die Wirkung, eine Aenderung in der Vertheilung des Bluts in die verschied-

Von Abführungsmitteln.

nen Theile hervorzubringen. Unter welchen Umständen die Vertheilung des Blutes in den verschiednen Theilen des Körpers geschiehet, ist, wie ich vermuthe, allgemein bekannt, und daher auch der Satz, daß wenn man aus der einen Ordnung der Gefäse eine Ausleerung veranstaltet, der Zufluß der Säfte in diese stärker werde, und daß der Zufluß in andere Theile des Körpers sich zu gleicher Zeit vermindere. Nach diesem Grundsatze wird man leicht einsehen können, daß wenn der Zufluß des Blutes in der absteigenden Aorta sich vermehret, wie durch Purgieren geschehen muß, sich in eben dem Maße der Zufluß in denjenigen Gefäsen vermindern müsse, die das Blut nach dem Kopfe bringen.

Man hat gewöhnlich angenommen, daß das Purgieren, da es von den obern Theilen ableite, auch in Brustkrankheiten dienlich seyn könne. Dies mag in verschiednen Fällen so seyn; doch haben die Aerzte häufig beobachtet, daß in den entzündlichen Krankheiten der Lunge die Abführungsmittel nicht so nützlich gewesen sind, als man hätte erwarten mögen. Hievon rührt es vermuthlich her, daß sich durch Ausleerung des Systems der absteigenden Aorta keine beträchtliche Ableitung aus den Luftröhrschlagadern zuwege bringen läßt, in deren Enden die Lungenentzündungen ihren Sitz haben.

Viele Umstände zeigen, daß es ein Gleichgewichte in der Vertheilung des Blutes zwischen den äussern und Innern Theilen gebe, so daß sie einander wechselsweise vermehren und vermindern. Ich habe oben gewiesen, daß die Erhöhung der Ausdünstung die Feuchtigkeiten abzieht, welche in die Gedärme ausfliesen sollten, und man hat öfters beobachtet, daß eine gehemmte Ausdünstung Durchfall verursachte. Wenn demnach dieser Wechsel der Vertheilung dem Körperhaushalte gewöhnlich natürlich ist, so wird man leicht einsehn, warum Abführungen, indem sie den Zufluß des Blutes nach dem Innern vermehren, den Drang desselben nach den äussern Theilen zu oder nach der Oberfläche des Körpers vermindern, und daß sie daher beträchtliche Wirkungen bei vielen Hautkrankheiten haben möchten.

Wenn leztere auf einem entzündungsartigen Hange nach der Oberfläche des Körpers zu beruhen, so können Abführungen ein Hülfsmittel für sie seyn, und wenn man voraus sieht, daß in gewissen Krankheiten ein solcher entzündungsartiger Hang nach der Haut entstehen, und nach Maasgabe seiner Heftigkeit, das Uebel verschlimmern werde, da wird es offenbar, daß Abführungen, indem sie diesen Hang mäßigen oder hinwegnehmen, das Uebel mindern können. Dies halte ich für den Grund des Verfahrens, bei Annäherung und zu Anfange der Blattern Abführungen zu verordnen, und ich hege keinen Zweifel, daß sie, in Verbindung mit andern Vorkehrungen zu der Gelindigkeit der Krankheit beitragen.

Abführungen können daher in Hautbeschwerden von Nutzen seyn, und die Aerzte haben fast durchgängig dieses Mittel in solchen Fällen angewendet, oft aber sehr unschicklich, da sie auf den Umstand nicht acht hatten, daß Hautbeschwerden oft blos örtlich sind, und keine Verbindung mit der allgemeinen Verfassung des Körpers haben, sich also nicht durch Mittel hellen lassen, welche vorzüglich Einfluß auf leztere haben.

Bei dieser Gelegenheit kann ich nicht umhin, anzuführen, daß die Aerzte die Abführungen nur gar zu sehr für ein Mittel angesehen haben, durch den ganzen Körper verbreitete Schärfen auszuleeren. Da man nun Hautausschläge gewöhnlich als ein Kennzeichen derselben ansahe, so sind nach diesem doppelt falschen Grundsatze [*]) die Abführungen häufiger in diesen Beschwerden gebraucht worden, als hätte geschehn sollen.

[*]) Der bei uns so allgemein ist, daß, ich möchte sagen, alles vom gewöhnlichen Aerzte durch Abführungsmittel und zwar durch oft wiederholte, lang fortgesezte Abführungsmittel behandelt wird. So wollen sie alle Schärfen des Blutes, und darin suchen sie fast alle Krankheiten, durch den After ausführen; das gute Blut bleibt, nach ihrem Wahne, zurück im Körper — bis dahin ist man gewöhnlich in der praktischen Kunst gekommen. Anm. d. Ueb.

Von Abführungsmitteln.

Es giebt noch eine andere Wirkung der Abführungsmittel, welche zu erwähnen ist. Da in jeder Höhlung des Körpers eine Aushauchung und Einhauchung oder Einsaugung immerdar vor sich gehet, so ist zu vermuthen, daß immer ein Gleichgewicht zwischen den ausscheidenden und einsaugenden Kräften erhalten werde, so daß, wenn erstere vermehret werden, es auch mit leztern geschehe, und daß daher, wenn die Ausscheidungen nach Beschaffenheit der Umstände steigen, auch die Wirkung der einsaugenden Gefäße besonders erreget werden könne. Dies erkläret, warum die Abführungsmittel oft die Thätigkeit der einsaugenden Gefäße erregen, in gröserer Menge die Flüssigkeiten aufzunehmen, die sonst in der Fetthaut oder andern Höhlungen des Körpers stagniren, und sich daher oft hülfreich gegen die Wassersucht erweisen.

Dies sind die verschiednen und gewöhnlichen Erfolge der Abführungsmittel, und gewöhnlich haben sie diese Wirkungen, wenn sie durch den Mund eingenommen werden. Es ist aber, ehe wir weiter gehen, dienlich die Anmerkung zu machen, daß sie noch auf zwei andern Wegen angebracht werden können. Der eine ist, daß man sie in die Haußecke des Unterbauches einreibt, oder daselbst auflegt, der andere der, daß man sie in den Mastdarm bringt, entweder, indem man sie in flüssiger Gestalt hereinsprüzt, oder sie in fester Form in den After steckt.

Der erstern Verfahrungsart unter diesen hat man sich jedem bedient, und sollte dieselbe, meines Erachtens, bei verschlednen Gelegenheiten wieder versuchen; da sich aber der die Gabe nicht bestimmen läßt, so war mir ihre Dienstlichkeit zweifelhaft, und dies hat mich abgehalten, sie je zu versuchen.

Die zweite Art, oder der Gebrauch der Klystire, ist ein nöthiges, und sehr oft ein nüzliches Verfahren. Ich werde die Arzneien, die hiezu am besten zu gebrauchen sind, weiter hin erwähnen, wie auch die für die Stuhlzäpfchen, wenlichen, wiewohl ich leztere selten für sehr nöthig, oder sehr nüzlich halte.

Von Abführungsmitteln.

Einzelne Abführungsmittel.

Gelindere.

Ich mache mit diesen den Anfang, die ich für die eigentlichen Laxanzen in dem Sinne ansehe, den ich oben erklärt habe, nämlich in Rücksicht ihrer Art zu wirken, als eine Klasse der Abführungsmittel. Von den einzelnen Mitteln habe ich zuerst verzeichnet die

Frischen säuerlichsüsen Früchte.

Da sie alle eine Menge Zucker enthalten, einige selbst in groser Menge, so kann die Frage entstehen: ob ihre laxirende Eigenschaft nicht völlig demselben zugeschrieben werden könne? Es ist zwar nicht einleuchtend, ob die damit verbundne Säure zu dieser Eigenschaft beitrage; es scheint aber aus der Erfahrung zu erhellen, daß dieses Obst, welches bei seinem Zucker zugleich eine Säure hat, laxirender ist, als die mehr einfachen Süsigkeiten.

Der Grund dieser Wirkung der Säuerlichkeit fällt eben nicht in die Augen; sie läßt sich aber vielleicht auf folgende Weise erklären. Wir wissen, daß die Nahrungsmittel, so wie sie aus dem Magen gehen, gewöhnlich mehr oder weniger sauer sind; daß aber, so bald sie mit der Galle im Zwölffingerdarme vermischet worden sind, ihre Säuerlichkeit hinweggenommen, oder eingehüllet wird, so daß sie kaum je in den übrigen Theilen des Körpers nachgehends zum Vorschein kommen. Deshalb kann man zuweilen viel Säure geniesen, ohne daß sie irgend eine laxirende Wirkung zeigte. Es giebt aber Betrachtungen, die uns zu glauben veranlassen, daß die Kraft der Galle, Säure zu verbessern, ihre Gränzen habe, und zu gleicher Zeit zu schliessen, daß ein Uebermas von Säure, mit der Galle vereinigt, eine Mischung bilde, welche beträchtlich laxirend ist.

Dies macht es zweifelhaft, ob die laxirenden Wirkungen des Obstes der blosen Verbindung von Säure und Süsigkeit zuzuschreiben sind, oder eine Vermischung der Galle mit einem Uebermase an Säure, die entweder durch den

Von Abführungsmitteln.

Mund genommen, oder durch Gåhrung im Magen erzeugt worden ist.

Ich finde es schwer, einen Ausspruch in dieser Sache zu thun, glaube aber, daß man es nach dem in den genossenen Nahrungsmitteln herrschenden Verhältnisse an Säure, der Menge des Genusses, und besonders nach der Verfassung des Magens beurtheilen könne; von dem es aus andern Umständen bekannt ist, daß er mehr oder weniger zu einer säuerlichen Gährung geneigt sei.

Nach dieser allgemeinen Erörterung kann ich deutlicher von den einzelnen Obstarten reden.

Das zuerst erwähnte ist das frische Obst. Dieses kann man für stets laxirend ansehen; es ist aber ein Nahrungsmittel, welches man oft genießt, ohne daß es laxirende Eigenschaften zeigen sollte; und wenn man gleich hartleibigen Personen den Rath giebt, dergleichen in reichlicherer Menge als Nahrungsmittel zu sich zu nehmen, so kann man es doch fast nie als Arznei verordnen, da die in diesem Falle zu verordnende gröfsere Menge immer ungewissen Erfolgs seyn, und eben so leicht einen Durchlauf zuwege bringen, als die Verstopfung gehörig heben kann.

Nach dieser allgemeinen Bemerkung brauche ich nicht von den verschiednen Gattungen zu reden, da die Wahl derselben, so weit sie sich in dem erwähnten Falle anwenden lassen, aus demjenigen abgenommen werden kann, was von ihnen bei Abhandlung der Nahrungsmittel gesagt worden ist.

Nach dem frischen Obste habe ich das gedörrte angeführt. Dies ist ebenfalls gewiß laxirend, wiewohl nicht so sehr als das frische; es wird aber füglicher angewendet, da es seiner Luft *) beraubt worden ist. Größtentheils ist es

---

*) Nichts als Wässerigkeit etwa, höchstens ein Theil der freien Säure, so viel man weiß, geht aus dem Obste fort, welches man gelind trocknet oder dörret. Diesen Wahn, daß das Obst seine Gährungsluft durch diese Operation verliere, habe ich schon im ersten Theile (S. 272.) bestritten. Es geht aber eine innigere Vereinigung der Bestandtheile des Obstes durch die Hitze vor; es bekommt, so zu sagen, mehr Reife. Anm. d. Ueb.

weniger ſauerlich, und beſizt daher nicht leicht Säure im Uebermaße; es iſt jedoch zu erinnern, daß dergleichen Obſt, welches mehr Säure in ſeiner Zuſammenſetzung hat, laxirender iſt, als das blos ſüſe, und daher geſchiehet es, daß getrocknete Pflaumen immer den Roſinen vorgezogen werden.

Was das gedörrte Obſt insgeſammt betrift, ſo iſt die Bemerkung zu machen, daß es kräftiger ſei, wenn es gekocht, oder ſonſt einer beträchtlichen Hitze ausgeſezt worden iſt, als wenn man es roh genießt; vermuthlich aus der Urſache, daß aus demſelben, wenn es erhitzet wird, viel Luft ausbünſtet, und es daher weniger geneigt iſt, ſtark in Gährung zu gerathen.

Nach den ſauerlichſüſen Früchten ſezte ich die

Rohrkaſſie (caſſia fiſtularis).

Sie iſt, meiner Meinung nach, faſt völlig von gleicher Natur mit dem erwähnten Obſte, und ich muß noch ferner ſagen, daß ich nicht viel Vortheil vom Gebrauche derſelben geſehn habe; auch glaube ich, daß der Umſtand, daß andere Aerzte daſſelbe beobachteten, verurſacht hat, daß man ſich derſelben jezt weniger bedient, als ehedem. Heutzutage wird ſie in der That kaum je vor ſich angewendet, und faſt nur als ein Ingredienz einiger zuſammengeſezten Mittel, in denen ich jedoch keinen beſondern Nutzen wahrgenommen habe.

Ich habe ſie beſonders mit der Manna verſucht; aber nie die Wirkungen davon empfunden, als Valisnieri von ihr behauptet. Es würde gewiß für unſere Landapotheker gut ſeyn, wenn ſie wüßten, daß man ſich des Pflaumenmuſes ſtatt der theurern und gleichgültigen Kaſſia bedienen könne.

Tamarinden.

Dies iſt eine Frucht, welche nächſt ihrem Zucker eine groſe Menge Säure enthält, die ſie dienlich zu jeder Abſicht macht, in der man ſich der ſauerlichſüſen Früchte bedienen kann. Sie iſt beſonders laxirend, wiewohl nicht im hohen Grade; und am nützlichſten iſt ſie, wenn man Früchte von ſüſerer

Art mit ihr verbindet. Die Säuerlichkeit der Tamarinden macht jene angenehmer, und beide zusammen können füglicher gebraucht werden als die Kaſſie, oder das ſäuerlichſüſe Obſt, indem die Tamarinden eine Säure von der Natur des Weinſteins enthalten, die ſie weniger geneigt zur Gährung macht. Ich habe auch immer gefunden, daß zu unſern damit zuſammengeſezten Mitteln (diacaſſia, Lenitivum, infuſio Tamarindorum) die Tamarinden in reichlicherer Menge genommen werden könnten, als gewöhnlich geſchehen iſt.

Man bringt die Tamarinden gewöhnlich in dieſes Land, nachdem ſie aus ihren Schalen in Weſtindien herausgenommen worden ſind, wo man ihnen dann gewöhnlich eine Menge Zucker zuſezt, wodurch ſich ihre Verfaſſung ſehr umändert, und den Entzweck vereitelt, den ihre Säuerlichkeit haben könnte. Es würde gewiß ſehr gut ſeyn, wenn man das Tamarindenmark noch in ſeinen Schalen zu uns brächte.

Nach dieſen ſäuerlichſüſen Subſtanzen, habe ich, da ich ſie mit jener für verwandt hielt, die **Buttermilch** angegeben, da ſie eine Süſigkeit und eine Säure zuſammen enthält. Hiedurch wird ſie gewiß laxirend, wiewohl nicht in hohem Grade, ausgenommen, wenn man ſehr viel davon genießt.

Nicht ſo eigentlich kann ich hier die friſchen **Molken***) herſetzen, welche, genauer genommen, zu den Süſigkeiten gehören, da ihre gewöhnliche laxirende Eigenſchaft beſonders dem Zucker zugeſchrieben werden kann, den ſie enthalten. Da jedoch dieſer Zucker, oder ſonſt etwas in der Milch Vorhandenes, ſo geſchwind ſäuert, ſo kann man von den Molken vermuthen, daß ſie in dem Magen leicht ſauer werden, folglich, daß ihre laxirenden Eigenſchaften von ihrer ſäuerlichſüſen Natur herrühren mögen. Die Aufblähung, die ſich ſo gewöhnlich bei ihrer Wirkungsart einfindet, und der Umſtand, daß durch vorgängiges Kochen ihre laxirende Kraft ſich vermindert, geben wahrſcheinliche Gründe an die Hand, zu vermuthen, daß ſie vermöge einer Gährung wirken.

*) Sie verderben und ſchwächen ungemein leicht den Magen, und blähen mehr, als daß ſie laxiren ſollten. A. d. U.

Von Abführungsmitteln.

Hier war ich geneigt, in meinem Verzeichnisse die gegohrnen Getränke aller Art aufzuführen, da ich glaube, daß sie alle als säuerlichsüse Dinge anzusehen sind; und sie würden, meiner Meinung nach, insgesammt eine laxirende Kraft erweisen, wenn die grose Menge Alkohol es nicht verhinderte, die zuweilen in ihnen zugegen ist.

Diesem nach, und in der Voraussetzung, daß sie laxirend sind, werden sie zuweilen in groser Menge zur Diät verordnet; es findet sich aber in Rücksicht ihrer eine Idiosynkrasie bei einzelnen Personen, welche der Sache eine solche Richtung giebt, daß derselbe Wein, welcher sich bei einer Person anhaltend erweißt, für eine andere laxirend ist.

Bei den Weinen muß man daher diese Idiosynkrasie immer zu Rathe ziehn. Dies habe ich aber fast nie bei den Malzgetränken nöthig gefunden, die ich für jedermann, nach den oben angeführten Gründen, für mehr oder weniger laxirend halte.

Nach den säuerlichsüsen Dingen, habe ich die einfachen Süsigkeiten, Honig und Zucker, gesezt, die sich, wie ich behaupte, besonders als Laxiermittel auszeichnen. Ich habe jedoch alles, was in dieser Rücksicht von ihnen zu sagen nöthig war, schon oben bei den zertheilenden Süsigkeiten (attenuantis dulcia) angeführt, und gehe nun zu einem Gegenstande über, von dem jedermann dafür hält, daß er unter die Laxiermittel gehöre.

Manna.

Dies ist ein Theil des so durchgängig in den Gewächsen gegenwärtigen Zuckers, welcher auf der Oberfläche vieler Pflanzen ausschwizt. Wenn er in einer trocknen Gestalt ausschwizt, so wird er Manna genannt. In dieser Gestalt erscheint sie äusserlich an vielen verschiednen Gewächsen; in wie fern sie aber, je nachdem sie von dieser oder jener Pflanze kömmt, an Eigenschaften verschieden sei, scheint mir noch nicht deutlich aus einander gesezt. Ich bin der Meinung, daß ihre Verschiedenheit sehr gering ist, wo ja dergleichen noch statt findet.

Von Abführungsmitteln.

Wie dem aber auch seyn mag, so kann ich eigentlich nur von derjenigen Gattung reden, welche in der englischen Praxis gebraucht wird, und die Manna ist, welche aus dem Eschenbaume (fraxinus ornus) ausschwizt und sich auf der Oberfläche desselben verdichtet. Die Verschiedenheiten derselben, welche von der Jahrszeit, ihrer Sammlungsart und den Umständen dabei herrühren, muß ich den Schriftstellern über die Naturgeschichte und die Materia medika überlassen, die sich Mühe hierüber genommen haben, und mich davon entziehen, da ich zu gewisser und genauer Belehrung keine Gelegenheit gehabt habe.

Um von ihren arzneilichen Kräften zu reden, muß ich mich begnügen, die reinste Art davon, mit der ich bekannt bin, zum Gegenstande meiner Beobachtungen genommen zu haben.

Die Manna also weicht in ihren sinnlichen Eigenschaften nicht vom Zucker ab, wenigstens kann ich keinen besondern Geschmack oder einige Schärfe gewahr werden, welche uf einige Verschiedenheit deutete, und blos nur einige Geschmeidigkeit und Mildigkeit, worin sie dem geläuterten Zucker etwas vorgehet *).

Auch in ihren chemischen Eigenschaften weicht die Manna nur sehr wenig vom Zucker ab, und wenn sie daher einige besondere arzneiliche Eigenschaften besizt, so haben wir noch nicht entdecket, in welchem ihrer Bestandtheile sie liegen mögen. Dies könnte Anleitung zu der Vermuthung geben, daß sie nicht beträchtlich von den Eigenschaften des Zuckers verschieden sind; und daß dies die wahre Lage der Sache sei, bin ich sehr geneigt zu glauben.

Ich darf zwar die laxierenden Kräfte der Manna nicht läugnen; könnte aber, wenn ich sie allein brauchte, nicht

---

*) Die Manna mag immerhin süß seyn, sie mag auch bei heftiger chemischen Behandlung mit Salpetersäure nur Zuckersäure liefern, so bleibt doch so viel gewiß, daß sie 1) einen eignen vom Zucker verschiednen Geschmack 2) eine besondre federartige Kristallisation in ihrer ganzen Masse und 3) eine doch auffallend stärkere Laxierkraft als Zucker besizt. Anm. d. Ueb.

gewahr werden, daß sie beträchtlich wären, und in der Zusammensetzung ist es nicht leicht, ihre Kräfte zu schätzen. Ich habe sie freilich nur selten allein versucht; habe aber, wenn ich sie Kindern gab, oft meine Absicht nicht *) erreicht.

Obgleich die laxierenden Kräfte der Manna nicht ansehnlich sind, so glaube ich doch, daß sie bis zu einem gewissen Grade statt finden, da ich bei der häufigsten Anwendung derselben mit Mittelsalzen immer zu finden geglaubt habe, daß ich weniger von den Salzen brauchte, als ohne Zusatz der Manna geschehen wäre.

Nach den Süsigkeiten habe ich die süsen Wurzeln, die **Zuckerwurzel, die rothen Rüben, die Möhren** u.s.w. verzeichnet, da sie offenbar eine Menge Zuckerstoff enthalten, der sie laxierend macht. Nach denselben habe ich die gelinden Küchenkräuter gesezt, unter denen das vorzüglichste der **Kohl** ist, welche eine beträchtliche Menge zu einer säuerlichen Gährung geneigter zuckerhafter Materie enthalten; auch würde ich, ob sie gleich diese Eigenschaften nicht in so merklichem Grade besitzen, hier noch die Blätter des **Mangolds** und des **Spinats** anmerken.

Alle diese werden zwar blos als Nahrungsmittel angewendet, ich hielt es aber gleichwohl, da sie in ungewöhnlich gröserer Menge als Laxiermittel verordnet werden können, für dienlich, mit allen zu ihnen gehörigen Substanzen mein Verzeichniß anzufüllen.

Laxiersalze.

Dies sind die vorzüglichsten gelinden Laxanzen, und sie sind sowohl von den zuckerartigen Laxiermitteln, von denen wir bisher gehandelt haben, als auch von den Purgiermitteln verschieden, die wir nachgehends abhandeln wollen; sie sind kräftiger als die erstern, aber gelinder als die

---

*) Man erreicht aber diese Absicht oft auch mit wahren Laxiermitteln und Purganzen bei Kindern nicht, deren Gedärme durch den Würmerreiz indolent geworden sind, oder die nur überhaupt viel Säure in den ersten Wegen besitzen. L. o. U.

leztern. Die Verschiedenheit in Gegenhalt berselben habe ich mich eben bemühet, anzugeben und zu erklären, und halte es nicht für nöthig, noch etwas von der Verschiedenheit des Reizes zu wiederholen, den diese oder jene auf die Gedärme ausüben. Vorausgesezt also, daß man diese Erklärung inne hat, gehe ich zur Betrachtung der einzelnen Lariersalze über.

Das erste, welches ich in Ueberlegung ziehe, ist das fixe **Laugensalz**. Die beiden Gattungen desselben sind meines Erachtens ziemlich von gleicher Natur; da ich aber dasjenige, welches man das gewächsartige nennt, insbesondere zum Gegenstande meiner Beobachtung gemacht habe, so wird auch, was ich vom fixen Laugensalze zu sagen habe, sich hauptsächlich auf dieses beziehen.

Dieses fällt, wegen einiger Verschiedenheit bei der Bereitung desselben, verschieden aus; ich bin aber nicht gesonnen, etwas von diesen Verschiedenheiten zu erwähnen, und will immer zur vom Weinsteinsalze, oder dem gereinigten Gewächslaugensalze unseres edinburger Dispensatoriums verstanden seyn.

Dies Salz kann, so wie in der Scheidekunst, so auch in der Arzneikunde als eine von den Neutralsalzen sehr verschiedene Substanz angesehen werden. Seine Wirkungsart auf den menschlichen Körper aber ist nicht so sehr abweichend, als man sich einbilden könnte, da man es kaum je in den Magen bringt, ohne daß es darin eine Menge *) Säure antreffen sollte, die es zum Neutralsalze macht. Seine Wirkungsart muß dann mit der eines Neutralsalzes übereinstimmend seyn.

Die Sache aus diesem Gesichtspunkte betrachtet, bin ich ungewiß, in wie fern die Wirkungsart des fixen Laugensalzes im Magen mit der eines einfachen Laugensalzes, oder in wie fern sie mit der eines Neutralsalzes übereinkomme; ich muß daher in Ungewißheit seyn, wie ich die von den Schrift-

---

*) Daß eine Menge Säure im gesunden Magen seyn sollte, kann und der Verf. nicht bereden; gewöhnlich ist gar keine darin, bei natürlicher Verfassung desselben. Anm. d. Ueb.

Von Abführungsmitteln.

stellern demselben beigelegten Tugenden als Wirkungen des einen oder des andern anzusehen habe.

Als ein Laugensalz muß es zuerst als ein säureverschluckendes Mittel wirken; so wie es sich aber als ein solches erweißt, verwandelt es sich in ein Neutralsalz, so daß seine laxirenden und harntreibenden Eigenschaften gänzlich von dieser letztern Verfassung herrühren können. Man hat seine laxierenden Kräfte gerühmt; ich habe aber nie gefunden, daß sie beträchtlich*) waren, und es würde mir nie einfallen, es in dieser Absicht zu geben.

Die harntreibenden Kräfte des fixen Laugensalzes habe ich oft in Erfahrung gebracht, und wenn sie mir auch sehr oft fehlschlugen, so bin ich doch nicht geneigt, hieraus auf eine Unkräftigkeit des Mittels zu schließen. Die Wirkung auf die Nieren ist grosser Ungewißheit unterworfen, und dessentwegen haben mir oft die stärksten harntreibenden Mittel ihre Dienste versagt. In Rücksicht des fixen Laugensalzes muß ich, wie ich oft in der Praxis gethan, die Anmerkung machen, daß ich es nie stark harntreibend befand, wo ich es nicht in starker Menge gab.

Ausser den laxierenden und harntreibenden Kräften wird dem fixen Laugensalze noch eine andere zugeschrieben, die ich für nöthig erachte anzumerken; ich meine seine Kraft, die Säfte, oder die Verdichtungen, die sich etwa in ihnen gebildet haben könnten, aufzulösen. Diese Eigenschaft drükken die französischen Schriftsteller mit dem Ausdrucke fondant (schmelzend) aus. Ich kann eben keinen Grund gewahr werden, warum man eine solche Kraft, oder die Wirkungen davon annehmen sollte.

Ich will nicht leugnen, daß es einige Kraft dieser Art besitze, sie ist aber, wie ich oben bemerkte, in sehr geringem Grade in dem milden Laugensalze vorhanden, und ob es gleich in seinem kaustischen Zustande hinlänglich kräftig seyn mag, so kann es dennoch in der Menge, in welcher es in

---

*) Ich habe, ungeachtet ich es sehr oft verordnete, nie laxierende Wirkungen wahrgenommen; eher noch vom Minerallaugensalze. Anm. d. Ueb.

Von Abführungsmitteln.

den Körper gebracht werden kann, unmöglich einige Einwirkung auf die grose Masse der Säfte, in die es wirken soll, ausüben, besonders, wenn man bedenkt, wie viel davon von den Säuren des Magens verschluckt werden muß. Wie viel man demnach, Gutes oder Böses, von der auflösenden Kraft der Laugensalze auf die Blutmasse gesagt haben mag, so halte ich es in der That für ganz und gar nichts.

Nach dem fixen Laugensalze komme ich auf das unvollständige Neutralsalz zu reden, den

Weinstein.

Er kann in seinem rohen Zustande vielleicht gebraucht werden; ich bin aber mit demselben nur in seiner geläuterten Verfassung bekannt, wenn man ihn Weinsteinrahm oder Weinsteinkrystallen nennt.

Er bestehet grosentheils aus firem Gewächslaugensalze, übersättigt mit einer Menge Säure, welche, ob gleich hauptsächlich von der Natur der Gewächssäure, gleichwohl etwas Besonderes, nach meinen Begriffen noch nicht genau Bestimmtes, hat. Indessen scheint es nicht nöthig zu seyn, bei irgend einer Anwendung derselben zum Behufe der Irzneikunde dies in besondere Betrachtung zu ziehen. Man hat die Weinsteinkrystallen schon längst als ein gelindes Laxiermittel gebraucht; sie können von Einem Quentchen bis zu zwei Unzen gegeben werden, nach Masgabe der Körperbeschaffenheit der Person, welche dies Mittel nehmen soll, und der dadurch beabsichteten Wirkung. Unter einer halben Unze sind sie nur ein mäsig starkes Laxiermittel; zu einer Unze aber oder in gröserm Gewichte gegeben, wirken sie oft als ein starkes Purgiermittel.

In mäsiger Gabe genommen, die Gedärme auszuleeren, und alle Wirkungen hievon zum Vorschein zu bringen, besizt der Weinstein alle die Kräfte der Neutralsalze, und ist ein so nüzliches entzündungswidriges Mittel, wie wir nur brauchen können. In grosen Gaben hingegen wirkt er, ohne einen entzündlichen Reiz auf die Gedärme auszuüben, gleich einem Purgiermittel, und erreget die Thätigkeit der einsaugenden Gefäse in jedem Theile des Körpers kräftiger noch, als durch irgend ein völliges Neutralsalz geschieht. Ich brauche wohl kaum zu sagen, daß auf dieser die einsaugenden Gefäse erregenden Wirkung sich hauptsächlich der neuerliche häufige Gebrauch des Weinsteins in Heilung der Wassersucht gründe.

Nimmt man den Weinstein in einer solchen Menge, daß er wenig auf den Stuhl wirkt, so geht er noch leichter in die Blutgefäse über, ja selbst, wenn man ihn in grösern Gaben einnimmt, nimmt er zuweilen eben diesen Weg. In beiden Fällen gehet er zu den Harnwegen fort, und befördert die Urinabsonderung nicht selten in grofer Menge.

Gleichwohl haben mir seine harntreibenden Eigenschaften oft fehl geschlagen, und es ist gut, wenn sich die Aerzte merken, daß er nicht leicht seinen Weg nach den Nieren nimmt, wo man nicht zu gleicher Zeit eine Menge Wasser oder wässerige Flüssigkeit trinkt. Am schicklichsten wird er also, wie uns Home gelehrt hat, in aufgelößter Gestalt verordnet *).

Neutralsalze.

Dies sind die gebräuchlichsten laxanzen oder gelinden Abführungsmittel. Da sie alles dasjenige, was durch Ausleerung der Gedärme geschehen kann, ausrichten, ohne jedoch heftig auf die Muskelfasern derselben zu wirken, so geben sie dem ganzen Körper keinen Reiz, wenigstens keinen entzündlichen, und werden daher am nützlichsten angewendet, wenn eine entzündungsartige Anlage in demselben verwaltet.

Man könnte sich aller Neutralsalze zu diesem Behufe bedienen, doch sind einige dienlicher als die andern.

Dasjenige, welches aus der fixen Vitriolsäure und dem fixen Gewächslaugensalze bestehet, ist keine bequeme Arznei,

*) In einem warmen lieblichen Thee aufgelöst, mit Zucker, habe ich ihn am kräftigsten und angenehmsten wirken sehn, welches auch deshalb vortheilhafter ist, da der Weinstein von kaltem (65° Fahr.) Wasser 108 Theile von ganz heissen aber nur 22 Theile zur Auflösung erfodert. Anm. d. Ueb.

Von Abführungsmitteln.

da es sich so schwer auflöset; wird aber dies Neutralsalz mit der flüchtigen vitriolischen oder der Schwefelsäure verfertigt, da es dann den Namen Polychrestsalz führet, so beweiset es sich bei Personen, welche seinen Geruch vertragen können, zu Einer bis vier Drachmen genommen, als ein sehr bequemes Laxiermittel. Ich muß aber hier erinnern, daß diejenigen Apotheker sich sehr irren, welche das Ueberbleibsel von der Destillation des rauchenden Salpetergeistes für Polychrestsalz ansehen *).

Die mit dem Minerallaugensalze verbundene Vitriolsäure giebt das Neutralsalz, welches, unter dem Namen des Glaubersalzes in sehr starkem Gebrauche ist, und welches in der That bei jeder Gelegenheit die Absicht der Neutralsalze erfüllet.

Es ist jedoch bekannt genug, daß man ein solches Neutralsalz aus der Vitriolsäure und entweder mit dem mineralischen Laugensalze, oder der weißen Magnesie verfertigen kann. Nach jeder Beobachtung, die ich machen kann, scheint keine Verschiedenheit zwischen den beiden Zusammensetzungen statt zu finden und es dient zu allen Absichten eines Neutralsalzes **).

Die Salpetersäure giebt mit den beiden Laugensalzen laxierende Neutralsalze; sie lassen sich aber nicht bequem in der Ausübung hiezu brauchen, weil die Menge, welche erfordert würde, ihnen laxierende Eigenschaften zu geben, dem Magen gewöhnlich höchst zuwider ist ***).

*) Ich erinnere, daß sich unsre Apotheker immer noch nicht auf dieses Salz verstehen, und uns gewöhnlich einen Vitriolweinstein dafür verkaufen, von dem es doch ungemein verschieden ist; ferner, daß es gute Dienste gegen Würmer leistet. Ueber seine Bereitung und andre Eigenschaften sehe man den Artikel nach, der von mir in Kennzeichen der Güte und Verfälschung der Arzneien S. 230. steht. Anm. d. Ueb.

**) Das Glaubersalz schmeckt doch weniger ekelhaft bitter und mag noch andere Verschiedenheiten in der Wirkung (eine größere Kühlkraft?) besitzen, die wir noch nicht deutlich wahrgenommen haben. Anm. d. Ueb.

***) Einige Gran (10-12) Salpeter zum Jalappenpulver gesetzt, schienen mir des letztern Wirkungen oft gewisser zu machen und zu beschleunigen. Anm. d. Ueb.

Die Salzsäure giebt Neutralsalze, welche in starker Verdünnung gebraucht werden könnten; den meisten Personen aber ist der Salzgeschmack zuwider, und eine starke Menge davon erregt leicht einen beschwerlichen Durst, welcher noch nach der Wirkung des Salzes anhält.

Die Gewächssäuren, sie mögen nun natürliche oder gegohrne seyn, geben Neutralsalze, die man brauchen könnte; sie sind aber nicht sehr kräftig, und man bedient sich ihrer daher selten bequem als Laxanzen.

Die Weinsteinsäure ist es, welche einige der dienlichsten Laxiermittel giebt. Man verfertigt sie, wenn man die Weinsteinkrystallen mit einer Menge Laugensalz sättigt, welche nöthig ist, sie völlig zu Neutralsalzen umzubilden. Zu diesem Behufe kann man entweder das fixe gewächsartige, oder das mineralische Laugensalz nehmen. Ersteres liefert den auflöslichen oder den tartarisirten Weinstein, und das letztere giebt das Rochellesalz, sonst **Seignettesalz** genannt (natrum tartarisatum).

Der auflösliche Weinstein läßt sich nicht leicht zur Krystallgestalt*) bringen, oder trocken erhalten, während das Seignettesalz keinen dieser beiden Nachtheile besitzt. Dies ist von weniger unangenehmem Geschmacke, als fast alle übrigen Neutralsalze, und da es jede Absicht erfüllet, die man von denselben erlangen kann, so hoffe ich, daß es in allgemeinen Gebrauch kommen soll.

Da die Weinsteinsäure eine schwächere Anziehung, als fast jede andere Säure besitzt, so kann sie oft durch die Säure des Magens verdränget werden, welches macht, daß die Wirkung des tartarisirten Weinsteines weniger gewiß ist, weil die Verbindung des Laugensalzes mit der Säure des Magens ein schwaches Laxiersalz bildet; das Seignettesalz aber ist diesem Nachtheile nicht unterworfen, da das mit

---

*) Wie dies Salz in nicht zerfliesenden Krystallen bereitet werde, so wie über seine übrige Natur und Wirkung sehe man meinen Artikel in Kennz. d. G. u. Verf. d. Arz. S. 284. nach.

Anm. d. Ueb.

Von Abführungsmitteln.

der Säure verbundene Minerallaugensalz noch immer eine ziemlich kräftige Laxanz bleibt *).

Da ich hier von den laxierenden Neutralsalzen **) rede, so ist es dienlich, der weissen Magnesie zu erwähnen, die ich in mein Verzeichniß gesetzet habe. Sie ist eine vor sich unkräftige, erdige Substanz, bekömmt aber, wenn sie Säuren im Magen antrift, gleiche Kraft mit dem Neutralsalze. Es ist nicht nöthig, hier etwas von ihrer Bereitung oder Anwendung zu sagen, da jetzt beides hinlänglich bekannt ist.

Nach den Neutralsalzen habe ich die salzhaften mineralischen Wässer angegeben, welche in der That unter die Laxiermittel zu rechnen sind, und auch oft als solche mit allen Erfolgen der künstlichen Neutralsalze gebraucht werden.

Um mein Werk vollständig zu machen, hätte ich von diesen Mineralwassern handeln sollen; es verstattete mir aber weder meine Muße noch die eingeschränkte Gröse meines Buchs, dergleichen abzuhandeln, so wie ich es auch nicht für nöthig ansahe, indem einige über diesen Gegenstand geschriebene recht gute Bücher in jedermanns Händen sind. Ich darf jedoch den Gegenstand nicht übergehen, ohne eine Anmerkung zu machen.

Es haben viele Mineralwasser mehr laxierende Wirkung, als von der Menge salzhaften Stoffes zu erwarten wäre, den

---

*) Es ist Schade, daß dieses vortrefliche Laxiersalz auch bei uns nicht mehr so häufig gebraucht wird, als es verdient. Alles, was der Verf. davon sagt, hat auch nach meiner Erfahrung seine vollkommene Richtigkeit; überdies kann man meinen Artikel a. a. O. S. 243. darüber nachsehn. A. d. U.

**) Bei der Kristallisation der Salze aus eingedicktem Harne bekömmt man nächst Phosphorsalmiak und Kochsalz auch ein Mittelsalz aus Phosphorsäure und Minerallaugensalz, welches man jetzt als eins der besten und wohlschmeckendsten Laxiersalze zu rühmen anfängt. Was an der Sache sei, müssen fernere Erfahrungen entscheiden, die mir fehlen. Jetzt bereitet man es auf anderm Wege. Adair in London hat es am meisten gerühmt.

Die salzsaure Bittersalzerde ist gleichfalls eins der neuesten Laxiersalze, welches man nur in flüssiger Gestalt erhalten kann. Es soll sehr starke Wirkungen äussern. Anm. d. Ueb.

Von Abführungsmitteln.

sie enthalten. Dies zeigt, daß die Menge Wasser, worin diese Salze aufgelöset sind, zu ihrer Wirkung beitragen*), und leitet mich zu der Lehre, daß man die Kräfte und Wirkungen der künstlichen Neutralsalze immer verbessern könnte, wenn man sie in Verbindung mit einer starken Menge Wasser verordnete.

Ich habe nun der verschiedenen Substanzen gedacht, welche wegen des Grades der Stärke sowohl, die sie gewöhnlich ausüben, als wegen der Natur ihrer Wirkungsart eigentlich mit dem Namen der Laxiermittel zu belegen sind. Ich könnte nun zur Betrachtung der Substanzen übergehen, die im engern Verstande Purgiermittel heißen; ich habe aber in mein Verzeichniß verschiedene Mittel aufgenommen, die sich nicht füglich unter eine dieser beiden Ordnungen bringen lassen, oder solche, bei denen ich ungewiß bin, ob ich sie zu diesen oder zu jenen rechnen soll, und die doch dem Arzt nicht gänzlich vorenthalten werden können.

Unter diese würde ich die milden Oele rechnen, welche nach der Kraft, die sie ausüben, als Laxanzen anzusehen sind, so sehr auch ihre Art zu wirken von jenen abweicht. Man bekömmt sie entweder durch Auspressen aus Pflanzentheilen, oder in der Gestalt der Butter aus der Milch der Thiere.

Sie gehen, wie ich gesagt habe, in die Zusammensetzung des Speisesaftes und des Blutkuchens ein. Dies geschiehet jedoch nur, wenn man sie in einer gewissen Menge zu sich nimmt, denn wenn diese größer ist, als daß diese Fettigkeiten sich füglich mit den Säften vereinigen können, so muß ein Theil des Oeles zurückbleiben, und in abgesondertem Zustande durch die Gedärme hindurch gehen. In dieser Verfassung, sagt uns die Erfahrung, tragen sie zur Ausleerung durch den Stuhl das Ihrige bei.

*) Vermuthlich trägt ausser der Menge Wasser auch die fixe Luft in diesen Brunnen etwas ansehnliches zu dieser Wirkung bei, da ich Eger- und Selzerwasser weit kräftiger laxiren sah, wenn es aus frischen Flaschen genommen ward, als wenn ein Rest davon in schlecht oder gar nicht verstopften Krügen einige Tage gestanden hatte. Anm. d. Ueb.

Von Abführungsmitteln.

Wie sie dieses thun, kann ich nicht leicht erklären, weil sie es aber thun, so war dies hinlänglich mich zu bestimmen, den Oelen hier einen Platz in meinem Verzeichnisse anzuweisen. Ich kenne eine Person, welche oft ein laxiermittel brauchte, und die sich hiezu gewöhnlich einer Mischung aus Einer halben oder ganzen Unze Kassienmark, und einer Unze süßen Mandelöls bediente; man fand aber verschiedenemale, daß das Mark keine Dienste thun wollte, wenn nicht Oel zu gleicher Zeit dazu genommen ward.

In einem andern Falle hatte ich Gelegenheit, die laxierende Kraft der ölichten Stoffe zu beobachten. Man rieth jemanden, jeden Morgen vier Unzen frische Butter als Arznei einzunehmen, und immer war der Erfolg, daß eine oder zwei Leibesöfnungen mehr als gewöhnlich entstanden.

Nach diesen ölichten Substanzen finde ich für gut, eine Substanz zu erwähnen, die hiermit einige Aehnlichkeit hat, der weissen spanischen Seife, oder der reinern Sorten weisser Seife.

Ich habe sie in mein Verzeichniß gesezt, der gewöhnlichen Meinung zu Gefallen, der meinigen aber nach, ist ihre Kraft nie beträchtlich; kömmt ja dergleichen zum Vorscheine, so geschiehet es aus einer Ursache, welche die Aerzte gewöhnlich nicht wahrnehmen. Ich habe viele Fälle gesehen, wo Leute diese Seife zu einer halben Unze und mehr täglich einnahmen, ohne daß sie laxierende Wirkungen gezeigt hätte; wenn sie nun dergleichen bei vielen Gelegenheiten zeigt, so kann, wie mich dünkt, die Frage entstehen, vermöge welcher Eigenschaft sie es thue?

Wenn man die reinste Seife, wie leicht geschehen kann, in verstärktem Weingeiste auflößt, so wird das gewöhnlich in der Mischung der Seife befindliche Salz unaufgelöst zurückgelassen, und die aufgelößte Seife läßt sich nach einer schicklichen Einbickung wieder zur trocknen Gestalt bringen.

In dieser Verfassung ist die Seife mild und unschmackhaft, und kann meiner Meinung nach keinen Reiz auf die Gedärme, oder auf sonst einen der empfindlichsten Theile des Körpers ausüben.

Ich vermuthe daher, daß die Seife kein Laxiermittel ist, und, wenn sie je als ein solches erscheint, dies dem Küchensalze zugeschrieben werden müsse, welches der Bereitungsart nach immer in derselben enthalten ist *). Oben berührte ich etwas hievon in Rücksicht der Anwendung der Seife in Klystieren, und habe hier noch eine andere Bemerkung vorzulegen.

Wenn man bei irgend einer Gelegenheit in Nierenbeschwerden Seife brauchen will, und sie sich laxierend erweiset, und daher weniger angewendet werden könnte, als man wünscht, so wird der Sache leicht abzuhelfen seyn. Die Seife kann durch obenerwähntes Verfahren ihres Kochsalzes beraubet werden, wobei sie immer noch eben so dienlich zu Heilung des Nierenwehes, wie sonst, bleibt, vielleicht noch dienlicher, da sie dann in weit größerer Menge eingenommen werden kann, als zuvor.

Es bleiben noch zwei andere Substanzen als Laxiermittel zu erwähnen übrig, welche ihrer Kräftigkeit wegen von jedermann diesen Namen erhalten werden, wiewohl ihre Wirkungsart verschieden seyn mag.

Schwefel.

Ich bin nicht Willens, hier eine chemische Geschichte dieser Substanz zu liefern, da ich eben keine Anwendung von ihrer verschiedenen chemischen Behandlung auf die arzneilichen Entzwecke zu machen weiß. Viele Schwefelpräparate versprechen, wirksam im menschlichen Körper zu seyn, und sie sind es auch ohne Zweifel; die Tugenden aber, die man

---

*) Die Spur Kochsalz, die man in gut bereiteter Seife findet, ist höchst unbeträchtlich, oft nicht Ein Procent; was soll diese Kleinigkeit wirken, da viele Menschen ein halbes Loth Kochsalz täglich in Speisen genießen, ohne laxierende Wirkungen zu spüren. Und doch laxiert die Seife; kann man wohl diese Wirkung von etwas anderm als der eigentlichen Natur der Seife, der gelind reizenden und erschlaffenden ableiten? Man sehe meine Anm. weiter oben. Anm. d. Ueb.

Von Abführungsmitteln. 577.

...en zugeschrieben hat, scheinen mir sehr ungewiß zu seyn*),
... ich bin weder nach Erfahrung noch durch Nachdenken fä-
..., ihren eigentlichen Nutzen zu bestimmen.

Zu gleicher Zeit glaube ich, daß alle starke Reizmittel,
... deren Verordnung keine genaue und kunstmäßige Wahl
...waltet, in den Händen der meisten Aerzte häufiger Scha-
...n als Nutzen bringen. Ich halte mich nicht für geschickt
...nug, einen Wegweiser in dieser Sache abzugeben, und
...rmeide also den Gegenstand; daher ich auch den Schwe-
...hier nur aufgeführt habe, um ihn als eine Laranz zu be-
...achten.

In dieser Rücksicht wird ein halbes bis ein ganzes Quent-
...en Schwefelblume selten unterlassen, einen Stuhlgang zu
...rschaffen, und selten mehr bewirken.

Der Schwefel besitzt diese Wirkung, ohne den Körper
... erhitzen, und meistentheils ohne Kneipen in den Gebär-
...en zu verursachen. Diese Umstände machen ihn zu einer
...chst dienlichen und bequemen Laranz, und thäte nicht der
...bestank, welcher zuweilen bei seiner Wirkungsart sich ein-
...det, und sich leicht in der Luft umher verbreitet, so würde
...r Schwefel eine der angenehmsten Laranzen seyn, die man
...ur brauchen könnte.

*) Vermuthlich meint der Verf. die Schwefellebern, deren
...utzen doch nicht mehr so zweideutig ist. So gebraucht, daß
... mit einer Säure im Magen in Berührung kommen, oder gleich
...e Schwefelleberluft, in Wasser aufgelöst, sind sie sehr wirksam,
...le mineralische Gifte im Körper zu verletzen und unwirksam zu
...achen, wie ich anderswo in Rücksicht des Arseniks und oben
...on dem im Körper zurückgebliebenen Quecksilber gesagt habe.
Wie viel die Schwefelleberluft gegen die sogenannten lebendigen
...autausschläge thue, ist ebenfalls nicht unbekannt. Wie wirk-
...m die auf die Haut gebrachten Schwefellebern gegen Krätze
...nd, ist nach meiner und Anderer Erfahrung nicht zweifelhaft;
...tan weiß, was die warmen Bäder gegen dieses Hautübel aus-
...ichten. Gegen den Milchgrind habe ich die Schwefelleberluft
...ehr schnell wirksam gefunden. Aller Analogie nach ist das mit
...er Schwefelleberluft gesättigte Wasser auch ein höchst wirksa-
...es Mittel gegen die Bleikolik, doch dies ist Muthmaßung, je-
...ne Thatsache. Anm. d. Ueb.

D o

Da der Schwefel in den thierischen Säften nicht merklich auflösbar ist, so findet sich einige Schwierigkeit, wie seine Wirkungsart zu erklären sei. Wir mögen sie aber erklären, wie wir wollen, so bleibt so viel gewiß, daß einigermaßen eine laxierende Kraft aus demselben herausgezogen wird; und ich würde seine allmählige Auflöslichkeit zu der Behauptung nützen, daß er durch eine große Strecke der Gedärme hindurch gehe, ohne besondere Einwirkung auf dieselben, endlich aber blos auf die dicken Gedärme wirke. Hieraus erklärt sich mir sowohl seine gemäßigte Wirkung, als auch seine besondere und öfters beobachtete Kraft, Erleichterung in den Güldenaderbeschwerden zu verschaffen.

Weisser und schwarzer Senf.

Ob ich gleich diesen Gegenstand schon oben berührt habe, so muß ich doch hier noch etwas von ihm sagen, um ihn zu ergänzen und deutlicher zu machen.

Man braucht diesen Saamen als eine Laranz auf eine besondere Weise. Er hat im gepülverten Zustande laxirende Eigenschaften; man kann ihn aber nicht in der zum laxiren nöthigen Menge gebrauchen, ohne daß er den Magen ungemein reizet, und selbst Brechen verursacht. Man kann sich daher desselben im gepülverten Zustande nicht als eines laxiermittels bedienen, und nur wenn der Samen ganz und unzerquetscht bleibt. So verschluckt man ihn in einer gewissen Menge, und er schlägt selten fehl, sich als ein laxiermittel zu erweisen.

Gemeiniglich ist ein Eßlöffel voll, oder an Gewichte ungefähr eine halbe Unze, die Gabe, in der er, täglich einmal genommen, den Leib regelmäßig offen erhält, das ist, alle Tage einen natürlichen Stuhlgang zuwege bringt. Zuweilen ist dies jedoch nicht genug, und man muß zu dem Ende die Gabe entweder verstärken, oder sie in der Maße zweimal täglich nehmen lassen.

Hiebei hat man befürchtet, daß der eingenommene Samen im Magen in Stücken gehen, und daher in großer Menge sich gefährlich erweisen könne; ich glaube aber, daß

Von Abführungsmitteln.

man keinen Grund hiezu hat, und bin überzeugt, daß der Senf nie im Magen entzwei gehe, wie ich ihn denn auch ganz durch den Stuhl habe abgehen sehen.

Ich sahe einmal eine paralytische Frau, welcher man nach und nach über vier Unzen Senffamen beigebracht hatte, ohne daß eine Ausleerung durch den Stuhl darauf, während der Zeit, erfolgte. Er erfolgte aber nachgehends, als der Senffamen allem Ansehn nach in gleicher Menge, und eben so ganz, als er genommen worden war, abgieng.

Ob man gleich aus diesen Anführungen sieht, daß dieser Samen sich nicht im Magen auflöset, oder zerberstet, so ist es doch durch andere Umstände gewiß, daß er im Magen oder den Gedärmen etwas von seiner Substanz ausgiebt.

Daß er ein Reizmittel für den Körper abgebe, erhellet klärlich daraus, daß *Bergius* ihn in Wechselfiebern nützlich befand. Gewöhnlich wird von unsern Aerzten behauptet, er sei nützlich in Lähmung und chronischem Rheumatism, wie man denn auch seine Wirkung auf die Harnwege daraus erkennt, daß er die Abscheidung des Urins befördert.

Ich habe noch zwei andere Substanzen in der Abtheilung der gelinden Abführungsmittel angeführt; ob sie aber als eigentlich so zu nennende Laranzen anzusehn seyn mögen, getraue ich mich nicht zu bestimmen.

Bittere Mittel.

Daß die Wirkung derselben, wenn sie laxieren, und sogar purgieren, ihre Anwendung bei Heilung der Wechselfieber unterbreche, habe ich schon oben *) angemerkt; es scheint jedoch dienlich, sie noch hier in das Verzeichniß der Abführungsmittel aufzunehmen.

Man bedient sich ihrer zu diesem Behufe selten allein; wiewohl ich gesehn habe, daß ein starker Aufguß der Kamillen, oder ein Quentchen des Pulvers mit Erfolg gegeben ward. Auch habe ich häufig gefunden, daß wenn die Sensblätter in dem bittern Aufgusse (iufusum sinarum)

---

*) Im zweiten Bande S. 94. auch schon S. 71.

Anm. d. Ueb

ausgezogen wurden, eine kleinere Menge Sensblätter zur Gabe hinreichend war, als wenn man einen einfachen Aufguß aus denselben bereitet hätte.

Hinter die Bitterkeiten habe ich die Thiergalle gesezt, und ihre Aehnlichkeit mit jenen ist nach verschiedenen Betrachtungen scheinbar; ich muß aber gestehn, daß ich, ohne im Stande zu seyn, die Ursache hievon gewahr zu werden, nie die Gebrauchsart habe ausfindig machen können, welche, die Galle zu einem schicklichen laxiermittel zu machen, nöthig gewesen wäre. In getrocknetem Zustande habe ich sehr starke Gaben davon ohne den mindesten Erfolg gegeben.

Balsame.

Von diesen Mitteln habe ich schon oben gehandelt. Ich hielt es aber für gut, ihnen hier eine Stelle unter den Abführungsmitteln einzuräumen, unter die sie gewiß gehören. Gleichwohl glaube ich nicht nöthig zu haben, hier dasjenige zu wiederholen, was meine Leser so leicht aus dem Artikel vom Terbenthin, Kopaivabalsam und Guajakharz in Beziehung auf die laxierenden, oder, wenn man will, die purgierenden Kräfte dieser Substanzen ersehen können.

II. Purganzen (cathartica acriora).

Die Verschiedenheit derselben von den Laxanzen nicht nur in Rücksicht des Grades von Kraft, sondern auch insbesondere, in Absicht der Natur des Reizes, den sie auf die Gedärme ausüben, habe ich oben erklärt.

Man hat den Reiz der Purgiermittel als specifisch für die Gedärme angesehen, und sie in dieser Rücksicht besonders von den Brechmitteln unterschieden. Diese specifische Natur sowohl der Brechmittel als der Purganzen hat man daraus gefolgert, weil diese Arzneien, wenn man sie in die Blutgefäße eines lebenden Thieres einspritze, ihre Wirkung gewöhnlich durch ein erregtes Brechen oder Purgieren äußerten; dies beweist aber nichts mehr, als daß diese Organen leicht durch jede allgemeine Krankheit des Körpers angegrif-

Von Abführungsmitteln.

1 werden. Daß diese Erscheinung aber auf irgend einer ecifischen Kraft dieser Substanzen beruhe, dem wird durch ele andere Erfahrungen widersprochen.

Es ist wohl bekannt, daß jedes Brechmittel durch eine wisse Anwendungsart abführend gemacht werden könne, ib daß jedes Abführungsmittel stärkerer Art, oder in gröser Gabe leicht als ein Brechmittel wirke. Bemerkt man eine Verschiedenheit in ihrer Wirkungsart, so deucht mich, ß der Umstand, wenn die Arznei zuerst gebraucht wird hat it is a first application), und sich leichter auflöset, sie gewöhnlicher emetisch mache. Daß der Reiz dieser Arzneien cht specifisch ist, erhellet deutlich daraus, daß sie sich auf des Ausscheidungswerkzeug, an welches sie kommen, reind beweisen, und wir haben häufige Fälle, daß sie leicht s Niesemittel wirken, wenn man sie in die Nase bringt.

Man hat gewöhnlich angenommen, daß der Reiz der urgiermittel in ihren harzigen Theilen liege; die Vergleiung weniger Punkte aber wird zeigen, daß dies ein Irrum sei.

Ehe ich zu meinem Verzeichnisse der schärfern Abführngsmittel übergehe, muß ich bemerken, daß es zwei oder ei Mittel giebt, welche nach meinem Urtheile eigentlich in e Ordnung der Purganzen gehören, ob ich sie schon in der ste der Laxiermittel aufgeführt habe.

Dies sind die Rose, das Veilchen und das Sarren:aut, die man wegen ihrer gemäßigten Wirkungsart für ranzen angesehn hat. Hat aber die Unterscheidung, die h festgesezt habe, irgend einigen Grund, so wird es leicht hellen, daß die eben erwähnten Substanzen nichts in ihr Beschaffenheit haben, was uns bewegen könnte, sie für gentlich so genannte Laxiermittel anzusehn. Sie sind gewiß von der Natur der Purganzen, und ich hätte sie in das Verzeichniß dieser Ordnung setzen sollen; da ich ihrer aber icht an ihrem Orte erwähnte, so muß ich nun von ihnen igen, daß ihre Kraft so unbeträchtlich ist, daß sie jezt unre Aufmerksamkeit nicht verdienen, und in der Praxis gänzch bei Seite gesezt werden können.

Aloe.

Dies ist eine der gebräuchlichsten Arzneien, und könnte, der Gelindigkeit ihrer Wirkungsart nach, wie man sich ihrer gewöhnlich bedienet, als ein Laxiermittel angesehen werden; der Natur ihres Reizes zu Folge hingegen, welcher oft zum Vorschein kömmt, ist sie unstreitig ein Purgiermittel.

Es sind zwei Gattungen Aloe im Gebrauche, wovon die eine die soccotrinische heißt, die andre aber gewöhnlich Leberaloe genannt wird, eigentlicher aber nach der Gegend, aus der sie am häufigsten zu uns gebracht wird, die barbadische.

Diese beiden Gattungen sollen etwas verschieden in ihren Eigenschaften seyn; die erstere hält man durchgängig für vortreflicher. Gewiß ist sie eine reinere Substanz, hat einen angenehmern Geruch, und giebt nieblichere Tinkturen; ob sie aber zum medicinischen Gebrauche irgend eine schätzbare Eigenschaft besitze, möchte wohl, meines Erachtens, zu bezweifeln seyn.

Beide Gattungen sind fast von gleicher Beschaffenheit, da sich fast gleiche Verhältnisse von harzigen und gummichten Theilen in jeder derselben befinden, und gäbe es auch einige Verschiedenheit in dieser Rücksicht, so scheint es doch noch nicht genau bestimmt zu seyn, welche Verschiedenheit hiedurch in ihren arzneilichen Eigenschaften entstehen würde.

Als das londner Kollegium ehedem vorschrieb, die harzichten und gummichten Theile der Aloe von einander zu scheiden, so schien es die Tugend dieser beiden Theile für sehr verschieden anzusehn; sie scheinen aber, da sie diese Bereitung in der lezten Ausgabe ihres Dispensatoriums ausliessen, ihre Meinung geändert zu haben. Ich kenne in der That keinen Versuch, welcher diese Sache deutlich bestimmte, ja, was noch mehr ist, ich kenne keinen entscheidenden Versuch, welcher die Vorzüglichkeit der soccotrinischen Aloe vor der barbadischen bewiese.

Ich übte ehedem die Arzneikunst in Glasgow aus, in welchem Hafen die barbadische Aloe eingebracht wird, und wo ich sie daher häufig gebrauchen sahe; ich erinnere mich aber keines Falles, wo sie die Wirkungen zu thun versagt hätte, die man gewöhnlich von aloetischen Arzneien erwartet.

Nach den besten Erkundigungen, die ich auftreiben kann, nehmen unsere Apotheker jetzt zwar die soccotrinische Aloe zu ihren Tinkturen, in jedem Falle aber, wo sie Aloe in fester Gestalt brauchen, nehmen sie immer die barbadische dazu; und ich zweifle, ob irgend ein Arzt sich über die Veränderung beschwere, welche dies in der Formel macht. Doch diesen Streit über die zwei Gattungen bei Seite gesezt, gehe ich zur Erwähnung der von beiden zu erwartenden Wirkungen fort, und werde unter dem allgemeinen Namen der Aloe von beiden reden.

Vorzüglich wird sie nur als eine Arznei, den Leib regelmäßig offen zu erhalten, gebraucht, und sie bringt fast nie mehr als Einen Stuhlgang zu Wege, der nur aus einer Ausleerung dessen zu bestehen scheint, was zu der Zeit etwa in den dicken Gedärmen vorhanden gewesen seyn mag. Bemerkenswerth ist es, daß sie dies in sehr kleiner Gabe thut.

Ich habe unzählige Beispiele gesehn von Personen, welche fast stets diesen Erfolg von einem oder zwei Gran erhielten, und eben so merkwürdig ist es, daß wenn man auch die Gabe bis zum Zwanzigfachen erhöhet, der Erfolg dennoch fast immer stets derselbe ist.

Ich habe gefunden, daß kaum irgend eine Gabe, welche unter zwanzig Gran ist, einen flüssigen Stuhl hervorbringt, und erfolget es, so geschiehet es immer mit Leibschmerzen und Kneipen. Hieraus schließe ich, daß obgleich die Aloe geschickter, als irgend eine andere Laxanz oder Purganz ist, den gegenwärtigen Inhalt der Gedärme auszuleeren, sie dennoch eine Arznei sei, welche sich nie dazu schickt, eine starke oder flüssige Ausführung zu veranstalten.

Was ihre gewöhnliche Wirkungsart anlangt, so führet *Lewis* an, daß ihre Wirkungen dauerhafter, als die irgend eines andern Abführungsmittels sei. Dies kann ich aber schwerlich zugeben, da ich gewöhnlich finde, daß, wenn man auch Aloe gebraucht, dennoch die Hartleibigkeit in dem gewöhnlichen Zeiträume wiederkehrt, und daß es oft nöthig wird, ihr durch den Gebrauch der Aloemittel vorzubeugen *).

Ueber den Gebrauch der Aloe lassen sich zwei Bemerkungen machen; die eine ist, daß, da die Aloe keine flüssigen Stühle bewirkt, und den Inhalt der dicken Gedärme blos fortschaffet, es wahrscheinlich ist, daß sie, ob gleich aus nicht leicht einzusehenden Ursachen, schwerlich auf die dünnen Gedärme, und fast blos nur auf die dickern wirkt; welches man auch aus der Langsamkeit ihrer Wirkung abnehmen kann, die sie kaum früher als in zehn oder zwölf Stunden nach dem Einnehmen äussert.

Hieraus entspringt meine zweite Bemerkung, welche darinn bestehet, daß, da die Aloe besonders auf den Mastdarm wirkt, hierin ein Grund für die gewöhnliche Meinung liegen könne, daß sie Güldenaderbeschwerden hervorbringe. Ich habe von dem starken und häufigen Gebrauche der Aloe Fälle mit solchem Erfolge gehabt, ich muß aber zu gleicher Zeit erinnern, daß dies bei einer gemäsigten Anwendung kein häufiges Ereigniß sei, und die Behutsamkeit nicht rechtfertige, die einige Praktiker über den Gebrauch der Aloe zu erkennen geben **).

Ich habe Fälle gesehn, wo sie selbst bei hämorrhoidalischen Personen mit Sicherheit gebraucht ward, und bin überzeugt, daß Güldenaderbeschwerden weit häufiger durch Hartleibigkeit ***) und ihre oben erklärten Umstände als durch den Gebrauch der Aloe hervorgebracht werden.

Nachdem ich dieser Wirkungsarten der Aloe in den Gedärmen gedacht, möchte ich ihren Einfluß in den Blutgefä-

---

*) Dies kann ich gleichfalls bestätigen. A. d. U.

**) Aloe scheint doch die Eigenschaft zu besitzen, in der Unterbauchsgegend durch ihren Reiz eine örtliche Vollblütigkeit zu erregen; daher sie, wenn sie einige Zeit lang gebraucht wird, allerdings zur Erregung der hämorrhoidalischen Beschwerden und zur Hervorbringung des unterdrückten Monathflusses nicht wenig beiträgt. Dies scheint der Verf. ohne Grund zu leugnen.
Anm. d. Ueb.

***) Hartleibigkeit folgt aber gewöhnlich, wenn man die Aloemittel nach einigem Gebrauche aussetzt. A. d. Ueb.

Von Abführungsmitteln.

sen aufsuchen. Hier gieng die gewöhnliche Meinung dahin, daß sie das Blut auflöse, oder die Flüssigkeit der ganzen Blutmasse erhöhe; Lewis behauptet, daß man dies am Blute wahrnehme, welches Personen aus der Ader gelassen worden, die sich aloetischer Mittel bedienen. Dies scheint mir jedoch nicht glaubhaft zu seyn.

Ich habe oft das Blut von Personen betrachtet, die sich einer ziemlichen Menge Aloe bedienten, und habe nie einige Veränderung in seiner Konsistenz entdecken können. Dürfen wir Schwenke's Versuchen trauen, so scheint die Aloe, welche man zu Blute bringt, welches aus der Ader gelassen worden, es eher zum Gerinnen zu bringen, als es aufzulösen. Was hieran auch seyn mag, so wollte ich behaupten, daß die Aloe in der Menge, in welcher man sie einnimmt, kaum je einige sinnliche Wirkung auf die ganze Blutmasse haben könne.

Gleichwohl ist die gemeine Meinung die herrschende geworden, und man behauptet, daß sie sich vermöge ihrer auflösenden Kräfte als ein Monatreinigung treibendes Mittel erweise, und in allen krankhaften Blutflüssen schädlich sei. Von lezterm Satze habe ich keine Erfahrung, und muß hinzusetzen, daß ich selten die Monatzeit erregenden Kräfte dieser Substanz wahrgenommen habe.

Kommt je dergleichen Kraft einigermasen zum Vorscheine, so ist sie der Wahrscheinlichkeit nach eher ihrer Wirkung auf den Mastdarm, welche einen Reiz auf die Gefäse der Bärmutter fortpflanzt, als ihrem Einflusse auf die Blutmasse beizumessen.

Ueber die Wirkungsart der Aloe habe ich nur noch anzuführen, daß sie selbst dann, wenn sie nicht als ein Purgiermittel wirkt, einige Kraft auf den Magen äussert. Da sie eine bittere Substanz ist, so nimmt sie lezterer leicht auf, und ich habe oft gefunden, daß sie ein krampfwidriges Mittel ist, und Schmerzen dieses Organs erleichtert.

Dies sind die Wirkungen der Aloe. Ich habe hienächst zu sagen, in welchen Gestalten sie angewendet wird. Meine erste Erinnerung gehet dahin, daß die Aloe eben so leicht in

Rhabarber, meiner Meinung nach, mit der Zeit überflüssig machen wird.

Die Eigenschaften dieser Wurzel sind die eines gelinden Purgiermittels. Sie sind so gelind, daß sie oft ein unbequemes Mittel wird, wegen der zur Gabe erforderlichen Menge, die bei Erwachsenen von einem halben Quentchen bis zu einem ganzen steigen muß. Giebt man sie in einer starken Gabe, so verursacht sie einiges Kneipen, wie andere Purgiermittel thun, beweist sich aber fast nie erhitzend für den Körper *), oder zeigt die andern Wirkungen der stärkern Purganzen.

Ihre purgierende Eigenschaft ist mit einer Bitterkeit verbunden, die oft nützlich ist, die Spannkraft des Magens wieder herzustellen, wenn diese geschwächt ist; größtentheils macht ihre Bitterkeit, daß sie dem Magen besser bekömmt, als viele andere Purganzen thun.

Ihre Wirkung gehet gut in Gesellschaft der laxierenden Neutralsalze von statten; beide zusammen wirken in einer geringern Gabe, als eins von beiden einzeln gethan haben würde.

Man spürt immer einige zusammenziehende Kräfte in dieser Arznei, die dann wirken, wenn die purgierende Kraft nachläßt; deshalb hat man bei Durchfällen, wo man einige Ausleerung für dienlich findet, die Rhabarber als das schicklichste Mittel angesehn, was man in denselben nur brauchen kann. Ich muß hier jedoch erinnern, daß in vielen Fällen von Durchlauf keine fernere Ausleerung, als die Krankheit schon an sich verursacht, weiter nöthig oder nützlich ist, und daß daher das gewöhnliche Verfahren, Rhabarber in jedem Falle dieser Krankheit zu brauchen, meiner Ueberzeugung nach sehr unverständig ist **).

*) Daß sie sich nicht erhitzend beweise, möchte ich nicht mit dem Verfasser behaupten. Ehedem verordnete man sie aus Mißverständniß in der Ruhr, und sahe sie die entzündungsartige Anlage des Körpers dabei sichtlich verschlimmern, ungeachtet man sie in abführenden Gaben reichte. A. d. U.

**) Der Gebrauch der Rhabarber ist verschieden. In kleinen Gaben zu 8 bis 10 Gran für Erwachsene etliche Mahl täg-

Indessen kann ihre Anwendung in vielen Fällen von Durchlauf dienlich seyn; durch Aehnlichkeitsschlüsse aber, auf grobe Verwechselung gestüzt, hat man sie in die Ruhr übergetragen, welcher ihre purgierenden Eigenschaften nicht wohl angemessen sind, weil man eine grose und unbequeme Gabe davon nöthig hat, während auf der andern Seite die zusammenziehende Kraft derselben, wenn sich dergleichen in ihr befindet, hier gewiß schädlich seyn muß.

Die Anwendung der Rhabarber in Substanz, um den Leib gehörig offen zu erhalten, wozu sie oft gebraucht wird, ist gar nicht schicklich, da die zusammenziehende Eigenschaft geneigt ist, dasjenige zu hintertreiben, was die purgierende gethan hat; ich habe aber gefunden, daß der erwähnte Entzweck sich dadurch erreichen läßt, wenn man die Rhabarber im Munde kauet, und nicht mehr davon hinterschlingt, als was sich im Speichel aufgelöset hat *).

In diesem Falle scheint mir die zusammenziehende Eigenschaft sich nicht in starker Menge ausziehen zu lassen, da dann die leiberöfnende gehörig wirkt. Ich muß anmerken, daß sie, auf diese Weise gebraucht, sehr nützlich für Personen von schwacher Verdauung ist.

Diesem ähnlich ist der Gebrauch der Rhabarber in Auflösung, wo, wie mir es scheint, die zusammenziehenden Theile nicht so häufig ausgezogen werden, daß sie mit der Kraft wirken könnten, als wenn die Rhabarber in Substanz genommen würde.

Wasser zieht die purgierende Kraft der Rhabarber sehr leicht aus, doch aber nicht so kräftig, daß die Gabe davon in einen kleinen Raum käme, weshalb der Aufguß mit Was-

lich, oder überhaupt in solchen Dosen, die durchaus nicht abführen, bleibt sie in anhaltenden Durchfällen aus Schlaffheit und ohne Materie eine sehr gute Arznei. Anm. d. Ueb.

*) Sollte dies keine Täuschung seyn? Wie sollten sich blos die abführenden Theile der Rhabarber im Speichel auflösen und wie sollten blos die abstringirenden in der Substanz bleiben? Gesezt es wäre nun auch so; wie ekelhaft ist nicht diese Anwendungsart der Rhabarber! Anm. d. Ueb.

Von Abführungsmitteln.

Man bereitet den Abſud, wenn man eine Unze dieſer Wurzel in anderthalb Pfund Waſſer bis zu Einem Pfunde einkocht. Hievon giebt man Einen oder zwei Eßlöffel voll alle Stunden, bis es auf den Stuhlgang wirkt; dies thut das Dekokt nach ſechs oder ſieben Gaben, und bringt drei, vier oder mehrere Stühle zu Wege. Man wiederholet es alle Tage, oder jeden zweiten Tag, bis die Krankheit geheilet iſt. Sie giebt oft neben ihren purgierenden auch harntreibende Kräfte zu erkennen, und erreget nicht ſelten, wenn ſtarke Gaben genommen werden können, einen ſehr reichlichen Schweiß.

Man brachte dieſe Arznei zuerſt auf als ein Mittel gegen den Biß der Klapperſchlange, und ſchlug es nach einer angeblichen Aehnlichkeit, als ein Mittel für den Seitenſtich und die Lungenentzündung vor. Dem zu Folge ward dieſe Wurzel einige Zeit hindurch in Amerika ſtark gebraucht, und wir erhielten von ihren guten Wirkungen in dieſen Krankheiten aus Amerika, Frankreich und andern Ländern viel ſtarke Zeugniſſe; neuerlich aber ſind ſie nicht beſtätigt worden, und ich ſahe nie einen Fall in dieſem Lande, in welchem ſie hülfreich war, oder wo man ſich auf ſie ohne Blutlaſſen anzuwenden, hätte verlaſſen können.

Was ihren jetzigen Gebrauch in Frankreich anlangt, ſo kann man anmerken, daß Lieutaud in dem Kapitel von der Bruſtentzündung nicht einmal ihre Anwendung erwähnt, und daß er im zweiten Bande, wo er genöthiget war, ihrer als eines Stückes der Materia medika zu erwähnen, folgendes ſagt: „Sie wird von einigen Aerzten vom erſten Range in der Kachexie und der Waſſerſucht gelobt; auch finden ſich einige, die ſie als ein vortreffliches Zertheilungsmittel in Lungenentzündung herausſtreichen; mag ihnen glauben wer da will" *).

Von ihren angeblichen Kräften in entzündungsartigen Krankheiten hergeleitete Aehnlichkeitsſchlüſſe haben verur-

*) A nonnullis primi ſubſellii laudatur in cachexia et hydrope; nec deſunt, qui illam pro egregio reſolvente in pulmonum phlogoſi depredicant, penes quos ſit fides.

Von Abführungsmitteln. 593

acht, daß man sich ihrer im Rheumatism bedient, und wir haben einige Fälle gehabt, wo sie nützlich war, insbesondere wo ihre Wirkung auf Hervorbringung des Schweißes ging.

Bouvart, Mitglied der Akademie der Wissenschaften, saud, daß die Senegawurzel die Wassersucht heile, und ich habe einige Beispiele von ihrer Kräftigkeit vor mir, wo sie, auf die oben angezeigte Weise angewendet, sowohl durch den Stuhlgang als durch den Harn wirkte; sie hat aber auch in vielen Fällen fehl geschlagen, und ist als eine ekelhafte Arznei, die der Magen nicht leicht in der nöthigen Menge verträgt, nicht oft gebraucht worden.

Ginster (Genista).

Ob gleich sehr wenig im Gebrauche habe ich ihn dennoch in mein Verzeichniß, aus meiner eignen Erfahrung darüber, eingerückt. Zuerst sehe ich ihn unter dem gemeinen Volke in Anwendung; seitdem aber habe ich ihn einigen meiner Kranken auf folgende Art verordnet.

Ich lasse eine halbe Unze frischer Ginsterspitzen in einem Pfunde Wasser so lange sieden, bis die Hälfte davon eingekocht ist, und gebe von diesem Dekokte alle Stunden zwei Eßlöffel voll, bis es auf den Stuhl wirkt, oder völlig genommen worden ist. Es geschiehet selten, daß es nicht durch den Stuhlgang und den Urin zugleich wirken sollte. Durch Wiederholung dieses Verfahrens alle Tage, oder jeden zweiten Tag, sind einige Wassersuchten geheilet worden.

Die Ginsterasche hat, ob sie gleich von **Sydenham** und vielen Andern gebraucht ward, keinen Vorzug vor den übrigen fixen Laugensalzen.

Hollunder und Attich.

Wir setzen diese beiden Arten von Einem Geschlechte und von sehr ähnlichen Tugenden zusammen. Ich bin in der Praxis wenig mit ihnen bekannt geworden; meine Ehrfurcht aber für **Sydenham** hat mich bewogen, ihnen hier einen Platz zu geben.

Pp

Er erzählt uns, daß eine Abkochung der mittlern Rinde dieses Strauchs von oben und von unten wirke, und eine grose Menge Wasser durch Stuhl und Harn ausleere, wodurch er dann viele Wassersuchten geheilet habe.

Einige andere Aerzte haben gleiches Mittel empfohlen, und ich war oft Willens das Verfahren nachzuahmen, ward aber daran verhindert, weil ich ungewiß in der Gabe war. Sydenham's drei Hände voll sind ein sehr ungewisses Maas; auch konnte ich dem unächten Buche des Boerhaave nicht trauen, welches die Gabe genauer angiebt, da ich aus verschiedenen Nachrichten ersahe, daß die Wirkung dieser Arzney stark seyn müsse, und oft bis zu einer gefährlichen Uebermase gegangen ist.

Sowohl die Blumen als die Beeren des Hollunders sind vieler Tugenden wegen gerühmt worden, und ich will nicht leugnen, daß sie einige derselben besitzen; ich kann aber sagen, daß ich, in einer grosen Menge von Fällen ihrer Anwendung, nie entdecken konnte, daß ihre Kraft und Wirksamkeit beträchtlich sei, oder auch nur einige Aufmerksamkeit verdiene *).

Ricinusöl.

Der Samen, welcher das Oel giebt, kann zu einer Emulsion bereitet und als eine Purganz gebraucht werden. In dieser Form können sie einigen Personen angenehmer als das Oel seyn; die Gabe aber ist nicht leicht zu bestimmen, da die Güte des Samens, wie wir ihn von Amerika erhalten, nicht immer gleichförmig dieselbe ist.

*). Ein Hollunderblüthenthee bei rothlaufartigen Beschwerden oder unterdrückter Ausdünstung ist durchaus kein beträchtliches Mittel, hie und da noch etwa mit Weinessig und Salpeter verbunden. Den bei gelindem Feuer eingedickten Saft der Attichbeeren habe ich als harn- und schweistreibendes Mittel (je nachdem das Verhalten dabei war) in Wassersuchten viel Dienste thun sehn; so wie ich denn auch das aus den Saamen der Hollanderbeeren gepreßte Oel als ein gutes Succedaneum des Ricinusöls für Arme (zu Einer Unze genommen) sehr empfehlen kann; blos sein Geschmack und Geruch ist etwas auffallend. Anm. d. Ueb.

Von Abführungsmitteln.

Das Oel also, wie wir es aus Westindien, aus den Samen durch Auspressen oder durch Kochen verfertigt, erhalten, ist die Arznei, deren wir uns am gewöhnlichsten bedienen, und es ist auch, wenn es der Magen verträgt, eine der angenehmsten Purganzen, die wir nur brauchen können. Es hat den besondern Vorzug, daß es nach dem Einnehmen geschwinder als irgend eine andere Purganz wirkt, die ich kenne; gewöhnlich äussert es seinen Erfolg in zwei der drei Stunden. Selten verursachet es Kneipen und eine Wirkung ist gewöhnlich gemäßigt, und nur auf einen, zwei oder drei Stühle eingeschränkt.

Es ist besonders dienlich bei Hartleibigkeit, und so gar in Fällen von krampfhafter Kolik.

In Amerika hat man es als eines der sichersten Mittel in der Bleikolik gefunden *). Ich sahe nie, daß es erhitzte, oder den Mastdarm reizte, und habe es daher ziemlich nützlich bei hämorrhoidalischen Beschwerden gefunden.

Die gewöhnliche Gabe dieses Oels ist ein Eßlöffel, oder eine halbe Unze; viele Personen aber haben doppelt so viel nöthig, und es entstehet wohl nie Schaden, wenn man die gewöhnliche Gabe etwas erhöhet. Besonders ist es zu erinnern, daß, wenn diese Arznei oft wiederholet wird, man die Gabe davon nach und nach vermindern kann, und ich weiß Fälle von Leuten, welche wegen ihrer ehemaligen Hartleibigkeit anfänglich eine halbe Unze oder mehr zur Gabe bedurften, nunmehr aber, da sie es öfters wiederholet haben, finden, daß zwei Quentchen mehr als hinlänglich sind, den Leib regelmäßig offen zu halten.

Die einzige Unbequemlichkeit, die sich beim Gebrauche dieser Arznei einfindet, ist, daß sie als ein Oel einigen Personen zuwider ist, und wenn man viel davon nimmt, einige Zeit nach dem Einnehmen Uebelkeit zuwege bringt.

Dieser Unbequemlichkeit vorzubeugen, hat man verschiedene Mittel versucht; ich werde sie aber hier nicht aufzäh-

*) Zur Beförderung der Austreibung der Würmer, besonders des Bandwurms, hat es sich sehr wirksam gezeigt.
Anm. d. Ueb.

len, da ich versichern kann, daß das wirksamste Mittel etwas zugesezter Brantwein ist. Statt dessen nimmt man in Amerika Rum; ich brauche aber, um dem Mittel nichts von seiner purgirenden Kraft zu benehmen, die zusammengesezte Sensblättertinktur oder das Gesundheitselixir (Elixir salutis) des edinburgischen Dispensatoriums.

Wenn man hievon einen Theil zu drei Theilen Oel nimmt, und durch Schütteln in einer Flasche sehr innig zusammen vermischet, so wird das Oel hiedurch angenehmer vom Geschmacke und leichter von dem Magen aufgenommen.

Was dies Oel anlangt, so habe ich nur noch eine Bemerkung darüber zu machen. So wie es aus Westindien zu uns gebracht wird, vorzüglich wenn es daselbst durch Kochen bereitet worden ist, bekömmt es sehr leicht einige Ranzigkeit; kann man es aber auf eben erwähnte Weise dem Gaumen und dem Magen des Kranken erträglich machen, so scheint diese Ranzigkeit seine purgirende Eigenschaft nicht zu vermindern.

Sensblätter.

Dies ist eine Arznei von häufigem Gebrauche in England, worüber ich mich sehr verwundert habe, da sie weder vom Geschmacke noch vom Geruche angenehm ist, da man immer eine Menge davon nehmen muß, und da sie selten ohne viel Kneipen wirkt. Diesem allen ungeachtet ist sie doch noch häufig im Gebrauche, welches zeigt, wie sehr sich die meisten Aerzte von Nachahmung und Gewohnheit leiten lassen.

Ungeachtet der angegebenen Mängel der Sensblätter muß ich dennoch zugeben, daß sie ein sehr gewisses Purgirmittel sind, daß sie mäßig, und selten in Uebermaße wirken. Bei allen diesen lezten Eigenschaften aber bleibt sie doch nur ein Purgirmittel ohne besondere Tugenden.

Sie wird nicht schicklich in Substanz gebraucht, da man viel davon nehmen muß, nicht weniger als ein Quentchen und mehr. Indessen wird sie in Substanz zu einigen Zusammensetzungen genommen, wie zur lindernden Latwerge

Von Abführungsmitteln.

...Electuarium lenitivum) beider Dispensatorien. Auch diese
... in österrem Gebrauche, als ich erwarten sollte; ich habe
... weder Zeit noch Geduld, mich in eine Untersuchung
... Mittels einzulassen, die es in vielem Betrachte be-
...ste.

Schicklicher bedient man sich der Sennsblätter in Auflö-
...g als in Substanz. Sehr bequem werden sie durch Was-
... ausgezogen, verstatten aber keine Siedhitze, da viel
... ihrer purgierenden Kraft dabei verdünstet. Um sie zu
... wirksamen Purganz zu machen, die ohne Kneipen ihre
...enste thut, muß man eine starke Menge Auflösungsmit-
... nehmen, nicht weniger als vier Unzen Wasser *) auf ein
...entchen Sennsblätter, welches viel einzunehmen giebt.

Die Sennsblätter können ebenfalls ziemlich gut durch
... antwein ausgezogen werden, wo aber auch die Schwie-
...keit bleibt, daß die Gabe des Purgirmittels einen grosen
...fang einnimmt. Die Tinktur des londner Kollegiums
... n schwerlich als ein Purgirmittel gegeben werden, ohne
... eine so grose Menge Weingeist dazu kommt, als viele
...enschen nicht vertragen können oder sollen. Selbst die
...iktur des edinburger Kollegiums hat, obgleich weniger,
... h noch immer allzuviel von diesem Fehler, und würde
... h mehr davon haben, wenn nicht statt der Rhabarber,
... lappe dazu käme, welches in den beiden leztern Ausgaben
...es Dispensatoriums nicht war.

Da die Sennsblätter, man mag sie nun durch Wasser
... r durch Weingeist ausziehen, immer ein Purgirmittel
..., welches Kneipen verursacht, so sezt man fast allemal
...as gewürzhaftes zu den Aufgüssen derselben hinzu, wel-
... zwar nicht immer das Bauchweh verhindert, aber doch
... Nuzen hat, den Geruch und den Geschmack dieses Mit-
... einzuhüllen.

*) Kochend giest man das Wasser auf die Blätter, und
: es so die Kraft ohne weitere Feuerhitze ausziehen; den noch
... men Aufguß läßt man mit etwas angenehmem vermischt oder
... ermischt trinken. Anm. d. Ueb.

Welche gewürzhaften Dinge sich zu allen dieser Behufen am besten schicken, wage ich nicht zu bestimmen; es scheint aber nach einigen Versuchen und Vergleichungen, die ich angestellt habe, daß zur Bedeckung des Geschmackes und Geruches der Sensblätter der Koriandersamen das angenehmste und wirksamste Mittel ist; will man aber das Kneipen verhindern, so ist es möglich, daß einige erwärmenden Gewürze, wie Cardemonen oder Ingber am wirksamsten*) seyn können.

Schwarze Nieswurzel (melampodium).

Die Verfassung dieser Wurzel ist in diesem Lande so ungewiß, und ihre Güte so ungleich, daß ich sie fast nie vor sich als Purganz gebraucht, oder brauchen gesehn habe. Ich muß es daher meinen Lesern überlassen, sich hierüber aus bessern Händen Raths zu erholen.

Ich habe niemand in dieser Gegend gefunden, der so viel Glauben an Bacher's tonischen Pillen gehabt hätte, daß er sich die Mühe genommen, sie zu verfertigen; ich weiß daher nichts von ihren besondern Tugenden.

Auf Mead's Ansehn ist die schwarze Nieswurzel oft, (auch oft unter meinen Augen) als ein Monatzeit treibendes Mittel gebraucht worden. Es mag jedoch von der schlechten Güte dieses Mittels, von der unschicklichen Anwendung, oder von andern Ursachen, die ich nicht bestimmen kann, herrühren, so kann ich meine Leser versichern, daß ich in vielen Proben nie die Monatreinigung treibenden Kräfte dieser Arzney gefunden habe, auch daß ich keinen Arzt dieses Landes angetroffen, welcher, auch bei öftern Versuchen, hierin glücklicher gewesen wäre; insbesondere aber ist mir weder in meiner eignen Praxis noch in Anderer ihrer ein Beispiel von der Kraft der Nieswurzel, Blutfluß zuwege zu bringen, vorgekommen.

*) Am wirksamsten aber der Umstand, wenn man die Blätter nicht kochen läßt. Anm. d. Ueb.

Von Abführungsmitteln.

Jalappe.

Dies ist eine Arznei, welche mehr von gleichförmiger [Gü]te und von gewisserer Wirksamkeit ist. Schon mit [Au]gen wird man in der ganzen Wurzel harzichte Theile ge[wa]hr, die sich in beträchtlicher Menge durch Weingeist aus[zie]hen lassen, indeß das Ueberbleibsel fast völlig kraftlos [blei]bt.

Dies so abgeschiedene Harz ist ein scharfer entzündender [Stoff], welcher, wenn er in den Magen kömmt, sich als [ein] heftiges Purgirmittel erweist; es wird aber gelinder, [wenn] man es mit irgend einem harten Pulver reibt und ver[thei]let, ehe es eingenommen wird. Es geschiehet gewiß [dur]ch die harzichten Theile, daß die Jalappe in Substanz [stark] purgirend, und in starken Gaben als ein starkes Pur[gir]mittel erweist. Giebt man diese Wurzel gepülvert, so [zer]theilet sich durch das vorgängige Reiben das Harz, und [die] Jalappe wird ein gelinderes Mittel, als das vor sich [ge]kommene Harz.

Man kann diese Wurzel nicht allzusehr reizbaren Per[sone]n zu einem halben Quentchen auf die Gabe verordnen; [es] werden geringere Gaben gemeiniglich schon Dienste thun, [und] indem sie sehr gewisse Wirkung äussert, geschiehet es [auch] gewöhnlich ohne Heftigkeit und oft ohne Bauchknepen. [Wen]n sie vor dem Einnehmen mit einem harten Pulver wohl [zerr]ieben wird (die Weinsteinkrystallen sind zu diesem Be[huf] am geschicktesten), so wird die Jalappe in kleinern Ga[ben] wirken, als wenn sie blos vor sich genommen wird, zu [kürz]er Zeit aber sehr gemäßigt, und ohne Bauchgrimmen. Ausgenommen, wo sie in sehr starken Gaben genom[men] ward, habe ich nicht gefunden, daß sie den Körper er[hitzt]. Wird sie mit hartem Zucker zerrieben, so wird sie [in mäß]igen Gaben eine sichre Arznei für Kinder, die sie in [diese]r Form leicht nehmen, da die Jalappe an sich sehr we[nig] Geschmack hat.

Während die Jalappe so gelind und sicher gemacht wer[den] kann, so kann sie dennoch, wenn man sie in starken Gaben giebt, besonders aber, wenn sie mit Calomel versezt wird, zu dem stärksten Purgirmittel werden, wo man Wasser abführen oder Würmer forttreiben will, und, wo ich mich nicht irre, mit grösserer Sicherheit gebraucht werden, als irgend ein anderes drastisches Purgirmittel.

Bisher habe ich von der Jalappe gesprochen, wie sie in trockner Gestalt gebraucht wird; sie kann aber auch füglich zur flüssigen Form gebracht werden. Sie theilt ihre purgierende Kraft dem Wasser nicht mit, und schickt sich daher nicht zu einem wässerigen Ausgusse; sie wird aber sehr gut durch Branntwein ausgezogen, und da dieser die harzigen Theile nicht allein auszieht, sondern blos mit den gummichten Theilen vermischt und einwickelt, so erweiset sich die Branntweintinktur als eine ziemlich gelinde Arznei. Macht man sie noch durch Zusatz von etwas Sirup angenehmer, so habe ich gesehen, daß sie oft sehr sicher Kindern gegeben ward, und, wo ich recht berichtet worden bin, so war dies das Abführungsmittel, dessen sich die Einimpfer bedienten, die von Sutton unterwiesen worden waren.

Ich empfahl oben, die zusammengesezte Sensblättertinktur zu gewissen Absichten mit dem Ricinusöl zu vermischen; ich muß aber jezt erinnern, daß die Jalappentinktur eben so gut, und vielleicht noch besser zu gleichem Behufe ist.

Skammonienharz (scammonium).

Dies ist eine Arznei, die in sehr verschiedener Verfassung in unsere Hände kömmt, so daß ich manche um 200 Procent theurer habe bezahlen sehn, als andere.

Dies muß von ihrer öftern Verfälschung herrühren; und da ich vermuthen muß, daß unsere Apotheker nicht immer hiegegen hinlänglich auf ihrer Hut sind, so haben die Aerzte dieses Landes diese Arznei nicht so häufig in Gebrauch gezogen, daß ich im Stande wäre, etwas zweckmäßiges von ihren Wirkungen zu sagen.

Wenn dieses Harz ächt ist, so scheint es ein nützliches Purgirmittel zu seyn, in kleiner Gabe zu wirken, und dennoch nicht verhältnißmäßig gewaltsam.

Was die Gebrauchsart dieser Arznei anlangt, so kann e, da sie eine beträchtliche Menge Harz in ihrer Mischung thält, wovon ihre purgierenden Eigenschaften abzuhängen heinen, gewislich dadurch gelinder gemacht werden, wenn an sie mit Zucker, oder Weinsteinkrystallen, wie in den ispensatorien vorgeschrieben ist, abreibt. Doch scheint sie keiner Gestalt einigen Vorzug vor der Jalappe zu haben, nd ich bin versichert, daß sie weder vor sich, noch in zusamengesezten Arzneien je stark in Gebrauch hier zu Lande komen wird.

Kreuzbeere (rhamnus catharticus).

Die Beeren dieses Strauchs sind der einzige gebräuchche Theil. Man kann sich ihrer auf verschiedene Weise edienen; die einzige uns bekannte Art aber ist die, wo der aft zu einem Sirupe bereitet wird, wie die Dispensatoen vorschreiben. In dieser Verfassung geben sie ein starks Purgirmittel ab, können sowohl des Kneipens in den edärmen, als auch der Hize wegen, die sie in dem Körper rursachen, unter die heftigen Purganzen gerechnet werden, nd sind daher oft als Wasser abführende Mittel gebraucht orden.

In mäsigen Gaben hat sich der gemeine Mann bei uns eses Mittels als einer gewöhnlichen Purganz bedient; die erfassung dieser Arznei aber, ihre zu befürchtende Heftigit und das Kneipen macht, daß gute Aerzte sich ihrer nicht bienen.

Da man jedoch die Heftigkeit dieser Arznei und das dam entstehende Bauchgrimmen gewöhnlich verhindern kann, enn man, so lange sie wirkt, reichlich ein schmeidigendes etränk zu sich nimmt, so habe ich sie häufig von Personen auchen sehen, welche Ziegenmolken tranken.

Von Abführungsmitteln.

Gummigutte (Gambogia)

Dies ist ein starkes Purgiermittel, und ist daher schon lange Zeit für eine vorzügliche Wasser abführende Arznei angesehen worden. Zu dieser Absicht muß sie aber in starker Gabe genommen werden, da sie dann gemeiniglich gewaltsam sowohl von oben als von unten wirkt. Wegen dieser heftigen Wirkungsart habe ich sie selten allein gebraucht, aber gefunden, daß wenige Grane davon mit Nutzen und Sicherheit zu einer Gabe von Jalappe und Calomel hinzugesezt werden können.

So wendete ich ehedem die Gummigutte an; In den leztern Zeiten aber kam ich auf die Gedanken, mich ihrer auf folgende Weise unvermischt zu bedienen. Da ich bemerkte, daß sie ein Purgiermittel sei, welches geschwinder durch die Gedärme hindurch gehe, als kaum je ein anderes, so schloß ich, daß man mäßige Gaben davon in kurzen Zwischenzeiten auf einander wiederholen, und sie so mit mehrerer Sicherheit und besserm Erfolge anwenden könne, als wenn man eine starke Gabe auf einmal verordnet. Diesemnach verordnete ich Gaben von drei oder vier Gran mit etwas Zucker zerrieben, und als ich dies alle drei Stunden wiederholte, so fand ich, daß sie, ohne Erbrechen oder Bauchkneipen zu erregen, wirkte; während der Zeit war nach drei oder vier solchen Gaben eine starke Menge Wassers durch Stuhl und Harn ausgeleeret worden.

Ob ich gleich noch nicht viel Erfahrung über diese Gebrauchsart habe, so hege ich dennoch keinen Zweifel, daß sie zur Kur der Wassersucht dem Kranken leichter fälle, als durch irgend eine andere Gebrauchsart dieses Mittels geschehen kann.

Seit langer Zeit hat sich die Gummigutte durch ganz Europa als das geschickteste und wirksamste Mittel, den Bandwurm auszutreiben, berühmt gemacht. Mit dieser Kraft habe ich wenig Gelegenheit gehabt, durch Erfahrung bekannt zu werden, daß ich im Stande wäre, nützliche Bemerkungen hierüber zu ertheilen, und halte es für das beste, meine Leser auf Murray's Apparatus medicaminum zur

Von Abführungsmitteln. 603

ständigsten und genauesten Belehrung hierüber zu ver-
[wei]sen.

Mein Verzeichniß von Purgiermitteln vollständig zu
[ma]chen, habe ich hier die zwei Substanzen, das **Tabaks-
[kra]ut** und die **weiſſe Nieswurzel** eingeschaltet. Von
[er]ſterer Subſtanz, insbesondere von ihren purgierenden Ei-
[gen]ſchaften, wenn man ſie als Klyſtier beibringt, habe ich
[ſchon] gehandelt; von lezterer aber werde ich hier etwas
[sag]en.

Weiſſe Nieswurzel (veratrum).

Das londner Kollegium gab in der Ausgabe des Dispen-
[ſato]riums von 1745 eine Tinktur von dieſer Wurzel, als
[ein]e officinelle Arznei an, hat ſie aber in der lezten Ausgabe
[weg]gelaſſen, worüber ich mich nicht wundere, da dieſe Pflan-
[ze] ſehr giftig iſt, und ich würde ſie ſelbſt auf die Gewährleiſ-
[tu]ng des ſchäzbaren **Konrad Gesner's** zu brauchen mir
[wo]hl nie einfallen laſſen.

Demungeachtet iſt es möglich, daß eine ſo wirkſame
[S]ubſtanz bei gewiſſen Krankheiten des menſchlichen Körpers
[nüz]lich ſeyn könne, und mein ſehr einſichtsvoller und gelehr-
[ter] Freund Dr. **Smyth** verſuchte ſie mit vielem Rechte in
[ein]igen Hautkrankheiten, welche gemeiniglich ſehr widerſpen-
[ſtig] ſind. Es glückte ihm in zwei oder drei Fällen; ſeine
[Ver]ſuche ſind aber nur noch wenige geweſen, und die Wir-
[ku]ngsart dieſer Arznei fiel in einigen derſelben dergeſtalt aus,
[daß] man wohl ſahe, daß zu ihrer Anwendung viel Behut-
[ſa]mkeit gehöre.

Koloquinte.

Dies iſt eine der heftigſten Purganzen, und ich habe ſie
[nie] gebraucht, auſſer in einigen zuſammengeſezten Mitteln
[der] Dispenſatorien. Selbſt dieſe ſind weit weniger im Ge-
[br]auche, als ſie ehedem waren.

Bei Gelegenheit der mit Aloe verſezten Koloquintenpil-
[len] machte ich eine Bemerkung, welche ebenfalls auf das

zusammengesezte Koloquintenertract des londner Kollegiums passet. In Rücksicht beider würde ich nun hinzusetzen, daß da, wenn zu diesen Arzneien Koloquinte kömmt, drastische Purganzen daraus werden, die keine besondern Tugenden haben, wir, meines Erachtens, angenehmere Mittel an ihrer Statt finden können *).

Eselkürbissaft (Elaterium.)

Diese besondere Substanz wird verschiedentlich zugerichtet, und ist daher in unsern Apotheken in verschiedner Güte vorhanden. Gehörig verfertigt ist er eine drastische Purganz, deren sich jedoch Sydenham und Lister häufig zur Kur der Wassersucht bedient zu haben scheinen.

Ich habe ihn vor sich allein nicht gebrauchen sehn, und blos zu Einem oder zwei Gran mit andern Purgiermitteln versezt, wie Sydenham und Lister thaten; welche Wirkung er aber in der Zusammensetzung habe, läßt sich nicht leicht bestimmen. Wenn Lister's Beobachtung, daß er den Körper sehr erhitze, gegründet ist, so möchte ich ihn ganz und gar nicht gebrauchen.

*) Ich habe das Extrakt der Koloquinten zu vier bis sechs Gran als ein zwar langsames, aber doch sichres Purgiermittel, ohne beträchtliches Kneipen wirken sehen, und halte es für keine verächtliche Arznei. Sie haben keinen Geruch und ihre Bitterkeit widersteht den Würmern. A. d. U.

Ein und zwanzigstes Kapitel.
Harntreibende Mittel.

Dies sind Arzneien, welche die Absonderung des Harns zu befördern geschickt sind.

Dies kann geschehen, indem sie entweder die Menge es Wassers in der Blutmasse vermehren, oder, wenn diese ieselbe bleibt, einen Stoff in dieselbe bringen, die einen Reiz auf die Nieren abgiebt.

Da wir, wenn irgend eine Menge Wasser in den Körer kömmt, gewöhnlich finden, daß er innerhalb 24 Stunen wieder eben so schwer wird, als er vorher war, so schließen wir, daß das genossene Wasser durch die Ausscheidunjen der Ausdünstung und des Harns abgegangen ist, und vir finden es durchgängig für wahrscheinlich, daß diese Ausleerungen ziemlich in gleichem Verhältnisse mit der zu dieer Zeit in der Blutmasse gegenwärtigen Menge Wassers tehen, daher bei sich gleich bleibender Ausdünstung die Verlehrung des in dem Blute gegenwärtigen Wassers eine Erjöhung der Harnabscheidung veranlassen wird, wie dann auch jewöhnlich geschiehet. So finden wir auch gemeiniglich, aß eine vermehrte Menge Getränkes eine verhältnißmäige Vermehrung der Menge des abgeschiedenen Urins zur Folge hat.

Hierauf gründet sich demnach das erste Mittel, welches vir zur Beförderung der Harnabsonderung angegeben haben. Die in der Blutmasse gegenwärtige Menge Wasser kann inter verschiednen Umständen abweichend seyn; der größte Theil dieser Umstände aber liegt wohl nicht in der Gewalt unserer Kunst, und der einzige, welcher völlig in unserer Gewalt steht, ist die Menge Flüssigkeit, die wir trinken lassen önnen. Da dieses nun die Vermehrung des Wassers im Blute das Hauptmittel ist, welches in unserer Gewalt eht, so kann es immer als ein Hauptmittel, die Absoneung des Harns zu vermehren, angesehn werden, so wie ian denn auch die Vermehrung des Getränks immer als as vorzüglichste der harntreibenden Mittel angesehen hat.

Es giebt jedoch gewisse Zustände des Körpers, wo es zweifelhaft scheinen kann, ob dieses Mittel, die Harnabscheidung zu vermehren, sich sicher gebrauchen lasse. Es geschiehet zuweilen, daß das Wasser im Blute, statt durch die Ausleerungen fortzugehn, sich in eine der Höhlen ergießt, und die wohlbekannte Krankheit, die Wassersucht, veranlaßt. In diesem Falle könnte man befürchten, daß eine Vermehrung des Wassers im Blute durch häufigeres Trinken die erwähnte Ergießung vermehren, und die Krankheit verschlimmern möchte. Diese Befürchtung hat die Aerzte dergestalt eingenommen, daß sie sich bewogen sahen, in solchen Fällen so viel als möglich die Enthaltung vom Trinken einzuschärfen, und man behauptet, daß eine solche Enthaltung das Uebel zuweilen völlig geheilet habe.

Ich will die Wahrheit dieser Versicherungen nicht streng untersuchen, bin aber, nach allem den, was ich gesehn oder gehöret habe, zuversichtlich überzeugt, daß es ein sehr seltner Fall gewesen, und wundre mich noch bey vielen Beispielen, wo man es mit sehr wenig Nutzen versuchte, gar nicht, wenn viele Aerzte der Meinung sind, daß man einen solchen Versuch durchaus nicht machen sollte.

Es ist ein äusserst schmerzhaftes Mittel, da man dem dringenden Verlangen nach Getränke entgegenarbeitet, welches sich bei dieser Krankheit einzufinden pflegt; schon daran sieht man, daß dies nicht überall nöthig sei, da die Neigung zu dieser Austretung der Feuchtigkeit ihre Schranken hat, dergestalt, daß nicht alles Getränk, was man genossen, diesen Weg nimmt, sondern immer noch ein Theil davon durch die Nieren gehet. In so fern sich dies ereignet, kann das Trinken ein sicheres Mittel abgeben, und ich kann versichern, daß die in einigen Fällen von beträchtlicher Wassersucht ausgeleerte Menge Harn fast der Menge des genossenen Getränkes beikam, welches zeigt, daß das Trinken sehr dienlich gewesen.

Ich wundre mich in der That, daß die Aerzte, welche die Enthaltung von Trinken anbefohlen, gar nicht daran gedacht haben, zu bestimmen, wie weit man hiermit gehen soll;

Von harntreibenden Mitteln. 607

elches doch gewiß ziemlich hätte bestimmt werden können
rch eine angestellte Vergleichung der in einer gegebnen
eit ausgeleerten Menge Harns mit der Menge der Ge-
änke, die man während derselben Zeit zu sich genommen.

Ich habe diese Vergleichung oft angestellt, und gefun-
n, daß eine fast gänzliche Enthaltung vom Trinken da-
rch, daß sie die Menge des ausgeleerten Urins verminr-
rte, die Ausscheidungsgefäse der Nieren in einen veren-
rten Zustand zu gerathen, veranlaßten, so daß sich die
lenge des ausgeleerten Urins immer noch mehr verminder-
und meines Erachtens die Ergiesung leicht vermehrte,
d dadurch das Uebel leicht verschlimmerte.

In andern Fällen fand ich, daß wenn man eine Menge
etränke zu sich nahm, ein beträchtlicher Theil davon durch
: Nieren abgieng, und wenn dann, wie es sich zuweilen
ignete, die ausgeleerte Menge Harn dem genossenen Ge-
nke gleich war, so schloß ich, daß ich mit dem vielen Ge-
nke sehr gut gethan.

Diesen Gegenstand ferner zu erläutern, muß ich erin-
n, daß, da das Wasser des Bluts die salzhaften Theile
selben mit sich führt, es durch die Natur des thierischen
ushalts zu den Ausleerungen, besonders aber zu den Nie-
t hinzugehn, bestimmet sei, und daß folglich mit salzhaf-
t Stoffen geschwängertes Getränke der Ordnung der Na-
· nach mehr nach diesem Wege, als nach der erwähnten
dernatürlichen Ergiesung zu gehen geneigt sei. Die in
se Geschwülste austretende Flüssigkeit ist beinahe unschmack-
t.

Hiedurch wird zwar der wässerige Theil des Bluts von
t Absonderungsgefäsen der Nieren abgezogen, es fährt in-
sen dennoch eine große Menge der salzhaften Theile des
utes fort, lezteren Weg zu nehmen, daher ich Anleitung
am, Getränke zu verordnen, die nicht aus blosem Was-
sondern immer aus solchem bestanden, welches mit salz-
ten Dingen geschwängert worden war. Ich kann auch
sichern, daß Wasser mit solchen Theilen angeschwängert,

gewisser zu den Nieren gehet, als vollkommen unschmackhafte Getränke.

So ist Wasser mit Gewächssäuren gemischt dem Kranken nicht nur angenehmer, als einfaches Gerstenwasser, oder Habergrütztrank, sondern gehet auch immer in Verhältniß der getrunkenen Flüssigkeit in gröserer Menge ab. Gewöhnlich geschahe es, wenn ich hierauf Rücksicht nahm, daß ich bemerkte, daß selbst in der Wassersucht die ausgeleerte Menge Urin der Menge des genossenen Getränks gleich war.

So hätte ich mich dann bestrebt, einige Umstände zu erklären, unter denen eine völlige Enthaltung vom Trinken unschicklich ist, und einige Fälle angegeben, wo das Trinken sicher geschehn kann; woraus dann folgt, daß die Vermeidung desselben nicht für eine so allgemeine Regel hätte gehalten werden sollen, wie von dem meisten Theile der Aerzte geschehen ist.

Indem ich die Ausnahmen, die man von dieser Regel zu machen habe, vorlegte, führte ich an, daß das Trinken besonders dann dienlich sei, wo wir gewahr werden, daß die Menge des ausgeleerten Harns der Menge des genossenen Getränks beinahe oder völlig gleich ist; und daß ich dies besonders in dem Falle so befunden, wo das Getränk mit einigen salzhaften Dingen geschwängert war, die es bestimmten, mehr nach den Nieren zu gehn, und auch wohl letztere zu einer bessern Absönderung anzureizen.

Als ich hierüber nachdachte, ward ich gewahr, daß ich in meinem Verzeichnisse von harntreibenden Mitteln einige Substanzen ausgelassen, welche sich vorzüglich gut zu Getränken schicken, von welcher Art alle Sorten gegohrner Getränke sind, wenn sie entweder an sich schwach, oder stark mit Wasser verdünnet genossen werden.

Man hat gefunden, daß selbst abgezogne Geister, wenn sie stark verdünnt, und mit etwas Gewächssäure gemischt worden *), die Nieren reizen, und füglich einen Theil des gewöhnlichen Getränks ausmachen. Ich hatte auch unter

---

*) Recht dünner Punsch ist in dieser Absicht vortreflich.
Anm. d. Ueb.

zu harntreibenden Mitteln die Milch der nicht wiederkäuenden Thiere, so wie die andern Milcharten, und die Molken und die Buttermilch davon zu erwähnen vergessen; insbesondere wenn leztere in ihrer säuerlichsten Verfassung sind.

Zum Beschluß dessen, was sich auf das Getränk in der Wassersucht bezieht, muß ich erinnern, daß ich in allen Fällen, wo man gewahr werden kann, daß die Menge des ausgeleerten Urins der in gleicher Zeit genossenen Menge Getränke beikömmt, es für wohlgethan halte, dem Kranken so viel zu trinken zu erlauben, als er nur verlangt, und ich trage keinen Zweifel, daß durch eine solche Erlaubniß die Krankheit oft völlig sich heilen läßt.

Es giebt auch in der That Beispiele von dieser Krankheit, wo sie auf diese Weise geheilet ward, wie in den Fällen, welche George Baker in den medicinischen Verhandlungen, und Milmann aus verschiednen Verfassern anführt, besonders aber in den Fällen, die uns dieser einsichtsvolle Verfasser aus seiner eignen Erfahrung vorlegt.

Ich kann keinen von mir anführen, Einer aber gelangte zu meiner Beobachtung. Einer Frau, welche von einer Hautwassersucht befallen war, gab man von ungefähr den Rath, ein mineralisches Wasser, und zwar in starker Menge zu trinken. Hiedurch vermehrte sich ihr Urin sehr, und die Hautwassersucht verging bald völlig.

Aus meiner eignen Praxis kann ich anmerken, daß ich es immer für thöricht hielt, wenn Aerzte harntreibende Mittel verordneten, während sie die Enthaltung von Getränken anschärften, da sie doch fast einzig die Mittel sind, die harntreibenden Arzneien nach den Nieren zu führen. Wo ich aber urintreibende Mittel verordne, so rathe ich *) zu gleicher Zeit reichlich zu trinken, und ich bin überzeugt, daß das viele Trinken oft die Heilungen hat vollenden helfen, die sie bewirkte.

Nachdem ich so die Handhabung des Hauptmittels zur Beförderung der Harnabscheidung angegeben, so achte ich es für dienlich, ehe ich zu den übrigen Mitteln, die sich ge-

*) Sehr weislich. A. d. Ueb.

brauchen laſſen, fortgehe, der verſchiedenen Wirkungen bei der Beförderung dieſer Abſonderung zu gedenken.

Da es die Abſicht der Natur zu ſeyn ſcheint, durch dieſe Abſonderung die ſalzhaften Stoffe abzuführen, die ſich nach der Einrichtung des thieriſchen Haushalts immerdar in der Blutmaſſe erzeugen, ſo führen wir, wenn wir dieſe Abſonderung verſtärken, dieſe ſalzhaften Stoffe aus, welche gewiſſer Urſachen halber in ungewöhnlich größerer Menge in der Blutmaſſe vorhanden ſind.

Ein ſolches Uebermaas von ſalzhaftem Stoffe im Blute findet, meiner Meinung nach, beim Scharbocke ſtatt, und daher finden wir, daß die Verſtärkung der Urinabſcheidung das vorzüglichſte Mittel iſt, dieſe Krankheit zu heilen.

Da es aber außer dieſen Urſachen, welche den Scharbock hervorbringen, noch andere giebt, welche den ſalzhaften Zuſtand unſerer Säfte vermehren, ſo kann die Verſtärkung der Harnabſcheidung ein Mittel werden, viele Krankheiten zu heilen, wiewohl ich nicht leicht diejenigen insbeſondere angeben kann, die ſich ſo heilen laſſen könnten.

Man hat eine Schärfe, oder was ich für daſſelbe halte, einen ſalzhaften Zuſtand der Säfte oft willführlich, ohne Ueberzeugung vorausgeſez; auch giebt es in Fällen, wo dergleichen wirklich vorhanden war, gewiſſe Schärfen, die nicht leicht durch die Nieren abgehen, folglich Krankheiten, die hievon herrühren, und ſich dennoch nicht durch Verſtärkung der Harnausſcheidung heilen laſſen.

Daher rührt es, daß die Erhöhung dieſer Abſonderung in ſo mancherlei Zufällen ſich nicht hülfreich erweiſt, wo wir es doch erwartet hätten. Auf der andern Seite iſt zu bemerken, daß, da ein gewiſſes Gleichgewicht zwiſchen der Ausdünſtung und der Harnabſonderung ſtatt findet, auch, wenn die eine ſich vermehret, die andere vermindert wird. Findet ſich ein Stoff, den die Natur die Abſicht hat, beſonders durch die Ausdünſtung fortzuſchaffen, und er im Körper zurückbleibt, ſelbſt wenn die Abſonderung des Harns ſich verſtärkt, ſo kann eine Krankheit hervorgebracht werden.

Wenn nun die vermehrte Abscheidung des Urins die enge Wasser vermindert, die durch die Haut hindurch gehen soll, so können die salzhaften Materien, welche durch sen Weg abzugehen bestimmet waren, nunmehr, da sie niger verdünnet sind, leichter in den Hautgefäsen hängen iben, und dadurch Anlaß zu Hautkrankheiten geben.

Ein anderer Erfolg einer vermehrten Harnabsonderung in blos als eine Ausleerung des Wassers, oder der wässern Theile des Blutes angesehn werden, deren starke Er- ung eine Einsaugung aus den Körperhöhlen veranlassen m, in denen sich eine widernatürliche Menge seröser Feuch- 'eiten angesammlet hatte. Auf diese Weise hat sich eine stärkte Ausleerung des Harns oft als eine Heilungsart Wassersucht erwiesen, und wie diese vermittelst eines oder andern Mittels einzuleiten sei, hievon ist oben schon ge- gesagt worden; so wie ich denn sehr zweifle, daß irgend e harntreibende Arznei jemahls sehr hülfreich seyn werde, ier wenn man zugleich die Menge Wassers im Blute durch tränke vermehrt.

Einzelne harntreibende Mittel.

Ich fange mit den aus dem Gewächsreiche entlehnten und bemerke vorher, daß ich bei Verfertigung meines rzeichnisses mich mehr durch Gefälligkeit gegen die Schrift- ler dieses Fachs, als durch meine eigne Ueberzeugung und 'ahrung habe leiten lassen. Die meisten von den Schrift- lern angeführten gewächsartigen harntreibenden Mittel von sehr geringer Kraft, und werden mit sehr wenig Er- te gebraucht.

Um aber von den einzelnen zu reden, so sind die zuerst ähnten die Doldenpflanzen, deren Kraft besonders n Sitz in dem Samen derselben hat; ich habe aber nie n derselben kräftig befunden. Man hat den Samen der den Möhre als ein Urin beförderndes Mittel empfohlen, habe ihn aber bei Steinbeschwerden in beträchtlicher nge, und eine geraume Zeit über anwenden sehen, und e harntreibende Kraft doch nie merklich gefunden.

Man hat einige Quirlpflanzen als Urin treibende Mittel gerühmt; es verdient aber keine derselben Erwähnung, ausgenommen

die Färberröthe (rubia tinctorum).

Diese Wurzel gehet so sehr in die Nieren über, daß sie den Harn färbet*), und man könnte daher, weil sie diesen Weg nimmt, auf die Gedanken gerathen, daß sie diese Absonderungsorgane reize; so wie man sie denn auch für ein mächtiges harntreibendes Mittel ausgegeben hat.

Ich habe sie oft als ein vorgebliches Monatreinigung beförderndes Mittel brauchen sehn; ihre Urin treibenden Kräfte aber kamen nicht immer zum Vorscheine, und nie in irgend einem beträchtlichen Grade.

Da in vielen Versuchen, die man mit dieser Wurzel bei Thieren angestellt hat, sie sich immer schädlich für den Körper erwies, so würde ich sie nicht, lange bei Menschen gebraucht, für dienlich halten.

Judenkirschen (alkekengi).

Diese Beeren, der einzig gebräuchliche Theil der Pflanze, sind in der jetzigen Praxis nicht bekannt, und ich habe sie nie gebrauchen sehn, habe aber Nachrichten, daß sie von andern sind gebraucht worden, ohne einigen Erfolg. Wären ihre harntreibenden Kräfte je merklich gewesen, so könnten wir vermuthen, daß sie noch immer würden im Gebrauche geblieben seyn. Ehe ich sie verlasse, merke ich noch an, daß, da man zugiebt, daß die Beeren oft etwas von der Eigenschaft der Blätter der Pflanze an sich tragen, immer einige Behutsamkeit dazu gehört, irgend einen Theil einer Pflanze anzuwenden, die aus einer sehr giftigen Ordnung herstammt.

Die Kletten- Gras- Steinsamen-, Hauhechel- Spargel- und Alantwurzel sind insgesamt Sub-

*) Da sie den Harn roth macht, so mag man solchen Harn wohl zuweilen gar für Monatreinigung angesehn, und gewöhnt haben, Färberröthe besitze Kraft, letztere zu erregen. A. d. U.

Von harntreibenden Mitteln.

…nzen, welche einigermaßen durch die Nieren abzugehen
…einen; nach häufiger Erfahrung aber kann ich versichern,
…ß ihre Urin treibenden Kräfte kaum erwähnt zu werden
…rdienen.

In die Reihe der harntreibenden Mittel habe ich die Ha‑
…wurzel gesetzt, in der Absicht, die Anmerkung zu machen,
…ß es zweifelhaft ist, ob irgend ein angebliches harntreiben‑
…s Mittel eine specifische Kraft in Reizung der Nieren zeigt,
…d daß auf der andern Seite viele Mittel, welche Reiz auf
…ese Organen ausüben, gleiche Einwirkung auf alle andere
…usscheidungswerkzeuge beweisen, an die sie gelangen. Da‑
…r geschiehet es, daß jedes Erbrechen und Purgiren erre‑
…ndes Mittel hie und da urintreibende Eigenschaften
…ussert.

Dies ist alles, was etwa über die Haselwurzel, den
Ilnster, das Tabaksktraut und die Senegawurzel
… sagen wäre, die in unserm Verzeichnisse unter diesen Mit‑
…ln stehen; so wie sie denn auch selten in dieser Absicht al‑
…in angewendet werden.

Die Aronwurzel enthält in ihrem frischen Zustand‑
…nen scharfen Stoff, welcher, gleich allen andern Schärfen
…enigstens zum Theil durch die Nieren gehet, und die Ab‑
…nderung darinn nach Verhältniß erregt; sie kann aber nie
… der Menge in den Magen gebracht werden, daß sie ein
…arkes harntreibendes Mittel würde.

Aus gleichem Grunde, weil sie eine große Menge schar‑
…r Materie enthalten, welche mehr oder weniger durch die
…lieren abgehet, habe ich in mein Verzeichniß den Hah‑
enfuß und das Pfirsichkraut (persicaria) gesetzt, die ge‑
…öhnlich für harntreibende Mittel angegeben worden sind.
…Man hat sich ihrer jedoch sehr selten als dergleichen in der
…raxis bedient, und zwar aus derselben Ursache, die ich bei
…r Aronwurzel angegeben habe, weil wir noch nicht geler‑
…t haben, sie in solcher Menge in den Magen zu bringen,
…ß sie kräftig auf die Nieren wirken könnten.

Bittersüs (dulcamara.)

Ich habe blos die Ranken oder dünnen Zweige dieses Strauchs angewendet; wie ich sie aber gesammlet habe, fallen sie sehr ungleich aus; einige Theile derselben sind sehr gelind und unkräftig, andere aber beträchtlich scharf. Von der leztern Art haben wir ein Dekokt zur Heilung des Rheumatisms gebraucht, zuweilen mit Nutzen, zu andern Zeiten aber ohne die mindeste Wirkung. Ob gleich das Bittersüs in das Verzeichniß der harntreibenden Mittel gesezt worden ist, so hat es uns doch nie starke Kräfte dieser Art zu haben geschienen, da es in allen Versuchen, die hier damit angestellt worden, kaum je die mindesten Urin treibenden Eigenschaften an den Tag gelegt hat.

Fingerhut (digitalis).

Die Kräfte dieser Pflanze auf den Harn sind nun durch eine unzählige Menge Versuche bestimmet worden; welche Wirkungsart aber hiebei zum Grunde liege, bin ich nicht im Stande zu erklären. Ob es durch einen specifischen auf die Nieren gehenden Reiz, oder durch eine allgemeine Wirkung auf den Körper geschehe, welcher besondern Einfluß auf die Nieren habe, scheint nicht sehr deutlich zu erhellen.

Die kleine Gabe*), in der der Fingerhut gewöhnlich wirkt, läßt nicht wohl annehmen, daß so viel von dieser kleinen Menge zu den Nieren gehen könne, daß es einen beträchtlichen Reiz auf diese Organen zu äußern vermöchte, und auf der andern Seite sind die Wirkungen dieser Gabe auf den Magen und die Gedärme, insbesondere aber der Umstand, daß sie die Geschwindigkeit des Pulses vermindert, sichre Beweise ihrer allgemeinen Wirkung auf den Körper.

*) Zwei Gran des kraftvollen getrockneten Krautes oder 60 bis 120 Tropfen einer Tinktur von einem Pfunde Brantwein mit einer Unze des Krautes aufgegossen, ist die gewöhnliche Gabe, welche gemeiniglich lang anhaltende Uebelkeit erregt. Leztere Wirkung scheint ziemlich genau (obgleich nicht durchgängig) mit der harntreibenden Kraft dieser Substanz zusammen zu hängen, verursacht aber oft, daß die Kranken das Mittel nicht lange fortbrauchen wollen. Anm. d. Ueb.

Ich habe Anleitung gegeben, hierüber nachzudenken, um
inige meiner Leser zu bewegen, diese Untersuchung zu verfolgen; ich nehme mir aber jetzt weiter keine Mühe, diese
Frage zu entscheiden, da ich nicht einsehen kann, daß diese
oder jene Meinung einigen Einfluß auf die Praxis haben
kann. Ihr Gebrauch muß mit Beiseitesetzung aller Spe-
kulation auf Erfahrung gegründet werden.

Hier wollte ich nun wünschen, über die gehörige Anwendungsart dieser Arznei Regeln angeben zu können; ich will es
aber nicht thun, da ich meine Leser auf einen bessern Unterricht, auf das Buch meines sehr scharfsinnigen und gelehrten
Freundes Dr. Withering über diesen Gegenstand hinwei-
sen kann, eine Abhandlung, die in Vieler Hände ist, und
meines Erachtens in jedes Arztes Händen seyn sollte.

Dennoch kann ich diesen Gegenstand nicht verlassen, ohne
die Anmerkung zu machen, daß die Gedanken über ihre Wirkungsart, die ich oben berührt habe, Gelegenheit geben könnten, die allgemeine Erklärung der Wirkungsart der harntreibenden Mittel, welche ich oben vorgelegt habe, für un-
zugthuend anzusehn, indem es, außer der Vermehrung
des Wassers in der Blutmasse und außer dem besonders auf
die Nieren gehenden Reize, Arzneien geben kann, welche
vermöge einer allgemeinen Wirkungsart auf den Körper, die
Absonderung des Harns befördern können. Meine Aufrich-
tigkeit nöthigt mich, dies anzuführen; ich finde mich aber
nicht im Stande, diesen Satz weiter zu verfolgen.

Raute und Sadebaum.

Diese zwei Pflanzen habe ich so wie den allgemeinen
Namen der Bitterkeiten aus Unachtsamkeit in mein Verzeichniß von harntreibenden Mitteln gesezt, denn ich finde
weder in Schriftstellern, noch in meiner eignen Erfahrung
eine Gewährleistung, um diesen Pflanzen harntreibende Kräfte zuzuschreiben.

Meerzwiebel.

Dies ist eine Wurzel, welche von den ältesten Zeiten
für ein Urin treibendes Mittel bekannt gewesen ist; wie

sie denn auch, bei schicklicher Anwendungsart, mehr oder weniger auf diesem Wege zu wirken selten fehlschlägt. Gleichwohl hat sie keine specifische Kraft, da sie ein allgemeines Reizmittel für jeden empfindlichen Theil und jedes Ausscheidungswerkzeug zu seyn scheint, an den sie gelanget.

Sie reizet leicht den Magen, und erreget Brechen, wie wir oben erinnerten, da wir von ihr in dieser Absicht sprachen. Wenn man sie so giebt, daß sie durch den Magen hindurch gehet, so erregt sie die Gedärme, und erweist sich als ein Purgirmittel; wird sie aber in die Blutmasse gebracht, so ist man der allgemeinen, und wie ich glaube, der richtigen Meinung, daß sie die Schleimdrüsen der Lunge reizt, und ein Auswurf beförderndes Mittel abgiebt.

Da sie so allgemein reizend ist, so kann ich leicht einsehn, woher es kommt, daß sie sich als ein harntreibendes Mittel erweist, und ich würde noch sagen, daß vermuthlich etwas in der Natur der in ihr enthaltenen Schärfe liegt, was geschickt ist, von dem Blutwasser aufgenommen zu werden, und auf diese Weise leicht zu den Nieren zu gehn, so ihre Schärfe dann diese Absonderung verstärkt.

Dies ereignet sich in der That; daher ist es geschehen, daß sie zu allen Zeiten als ein harntreibendes Mittel berühmt gewesen ist.

Doch ereignet sich diese Wirkung nicht stets, da, wenn man sie in einer solchen Menge in den Magen bringt, daß sie Erbrechen und Purgieren erregt, sie hiedurch verhindert wird, in die Blutgefäße und in die Nieren zu gelangen. Wir müssen daher, wenn wir ihre harntreibenden Kräfte bekommen wollen, zu vermeiden suchen, daß sie nicht Brechen und Purgiren erregt.

Dies bewirkt man gewöhnlich, wenn man die Meerzwiebel in kleinen Gaben giebt, und sie, aber nur nach schicklichen Zwischenzeiten, erneuert. Ich habe gefunden, daß wenn man zu der Meerzwiebel Mohnsaft sezt, die Erbrechen und Purgiren erregende Eigenschaft derselben vermindert wird, daß sie dann weit besser zu den Nieren gelangen kann.

Ein gewisser Schriftsteller hat behauptet, daß man sich ine Rechnung auf die harntreibende Wirkung der Meerziebel zu machen habe, wo sie nicht einigen Einfluß auf :n Magen zeigt. Dies kann vielleicht gegründet seyn, doch :rstehe ich dies auf keine andere Weise, als daß einige Einirkung auf den Magen ein Kennzeichen sei, daß die Meerziebel in einer thätigen Verfassung ist; eben so, wie wir ur dann von der Kräftigkeit der Quecksilbermittel gewiß nd, wenn sie einige Wirkung im Munde geäußert haben.

Ich habe oft beobachtet, daß, wo die Meerzwiebel stark uf den Magen und die Gedärme wirkt, man nicht leicht arntreibende Kräfte von ihr zu erwarten hatte, und daß baer, da die Meerzwiebel eine Schärfe besizt, die zum Theil hr flüchtig ist, und sehr leicht den Magen erregt, die frihe Meerzwiebel, da sie mehr Einwirkung auf den Magen at, weniger gewiß nach den Nieren geführt wird, als wenn hre flüchtigen Theile einigermasen verflogen sind.

Aus dieser Ursache bedient man sich der getrockneten Meerzwiebel häufiger, als der frischen. Ich darf jedoch nicht unterlassen, hier zu erinnern, daß das Trocknen der Meerzwiebel ein Geschäft ist, welches viel Aufmerksamkeit rfodert, da man der Sache leicht zu viel thun, und dadurch die Meerzwiebel völlig kraftlos machen kann.

Auch ist zu bemerken, daß die Meerzwiebel nicht nur durch das anfängliche allzustarke Dörren unkräftig werde, sondern, daß auch das trockne Pulver, wenn es lange Zeit an trockner Luft aufbewahret wird, mit der Zeit viel von seiner Kraft verlieren kann.

Dies übermäsige Trocknen der Meerzwiebel auf die eine oder auf die andere Weise geschiehet häufiger, als unsere Apotheker gewahr werden, und hat mich zu der Aeußerung vermocht, daß einige Wirkung auf den Magen, und einiger durch die eingenommene Meerzwiebel erregte Ekel ein nöthiges Beweismittel von der Wirksamkeit des Mittels sei.

Wenn die Meerzwiebel von gehöriger Güte ist, so habe ich gesagt, daß es, um ihre Wirkung auf den Magen und die Gedärme zu vermeiden, dienlich sei, sie in kleinen Gäben zu verordnen, und diese nur nach langen Zwischenzeiten zu wiederhohlen; doch ist es gut, wenn ich hier erinnere, daß, wo die Krankheit den Fortgebrauch erfodert, die Gaben der Meerzwiebel, so wie sie wiederholet werden, allmählig verstärket und die Zwischenzeiten des Eingebens verkürzet werden können. Wenn sie dann ziemlich groß werden, so kann man sich füglich eines Mohnsaftmittels bedienen, um die Wirkung der Meerzwiebel desto gewisser auf die Nieren hinzuleiten.

Bei der Wassersucht, nämlich, wo Wasser in die Höhlen ausgetreten ist, folglich weniger Wasser durch die Nieren geht, bin ich der Meinung, daß man mit Nutzen ein Mittelsalz zu der Meerzwiebel *) setze, um sie desto gewisser nach den Nieren zu bestimmen. So bald man dann gewahr wird, daß sie diesen Weg nimmt, so kann man überzeugt seyn, daß es auch immer nützlich und durchgängig sicher sei, während dem Gebrauche der Meerzwiebel die gewöhnliche Menge der Getränke zu vermehren.

Es kann die Frage entstehen, ob man der harntreibenden Wirkung der Meerzwiebel nicht durch ein zu gleicher Zeit gegebnes Quecksilbermittel zu Hülfe kommen könne? Hat es irgend den Anschein, daß die Arznei nach den Nieren gehet, so läßt es sich nicht zweifeln, daß das Quecksilber, als ein Reiz für jedes Ausscheidungsorgan, woran es gelangt, auch hier nützlich seyn könne.

Diesemnach hat man häufig in Gewohnheit gehabt, Quecksilber mit der Meerzwiebel zu verordnen; ich zweifle aber sehr, daß das gewöhnliche Verfahren, Calomel hinzu setzen, dienlich sei. Calomel bewegt die Meerzwiebel nur desto gewisser auf den Stuhl zu wirken, und kann daher, wo man sich bei der Kur der Krankheit nicht völlig auf das Purgiren verlassen kann, leicht die harntreibende Kraft der Meerzwiebel verhindern. Ich bin daher auf die Gedanken

---

*) Man wird durch die Erfahrung finden daß die von mir oben (S. 515.) angegebne mit Laugensalz und Weingeist bereitete Meerzwiebeltinktur dieser Absicht vortreflich entsprechen wird.

Anm. d. Ueb.

Von harntreibenden Mitteln. 619

kommen, daß die weniger-purgirenden Queckſilberpräparate ſich beſſer zu dieſem Behufe ſchicken, und bin geneigt,
zu glauben, daß die Auflöſung des ätzenden Sublimata, die
oft vor ſich nach den Nieren gehet, dienlicher als jedes
andere ſeyn möchte *).

Nach Abhandlung der Meerzwiebel ſcheint es dienlich,
einer Art Subſtanzen zu erwähnen, die ich in mein Verzeichniß geſezt, und welche einige Verwandtſchaft **) mit
der Meerzwiebel haben; ich meine die

Laucharten (alliaceae).

Sie ſcheinen insgeſamt eine Schärfe zu beſitzen, welche
ihrer Natur nach Neigung hat, durch die Nieren abzugehn,
und dann die Art davon, welche man Knoblauch heißt,
und die die größte Menge von dieſer Schärfe beſitzt, immer
als ein harntreibendes Mittel berühmt geweſen iſt.

Ich habe von den übrigen Tugenden des Knoblauchs
ſchon oben ziemlich umſtändlich gehandelt, und habe hier
nur noch hinzuzuſetzen, daß wenn man ihn friſch einnimmt,
er faſt immer als ein harntreibendes Mittel wirkt; wie ich
denn auch überzeugt bin, daß er in meiner Praxis bei ver
ſchiednen Fällen zur Heilung der Waſſerſucht das Seinige
beigetragen hat; ich bin aber nicht ſo glücklich, als Sydenham, geweſen, die Krankheit durch Knoblauch allein
behoben zu ſehen.

Es ſind Aerzte der Meinung geweſen, daß der Knoblauch dann am wirkſamſten ſei, wenn er, wie oben erklärt,
ganz eingenommen ſeine flüchtigſten Theile vom Magen hat
ausziehen laſſen.

Nächſt den Laucharten muß ich einiger Subſtanzen gedenken, welche viel Aehnlichkeit mit ihnen haben. Es ſind
die in meinem Verzeichniſſe angeführten

*) Ich erinnere noch, daß ich nie Nutzen von der Meerzwiebel geſehn, wo ein heftiſches Fieber zugegen war, oder das
Blut eine entzündungsartige Anlage hatte; ſie vermehrte dann
den Durſt, und verſtärkte das Fieber, ohne auf den Abgang
des Harns Einfluß zu zeigen. Anm. d. Ueb.

**) Der zuweilen ſo ſehr kräftigen Zeitloſe hätte noch erwähnt werden ſollen. Ich ſahe ſehr gute Fälle. A. d. U.

Kreuzblumenpflanzen (siliquosae).

Sie enthalten eine flüchtige Schärfe, welche mit der der Laucharten sehr verwandt ist, und, leztern gleich, dem Ansehn nach Neigung besizt, durch die Nieren zu gehn; man hat sie daher immer als harntreibende Mittel angesehn.

Es zeigt sich jedoch eine beträchtliche Verschiedenheit in dieser Rücksicht zwischen den verschiednen Arten dieser Pflanzenordnung. In den Blättern, Stengeln und Blüthen, zuweilen auch in den Wurzeln ist die der Ordnung eigne Schärfe nicht sehr merkbar, und sie zeigen wenig harntreibende Kräft; bei andern aber ist die Schärfe vorzüglich in ihrem Samen, und zuweilen in ihren Wurzeln sehr beträchtlich, und erweiset sich, in so fern sie nach den Nieren gebracht werden kann, als ein mächtiges Diuretikum.

Diese stärkere Schärfe entzündet jedoch den Magen so leicht, daß man kaum eine so starke Menge davon einnehmen kann, daß man ansehnliche harntreibende Kräfte davon erwarten, oder in Wassersuchten Rechnung darauf machen könnte, wo ein starker Abgang des Harns erforderlich ist.

Zwar kann man die ganzen Samen, wie ich oben vorgetragen habe, in starker Menge einnehmen, da sie kann sich auch einigermasen vom Magen ausziehen lassen, und so in gewissem Grade harntreibend werden, doch werden sie es nie so sehr, daß sie sehr kräftig auf diesem Wege wirkten.

Es bleiben uns noch aus dem Verzeichnisse der gewächsartigen Harnmittel zwei Substanzen zu erwähnen übrig, nämlich die

Balsame und Harze.

Was die Balsame anbetrift, so könnte man nach dem, was ich oben gesagt habe, daß sie insgesamt Terbenthin zum Grundbestandtheile (basi) haben, auf die Gedanken kommen, daß alle Balsame gleiche harntreibende Kraft besäßen, die wir im einfachsten Terbenthine entreffen. Daß dieser gewöhnlich einen Hang nach den Nieren habe, und auf dieselben mehr oder weniger harntreibend wirke, habe ich vorhin gesagt, und deshalb sind auch die Balsame überhaupt mit ziemlich gutem Rechte in unser Verzeichniß eingeschaltet worden. Ich muß jedoch von denselben erinnern, daß sie unmöglich in solcher Menge eingenommen werden können, um in irgend einer Krankheit kräftig zu wirken, wo ein starker Harnabgang erforderlich ist.

Die aus dem Terbenthin zu erhaltende diuretische Substanz, die man am meisten angeführt hat, ist das wesentliche Oel, welches man bei einer Destillation mit Wasser bekömmt. Bei Versuchen mit diesem Oele zur Heilung der Hüftgicht habe ich oft wahrgenommen, daß es durch die Nieren gieng, und die Absonderung des Harns beförderte; es kann aber nie in solcher Menge beigebracht werden, daß es viel Kräfte auf diesem Wege zeigte.

Eben diese Anmerkung trift das Wacholderöl, dessen man sich oft bedient hat, Harn zu treiben; da man dann leicht *) einsehen wird, daß dieses Oel, da man es aus der terbenthinartigen Substanz des Wacholders ziehet, schwerlich mehr Kräfte haben köñe, als das aus dem Terbenthin gezogene.

Bei den Balsamen bin ich auf eine Vermuthung gerathen, die ich schon zum Theil erkläret habe, wo ich von der Benzoe handelte, und welche dahin gehet, daß die in der Benzoe gefundene Säure in dem Terbenthinöle und den übrigen Balsamen vorhanden sei, und daß insbesondere von dieser die harntreibenden Tugenden dieser Substanzen herrühren.

Es hätten daher noch verschiedene unter den reizenden Harzen angeführte Mittel in unserm Verzeichnisse der harntreibenden Mittel angebracht werden können; Ihre Kraft aber ist nicht so beträchtlich, daß sie hier oder in der Ausübung Aufmerksamkeit verdiente.

Nachdem ich nun der verschiednen gewächsartigen Harnmittel gedacht, so werde ich zunächst die aus dem Thierreiche entlehnten anführen; was dann hier zuerst unsere Aufmerksamkeit verdient, sind die

*) Theoretisch! Anm. d. Ueb.

Spanischen Fliegen (cantharides).

Die Schärfe dieses Insekts ist, auch wenn es auf die Haut gebracht wird, von entzündlicher Natur, wo man es leicht dahin bringen kann, daß sie eine Blase erhebt, wie jedermann bekannt ist; wie denn auch seine rothmachenden und Blasen ziehenden Wirkungen bei der Kur vieler Krankheiten jedem Arzte bekannt sind. Von diesen Wirkungen aber wird hier nicht die Rede seyn.

Da sie auch von andern Insekten entstehen, und von vielen gewächsartigen Substanzen, so sind sie als ein allgemeines Mittel anzusehn, deren keines ich in mein Werk aufzunehmen die Absicht hatte. Blos die Kräfte der innerlich als Arznei genommenen spanischen Fliegen werde ich durchgehen.

Die innerlich entweder in Substanz, oder in Auflösung in gewisser Menge genommenen spanischen Fliegen lassen sich als eine reizende und erhitzende Substanz ansehen. Ich habe Gelegenheit gehabt, zu sehen, daß sie in starker Menge als ein Geschlechtstrieb erregendes Mittel genommen wurden, wo sie dann heftige Schmerzen im Magen und eine Art Fieber durch den ganzen Körper erregten *).

Die spanischen Fliegen scheinen jedoch nur blos in concentrirtem Zustande zu wirken, da, wenn man eine mäsige Menge davon nimmt, ihre Schärfe sich so in den Säften vertheilet, sowohl in dem Speisekanale als in der Blutmasse, daß sie selten einige Wirkung auf den ganzen Körper zeigt.

Es scheint aber dieser Substanz fast eigenthümlich zu seyn, daß sie, selbst in mäsiger Menge gegeben, sehr leicht nach den Nieren gehet; aus Ursachen, die wir nicht erklären können, scheint sie sich daselbst nur mit einer gewissen Menge Harn zu vereinigen, und so zu einer concentrirte Verfassung gebracht, erreget sie, wenn sie an die Blase gelangt, eine

---

*) Auch ich habe diese Aeusserungen von der innerlich genommenen Kantharidentinktur gesehn, und dies eben zur Widerstreitung des Satzes unsers Verfassers angewendet, daß die spanischen Fliegen nur im Blasenhalse ihre Wirkung zeigten.

Anm. d. Ueb.

ſtarke Reizung und Entzündung im Halſe derſelben. Daher der öftere Reiz, den Harn zu laſſen, und die ſchmerzhafte Schwierigkeit bei dieſer Ausleerung; Symptomen, die jedem Arzte unter dem Namen der Harnſtrenge wohl bekannt ſind.

Um dieſe ſehr beſondere Eigenſchaft der ſpaniſchen Fliegen zu erklären, habe ich den Gedanken geäuſſert, daß ſie ſich nur mit einer gewiſſen Menge Urin vereinigten, und hiedurch in einen concentrirtern Zuſtand kämen. Dies wird vielleicht nicht jederman deutlich vorkommen; doch ſcheint ein Grund zu einer ſolchen Meinung ſehr ſtark aus dem Umſtande hervorzuleuchten, daß die erwähnten Wirkungen ſich dadurch verhindern laſſen, wenn wir den Urin häufiger machen, und ihn ſehr verdünnen.

Ich fand es für gut, dieſe öftere Wirkungsart des Kantharidenſtoffes im Voraus anzuführen; ſie berührt aber nicht die arzneilichen Kräfte deſſelben, von denen ich nun reden muß.

Aus den erwähnten Aeuſſerungen erhellet zur Gnüge, daß der Kantharidenſtoff nach den Nieren gehet, und man nimmt mit vieler Wahrſcheinlichkeit an, daß ein ſolcher bis dahin gebrachter Reiz die Abſonderung des Harns befördern müſſe. Dieſer Erfolg erſcheint jedoch in der That nicht immer, und Karl Michael Smyth verſichert, daß er bei ſeiner häufigen Anwendung der ſpaniſchen Fliegentinktur nicht ein einzigesmal beobachtet habe, daß die Abſonderung des Harnes dadurch verſtärkt worden ſei.

In vielen Fällen, wo bei äuſſerlich aufgelegten oder innerlich gegebenen ſpaniſchen Fliegen ein Harnzwang entſtand, habe ich nicht*) gefunden, ſo oft ich auch darnach forſchte, daß die Menge des Harns merklich vermehret worden wäre.

Obgleich der Kantharidenſtoff oft auf den Blaſenhals wirkt, ſo kann man dennoch, man mag es auch erklären wie man will, zweifeln, ob er zu gleicher Zeit auf die Nieren wirkt; da ich bei der oft vorkommenden Harnſtrenge nie

---

*) Auch ich nie. Anm. d. Ueb.

Schmerzen im Rücken oder andere Merkmale eines Angriffes auf die Nieren angetroffen habe.

Nach diesen Beobachtungen könnte man zweifeln, ob die spanischen Fliegen irgend eine eigentliche Harn treibende Kraft besitzen; das Ansehn des grosen und gelehrten Werlhofs aber läßt sich nicht ablehnen. In dem Nürnbergischen Briefwechsel giebt Werlhof ein merkwürdiges Beispiel von der harntreibenden Kraft der spanischen Fliegen an, und belehrt uns, daß er sie gleichfalls oft in der Wassersucht und andern Krankheiten in Erfahrung gebracht habe. Nach einer solchen Gewährleistung kann ich nicht länger über die erwähnte Kraft in Zweifel stehen.

Es läßt sich jedoch untersuchen, ob die Hervorbringung der diuretischen Kraft der spanischen Fliegen nicht etwa von der Anwendungsart derselben hergerührt habe, deren sich Werlhof bediente. Er gab einen Gran des Kantharidenpulvers zur Gabe, und wiederholte sie aller vier Stunden. Nur erst nach der dritten Gabe geschahe es, daß eine Harnverhaltung, welche viele Tage angehalten, zu weichen begann.

Das Uebrige, was auf diesen Gegenstand Bezug hat, will ich mit seinen eignen Worten (Operum pag. 699.) anführen: „nach dem dritten Grane fieng ein etwas blutiger, stückiger, dann schleimiger, endlich heller Harn an zu fliesen, mit Harnstrenge. Ich sezte, da die übrigen Symptomen sich sogleich milderten, den Gebrauch des Mittels bis zur neunten Gabe fort, da dann immer mehr und mehr, endlich in vollem Mase, zu mehrern Kannen des Tages, ohne Fieber oder Schmerz, ein heller Urin, unter Verminderung aller Zufälle abgieng, und der Kranke so blos durch die Nachwirkung des Mittels genas, und noch gesund ist" *).

*) Post tertium granum fluere urina parum grumosa sanguinolenta, dein pituitosa, tandem limpida coepit, cum dysuria. Continuavi, quia symptomata cetera statim mitigata sunt, medicaminis usum, ad nonam usque dosin: quo facto magis magisque, et tandem largissime ad plures in dies mensuras sine febre, dolore, prodit urina limpida, imminutis

Zufällige Umstände haben mich abgehalten, dies Verfahren nachzuahmen, und ich war um desto weniger geneigt, darauf zu bestehen, da Wichmann, der Herausgeber von Werlhof's Schriften, in einer hier beigefügten Anmerkung sagt, daß Werlhof selbst den Gebrauch der spanischen Fliegen in der Wassersucht, und andern Krankheiten nicht fortgesezt habe.

Alles dies hielt ich jedoch für nöthig, meinen lesern vorzutragen.

Man hat sich der spanischen Fliegen oft in Heilung der Hautkrankheiten bedient, und besonders hiezu empfiehlt sie Mead. Da man nun mit Recht annehmen kann, daß sie eben sowohl durch die Ausdünstung als durch den Harn fortgehen, so können die von ihrer Nüzlichkeit angeführten Beispiele sehr wahr seyn. Mein gelehrter Freund Smyth kam unter andern Versuchen, die er zur Heilung der Hautbeschwerden vornahm, mit vielem Rechte auf die Gedanken, die spanischen Fliegen zu versuchen. Sie bewiesen sich in einem Falle als Heilmittel, in einigen andern aber schlugen sie gänzlich fehl, ob er sie gleich in starker Menge gab. Meines Wissens ist auch der Versuch nicht weiter fortgesezt worden.

Man hat sich in einer andern Krankheit häufig der spanischen Fliegen bedient, nämlich im Tripper, und im Nachtripper. Für ihre Wirksamkeit in solchen Fällen, haben wir das Zeugniß eben des achtungswürdigen Arztes Werlhof's. Seine Worte, auf der oben angegebenen Seite seiner Schriften sind folgende: „ich gab sie im Tripper in Substanz zu Einem, zwei und drei Granen mit einem Quentchen Dintenfischbeines, sezte, ihre Wirksamkeit zu beobachten, den Gebrauch mehrere Tage fort, und bemerkte, daß weniger Beschwerde dabei entstand, als wenn man sie nach der ebenfalls von mir mit Glück angewendeten Art des Bartholinus, Lister und Anderer, mit Wein zu einem Aufgusse

symptomatis omnibus, sensimque sola ejus remedii ὑπεργυια, convaluit homo, jamque sanus vivit.

bereitete" *). Sein Herausgeber erzählt uns, daß Werlhof dies Verfahren nicht fortsezte, da er eine sichrere Heilmethode fand.

Da ich annehme, daß die Wirkungsart der spanischen Fliegen bei Heilung des Trippers und Nachtrippers durch eine Art in der Harnröhre zuwege gebrachter Entzündung geschehe, so sehe ich dies Verfahren für unsicher und zweideutig an.

Kellerschaben (millepedes).

Diese Insekten enthalten, gleich vielen andern, eine salzhafte Schärfe, die, der Voraussetzung nach, zu den Nieren geht, und sich harntreibend erweist.

Was eine starke Menge davon vermag, getraue ich mich nicht zu bestimmen; ich füge aber mein Zeugniß zu Lewis Berichte, daß ich gesehen, wie eine starke Menge, hundert Würmer auf einmal, zweimal des Tags gegeben wurden, ohne merkliche Wirkung auf die Nieren, und ohne einen Erfolg auf die Heilung der Krankheiten zu erweisen, gegen die sie gegeben wurden.

Harntreibende Salze.

Diese hätten in meinem Verzeichnisse von den vorgängigen Substanzen weit genug entfernt gestellt werden sollen, da sie nicht füglich weder unter die thierischen, noch unter die gewächsartigen, Harnmittel zu bringen sind.

In Betreff ihrer überhaupt ist erstens zu erinnern, daß da es die Absicht der Natur der thierischen Haushaltung zu seyn scheint, daß alle in die Blutmasse aufgenommenen salzhaften Substanzen bald wiederum durch die Ausscheidung, vorzüglich durch die des Harns, fortgehen sollen, es in die Augen fällt, daß, da alle salzhaften Materien mehr oder weniger reizend sind, sie auch insgesamt, wenn sie durch

---

*) Dedi in gonorrhoea in substantia ad granum unum, duo, tria, cum ossis sepiae drachma, et pro efficaciae observatione, continuavi ad plures dies, & minori id cum molestia fieri observavi, quam si pro more *Barrholini*, *Listeri*, et aliorum, mihi itidem feliciter tentata, infusio in vino facta sit.

die Nieren gehen, den Harn mehr oder weniger treiben müssen.

Dem zu Folge ist ihre Kraft dieser Art eine Sache der täglichen Erfahrung, und man kann sich ihrer insgesamt als harntreibender Mittel bedienen, das flüchtige Laugensalz ausgenommen, welches nicht in der Menge genommen werden kann, welche nöthig wäre, viel Wirkung auf die Nieren hervor zu bringen.

Die Säuren lassen sich im concentrirten Zustande nicht anwenden, mit Wasser aber, oder mit wässerigen Getränken stark verdünnt, kann man sie in beträchtlicher Menge einnehmen, da sie dann in diesem verdünnten Zustande zuweilen stark den Urin treiben.

Die Mineralsäuren aber lassen sich schwerlich in einer solchen Menge beibringen, daß sie irgend eine starke Abscheidung des Urins zuwege brächten*); die Gewächssäuren hingegen können in verschiedener Form häufiger genommen werden, und erweisen sich sehr dienlich, besonders dadurch, daß sie wässerige Flüssigkeiten zu angenehmern Getränken umbilden, und sie gewisser nach den Nieren führen, wie oben erkläret worden.

Die Mittelsalze, sie mögen nun aus Säuren und Laugensalzen, oder aus Säuren und Erden bestehn, sind allesamt harntreibend, in so fern sie an die Nieren gelangen; viele derselben aber sind zu gleicher Zeit Laxiermittel und diese Wirkungsart verhindert gewöhnlich ihre harntreibenden Kräfte. leztere kann man daher blos durch eine solche Verordnung der Mittelsalze zum Vorschein bringen, daß man sie in so kleinen Gaben giebt, daß sie nicht auf die Gedärme wirken können, und daß man diese Gaben nur nach gehörigen Zwischenzeiten wiederholet; aber auch auf diese Weise

---

*) Warum nicht, wenn sie gehörig verdünnt sind? Die gehörig verdünnte Salpetersäure, mit etwas Sirop versüst, ist ein gutes harntreibendes Mittel. Ich habe Spur, daß die eben so eingenommene Phosphorsäure noch kräftiger auf diesem Wege wirken wird. Anm. d. Ueb.

konnte ich kaum je die harntreibende Wirkung der Mittelsalze, selbst des Salpeters nicht, beträchtlich machen.

Es giebt jedoch ein Neutralsalz, von dem man sagt, daß es gewisser durch den Harn wirke, als irgend ein anders; es ist das Blättersalz, dem man daher den Namen Sal diureticus gegeben hat. Es ist wohl möglich, daß dies Salz wirksamer in den Nieren sei, als einige andere, und ich glaube, es selbst zuweilen so beobachtet zu haben; ich muß aber in Rücksicht desselben überhaupt erklären, daß ob ich gleich seine Anwendung auf verschiedenen Wegen versucht, ich doch nie seine harntreibenden Wirkungen beträchtlich machen, oder es dahin bringen konnte, daß ich mich darauf hätte verlassen können, wo eine starke Absonderung des Harnes erforderlich war.

Ich sage zum Schluß dieser Betrachtung, daß man sich insbesondere auf die diuretischen Eigenschaften der fixen Laugensalze verlassen hat. Nur das fixe Gewächslaugensalz war es dessen ich mich bediente, und ich habe zuweilen Harn treibende Wirkungen in merkwürdigem Grade von ihm erhalten, bin aber auch oft von ihm im Stiche gelassen worden.

Hierüber wunderte ich mich nicht, da ich glaube, daß das Laugensalz fast stets im Magen neutralisirt wird, und in dieser Verfassung keinen andern Erfolg als den der andern Neutralsalze haben konnte, von dem ich eben gesagt habe, daß er gewöhnlich unbedeutend ist.

Es bleibt jedoch eine Thatsache, daß die Laugensalze hie und da harntreibende Kräfte äussern; nimmt man nun nach der eben gemachten Voraussetzung an, daß sie im Magen neutralisirt werden, so ist ihre beträchtliche harntreibende Wirkung nicht leicht zu erklären. Ich werde indeß hierüber zwei Erklärungen vorlegen.

Die eine ist, daß die Menge des in den Magen gebrachten Laugensalzes mehr betragen kann, als die daselbst befindliche Säure zum Mittelsalze umzubilden vermag, folglich, daß ein Theil davon in laugensalzigem Zustande bis zu den Nieren gelangen, und sich daselbst als ein kräftigeres Reiz-

Von harntreibenden Mitteln.

mittel erweisen kann, als irgend ein Mittelsalz thut. Aus dieser Ursache finde ich, daß immer eine starke Menge Laugensalz zur Hervorbringung harntreibender Wirkungen nöthig ist.

Eine andere Erklärung dieser Kräfte des Laugensalzes ist folgende. Da man die Säure des Magens von der Natur der gegohrnen Gewächssäuren ansehen kann, so muß ein mit ihr verbundenes Laugensalz ein Blättersalz (sal diureticus, kali acetatum) bilden. Wenn nun dieses weniger abführend und mehr diuretisch ist, als andere Mittelsalze, zu gleicher Zeit auch in gröserer Menge in die Blutgefäse geführet wird, so können wir einsehn, warum unter diesen Umständen das fixe Laugensalz oft harntreibend erscheinen kann.

Ich habe noch eine andere Muthmasung über seine harntreibende Wirkungsart vorzulegen. Ich habe es gemeiniglich harntreibend befunden, wenn es mit bittern Mitteln gegeben ward, wie John Pringle zu thun gewohnt war; und ich habe gedacht, daß, da die Bitterkeiten einsaugende Mittel der Säuren *) sind, sie auch so viel von der im Magen gegenwärtigen Säure verschlucken können, daß leztere sich nicht so sehr des Laugensalzes bemächtigen kann.

Ich habe hierüber nur noch hinzuzufügen, daß da die Laugensalze oft durch Purgieren verhindert werden, die Nieren zu erreichen, auch ihre Harn treibende Wirkung oft sicherer befördert werden kann, wenn man zu gleicher Zeit ein Mohnsaftmittel giebt, eine Gebrauchsart, über deren Dienlichkeit man Mead von der Wassersucht nachlesen kann.

―――――――――

*) Dies ist, wie ich oben sagte, eine unerweisliche Hypothese, zu der wir auch hier nicht Zuflucht zu nehmen nöthig haben. Alle kräftigen Pflanzensubstanzen verstärken in Vereinigung mit Laugensalzen die diuretische Kraft der leztern. Gummigutte mit doppelt soviel Weinsteinsalze gerieben und dann mit Brantwein ausgezogen giebt eine sehr mächtige harntreibende Arzney ab, die meine Erwartungen zuweilen übertroffen hat. Eben dies kann ich von der oben beschriebenen laugensalzigen Meerzwiebeltinktur behaupten, die in dieser Verfassung völlig aufhört, auf die Gedärme zu wirken. Anm. d. Lieb.

Hinter den harntreibenden Salzen habe ich in meinem Verzeichnisse die weiße spanische Seife angeführt; ich habe aber nichts weiter darüber hinzuzusetzen, ausser dem, was ich oben in Betreff dieser Arznei angeführt habe.

Zwei und zwanzigstes Kapitel.
Von Ausdünstung beförderndem Mitteln (diaphoretica).

Unter dieser Abtheilung begreife ich alle die Mittel, welche fähig sind, die Abscheidung durch die Haut zu befördern, es mag nun durch unmerkliche Ausdünstung oder durch Schweiß geschehen. Nach der gemeinen Redensart der Schriftsteller wird der Ausdruck diaphoretisch, blos von solchen Arzneien gebraucht, welche die unmerkliche Ausdünstung erregen, und diejenigen, welche Schweiß erwecken, unterscheiden sie mit dem Ausdrucke sudorifera. Da ich aber zwischen den von den Schriftstellern unter diese Abtheilung gebrachten Arzneien keine Verschiedenheit finden kann, ausser im Grade der Stärke, welches von der Anwendungsart herrührt, so begreife ich sie alle unter dem Namen der diaphoretischen Mittel, obgleich das Mittel oft Schweiß erregen könnte.

Ich mache mit folgendem Satze den Anfang.

Alle Ausdünstung befördernde Mittel wirken entweder dadurch, daß sie die Stärke des Blutlaufs erregen, oder dadurch, daß sie blos die Thätigkeit der äussersten Enden der Gefäse auf der Oberfläche des Körpers erwecken. Diese zwei Wirkungsarten finden zuweilen einzeln, zuweilen beide statt.

Die Arzneien, welche auf diesen beiden Wegen wirken, sind eigentlich die Ausdünstung befördernden Mittel von denen wir handeln; doch giebt es verschiedene Zustände des Körpers, welche diese Wirkungen hervorbringen können, und es kann Arzneien geben, welche diese allgemeinen Zustände des Körpers hervorbringen, und welche, wiewohl

Von Ausdünstung beförbernden Mitteln.

icht in engerm Verstande, Ausdünstung erregende Mittel
nannt werden könnten. Doch wir werden hier blos von
m eigentlichen diaphoretischen Mitteln handeln.

Was die Wirkungsart der leztern anlangt, so wird, ba
ie Wässerigkeit des Blutes durch Harn oder Ausdünstung
rtgehet, auch die Menge dieser Ausleerungen, wie oben
esagt worden, im Verhältnisse zu der damals gegenwärti-
en Menge Wassers in der Blutmasse stehen, und der Ab-
ang desselben durch eine oder die andere Ausleerung wird
urch gewisse Zustände des Körperhaushalts bestimmet wer-
m, die ich hier zu betrachten für dienlich finde.

Die gewöhnliche Kraft des Blutlaufs und die Thätigkeit
er äussersten Gefäse geben die Bestimmung zur Ausdün-
:ung und dem Schweise, und unterhalten ihn. Lezterer
Imstand, die Thätigkeit der äussersten Gefäse, kann von der
Wärme der von aussen den Körper umgebenden Luft oder von
ngebrachter Kälte herrühren, während der Blutlauf durch
:ibesbewegung oder andere Ursachen in einen lebhaften Zu-
tand geräth.

Der Hang nach den Nieren scheint von der salzhaften
Verfassung des Blutwassers herzurühren, welches geschickt
t, durch diese Absonderung zu gehen, indeß der Zustand
er Nieren zu einer häufigen Absonderung der wässerigen
Theile des Blutes aufgeleget ist.

Ob es einige Theile der Blutmasse gebe, welche, ohne
n ganzen Blutlauf zu erregen, besonders geschickt sind,
urch die Haut abzugehn, kann ich nicht entscheidend bestim-
nen, bin aber geneigt zu glauben, daß es dergleichen nicht
iebt, da die Ausdünstungsverrichtung keine Drüsenabson-
rung, sondern eine blose Aushauchung zu seyn scheint.

Die Thätigkeit der aushauchenden Gefäse kann durch
Wärme, Reiben und von aussen angebrachte reizende Sub-
anzen erregt werden; es fällt mir aber schwer, mir vorzu-
ellen, daß irgend eine Arznei, ohne den ganzen Blutlauf
: erregen, dergestalt in die äussersten Gefäse könne geführt
erden, daß sie nur auf diese und zwar so allgemein wirke,
ie man bei Hervorbringung des Schweises annehmen muß.

Aus allem dem, was ich gesagt habe, wird erhellen, daß es keine eigentlich so genannten Ausdünstung hervorbringenden, das ist, solche innerliche Arzneien giebt, welche allein auf die Ausdünstungsorgane wirken; und sollte man auch gewahr werden, daß die Thätigkeit der äussersten Gefäse auch ohne erhöhete Thätigkeit der Kräfte des Blutlaufs erregt werden sollte, so muß es durch Mittel geschehn, welche auf gewisse Theile des Körpers wirken, die durch eine Mitleidenschaft der Nerven die Thätigkeit dieser äussersten Gefäse erregen können.

Wenn wir daher auf die einzelnen Arzneien zu reden kommen, welche unter dieser Abtheilung verzeichnet sind, so reden wir von ihnen insgesamt, als von Schweismitteln, die entweder auf den allgemeinen Blutlauf, oder nur auf die äussersten Gefäse wirken, und in einem von beiden Fällen unter einer gewissen Anwendungsart.

Ehe ich mich jedoch auf diesen letztern Umstand, auf die Anwendungsart einlasse, und auf die Erklärung, worin sie bestehen, ist es nöthig zu erinnern, daß eine gewisse Anbringung der Wärme an die Oberfläche des Körpers auch ohne Beihülfe innerlich genommener Mittel hinreichend sei, Schweis hervorzubringen, und daß äusserlich angebrachte Kälte denselben fast gewiß verhindere, wenn man auch starke Mittel von innen braucht.

Die äusserlich am Körper angebrachte Wärme also, und die Vermeidung der äusserlichen Kälte sind Umstände, welche zur Begünstigung der Wirkung der Schweismittel fast durchaus erforderlich sind.

Diese Umstände lassen sich durch die Hitze der äussern Luft zuwege bringen, in dem was man das trockne Bad nennt, oder dadurch, daß man die Wärme der Oberfläche des Körpers durch vorgängiges warmes Bad verstärkt, oder dadurch, daß man den warmen Duft des Körpers selbst an seiner Oberfläche anhäuft.

Letzteres kann geschehen, wenn man den Körper recht dicht mit solchen Decken bedeckt, daß nicht nur die vom Körper selbst aufsteigenden warmen Dünste nicht davon gehen kön-

Von Ausdünstung befördernden Mitteln. 633

en, sondern daß auch zu gleicher Zeit der Zutritt der kalten
Luft abgehalten wird; wie beide Veranstaltungen wirken,
wird meines Erachtens jederman einsehen.

Die Wirkung der Schweismittel zu begünstigen, kann
man noch ein anderes Mittel zu Hülfe nehmen, welches darin besteht, daß man eine Menge warmen Getränkes genies-
sen läßt, welches nicht nur den ganzen Blutlauf erregt, sondern auch insbesondere durch die Mitleidenschaft der Gefäse,
an der Oberfläche des Körpers mit dem Magen, die Thätigkeit derjenigen Gefäse erregt, welche den Schweiß von
sich geben.

Diese beiden Mittel, das warme Zudecken des Körpers,
und der Genuß warmer Getränke, werden das schweistreibende Verhalten genennt. Dies wird oft allein dem Entzwecke entsprechen und Schweis hervorbringen. Es ist oft
zur Wirkung der Schweismittel erforderlich, und wird sie
immer vollständiger und anhaltender machen.

Nachdem ich nun, so viel ich vermochte, die Wirkungsart der Ausdünstung hervorbringenden Mittel überhaupt und
die schicklichen und bei ihrer Anwendung oft nöthigen Masregeln erkläret, so will ich zunächst ihren allgemeinen Erfolg auf den Körper in Ueberlegung ziehen.

Zu diesem Behufe sage ich, daß, da ihre Wirkungsart
ist auf ihrer Kraft beruht, die Thätigkeit des Herzens und
der Schlagadern zu erregen, und hiedurch den Drang des
Blutes in jedem Theil des Körpers zu vermehren, sie in allen den Fällen nützlich seyn können, in denen der Blutlauf
träge, und die Bewegungskräfte desselben schlaff sind.

Dies ist im Allgemeinen offenbar genug; wie sie aber
in besondern Krankheiten anzuwenden seyn mögen, ist etwas
ungewiß, da es schwer bleibt, zu bestimmen, unter welchen
Umständen diese Verfahrungsart sicher anzuwenden sei. Die
Trägheit des Blutlaufs kann von der verminderten Thätigkeit des Gehirns aus Ursachen herrühren, die besonders auf
das Gehirn selbst wirken; in welchen Fällen aber die verstärkte Wirkung des Herzens und der Schlagadern diese Ur-

sachen hinwegräumen, und die Thätigkeit des Gehirns wieder herstellen könne, ist sehr ungewiß.

In welchen Fällen von Schlag und Lähmung zum Beispiele die Wirksamkeit des Herzens und der Schlagadern mit Sicherheit zu verstärken sei, ist schwer zu bestimmen, und ich bin überzeugt, daß dies Verfahren in sehr wenigen Fällen dieser Krankheiten zulässig seyn, ja daß es zuweilen leicht viel Schaden thun könne.

Wo der Erfolg von der verminderten Gehirnkraft besonders in dem Zustande des Blutlaufs zum Vorscheine kömmt, da mag ein un das Herz und die Schlagadern angebrachter Reiz sicherer und dienlicher zu seyn scheinen; es ist aber schwer, einen solchen Reiz dergestalt zu reguliren und einzuleiten, daß er sicher und dauerhaft werde, und wir finden gewöhnlich, daß Stärkungsmittel und Leibesbewegung beiderseits sicherer, zu gleicher Zeit aber auch oft hülfreicher sind. Bei jenem allgemeinen Mangel an Spannkraft, den wir Kacherie nennen, werden die Stärkungsmittel dienlicher als die Reizmittel gefunden.

Wo es irgend eine anhaltende Stockung in irgend einem Theile des Körpers giebt, da ist es schwer zu bestimmen, ob der verstärkte Antrieb des Blutlaufs fähig sei, sie zu überwältigen und hinwegzuräumen. Man hat viel unüberlegte Dinge hierüber vorgebracht, da es doch sehr einleuchtend ist, daß in allen Fällen, wo ein solcher verstärkter Antrieb nicht fähig ist, die Stockung zu besiegen, er allem Ansehn nach sich sehr schädlich erweisen müsse.

Wenn es sich ereignet, daß die Thätigkeit des Herzens und der Schlagadern schon sehr stark ist, so könnte man leicht denken, daß Arzneien, welche sie noch vermehren, undienlich seyn würden. In so fern sie blos dadurch wirken, daß sie die Thätigkeit des Herzens und der Schlagadern verstärken, mögen sie gewiß nachtheilig seyn; wenn aber die Natur die Absicht hat, daß der Erfolg des verstärkten Antriebes des Blutes durch das Ausbrechen des Schweises hinweggenommen werde, so ist es möglich, daß, wenn die Wirkungsart der Schweis treibenden Mittel, besonders derer, die

Von Austünstung beförbernden Mitteln.

os auf die äußersten Gefäse wirken, diese Absicht errei-
et, dieses Schwitzen nicht nur die anfängliche Aeußerung
s Schweißmittels sicher und unschädlich machen, sondern
ich in Fällen, wo der Antrieb des Blutes vorher widerna-
ürlich vermehret war, im Stande seyn könne, die Ursachen
eser widernatürlichen Hitze hinwegzuräumen, und ein Heilmittel für die Krankheit abzugeben.

Dies führt mich zur Betrachtung der Wirkungen und des
Nutzens des Schweises in Fiebern und örtlichen Entzündungen
(phlogmatiae). In erstern zweifle ich nicht, daß ein auf irgend
ine Art erregter Schweis sich zuweilen als ein Hülfsmittel
weisen könne; indeß ist es äußerst zweifelhaft, ob er es
yn könne, wenn er durch Arzneien erregt wird, die auf das
erz und die Schlagadern wirken. Ich bin überzeugt, daß
lche Mittel in solchen Fällen durchgängig nachtheilig sind.

Wo aber auf der andern Seite der Schweiß durch Mit-
l, erregt worden ist, welche blos auf die äußersten Gefäse
irken, so können diese, da sie den Krampf der Gefäsenden,
er das Fieber unterhält, hinwegräumen, gegen die Krank-
eit hülfreich seyn. Ich bin ganz der Meinung, daß durch
 ein Mittel erregtes Schwitzen in den meisten Fällen anzu-
enden sei; ich habe es aber noch nicht so oft versucht, daß
h im Stande wäre, es ganz zuversichtlich für ein allgemein
zuwendendes auszugeben.

In gewissen Fiebern, bei denen man glaubt, daß die
nsteckung, welche das Uebel hervorgebracht hat, noch im-
er durch den Körper verbreitet sei, und daß die Heilung
eser Krankheit auf der Austreibung dieses Stoffes beruhe,
t man den Vorschlag gethan, die Heilung durch häufigen
Schweis zu bewirken. Dies ist der Fall mit der Pest, die
an fast durchgängig mit solchen Mitteln behandelt hat.
a ich keine Erfahrung in dieser Krankheit habe, so kann
 mir nicht anmaßen, dies Verfahren zu verwerfen; ich
nnte aber viele Zweifel hiegegen vorbringen, welches hier
nug gesagt seyn mag, wo eine fernere Erörterung nicht
glich Platz findet.

Ich kann jedoch den Gegenstand nicht vorüber lassen, ohne anzumerken, daß Chenot, ein erfahrner Praktiker und einer der neuesten Schriftsteller, der Meinung ist, daß das ehedem gebräuchliche häufige Schwitzen auf keine Weise nöthig sei; auch daß der einsichtsvolle de Mertens, welcher von der Pest zu Moskau im Jahre 1771 schrieb, das Schwitzen nicht unter die anzuwendenden Hülfsmittel rechnet.

Bei Entzündungen ist es schwieriger, die Dienlichkeit oder Undienlichkeit des Schwitzens zu bestimmen; es läßt sich aber dennoch einigermaßen auf gleiche Art festsetzen, nämlich, je nachdem die Mittel sind, die ihn hervorbringen sollen. Durch erhitzende, und, wie man es nennen könnte, entzündende Arzneien Schweis hervorzubringen, ist hier gewiß schädlich; es aber durch Mittel zu thun, die blos auf die äußersten Gefäße wirken, mag sicherer seyn.

Da ich jedoch gefunden habe, daß selbst durch das einfachste schweistreibende Verhalten erregter Schweis zuweilen Entzündungskrankheiten verschlimmert, so muß ich sagen, daß man mit Bedenklichkeit und Behutsamkeit dabei zu Werke zu gehn habe.

Auf der andern Seite zeigen jedoch die Wirkungen des doverschen Pulvers im Rheumatism, daß sich das Schwitzen nicht nur mit einer sehr entzündlichen Verfassung des Körpers vertrage, sondern auch ein Heilmittel dagegen abgeben könne. Ich muß jedoch noch zu dem Allen die Anmerkung fügen, daß es noch nicht hinreichend bestimmt sei, welches eigentlich die Zustände besonderer örtlichen Entzündungskrankheiten sind, welche für oder wider dies Verfahren stimmen.

Arzneien, welche die Ausscheidung durch die Haut befördern, können als Hülfsmittel in Krankheiten dieses Körpertheiles angesehen werden, sich auch wahrscheinlich als solche verhalten; die Verschiedenheiten aber, die Natur und die Ursachen der Hautbeschwerden sind für meine Blicke noch in so starke Dunkelheit eingehüllt, daß ich nicht im Stande bin, mit einiger Bestimmtheit oder Deutlichkeit über diesen Gegenstand zu sprechen.

Man könnte glauben, daß, wenn gewisse Schärfen durch
[de]n ganzen Körper verbreitet wären, Schwitzen vermuthlich
[ei]n Mittel, sie auszutreiben, abgeben werde, und auf diesen
[G]rund hat man die Muthmasung gebauet, daß durch ge-
[w]isse recht starke Schwitzmittel erregter Schweis ein Hülfs-
[m]ittel zur Heilung der Lustseuche abgeben könne; wie man
[de]nn auch behauptet, daß er sich wirklich als ein solches be-
[w]iesen habe. Es ist jedoch nicht nöthig, mich in die Erörte-
[ru]ng einzulassen, ob dies geschehen, oder auch nur wahr-
[sch]einlich sei, da wir wohl in wenigen Fällen, meines Er-
[ach]tens, zu diesem Verfahren unsere Zuflucht nehmen
[we]rden.

Man hat angenommen, daß Schweis, wie andere wäs-
[s]rige Ausleerungen, die Einsaugung der Feuchtigkeiten aus
[de]n Höhlen bewirken könne, in die sie sich bei verschiednen
[A]rten von Wassersucht versammlet haben. In einigen
[F]ällen scheint dies geschehen zu seyn; es ereignet sich aber
[ni]cht so leicht und nicht so durchgängig, daß dies Verfahren
[V]orzüge vor andern Behandlungsarten bekäme, die zu glei-
[ch]em Entzweck zu gebrauchen sind.

Einzelne Ausdünstung erregende Mittel.

Ich habe sie in meinem Verzeichnisse so geordnet, je
[na]chdem sie vorzüglich auf das Herz und die großen Schlag-
[ad]ern zu wirken scheinen, oder je nachdem sie, wie ich an-
[ne]hme, eigentlicher auf die äußersten Gefäße wirken. Zuerst
[ha]be ich diejenigen aufgezählt, welche auf die erstere Art mir
[zu] wirken scheinen.

Man kann von ihnen insgesammt annehmen, daß sie
[da]s Herz und die Schlagadern reizen; in diesem Stücke aber
[ze]ichnen sie sich von sehr verschiednen Graden von Kraft.
[V]iele derselben sind so schwach, daß sie ohne große Beihülfe
[ei]nes Schweis treibenden Verhaltens, nicht im Stande sind,
[Sc]hweis zu erregen. Hierunter gehört die Ringelblu-
[m]e, der Safran, das Bittersüs, die Salbei, der La-
[u]chknoblauch, der Sassafras und die Sassaparille,

die man insgesammt ohne große Auswahl brauchen kann, aber ohne einigen Nutzen, so viel ich wahrnehmen kann.

Es giebt noch andere Arzneien in meiner Liste, welche kräftiger sind, und weniger Beistand von dem schweistreibenden Verhalten brauchen. Von dieser Art ist das flüchtige Laugensalz, der Wein, der Weingeist, und die wesentlichen Oele, oder die Gewürze, aus denen man leztere erhält.

Das flüchtige Laugensalz kann, in mäsiger Menge gebraucht, oft dienlich seyn, dem schweistreibenden Verhalten Beistand zu leisten; eben dies läßt sich vom Wein und dem Weingeiste in mäsigen Gaben sagen. Man hat aber Gefahr von allen diesen zu befürchten, wenn man sie im Uebermaße giebt, und in starken Gaben sind sie aus einem andern Gesichtspunkte anzusehen.

Die wesentlichen Oele, oder die Gewürze, aus denen man dieselben zieht, sind von erhitzender und entzündender Art; sie können zuweilen als diaphoretische Reizmittel angewendet werden, aber schwerlich in irgend einem Falle zur Erregung des Schweises.

Die Contrayerve und die Serpentarie sind kräftige Reizmittel, besonders die leztere. Beide hat man in Fiebern gebraucht, wo eine Schwäche herrschend war; mit welchem Rechte aber, scheint mir sehr zweifelhaft zu seyn.

Ich bin überzeugt, daß der Wein die Reizkraft dieser Arzneien immer überflüssig machen könne, und daß man der Schwäche besser zu Hülfe kömmt, durch die tonischen und antiseptischen Kräfte der Kälte und der peruanischen Rinde, als durch irgend ein Reizmittel.

Bei Gelegenheit der Contrayerve und der Serpentarie kann ich nicht umhin, die Worte des einsichtsvollen de Mertens herzusetzen.

„Die Wurzeln der Contrayerve und der virginischen Schlangenwurzel, welche von den vortreflichsten Männern in der Kunst als die besten fäulnißwidrigen Mittel gerühmt wurden, wende ich in fäulichten Fiebern nur wenn die Kräfte mangeln, und zwar sehr selten, an, durch die Erfahrung belehret, daß sie in den Körper gebracht weniger durch die an-

septische Kraft, die die Versuche in Flaschen und Töpfen in
nen erweisen, Nutzen schaffen, als sie durch ihre erhitzende
Eigenschaft Schaden bringen. Den Zweck, die Fäulniß der
Säfte im Zaume zu halten und zu verbessern, erreichet allein
die peruanische Rinde, und wo man herzstärkende Mittel
nöthig hat, scheint mir der Wein allen übrigen vorzuziehen
zu seyn *)." In einer Anmerkung sagt er über zwei berühmte englische Aerzte folgendes: „Huxham und Pringle, welche diese Wurzel empfehlen, rathen zu Anfange dieser Fieber den Aderlaß, und bestreben sich in der Höhe der
Krankheit durch Reizmittel die Kräfte empor zu bringen **)."

Unter allen schweistreibenden Mitteln, die man zur
Erregung des ganzen Blutlaufs anwenden kann, halte ich
den Guajak für eins der schätzbarsten, da er eine Substanz
ausgiebt, welche mehr bis zu den äußersten Gefäßen bringt,
und die aushauchenden Gefäße verhältnißmäßig mehr, als
das Herz und die Schlagadern, zu erregen scheint. Hiedurch wird er sowohl ein mehr sicheres, als auch ein mehr
wirksames Schwitzmittel, alsdiejenigen, welche fast blos
letztere reizen.

Aus diesem Grunde kann er mit Recht für wirksamer
zur Heilung der venerischen Seuche ***), als die andern

*) Radices contrayervae et serpentariae virginianae a
praestantissimis in arte viris tanquam optima remedia antiseptica laudatas, in febribus putridis, solummodo quando vires deficiunt, et quidem rarissime adhibeo; experientia edo-
ctus, illas corpori ingestas minus prodesse virtute antiseptica,
qualem experimenta in lagenis vel ollis instituta ipsis inesse
demonstrant, quam vi calefaciente nocere. Putredinis humorum arcendae et corrigendae scopam solus absolvit cortex
peruvianus, et ubi cardiacis opus est, vinum ceteris ante-
ferendum mihi videtur.

**) Huxham et Pringle, qui has radices commendant,
venae sectionem initio harum febrium suadent, et in statu
morbi vires stimulantibus excitare tentant.

***) Daß der Guajak die venerische Seuche nicht heile, ist
nun wohl so gut als ausgemacht. Eben so gewiß aber weiß
man von ihm, daß er in den oft eben so beschwerlichen Folgen

Schwitzmittel angesehn werden. Vermuthlich geschiehet es aus demselben Grunde, daß man ihn so nützlich in allen Fällen vom Rheumatism, und vielleicht auch in der Gicht, gefunden hat.

Nachdem ich so die verschiednen diaphoretischen Mittel betrachtet habe, welche durch Erregung der Kräfte des ganzen Blutlaufs ihre Wirkung äußern, so muß ich nun von denen reden, welche eigentlicher, oder fast allein, auf die äußersten Gefäse wirken.

Da ich mein Verzeichniß aufsezte, so war ich Willens, das kalte Wasser auf diese Stelle zu bringen. Ich glaube immer noch, daß ich es hätte thun sollen, und will daher von ihm hier reden.

In den Magen gebracht, ist es ein kräftiges Mittel, die Thätigkeit der äußersten Gefäse zu erregen, und kann daher unter Beihülfe einer recht warmen Körperbedeckung, zur Hervorbringung des Schweises angewendet werden.

Galen, und seine unmittelbaren Nachfolger sowohl, als die Aerzte des sechzehnten Jahrhunderts, scheinen sich oft des kalten Wassers, häufig aber zur Erregung des Schweises bedient zu haben; in neuern Zeiten aber hat man solche Verfahrungsarten, meines Wissens, selten *) befolgt, und

des übermäsigen Quecksilbergebrauchs gute Dienste leistet; aber auf welcher Wirkung desselben dieser Erfolg beruhe, ist nicht entschieden. Offenbar trägt seine Ausdünstung befördernde Kraft nicht wenig hiezu bei, so wie laue und warme Bäder in einigen dieser Fälle einige Dienste thun; doch scheint auch die eigne, sehr starke, Reizkraft des Guajaks eine Art Gegenreiz in dem Körper hervor zu bringen, und vermuthlich auf diese Art die krankhafte Beweglichkeit der Nerven in diesem Falle, und ihre Reizbarkeit auszulöschen. A. d. Ueb.

*) Ich habe dies Verfahren hie und da als ein Hausmittel angetroffen und mit Nutzen gebrauchen sehn, besonders von Personen, welche zu einer Frühausdünstung im Bette gewöhnt waren, und eben Mangel daran litten. Sie tranken früh beim Erwachen, noch im Bette, etliche Gläser kaltes Wasser, und warteten ihr Schweischen ab, welches dann gewöhnlich wieder erschien. Sollte etwa diese Wirkungsart eine Aehnlichkeit mit der physischen Erscheinung haben, wo ein an dem

Von Ausdünstung beförderndn Mitteln. 641

) kann daher, was die Erfolge oder die Dienlichkeit dersel-
n betrift, kaum irgend eine Meinung füglich vorlegen, son-
rn muß meinen Lesern rathen, die galenischen Schriftstel-
:, besonders aber den Lommius hierüber nachzulesen,
ch noch ferner zwei Stellen im siebenten und neunten Ka-
tel des dritten Buches der Schriften des Celsus nachzu-
lagen, wo die Erregung des Schweißes durch eine starke
lenge getrunkenen kalten Wassers, und die Heilung der
eber hiedurch, angeführt wird.

Nach einer solchen Ergänzung der unterlassenen Anfüh-
ng des kalten Wassers gehe ich fort, zweier Substanzen
meinem Verzeichnisse zu gedenken, welche insbesondere
f die äussersten Gefäse wirken.

Die ersten sind die sauren Salze. Unter diesen kann
an die mineralischen Säuren gebrauchen; da sie aber nicht
glich in so groser Menge eingenommen werden können, daß
sich zu Schweismitteln wohl schickten, so hat man sich der
ewächssäuren gewöhnlicher hiezu bedient. Von leztern
t man die gegohrne Säure oder den Essig für die wirksam-
angesehn, wie denn auch Molken, mit einer starken Men-
Weinessig verfertigt, sich gewöhnlich als ein sehr wirksa-
:s Schweis erregendes Mittel erweisen.

Man hat daher angenommen, daß der Essig eine Kraft
sitze, die Säfte zu verdünnen, welche man aber, nach den
en bei den zertheilenden Mitteln vorgelegten Sätzen, nicht
geben kann. Ich behaupte dagegen, daß seine schweistrei-
nde Kraft gänzlich von seiner kühlenden Kraft im Magen
rühre, auf die Art, wie wir in Betreff der übrigen salz-

ein Ende kalter an dem andern aber erhizter metallischer Stab
dem kalten Ende geschwind heiß wird, wenn man das erhizte
de in kaltes Wasser taucht? Die freie Hitzmaterie, von der
tenden Kraft des Wassers vom Innern des Körpers vertrie-
:, entweicht nach der Oberfläche und erregt da Ausdünstung;
s wäre die aus jener physischen Thatsache hergeleitete Wer-
thung, die schweistreibende Kraft des kalten Wassers zu re-
ren. L. d. U.

Ss

haften Substanzen, die die Ausdünstung befördern, gesagt werden *).

Mittelsalze.

Diese sind offenbar bei einem sonst schicklichen Verhalten kräftige Schweismittel, und man hat sich ihrer häufig als solcher bedient. Ueber den Nutzen des Salpeters in dieser Rücksicht sehe man die 1764 herausgegebnen Beobachtungen des Dr. Brocklesby nach.

Was die schweistreibenden Kräfte des Salmiaks anlangt, so kann man Muys de sale ammoniaco nachlesen. Auch erhellet aus Boerhaave, daß das sylvische Fiebersalz zu gleichem Behufe angewendet worden ist. Da ich dieser schweistreibenden Mittelsalze erwähne, brauche ich kaum hinzuzusetzen, daß die Salzmixtur, oder das Neutralsalz, welches aus einem Laugensalze mit natürlicher Gewächssäure verbunden bestehet, sich mit Nutzen zur Beförderung und Unterhaltung des Schweises brauchen lasse **).

*) Hier hätte der schweistreibenden Kraft des warmen Punsches gedacht werden können, welche sehr ansehnlich ist; aus gleicher Ursache beweisen sich die warmen Weinmolken sehr dienlich zu diesem Behufe. Weingeist mit Gewächssäure gemischt, und mit schweistreibenden Verhalten verbunden, bewirkt diesen Erfolg in beiden Fällen. Des Thees von Hollunderblüthen zu diesem Behufe hätte erwähnt werden sollen. Nächst einer Uebelkeit erregenden Kraft besitzt diese Pflanzensubstanz vermuthlich auch etwas narkotisches, von welchen beiden Tugenden man die diaphoretischen Kräfte zu erwarten hat, die diese Substanz beweist. Versezt man diesen Thee mit Gewächssäure, so verstärkt man in vielen Fällen seine Kräfte, und in einigen ist es noch dienlich, etwas Weingeist zuzusetzen, wodurch man ein sehr kräftiges schweistreibendes Mittel erhält. Anm. d. Ueb.

**) Der Verf. hatte keinen Glauben an Minderer's Geist, von dessen Dienlichkeit er sich doch leicht hätte überzeugen können. Sättigt man heißen Weinessig mit Hirschhornsalz (oder flüchtigem Salmiaksalze mit etwas Thieröle durch Vermittelung des Zuckers verbunden) und bedient sich dieses warmen Getränks als eines Thees mit Zucker versüßt im Bette, so wird man sonst

Spiesglanz.

Wir haben oben gesagt, daß diese Arznei, da sie, wie sie immer thut, mehr oder weniger auf den Magen wirkt, mittelst dieser Wirkung die Thätigkeit der äußersten Gefäße errege. Dies geht oft bis zur Hervorbringung des Schweißes. Ob aber zu diesem Behufe gewisse Präparate desselben geschickter als andre sind, möchte ich nicht entscheidend bestimmen. Bei Fiebern bin ich ganz der Meinung, daß die kleinen Uebelkeit erregenden Gaben die besten Dienste thun, wenn sie einigen Schweis hervorbringen, und daß, wenn die Spiesglanzarznei dies allein nicht leichte thut, man einige Mittelsalze zu dieser Absicht zu Hülfe nehmen solle.

In andern Fällen, z. B. im Rheumatism oder andern Entzündungskrankheiten kann man das Spiesglanzmittel gewisser und am besten zur Hervorbringung einigen Schweißes dadurch bringen, wenn man es mehr oder weniger mit Mohnsaft versezt.

Ich hätte wohl in meinem Verzeichnisse hier die Brechmittel überhaupt nennen sollen, da ich aus der Aehnlichkeit mit dem Spiesglanze folgere, daß die Brechmittel allesamt schweistreibend sind, und sehr oft zur Hervorbringung desselben gebraucht werden können.

Mohnsaft.

Man hat diese Substanz zu allen Zeiten für ein kräftiges Schwizmittel angesehn, und es hat wohl kaum irgend eine berühmte schweistreibende Formel gegeben, die nicht als einen Hauptbestandtheil Mohnsaft enthalten hätte. Ob ich gleich schon oben ziemlich weitläuftig von den arzneilichen Eigenschaften dieser Substanz gehandelt habe, so wird sie doch füglich hier wieder angeführt, wobei mit insbesondere die Frage auflöst, worauf eigentlich die schweistreibenden Kräfte des Mohnsaftes beruhen?

Absicht, Schweis zu erregen, selten verfehlen. Freilich muß man sich einer schicklichen Gabe hiezu bedienen; man kann von einem Lothe bis zu drei Lothen gesättigten Hirschhornsalze in einigen Fällen steigen. Anm. d. Ueb.

Zu dieser Absicht gebe ich zu, daß die Reizkraft des Mohnsaftes, mit der er die Thätigkeit des Herzens und der Schlagadern erregt, hauptsächlichen Antheil an seiner Eigenschaft, Schweis hervorzubringen, habe; doch behaupte ich, daß der Mohnsaft dieses leichter und mit mehr Sicherheit thue, als irgend ein anderes auf gleiche Weise wirkendes Reizmittel. Dies läßt sich, und meiner Meinung nach einzig, dadurch erklären, wenn man bedenkt, daß der Mohnsaft bei seinen reizenden, zugleich seine beruhigenden Kräfte ausübt.

Diese müssen insbesondere auf die vom Sensorium entferntesten Theile Einfluß haben, welches in dem ganzen Körper die äußersten Enden der Gefäse sind. Sie vermindern sichtlich die Thätigkeit dieser Gefäse, und unterdrücken daher alle Ausscheidungen; doch muß selbst dies mit einiger Erschlaffung ihres Tons und ihrer Spannkraft geschehn, weshalb sie dann um so leichter dem verstärkten Antriebe des Blutes in den großen Gefäsen nachgeben.

Auf diese Weise erkläre ich die schweistreibenden Kräfte dieser Substanz, und vermuthe, daß sich diese Erklärung mit allen den verschiedenen Wirkungsarten und arzneilichen Eigenschaften des Mohnsaftes vereinbaren lasse, die wir oben angeführt, und daher hier nicht zu wiederholen nöthig haben.

Biesam.

Wenn man denselben in starken Gaben giebt, so bringt er gemeiniglich Schlaf zuwege, und erregt fast eben so gewiß einen starken Schweis. Er wird daher füglich hier als ein Schweismittel betrachtet, und seine Wirkungsart läßt sich durch eben die Gründe erklären, deren wir uns eben jezt beim Mohnsafte bedient haben. So erläutert und bestätigt diese Gründe hinwiederum die Betrachtung des Moschus.

In dem Verzeichnisse der Ausdünstung erregenden Mittel giebt es zwei derselben, die ich nicht angeführt habe, und ich stehe im Zweifel, ob ich sie hätte anführen sollen. Das erste derselben ist der Kampher, welcher bei einem schweis-

Von Ausdünstung befördernden Mitteln. 645

reibenden Verhalten vielleicht hiezu gebraucht werden könne; so oft ich ihn aber habe einnehmen sehen, habe ich keine Neigung an ihm beobachtet, Schweis zu erregen, und glaube also, daß ich nicht wohl gethan hätte, ihn in mein Verzeichniß einzuschalten.

Das zweite Mittel, dessen ich Erwähnung hätte thun sollen, ist das **Queckſilber**. Dies gelangt unstreitig bis zu den äußersten Gefäsen, und erreget ihre Thätigkeit; das schärffte Präparat desselben, der ätzende Sublimat, bringt zuweilen Schweis zu Wege: aber weder dieses noch die andern Präparate werden absichtlich zu diesem Behufe gegeben, auch können sie meines Erachtens nicht füglich als Schwitzmittel angewendet werden, welche immer schneller wirken müssen, als man von einer mäsigen Gabe Queckſilber annehmen kann.

Drei und zwanzigstes Kapitel.
Monatreinigung befördernde Mittel.

Dies sind Arzneien, welche zur Beförderung des monatlichen Blutflusses dienen, der beim weiblichen Geschlechte vorkömmt ein höchst unzuverlässiges Geschlecht von Mitteln, welche sehr häufig die Erwartungen täuschen, die wir uns von ihnen machten.

Die Schriftsteller über die Arzneimittellehre, alte sowohl als neue, besonders aber erstere, führen viele Arzneien als Monatreinigung treibend an. Ich habe eine grose Zahl derer, die sie empsohlen, angewendet, bin aber so sehr oft in Rücksicht der gewünschten Wirkungen getäuscht worden, daß ich es wagte, zu behaupten, daß die alten Schriftsteller über diesen Gegenstand nicht aus der Erfahrung gesprochen haben. Diese Fehlschlagungen, die mir begegneten, sind auch meinen Mitärzten, wie ich finde, begegnet, und ich habe unter den erfahrensten keinen angetroffen, welcher nicht gestünde, daß er sich bei Anwendung der Monatzeit treibenden Mittel, die die Schriftsteller angerühmt, betrogen gefunden habe, und der nicht bekennete, daß er in fast keinem Falle, wo die Monatreinigung fehlet, zuversichtlich einen guten Ausgang der Heilung versprechen könne.

Welches der Grund dieser fehlschlagenden Wirkungen sei, ist nicht leicht anzugeben; ich denke aber, daß es davon herrührt, daß wir noch keine Arznei gefunden haben, welche eine specifische Kraft, die Gefäse der Bärmutter zu reizen, besitzen. Um dies ferner zu erläutern, muß ich einige Bemerkungen über die Natur des monatlichen Blutflusses machen.

Ich nehme demnach an, daß nach der allmähligen Entwickelung des Körpers zu einer gewissen Lebensperiode die Gefäse der Bärmutter ausgedehnet und angefüllet werden, und daß diese Gefäse, vermöge dieser Anhäufung, zu einer stärkern Thätigkeit angetrieben werden, wodurch ihre Enden genöthigt werden, sich zu öfnen, und Blut heraus zu lassen.

Diesem Begriffe zufolge wird man einsehen, daß ich den monatlichen Blutfluß von der Art eines aktiven Blutflusses halte, für einen solchen, der nach den Gesetzen des Körperhaushaltes Neigung besizt, nach einer gewissen Zwischenzeit wieder zurück zu kehren, und welcher, wenn er einige Mahle zurückgekehrt ist, durch die Kraft der Gewohnheit Bestimmung erhält, in regelmäsigen Perioden wieder zu erscheinen.

Dies ist mein allgemeiner Begrif, der sich, wie ich glaube, auf alle die verschiednen Phänomenen und gelegentlichen Ereignisse anwenden läßt, welche bei dieser Ausleerung vorkommen. Es würde jedoch nicht dienlich seyn, hier in eine solche Erklärung einzugehn. Ich mache zu meinem gegenwärtigen Behufe hier nur von einem einzigen Umstande Gebrauch, nämlich, daß, da in allen aktiven Blutflüssen der Abgang des Blutes besonders auf der erhöheten Thätigkeit der Gefäse des Theils beruhet, auch bei der Ausscheidung des Blutes aus der Bärmutter diese Erscheinung von einer vermehrten Thätigkeit der Gefäse dieser Organs herrühre.

Um dies genauer anzuwenden, müssen wir bemerken, daß die Unterbrechung dieser Ausleerung sich in zwei verschiednen Verfassungen befindet, wovon die eine ist, wenn die Monatreinigung nicht um die Zeit des Lebens zu fliesen anfängt, welche für das zweite Geschlecht die gewöhnlichste ist, die andere aber, wenn der Fluß schon einige Zeit hindurch sich in gewöhnliche Perioden eingerichtet hat, und durch gewisse Ursachen zurückgehalten wird, zu den gewöhnlichen Zeiten wieder zurück zu kehren.

Diese zwei Zustände sind unter dem Namen der **Ausbleibung** und der **Unterdrückung** der Monatreinigung wohl bekannt. Der erste Fall, das Aussenbleiben, rührt, nach unserer Voraussetzung, von einer Schwäche in der Thätigkeit der Muttergefäse her, der andere aber, die Unterdrückung, beruhet, wie ich glaube, auf einer Verengerung und Zusammenziehung in den äussersten Gefäsen, welche sie verhindert, dem gewohnten Antriebe des in die stärkern Stämme derselben fliesenden Blutes zu weichen.

Vielleicht hätten alle obige Bemerkungen hier wegbleiben können, wenn ich meine Leser auf das sechste und achte Kapitel des vierten Buches meiner ersten Grundlinien verwiesen hätte, in denen man diese Sätze umständlicher antreffen kann; ich hielt es aber in einer Einleitung zu den Monatreinigung treibenden Mitteln für nöthig, einen allgemeinen Begriff davon zu geben, welcher dahinaus läuft, daß die Arzneien, welche in beiden Zuständen von Mangel an Monatreinigung gebraucht werden sollen, hauptsächlich diejenigen sind, welche die Thätigkeit der Muttergefäse stärken und erhöhen. Nach dieser Erklärung gehe ich weiter, um einige Bemerkungen zu machen über die

Einzelnen Monatreinigung erregenden Mittel.

Aloe.

Von dieser habe ich am schicklichen Orte unter den Purgiermitteln gehandelt, wo ich dann auch meine Erinnerungen über ihre angeblichen Monatreinigung befördernden Tugenden vorgelegt habe.

Stinkende Harze.
Stinkende Pflanzen.

Von diesen habe ich oben in dem Kapitel von den krampfwidrigen Mitteln gehandelt, und daselbst zu verstehen gegeben, daß sie selten oder nie meine Erwartungen in der Ausübung als Monatsfluß erregende Mittel erfüllet haben; ich habe aber auch gesagt, daß bei meinen Versuchen einige Täuschung vorgefallen seyn könnte, und ich konnte in der That die Achtung für die allgemein eingeführte Meinung nicht in der Mase bei Seite setzen, daß ich sie hier ausließe.

Safran.

Ein gleiches muß ich über diesen Artikel sagen; ich habe aber oben meine Gründe angegeben, warum ich rgwohne, daß er eine größtentheils unbedeutende Arznei sei *).

Biebergeil.

Ich habe von demselben oben unter den krampfstillrigen Mitteln gehandelt, und vielleicht ist diese Tugend Grund genug, es hier wieder aufzuführen; aber auch ausserdem hat s so gutes Recht, für ein Monatreinigung erregendes Mittel angesehen zu werden, als irgend eine der stinkenden Substanzen, die wir zu dieser Absicht vorhin erwähnten.

Man versezt das Biebergeil oft genug mit stinkenden Harzen, und wo ich leztere jemals mit einigem Erfolge gebrauchte, glaube ich, daß das Biebergeil grosen Antheil an er Hervorbringung dieser Wirkungen hatte.

In Betreff des Biebergeils muß ich noch die Erinnerung nachen, daß es sich von sehr verschiedner Güte in unsern Apotheken befindet, daß das stark riechendste die kräftigste Arznei ist, und daß einige der Arten, welche wenig Geruch aben, fast ganz und gar keine Kräfte besitzen.

Eisen.

Von diesem haben wir oben als einer abstringirenden und tonischen Arznei gehandelt; ich führe es aber hier an, als eine Substanz, von der man gewöhnlich glaubt, daß sie ehr wirksam den Monatfluß befördere. Nach den oben vorzelegten Grundsätzen wird es leicht erhellen, daß in Fällen von ausbleibender Monatzeit, wo, wie gewöhnlich, eine allgemeine Schlaffheit des Körpers zugegen ist, die tonischen Kräfte des Eisens allem Ansehn nach das kräftigste Hülfsmittel seyn werden.

Zu gleicher Zeit aber wird es wahrscheinlich, daß in Fällen von unterdrückter Monatreinigung, welche auf eine Zusammenziehung der Gefäsenden der Bärmutter beruhen,

*) Daß er keine unbedeutende Arznei sei, habe ich ebendaselbst (2. B. S. 355.), wie meine Erfahrung mich gelehrt hat, angeführt. Anm. d. Ueb.

eben diese tonischen Kräfte *) mit nicht so gutem Nutzen angewendet werden können.

Queckſilber.

Dieſes kann, als ein allgemeines Reizmittel, und da es sehr gewöhnlich bis zu den äusserſten Gefäsen reicht, im Stande seyn, die Enden der Muttergefäse zu reizen, und sich so als ein Monatreinigung treibendes Mittel zu erzeigen.

Nach dieser Voraussetzung habe ich es hier aufgeführt, und bin nach verschiednen Proben überzeugt, daß der anhaltende Gebrauch des Queckſilbers sich gegen die unterdrückte Monatreinigung hülfreich erwiesen hat.

In wie fern es bei aussenbleibender Monatzeit angewendet werden könne, bin ich ungewiß, hege aber die Meinung, daß es nie, weder so sicher, noch mit so gutem Erfolge in diesen Fällen angewendet werden könne, als bei der Unterdrückung der Monatzeit.

*) Daß das Eisen ausser seinen tonischen Kräften noch eine besondre Eigenschaft besitze, (chemisch zu reden, das Phlogiston des Blutes zu vermehren), die Konsistenz des Blutkuchens zu erhöhen, vermuthe ich unter andern daraus, daß dies Metall in wahrer Hysterie eher nachtheilig als nüzlich befunden wird; die Anfälle kommen schneller und stärker zurück, welches man von andern stärkenden Mitteln nicht wahrnimmt.

Anm. d. Ueb.

Register.

Abercromble, David S. 143
Abführungsmittel überhaupt II. 549
   gelinder und entzündlicher
   Art II. 551
   sie leeren die Gedärme aus II. 552
   sie leiten ab, oder ändern die
   Vertheilung der Säfte im
   Körper II. 557
   sie verstärken die Thätigkeit der
   einsaugenden Gefäße II. 559
   äußerlich aufgelegte II. 559
   einzelne II. 560
Abrotanum II. 97
Absynthium II. 95
Acerba II. 50
Acetosa II. 47
Aconitum napellus II. 320
Acria II. 241
Adstringirende Mittel II. 637
Aepfel 274
Aedukles 2. 3.
Aesculus hippocastanum II. 140
Aether, als krampfwidriges Mittel II. 420
Aëtius 18
Agende Mittel II. 354
Agrimonia II. 38
Akepside, Mark. II. 523
Akin, Johann 16. II. 35. 36.
Alantwurzel als Auswurf beförderndes Mittel II. 512
   als harntreibendes Mittel II. 613
Alaun, als adstringirendes Mittel II. 82
   als Brechmittel II. 456
Alchemilla II. 19
Alexander, Wilhelm II. 331. 362
Alkaloiden der Fleischbrühen 395
Alkalina II. 443
Alkekengi II. 612
Alliaceae 299. II. 198. 619
Allium cepa II. 204
   sativum II. 199
   scorodoprasum II. 203
Aloe, als Monatszeit erregendes Mittel II. 619
   als Purgirmittel II. 582

Aloe, barbadische II. S. 582
   socotrinische II. 582
Aloepillen II. 586. 587
Aloewein II. 586
Alson, Carl 35. 36. 161. II. 48. 53. 89
Alterantia II. 433
Amber, grauer, als krampfstillendes Mittel II. 425
Ammei, als Reizmittel II. 181
Ammi II. 181
Anies, als Reizmittel II. 182
Ammoniakgummi, als krampfstillen-
   des Mittel II. 413
Ampies II. 47
Amphibien 419
Amygdalae amarae II. 327
Ananas 284
   rothe 284
   weiße 284
Anbern, als Reizmittel II. 180
Andromachus II.
Anethum II. 181
Angelikwurzel als Reizmittel II. 186
   als speichelabführendes Mittel II. 486
Anthemis nobilis II. 93
Antimonium calcinatum II. 545
Antiseptica 109
Antony, Franz 24
Aparine II. 44
Apfelsine 274
Apium palustre 293
Apricosen 273
Aqua raphani composita II. 191
Aqua sapphirina II. 33
Aquosa blanda II. 438
Arbuthnot, Johann 284
Archigenes 18
Argentina II. 39
Aristolochia II. 98. 102
Aristoteles 4
Arnica II. 105
Aromata II. 220
Aronwurzel als harntreibendes Mittel II. 613
   als Reizmittel II. 241
Arteminia II. 105

Register.

Artemisia contra, judaica, santonicum II. S. 97
Artischocke 193
Arum II. 211
Arzneimittellehre bei den Arabern 19
  Ursprung in Griechenland 12
  Ursprung in Rom 5
Arzneien, wie wirken sie auf die Säfte? II. 430
  ihre Erfindung 1
  ihre Kräfte, durch welche Mittel sie zu erkennen I. 135. 146
  ihre Wirkung auf den Körper überhaupt 61
  ihre Wirkung auf den Magen I. 128-132
Asa foetida II. 411
Asant, stinkender, als krampfwidriges Mittel II. 411
Asarum II. 487. 527
Asklepiades 4
Asperifoliae II. 458
Asplenium II. 49
Asse, Johann II. 224
Ataxas 414
Attenuantia II. 439
Attenuancia dulcia II. 564
Attich, als Purgiermittel II. 593
Attichbeerensaft, als harn- und schweißtreibendes Mittel II. 594
Auerhahn 414
Auflösung, chemische, ihr Nutzen zur Bestimmung der Kräfte verschiedner Substanzen 136
Aufschließung, chemische oder trockne Destillation, ihre Undienlichkeit 137
Aura epileptica II. 180
Aurantia curassavica II. 104
Aurantium II. 103
Ausdünstlichkeit der Fische 423
  der Fleischspeisen 395
  der Melonen 384
Ausdünstung befördernde Mittel überhaupt II. 630
  ihre Anwendungsart II. 632
  in welchen Krankheiten sie dienlich II. 634
  einzelne II. 637
Ausleerende Mittel überhaupt II. 433. 472

Auster S. 437
Auswurf befördernde Mittel überhaupt II. 508
  einzelne II. 512
Avicenna 20

Bachers tonische Pillen II. 598
Backen der Fleischspeisen 433. 435
Baddam II. 333
Bärentraube, als adstringirendes Mittel II. 17
Baglivi, George II. 72
Baker, George II. 192. 331. 609
Balaustia II. 53
Baldinger, Ernst Gottfr. II. 32
Baldrian, als krampfstillendes Mittel II. 416
Balsam, canadischer II. 212
Balsame, als adstringirende Mittel II. 61
  als harntreibende Mittel II. 620
  als Lockermittel II. 580
  als Reizmittel II. 214
Balsamum copaivae II. 215
  gujacinum II. 235
  peruvianum II. 218
  tolutanum II. 219
Barbe 417
Barry, Edward II. 135
Bartholin, Thom. II. 645
Basilius Valentinus 31
Bauden, Joh. 29. 37. 40. II. 328
Bauma II. 245
Baumöl 330
Beccari, Joh. Bapt. 260. 311. 313
Bedeguar II. 43
Behr, George Heinrich 47
Beifuß, als krampfwidriges Mittel II. 408
Beinwell, als schmeidigendes Mittel II. 458
Beizmittel II. 154
Belladonna II. 304
Benediktenwurzel, als adstringirendes Mittel II. 40
Benner, Chr. II. 201
Benzoe, als Reizmittel II. 219
Benzoeblumen II. 220
Bergamotte 274

Register. 653

erget, 108, II. S. 108. 338. 340
ergius, Petr Jonas 55. 159.
295. 296. 298. 320. 324. 325.
II. 11. 12. 14. 45. 56. 59. 96.
106. 107. 140. 186. 195. 198.
201. 203. 238. 239. 240. 242.
244. 245. 247. 295. 398. 302.
318. 325. 327. 328. 355. 579.
ergmann, Torbern   II. 461
erkeley, Bischof   II. 376
ernstein   II. 405
ernsteinöl, als krampfstillendes
  Mittel   II. 406. 407
ernsteinsalz, als krampfstillendes
  Mittel   II. 406
ertholet   212. 356. 361
ertramwurzel, als Speichelabfüh-
  rendes Mittel   II. 486
eruhigungsmittel, als abstringi-
  rende Dinge   II. 62
ervat.   II. 268
esänftigende Mittel   II. 248
etäubende Mittel überhaupt II.
  248-255
  ihre Wirkungsart, Natur der-
    selben   II. 248
  in wiefern sie reizen II. 251.
  als indirekte Reizmittel II.
    II. 252
  Wirkung auf die thierischen
    Verrichtungen   II. 250
  auf die natürlichen Verrich-
    tungen   II. 251
  einzelne   II. 255
  als krampfwidrige Arzneien II.
    404
etonica   II. 170
Betonie, als Niesermittel II. 482
Betonie als Reizmittel   II. 170
Bibergeil, als krampfwidriges Mit-
  tel   II. 427
Bibergeil, als Monatzeit erregen-
  des Mittel   II. 649
Bier   454
Biesam, als Ausdünstung befördern-
  des Mittel   II. 644
Biesam, als krampfstillendes Mit-
  tel   II. 423
Bilchen, of. Peter II. 298. 301
Bilsenkraut, als Betäubungsmit-
  tel   II. 307

Birkhuhn   S. 414
Birnen   274
Bistorta   II. 48
Bittere Mittel überhaupt II. 63-
    85
  erhöhen die Spannkraft des
    Magens   II. 66
  verbessern die Magensäure II.
    67
  ihre Kraft in Eingeweideber-
    stopfungen   II. 67. 68
  als harntreibend   II. 68
  gegen Wechselfieber   II. 69
  als schweisstreibend   II. 70
  als Laxanzen   II. 71. 579
  als Monatreinigung treibend
    II. 71
  gegen Würmer   II. 71
  als abstringirend   II. 81
  als antiseptisch   II. 73
  gegen faule Geschwüre II. 72
  gegen Gicht   II. 73—80
  gegen Stein   II. 80
  ihre Anwendungsart   II. 80-
    85
  einzelne   II. 85-140.
Bitterkeiten, als schwülstwidrige Mit-
  tel   II. 476
Bitterklee   II. 89
Bittersalz als Laxirmittel II. 571
Bittersalzerde, als Laxirmittel II.
    573
  salzsaure.   II. 573
Bittersalzerde, als säurewidriges
  Mittel   II. 465
Bittersüss, als Ausdünstung beför-
  derndes Mittel   II. 637
Bittersüss, als harntreibendes Mit-
  tel   II. 614
Black, Joseph   II. 27
Blackcock   414
Blättersalz   II. 390. 432
Blättersalz, als harntreibendes Mit-
  tel   II. 628
Blei, als abstringirendes Mittel
    II. 34-36
Bleichen der grünen Gemüse im
  Keller   292
Bleizucker als Kühlmittel II. 341
Bleizucker, innerlich angewandt II.
    34

Register

Blumenkohl S. 287
Blutkuchen 70
Blutmasse, Flüßigkeit derselben 76
Blutvertheilung im Körper 84–86
Blutwasser 72. 243
Bocbaute von 259. 260.
Boerhaave, Herman II. 67. 152. 159. 162. 295. 314. 381. II, 21. 46. 111. 113. 269. 223. 268. 314. 372. 377. 380. 440. 443. 462. 463. 468. 544. 594. 612.
Bolus rother, als adstringirendes Mittel II. 20
Bolus französischer II. 21
Bontius, Jakob II. 233. 238
Boraxsäure als Kühlmittel II. 381
Borrichius, Olaus II. 45
Bouvart II. 593
Boyle, Robert 39. 40 324. II. 308.
Brassica II. 194
Brassica gongylodes 288
   napobrassica 289
   napus 297
   rapa 297
   oleracea 286
   fimbriata 288
   Var. laciniata 288
   rubra 288
   viridis 288
Braten am Spieße 433. 436
Braten auf dem Roste 433. 435
Braunkohl 288
Brechmittel überhaupt II. 516–527
   in krampfhaften Geschwerden II. 523
   in Blutflüssen II. 524
   ihre Wirkung den Magen auszuleeren II. 516–521
   die Galle auszuleeren II. 520
   den Rumpf zu erschüttern II. 521
   auf die Gefäße der Haut II. 522
Brechmittel, als Ausdünstung befördernde Arzneien II. 640
Brechmittel, gelindes, des Boerhaave II. 544
Brechwehnüsseln II. 547. 548. 549

Breie, erweichende II. S. 151
Brocklesby Richard II. 362. 387. 642
Brod, Grundsätze bei seiner Bereitung 309
Bromelia ananas 284
Broujet 362
Brunnkresse 291
Brunnkresse, als Reizmittel II. 191
Brußbeere 279
Bryant 288
Buchece II. 40
Buchwaizen 316
Büchner, Andreas Elias 47
Büffon, Graf von 414
Butter 339. 382
Butterbirne 274
Buttermilch 347. 387
Buttermilch, als Laxirmittel II. 565.
Buryrum Antimonii II. 546

Cälius Aurelianus II. 78
Calville, weisse 274
Calx nitrata II. 544
Cantharides II. 612
Capercailaie 414
Capivetae 291
Capsicum II. 219
Cardamine II. 192
Carbebenedikten II. 90
Cardemomen, als Reizmittel II. 255
Carduus benedicta II. 90
Carrete 47
Carum II. 189
Carthenser, Johann Friedrich 49. 760. II. 221. 237.
Caryophyllata II. 40
Caryophylli II. 232
Cascarilla II. 106
Cassia fistularis II. 562
Cassia lignea II. 231
Calliae flores II. 234
Castoreum II. 427
Cathartica II. 549
Cathartica acriora II. 580
Cato, der Censor 6
Celsus, Aul. Corn. 7. 8. 316. II. 641

Centaurium minus	II. S. 87	Cuminum	II. S. 135. 409
Cephalica	II. 173	Cuprum ammoniacum	II. 30
Cerasa nigra	II. 316	Cur suta	II. 87
Cete	334	Cyclus revolutus	317
Chamaemelum	II. 93	Cynoglossum	II. 159
Chemie, ihre Geschäfte zur Arzneimittellehre	35, 136		
Chemiker	21, 25	**D**ale, Samuel	36. 55
Chenot, Adam	II. 314, 636	Dambirsch	108
Cheyne, George	II. 211, 279. 409	Daries, Peter Johann Andreas	II. 328
Chinarinde	II. 107–138	Datteln	278
Chittick's Arznei	II. 466	Demulcentia	II. 455
Chomel, Johann Baptista	39. 43. II. 39, 180	Diacassia	II. 563
		Diaphoretica	II. 630
Cicuta virosa	II. 305	Diemerbroek, Jobrand	II. 314
Cichori	292	Digestor, zum Behuf der Anfässe	II. 84
Cinnamomum	II. 230		
Citronschale	II. 105	Digestor, Zubereitung der Speisen darinn	434
Clark, David	II. 99		
Clephane, George	78. 80	Digitalis	II. 614
Cloves, Bischof	II. 377	Dille, als Reizmittel	II. 181
Cochlearia	II. 191	Diluentia	II. 434
Cock of the mountain	414	Dioscorides	II. 15. 135
Colbatch, Johann	II. 57	Diuretica	II. 605
Collin, Joseph	II. 105, 332. 337. 346	Dodensstauden	II. 611
		Douche	II. 145
Coluber berus	429	Dover, Thomas	II. 487
Columbowurzel	II. 92	Dovers Pulver	II. 172. 292
Columna, Fabius	II. 416	Drachenblut	II. 51
Coniferae	II. 205	Drawly's antiscorbutischer Salz	
Conium maculatum	II. 297		II. 191
Contraperrve, als Ausdünstung beförderndes Mittel	II. 618	Drupaceae	273
		Droenbek	II. 259
Copaivabalsam, als Reizmittel	II. 215	Dulcamara	II. 614
Cordus, Valerius	25		
Cortex aurantii	II. 103	**E**beling, J. C. P. C.	II. 46. 53. 88. 93. 138. 207. 545.
Cortex granatorum	II. 54		
Cortex peruvianus	II. 107–138	Eichenrinde	II. 55
Cortex quercus	II. 55	Eibe, gülanische	430
Cortex Winteranus	II. 240	Eis	412
Costorphin cream	386	Eigenschaften, sinnliche, der Arzneien, als Kennzeichen ihrer Kräfte	142
Cranz, Heinrich Johann Nepomuk	51		
Crell, Lorenz	II. 443	Eingemachte Sachen	461
Crolle, Oswald	25	Einschneidende Mittel	II. 439
Cubeben, als Reizmittel	II. 239	Eisen, als abstringirendes Mittel	II. 25
Cucurbitaceae	282		
Cullen, Heinrich	I. 127	Eisen, als Monatszeit erregendes Mittel	II. 649
Culmiferae	391		

Eisenbüchfen	II. S. 340	Extractum colocynthidos compositum	II. S. 587
Eisenroſt als abſtringirendes Mittel	II. 49	Eyerel, Joseph	II. 49
Elaterium	II. 604		
Electuarium lenitivum	II. 597	F	
Elixir paregoricum	II. 391	Faba sancti Ignatii	II. 91
Elixir proprietatis	II. 587	Pabae	324
aloes vitriolicum	II. 587	Färberröthe, als harntreibendes Mittel	II. 612
Elixir sacrum	II. 586		
Elixir salutis	II. 596	Färberröthe	II. 45
Emetigon	II. 226	Fagopyrum	316
Emeticum mite	II. 544	Farina alibilis	254. 300
Emmenagoga	II. 646	Farrnkraut	II. 49
Empfindlichkeit	61	männliches	II. 49
Empfindung	61	als Purgiermittel	II. 581
Empiriker	4. 5	Fasan	418
Endivien	292	Fäulniß, akute	II. 469
Ente	415	chronische	II. 470
Enula campana	II. 522	mäßige, des Fleisches, macht es leicht verdaulicher	432
Erigerum	II. 528		
Erwärmende Mittel überhaupt	II. 141-142	Fäulnißwidrige Mittel überhaupt	II. 469
Ihre Wirkung geht auf die äußere Fläche des Körpers	II. 143	einzelne	II. 471
		Fechten, trockne	279
Ihre Wirkung auf den Speisekanal	II. 142	Fenchel, als Reizmittel	II. 183
		Fetzel	25
Natur ihrer Wirkungsart	II. 146	Fetreld	46
		Ferris, Sam. 348. 349. 351. 354. 355	
einzelne	II. 148-153	Festuca fluitans	316
Cajanuswurzel	II. 85	Fichte	II. 205
Crassstratus	4. 6	Fiebersalz, als Kühlmittel	II. 388
Erbse	324	als schweißtreibendes Mittel	II. 642
Erdbeeren	276		
Erdbeerkraut	II. 41	Filices	II. 48
Erdrauch	II. 91	Filix mas	II. 49
Erfahrungen, falsche	147-150	Fingerhut, als harntreibendes Mittel	II. 614
Erhaltungskraft der Natur	II. 252		
Erschlaffende Substanzen als Erweichungsmittel	II. 150	Fische	421
		Fleisch, das jüngste, ist nicht das leichtverdaulichste	405. 411
Erysimum officinale	II. 193	weisses und rothes, sein Unterschied	461
Eselsfurbißsaft, als Purgiermittel	II. 604		
Essenza di Bergamotto	II. 105	Fleischspeisen, überhaupt	396-404
Essig, als Gewürz	461	den säugenden Frauen undienlich	367. 369
Essig als Kühlmittel	II. 379		
Etmüller, Michael	37. 40	den Kindern schädlich	371
Euphorbienharz als Niesem.	II. 493	von ihnen entstehende Vollblütigkeit	399
Evacuantia	II. 433		
Expectorantia	II. 408	Flores Cassiae	II. 231
Extrakte, gerapische	II. 83	Floyer, Johann 20. 143. II. 136

Register

üssigkeitn. undfeuchte, als Verdünnungsmittel II. S. 439
eniculum II. 183
ndant II. 568
ontana, Abt II. 325
reßul, Peter II. 39. 110
oster, Johann Reinhold 276
rtbergill, Johann II. 52. 53.
    209. 240. 241. 302
arcron, D. 2. 31
agaria II. 41
aisansel 274
auenmantel, als abstringirendes
  Mittel II. 39
auenmilch 336
ische 420
nfingerkraut II. 41
illet, Franz II. 513
maria II 91

Gänserich, als abstringirendes Mittel II. 39
Ibanum II. 414
arten II. 14. 15. 16. 17. 81. 265
    359. II. 73. 481. 640
bauser 23. 25
lium verum 342. II. 44
lle II. 56
udpfel II. 56
lle, als Lariermittel II. 580
serte des Blutes 71. 242. 244
inander, als Reizmittel II. 179
manderlein II. 98
mbogia II. 602
nd 414
rape, de la II. 83. 84
rneele 426
rtenbohnen 325
ispart, Girolamo II. 44
ublus, Hieronymus David II.
  36. 37. 80. 175. 237. 238. 440
zeugniße 9. 10
birnkraft II. 394—398
  besondere Modisikation derselben, als Ursache der Kran-
  pse II. 395
linotte d'Ecosse 414
mäse 285
uriana II. 85
  purpurea II. 87

Geoffray, Stephan Franz S. 35. 38.
    419. II. 183. 184
Gerlunstoff, thierischer 243
Gerste 302
Geruch, als Kennzeichen der Kräfte
  der Arzneimittel 145
Geschmack, als Kennzeichen der Kräfte
  der Arzneimittel 143
Gesner, Conrad 28. II. 306. 603
Getränke 441
  gegohrne 445
  gegohrne, als Laxiermittel II.
    564
Getreide 302
Gewächse, ihre Blätter und Sten-
  gel als Nahrungsmittel 285.
Gewächsöle in Vergleichung mit
  Thierseiten 331
Gewächsfäuren, als Ausdünstung be-
  fördernde Mittel II. 641
  als harntreibende Mittel II. 627
  als fäulnißwidrige Mittel II.
    472
  natürliche, als Kühlmittel II.
    371
  destillirte II. 376
  geoohrne II. 379
Gewohnheit, Macht derselben L. 127
Gewürze 458
  salsafte 458—462
  scharfe 462—466
  als fäulnißwidrige Mittel II.
    477
  als Reizmittel II. 130
Gifte 9. II. 148
Ginmuschel 428
Ginseng, als Reizmittel II. 187
Ginster, als harntreibendes Mittel
  II. 613
  als Purgiermittel II. 593
Glauber, Joh. Rudolph II. 172.
    377
Glaubersalz, als Laxiermittel II. 571
Glebitsch, Johann Gottl. 160.
    II. 96
Glutinosum pingue des Boer-
  haave 114
Glycyrrhiza II. 452
Göttling, Pr. II. 318
Goldbrein 274
Gorter, von, Joh. 397. 422. 428

Gordon, Bernhard S. 22	Harze, als harntreibende Mittel II. S. 620
Gouland II. 35	, als Reizmittel II. 221
Granatblüthe II. 58	Haselnuß 327
Granatrinde II. 54	Haselwurzel, als Brechmittel II. 527
Graswurzel, als harntreibendes Mittel II. 612	als harntreibendes Mittel II. 612
Greding, Johann Ernst 348. 319	als Niesemittel II. 488
Gregors 355	Hauhechelwurzel, als harntreibendes Mittel II. 612
Griffin, Corbet II. 132	Hauptstärkende Mittel II. 173
Guajak, als schweißtreibendes Mittel II. 639	Hauptthiere 334
Guajakharz, als Reizmittel II. 223	Hausenblase, als schmeidigendes Mittel II. 461
Guajakgummi II. 224	Hautausschläge von Hammer, Krebs, Lachs und Hering 427
Guajakherzbalsam II. 225	von Flußkrebsen 427
Günz, Justus Wilhelm II. 139	Heberden, Wilhelm II. 8. 343
Gummi, als Nahrungsstoff 258. 259 arabisches, als schmeidigendes Mittel II. 459	Hedera terrestris II. 171
Gummigutta, als Purgiermittel II. 602	Hederich, als Reizmittel II. 193
Gummiguttetinktur, laugensalzigessigte, als harntreibendes Mittel II. 629	Heerschnepfen 418
	Heidekorn 316
	Heister II. 37
Gummiharze, als schleimzolbrige Mittel II. 478	Helmont, van 362
Gunderman, als Reizmittel II. 171	Helvetius, A. II. 34
Gurke 283	Henne, numidische 418
Gurkenfrüchte 283	Heraklid 5
	herbe Dinge II. 50
Haasenfleisch 408	Herman, Paul 27
Haberbrod 307	Hermbstädt, Sieg. Fr. 389
Habermehltrank, dessen Zubereitung 307	Herophilus 4
	Herznapfel 274
Haberwurzel 298	Herzklopfen II. 401
Haen, de II. 17. 59. 273. 280. 298	Herzmuschel 428
Hagebutten 270	Heucher, George II. 16
Hahnenfuß, als harntreibendes Mittel II. 613	Heuermann, George II. 59
Hales, Stephan 324	Hill, Johann 56. II. 81
Halle II. 340	Hippokrates 3. II. 41
Haller, Albrecht von 254. 300. 424. II. 39. 57. 80. 176. 448	Hirse 305
	Hirschfleisch 408
Harntreibende Mittel überhaupt II. 605	Hirschhorn, gebranntes, als absorbierendes Mittel II. 160
einzelne II. 611	Hirschhorngeist mit Bernsteinsalz gesättigt, als krampfstillendes Mittel II. 305
Salze II. 620	
Hartleibigkeit, ihre Ursache II. 553	Hizen der Schafmilch 317
Hartman, George 36	Höllenstein II. 155
Harze, stinkende, als Monatzeitter regende Mittel II. 648	Hoffmann, Friedrich 31. 141. 358. II. 94. 214. 215. 219. 229. 332. 346. 347. 373.

Register.

Hofmanns schmerzstillende Tropfen
　　II. S. 421
Holunder, als Purgiermittel II. 593
Holunderblüten, als Ausdünstung
　beförderndes Mittel II. 594
Holunderbeeröl, ein Stellvertreter
　des Ricinusöls II. 594
Holzessig II. 378
Homberg II. 383
Home, Franz II. 46. 246. 332. 570
Honig, als Laxiermittel II. 564
　als scharbockwidriges Mittel II.
　　475
　als zertheilendes Mittel II. 450
Hopfen II. 90
Hopfenkeimchen 294
Hoppe, Friedrich Wilhelm II. 215.
　　217
Hülsenfrüchte, als Nahrungsmittel
　　721
　Abwechselung mit Getreide bei
　　der Bestellung der Felder
　　318
Huner 411
Hunerfleisch 411
Huet, Bernard II. 286
Huflattich, als Auswurf befördern-
　des Mittel II. 513
Hummers 426
Hundertmark, Carl Friedrich
　　II. 34
Hundsauge, als schmelzendes Mit-
　tel II. 459
Hunter, Johann II. 214. 301
Hurham, Johann II. 443. 639
Hypnotica II. 248
Hyoscyamus II. 307
Hyssopus II. 172

Jalappe, als Purgiermittel II. 599
　Jalappentinktur, als Verbesserungs-
　mittel des Geschmacks des Ricinus-
　öls II. 600
Jamespulver II. 544
Ichthyocolla II. 461
Jesuitenthee I. 123-134
Ignazbohne II. 91
Incidentia II. 439
Infusum amarum II. 579
　gentianae compositum II. 105

Ingber, als Reizmittel II. S. 235
Insekten, als Nahrungsmittel 416
Inspissantia II. 454
Joerdens II. 340
Johannisbeeren 277
Johnston, Jakob II. 425
Ipekakuanha II. 292
　als Brechmittel II. 529
Iris florentina II. 513
Isländisches Moos II. 138
Isop, als Reizmittel II. 172
Judenkirschen, als harntreibendes
　Mittel II. 612
Junker, Johann II. 243
Iuniperus II. 213
　sabina II. 214

Käse 311-345. 383
　verschiedene Arten desselben
　　344. 384
Kaffee, als Reizbarkeit erregendes
　Mittel II. 355
　als Stimulantium II. 351
Kakao 328
Kalbfleisch 404
Kali acetatum II. 629
Kalkerden, als säurewidrige Mittel
　　II. 464
Kalkwasser, als säuretilgendes Mit-
　tel II. 466
Kamillen II. 93
Kampescheholz II. 57
Kampher, als Ausdünstung beför-
　derndes Mittel II. 477
　als Betäubungsmittel II. 328
　als fäulnißwidriges Mittel II.
　　477
　als krampfstillendes Mittel II.
　　419
Kaninchen 409
Kapaun 412
Karbe, als Reizmittel II. 183
Kartoffeln 300. 309
Kaskarille II. 106
Kastanien 320
Katechusaft II. 51
Katzenkraut, als Reizmittel II. 179
Kauen des Tabaks II. 315
Kaumittel II. 186
Kell, Jakob 396. 423. 428

Kellerschaben, als harntreibende Mittel II. S. 226
Ker, Jakob II. 51
Kernobst 273
Kerzenpflanzen, als Erweichungsmittel II. 150
Kesselmeier 261
Ketchup 465
Kinmeier, David II. 333. 338
Kinegarumi II. 52
Kirschen 273
Kirschkerne, als Betäubungsmittel II. 326
Kirschlorbeer, als Betäubungsmittel II. 321
Klebkraut II. 14
Klettenwurzel, als harntreibendes Mittel II. 612
Klostire II. 559
Knoblauch, als Gewürz 465
  als harntreibendes Mittel II. 615
  als Nahrungsmittel 199
  als Reizmittel II. 199
Kuppern II. 55
Kochen der Gewächssubstanzen, die dadurch entstehende Veränderung des Fleisches 431
Kochsalz, als Gewürz 460
Kochsäure II. 373
König, Emanuel 39. 40
König, erzgebirgischer, als Brechmittel II. 542
Körperseele 31
Kohlarten 286
Kohl, als Reizmittel II. 194
Kohlrabi 288
Kohlrüben 289
Kohl vom Genuß des Hummers 427
  der Krabbe 427
  der Barbe 423
  der Muschel 428
Kolequintis, als Purgirmittel II. 603
Koloquinteneißen II. 587
Kopfkohl, rother 288
Koralle als säurewidriges Mittel II. 465
Korianderfamen, als Verbesserungsmittel des Geschmacks des Sennesblätteraufgusses II. 598

Korianderfamen, als Reizmittel II. S. 184
Korinthen 278
Korpuskularphilosophie 31
Krabbe 426
Kramerskümmel als krampfstillendes Mittel II. 409
  als Reizmittel II. 155
Krampfstillende Mittel überhaupt II. 393
  einzelne II. 405
  uneigentlich so genannte II. 400
  eigentliche II. 402
  sinkende II. 404
  flüchtig ölige 404
  gewächsartige II. 408
  thierische II. 423
Krausemünze, als Reizmittel II. 174
Kraut 287
Kreide, als adstringirendes Mittel II. 21
Kreuzbeere, als Purgirmittel II. 601
Kreuzblumenpflanzen, als harntreibende Mittel II. 620
  als scharbockwidrige Mittel 475
Kreuzkraut, als Brechmittel II. 528
Küchenkräuter 285
Küchensalz als Reizmittel II. 187
Küchenschelle, als Reizmittel II. 240
Kügelchen, rothe, des Bluts 69
Kühlmittel überhaupt II. 361-366
  gehören unter die Beruhigungsmittel II. 361
  sie wirken nicht durch merkliche Kälte II. 364
  sie wirken durch potentielle Kältungskraft II. 365
  einzelne II. 366
  als krampfstillende Arzneien II. 401
Kunkel, Johann II. 535
Kupfer, als adstringirendes Mittel II. 29
Kupferbereitungen, als Brechmittel II. 536
Kupfersalmiak II. 30
Kuraßaosäpfel II. 104
Lab 342
Labkraut II. 44

abkraut	S. 342	Lewis, Wilhelm 56. 160. II. 14.
achenknoblauch, als Ausdünstung beförderndes Mittel	II. 637	26, 28, 87, 199, 213, 238, 339, 344, 405, 529, 583, 585.
als tonisches Mittel	II. 68	Liban, Andreas 36
adanumgummi, als Reizmittel II.	223	Lichen islandicus II. 118
		Lieutaud, Joseph 43-46. 162, II. 150. 592.
amurisch	405. 406	
angsisch, Brown 26. II.	321. 325	Lightfoot, Johann II. 40
		Lignum campechiense II. 57
apathum	II. 42	Limonadenpulver II. 383
apides calcare	II. 464	Linacre, Thomas 24
araud, Stribonius	10	Lind, Jakob von, Haller 459. Ib.
assone, J. N. F. II. 332. 343.	346	219
		Lindestolpe, Johann II. 56
uchcrten, als harntreibendes Mittel	II. 619	Linné, Carl von 22. 53. 145. 146. 159. 281. 413. 419. II.
als Reizmittel	II. 192	38. 42. 96. 177. 180. 198. 238
inche	299	Linse 225
ugensalz, als Reizmittel	II. 195	Liquor C. C. succinatus II. 390
ugensalz, fixes, als harntreibendes Mittel	II. 628	Lister, Martin II. 604. 625
als Laxiermittel	II. 467	Löffelkraut, als Reizmittel II. 188
ugensalze, als schmerzwidrige Mittel	II. 471	Löseke, Johann Ludwig Lebrecht 47. 161
als säuerwidrige Mittel	II. 466	Löwenzahn 392
als zertheilende Mittel	II. 442	Lommius II. 641
ugensalze, flüchtige, als Ausdünstung befördernde Mittel	II. 638	Ludwig, Chr. Gottl. II. 308. 319
als krampfstillende Mittel	II. 438	Lupulus II. 90
		Lympha coagulabilis 343
ugensalzwidrige Mittel	II. 469	Lythrum II. 59
mocerasus	II. 341	**M**acbride, David 303
urus camphora	II. 329	Macis II. 214
vendula	II. 173	Mäerettig, als Gewürz 464
ranzen	II. 560	Mäerettig, als Reizmittel II. 193. 194
ranzen und Purganzen, ihr Unterschied	II. 551	Mäerettig, als speichelabführendes Mittel II. 486
riersalze	II. 566	
heralde	II. 582	Magenelixir II. 86
bentstoff	61	Magenpillen II. 586
bentverrichtungen	II. 394	Magensalz 381. 398
im thierischer	343	Magensäure I. 113
im vegetabilisch thierischer Weisen	313	Magnesie, als Laxiermittel II. 573
		als säurewidriges Mittel II. 465
die Erkennungsursache der Brodgährung	313	Majoran, als Riechmittel II. 482
midium II. 244.		Majoran, als Reizmittel II. 174
ntor humorum	313	Maiz 308
onhardi, Joh. Gottfried 252. 357. II. 443.		Malve 385
		Mandeln, bittre, als Betäubungsmittel II. 327
etssome, J. C.	II. 349	Mandeln, süße 327

Gerbou, Bernhard S. 22	Harze, als harntreibende Mittel II.
Gmelrd II. 35	S. 620
Granatblüthe II. 58	, als Reizmittel II. 221
Granatrinde II. 54	Haselnuß 327
Grasewurzel, als harntreibendes Mittel II. 613	Haselwurzel, als Brechmittel II. 527
Grebing, Johann Ernst 308. 319	als harntreibendes Mittel II. 612
Gregory 355	
Griffin, Corbet II. 232	als Niesemittel II. 480
Guajak, als schweistreibendes Mittel II. 639	Haubechelwurzel, als harntreibendes Mittel II. 612
Guajakharz, als Reizmittel II. 223	Hauptstärkende Mittel •II. 173
Guajakharzgummi II. 224	Hauptthiere 334
Guajakharzbalsam II. 225	Hausenblase, als schmeidigendes Mittel II. 461
Günz, Justus Wilhelm II. 139	
Gummi, als Nahrungsstoff 358. 359	Hautausschläge von Hummer, Krabbe, Lachs und Hering 427
arabisches, als schmeidigendes Mittel II. 459	von Flußkrebsen 427
Gummigutte, als Purgiermittel II. 602	Heberden, Wilhelm II. 8. 343
	Hedera terrestris II. 172
Gummiguttetinktur, laugensalziggesättigte, als harntreibendes Mittel II. 632	Hederich, als Reizmittel II. 193
	Heerschnepfen 416
	Heidekorn 316
Gummiharze, als fäulnißwidrige Mittel II. 478	Hellot II. 37
	Helmont, van 368
Gunterman, als Reizmittel II. 171	Helvetius, A. II. 24
Gurke 283	Henne, zahmdische 418
Gartenfrüchte 282	Heraklid 5
	Herbe Dinge II. 30
Hasenkelsch 408	Herman, Paul 27
Haberbrod 307	Hermstädt, Sieg. Fr. 389
Habermehltrank, dessen Zubereitung 307	Herophilus 4
	Hernnapfel 374
Haberwurzel 298	Herzklopfen II. 402
Haen, de II. 17. 59. 273. 280. 298	Herzmuschel 428
Hagebutten 276	Heucher, George II. 16
Hahnenfuß, als harntreibendes Mittel II. 613	Heuermann, George II. 59
	Hill, Johann 56. II. 81
Hales, Stephen 324	Hippokrates 3. II. 41
Halle II. 340	Hirse 305
Haller, Albrecht von 254. 300. 424. II. 39. 57. 80. 176. 448	Hirschfleisch 408
	Hirschhorn, gebranntes, als absorbirendes Mittel II. 455
Harntreibende Mittel überhaupt II. 605	Hirschhorngeist mit Vernsteinsalz gesättigt, als krampfstillendes Mittel II. 406
einzelne II. 611	
Salze II. 626	Hitzen der Schafsmilch 337
Hartleibigkeit, ihre Ursache II. 553	Höllenstein II. 155
Hartman, George 36	Hoffmann, Friedrich 31. 143. 358. II. 94. 214. 215. 219. 229. 332. 346. 347. 373.
Harze, stinkende, als Monatzeit erregende Mittel II. 648	

Hoffmanns schmerzstillende Tropfen
 II. S. 421
Hollunder, als Purgiermittel II. 593
Hollunderblüten, als Ausdünstung
 beförderndes Mittel II. 594
Hollunderkernöl, als Stellvertreter
 des Ricinusöls II. 594
Holzessig II. 378
Homberg II. 383
Home, Franz II. 46. 246. 312. 570
Honig, als Laxiermittel II. 564
 als scharbockwidriges Mittel II.
 475
 als zertheilendes Mittel II. 450
Hopfen II. 90
Hopfenleimchen 394
Hoppe, Friedrich Wilhelm II. 215.
 217
Hülsenfrüchte, als Nahrungsmittel
 321
 Abwechselung mit Getreide bei
 der Bestellung der Felder
 320
Huner 411
 ein erfleisch 411
Huet, Bernard II. 286
Hufrattich, als Auswurf befördern-
 des Mittel II. 513
Hummer 426
Hundertmark, Carl Friedrich
 II. 34
Hundszunge, als schmelzendes Mit-
 tel II. 459
Hunter, Johann II. 314. 301
Hurham, Johann II. 443. 639
Hypnotica II. 248
Hyoscyamus II. 307
Hyssopus II. 172

J.
Jalappe, als Purgiermittel II. 599
Jalappentinktur, als Verbesserungs-
 mittel des Geschmacks des Ricinus-
 öls II. 600
Jamespulver II. 544
Jchthyocolla II. 461
Jdiosynkrasien I. 123-134
Jgnazbohne II. 91
Jcidentia II. 439
Jfusum amarum II. 579
 gentianae compositum II. 205

Jngber, als Reizmittel II. S. 235
Jnsekten, als Nahrungsmittel 426
Inspissantia II. 454
Joerdens II. 340
Johannisbeeren 377
Johnston, Jakob II. 425
Jpekakuanha II. 292
 als Brechmittel II. 529
Iris florentina II. 513
Isländisches Moos II. 138
Jsop, als Reizmittel II. 172
Judenkirschen, als harntreibendes
 Mittel II. 612
Juncker, Johann II. 243
Juniperus II. 213
 sabina II. 214

K.
Käse 341-345. 383
 verschiedene Arten desselben
 344-384
Kaffee, als Reizbarkeit erregendes
 Mittel II. 351
 als Antinarkotikum II. 351
Kakao 328
Kalbfleisch 404
Kali aceratum II. 629
Kalkerden, als säurewidrige Mittel
 II. 464
Kalkwasser, als diuretisirendes Mit-
 tel II. 466
Kamillen II. 93
Kampescheholz II. 57
Kampher, als Ausdünstung beför-
 derndes Mittel II. 477
 als Betäubungsmittel II. 328
 als fäulnißwidriges Mittel II.
 477
 als krampfstillendes Mittel II.
 419
Kaninchen 409
Kapaun 412
Karbe, als Reizmittel II. 183
Kartoffeln 300. 309
Kaskarille II. 106
Kastanien 320
Katechusaft II. 51
Katzenkraut, als Reizmittel II. 179
Kauen des Tabaks II. 315
Kaumittel II. 486
Keill, Jakob 396. 423. 428

Kellerschaben, als harntreibende Mittel II. S. 226
Ker, Jakob II. 51
Kernobst 273
Kexieapflanzen, als Erweichungsmittel II. 150
Kesselmeier 261
Ketchup 465
Kiumeler, David II. 333. 338
Kinogummi II. 52
Kirschen 273
Kirschkerne, als Betäubungsmittel II. 326
Kirschlorbeer, als Betäubungsmittel II. 321
Kiebkraut II. 44
Klettenwurzel, als harntreibendes Mittel II. 612
Klystire II. 559
Knoblauch, als Gewürz 465
  als harntreibendes Mittel II. 619
  als Nahrungsmittel 299
  als Reizmittel II. 197
Knoppern II. 55
Kochen der Gewächssubstanzen, die dadurch entstehende Veränderung des Fleisches 431
Kochsalz als Gewürz 460
Kochsultzsäure II. 373
König, Emanuel 39. 40
König, arzneylicher, als Brechmittel II. 542
Körperseele 31
Kohlarten 286
Kohl, als Reizmittel II. 194
Kohlrabi 288
Kohlrüben 282
Kohl vom Geruch des Hummers 427
  der Krabbe 427
  der Garbe 423
  der Muscheln 428
Koloquinte, als Purgirmittel II. 623
Koloquintenwillen II. 287
Kopfkohl, rother 288
Koralle als säurewidriges Mittel II. 455
Korianderfamen, als Verbesserungsmittel des Geschmacks des Sennablätteraufgusses II. 598

Korianderfamen, als Reizmittel II. S. 184
Korinthen 278
Krepuskularphilosophie 31
Krabbe 425
Kramerkümmel als krampfwidriges Mittel II. 409
  als Reizmittel II. 135
Krampfstillende Mittel überhaupt II. 393
  einzelne II. 405
  uneigentlich sogenannte II. 400
  eigentliche II. 401
  stinkende II. 405
  flüchtig ölige 404
  gewächsartige II. 408
  thierische II. 423
Krausemünze, als Reizmittel II. 174
Kraut 287
Kreide, als adstringirendes Mittel II. 21
Kreuzbeere, als Purgirmittel II. 601
Kreuzblumenpflanzen, als harntreibende Mittel II. 620
  als scharbockwidrige Mittel II. 475
Kreuzkraut, als Brechmittel II. 578
Küchenkräuter 285
Küchensalz, als Reizmittel II. 187
Küchenschelle, als Reizmittel II. 246
Kügelchen, rothe, des Bluts 69
Kühlmittel überhaupt II. 361-366
  gehören unter die Berubianzmittel II. 361
  sie wirken nicht durch merkliche Kälte II. 362
  sie wirken durch potentielle Kältungskraft II. 365
  einzelne II. 366
  als krampfstillende Arzneien II. 401
Kunkel, Johann II. 538
Kupfer, als adstringirendes Mittel II. 29
Kupferbereitungen, als Brechmittel II. 536
Kupfersalmiak II. 30
Kurzäsäeapfel II. 104

L
Lab 343
Lablaut II. 44

...kraut	S. 342	Lewis, Wilhelm 56. 160. II. 74.
...enknoblauch, als Ausdünstung		76. 78. 87. 199. 313. 338. 339.
beförderndes Mittel	II. 617	344. 405. 529. 583. 585.
als tonisches Mittel	II. 98	Libau, Andreas 36
...banumgummi, als Reizmittel II.		Lichen islandicus II. 118
	223	Lieutaud, Joseph 41-46. 161.
...matisch	405. 406	II. 150. 592.
...ngrisch, Brown 26. II. 321.		Lightfoot, Johann II. 49.
	335	Lignum comprehensa II. 57
...pechum	II. 42	Limonadenpulver II. 383
...pides culcare	II. 464	Linacre, Thomas 34
...raut, Stinkraut	40	Lind, Jakob von, Haslar 459. II.
...sione, J. M. F. II. 332. 343.		450
	346	Lindekolbe, Johann II. 56
...charten, als harntreibendes Mit-		Linné, Carl von 11. 51. 145.
tel	II. 619	146. 159. 281. 413. 419. II.
als Reizmittel	II. 198	38. 42. 96. 177. 280. 198. 338
...che	399	Lisa 135
...gensalz, als Reizmittel II. 155		Liquor C. C. succinatus II. 406
...neufalz, fixed, als harntreiben-		Lister, Martin II. 604. 625
den Mittel	II. 628	Löffelkraut, als Reizmittel II. 198
als Laxiermittel	II. 567	Löseke, Johann Ludwig Lebrecht
...igensalze, als fäulnißwidrige Mit-		46. 47. 162
tel	II. 673	Löwenzahn 391
als säurewidrige Mittel II. 466		Lommius II. 641
als vertheilende Mittel II. 443		Ludwig, Chr. Gottl. II. 308. 319
...igensalze, flüchtiger, als Ausdun-		Lupulus II. 90
...ung befördernde Mittel, II. 638		Lympha coagulabilis 343
als krampfstillende Mittel II.		Lycium II. 327
	428	
...genfolgwidrige Mittel	II. 468	**Macbride, David** 303
...urocerasus	II. 393	Macis II. 114
...urus camphora	II. 339	Märrettig, als Gewürz 484
...vendula	II. 173	Märrettig als Reizmittel II. 193.
...azen	II. 560	194
...rien und Purganzen, ihr Unter-		Märrettig, als speichelabführendes
schied	II. 552	Mittel II. 486
...iersalze	II. 566	Magenelixir II. 86
...erator	II. 380	Magenpillen II. 586
...enstoff	61	Magensaft 261. 398
...enverrichtungen	II. 194	Magensäure I. 133
...m. thierischer	243	Magnesia, als Laxiermittel II. 573
...m. vegetabilisch thierischer im		als säurewidriges Mittel II.
Waizen		463
die Erzeugungsursache der Brod-		Majoran, als Mittel II. 483
gährung	314	Majoran, als Reizmittel II. 124
...nitivum II. 344.		Maiz 308
...ntor humorum	313	Malva 285
...onhardi, Joh. Gottlieb 352.		Mandeln, bittere, als Betäubungs-
357. II. 443.		mittel II. 327
...ersome, S. C. II. 349		Mandeln, süße 327

Mangold, als Niesemittel II. 481
Manna als Laxiermittel II. 564
Mannagras 316
Marggraf, Andreas Siegismund 154. 296. 298. II. 22.
Marrubium II. 180
Masticatoria II. 485
Materie, plastische 443
Matrica chamomilla II. 93. 469
Matthiolus, Andreas 40
Mayerne, Theodor Turquet de 24
Mead, Richard 420. II. 14. 172. 216. 598. 625. 629.
Meerzwiebel, als Auswurf beförderndes Mittel II. 514
Meerzwiebel, als Brechmittel II. 535
Meerzwiebel, als harntreibendes Mittel II. 615
Meerzwiebeltinktur II. 515
Mehlspeisen, ungeborne, ihre Schädlichkeit und Dienlichkeit 313-316
Meisterwurzel, als speichelabführendes Mittel II. 486
Melampodium II. 598
Melde 287
Melde, stinkende, als krampfstillendes Mittel II. 409
Melone 283
Mengelwurzel II. 47
Menghini II. 47. 331
Mentha piperita II. 175
Mentha sativa II. 174
Menyanthes II. 89
Mercurius emeticus flavus II. 336
Mercurius solubilis II. 303
Mercurius vitae II. 340
Merkens, de II. 636. 638
Merlaufsafran, als Brechmittel II. 544
Methodiker d
Mettrie, de la II. 184
Mezereon II. 244
Milch 315
  von Eseln 336. 348. 350
  Kühen 336. 348. 350. 371
  Menschen 336. 348. 350. 351
  Pferden 336. 348. 350. 352

Milch von Schafen S. 336. 348. 350
  Ziegen 336. 348. 350
  der wiederkäuenden Thiere 349
  der nicht wiederkäuenden Thiere 349. 376
  fettiger Theil derselben 316. 382
  käsichter Theil 336. 383
  wässerichter Theil 336. 388
  Rahm 337
  Sauerwerden derselben 338 im Magen 364. 372. 373
  Zucker 348. 389
  Erzeugung derselben 351 - 360
  arzneiliche Kräfte derselben 374
  in der Lungensucht 376
  in der Gicht 377
Milch, als ein Erweichungsmittel II. 140
Milchsäure, als Kühlmittel II. 382
Millepedes II. 626
Milman, Francis II. 604
Milzkraut II. 47
Minderer's Geist als Kühlmittel II. 390. 391
Mineralkermes, als Brechm. II. 541
Mineralsäuren, als fäulnißwidrige Mittel II. 472
Mineralsäuren als Kühlmittel II. 368
Mittel II. 57
Mithridates 9
Mittelsalze, als harntreibende Mittel II. 627
Mittelsalze erdigt, als fäulnißwidrige Mittel II. 473
  als Kühlmittel II. 391
Mixtur, antiemetische II. 387
Mixtura salina Riverii II. 385
Möhren 227
Mohnsaft, als Ausdünstung beförderndes Mittel II. 643
Mohnsaft, als Betäubungsmittel II. 255
Mollen 346. 388
Mollen, als Laxiermittel II. 563
Monatsreinigung treibende Mittel überhaupt II. 646
Moos isländisches II. 338
Morton, Richard II. 119

Moschus, als Ausdünstung beförderndes Mittel II. S. 643 als krampfstillendes Mittel II. 423	Nervenkraft S. 62 Nervenkraft, verschiedner Zustand derselben 91 ihre Empfindlichkeit I. 92 Reizbarkeit I. 101
Moult 318	Stärke und Schwäche I. 110
Murray Johann Andreas 52. 272. 274. II. 38. 39. 43. 59. 72. 87. 88. 140. 171. 173. 186. 197. 198. 406. 602.	Neuman, Caspar 48. 160. II. 237 Neutralsalze, als Ausdünstung beförderndes Mittel II. 641
Musa, Antonius II. 170	Neutralsalze, als fäulnißwidrige Mittel II. 473
Muschein 378	
Muskatenblume als Reizmittel II. 234	Neutralsalze, als harntreibende Mittel II. 527
Muskatennuß, als Reizmittel II. 233	Neutralsalze, als Kühlmittel II. 384
Muskatennußöl II. 233	Neutralsalze, als Laxirmittel II. 570
Muskatnuß eingemachte II. 234 Mutterharz, als krampfstillendes Mittel II. 414	Neutralsalze als zertheilende Mittel II. 448
Mutterkraut, als krampfwidriges Mittel II. 409	Nicotiana II. 109 Nießmittel überhaupt II. 440
Mutterzimt, als Reizmittel II. 231 Myrobe, als Reizmittel II. 221	Nießwurzel, schwarze, als Purgiermittel II. 598
Nahrungsmittel aus dem Thierreiche 314 aus der Klasse der Säugthiere 314	Nießwurzel, weiße, als Purgiermittel II. 603 Nikander von Colophon 8 Nitrum nigratum II. 378 Nüsse, flüchte, als Nahrungsmittel 326
von den Amphibien 419 von den Fischen 421 von den Insekten 426 von den Vögeln 410 von den Würmern 427	in welchem Zustande das Oel in denselben vorhanden sei
Nahrungsmittel, gewächsartige 163 Nahrungsmittel überhaupt 241 thierische, wie sie nähren 317 gewächsartige, wie sie in thierische Theile sich umändern 249	Nugent, Christoph II. 425 Nux moschata II. 233 condita II. 234 Nymphaea II. 336
Napellus II. 399 Narbta II. 407 Narcotica II. 248 Nasturtium aquaticum II. 192 Natrum tartarisatum II. 378 Natterwurzel II. 48 Nevler 51 Needham, Turberville II. 362 Nelkenpfeffer, als Reizmittel II. 235 Nerumkeber	**O**at-meal-portage 316 Obst, eingemachtes 379 Obst, gedörrtes 379 säuerlich süßes 354 Obst, als Laxirmittel II. 564 Obst, ob es vor oder nach der Mahlzeit zu genießen sei 280 ob es mit Milch zu genießen sei 281 Obst, frisches, säuerlich süßes II. 560 Obst, süßes getrocknetes, als zertheilendes Mittel II. 453

Odermennig, als abführendes Mit-
tel   II. S. 38
Oel, als Grundbestandtheil der Nah-
rungsmittel   251
Oele, bränzlichte, als krampfwidrige
Mittel   II. 421
Oele, als Erweichungsm. II. 151. 153
mit Reiben verbunden II. 152
Oele, flüchtige, als krampfstillende
Mittel   II. 404
Oele, milde, als Lariermittel II.
174
Oele, milde, als schneidende Mit-
tel   II. 163
Oele, wesentliche, als krampfstillende
Mittel   II. 418
Oleum animale   II. 421
Oleum macis expressum   II. 933
Opopanax   II. 455
Opium als Ausdünstung beförder-
des Mittel   II.
— als betäubendes Mittel II. 473
— als stimmstillendes Mittel II.
493
Orchis bifolia   318
morio   318
Oribasius   18
Ostertzen   II. 96

Pachius, Antonius   19
Päonienwurzel, als krampfstillendes
Mittel   II. 416
Pahorgrimmi, als krampfstillendes
Mittel   II. 418
Papaver somniferum   II. 255
Pappeln   281
Paracelsus, Aur. Phil. Theoph.
von Hohenheim 22. 37. 74.
135. 136.
Parmentier 293. 313. 319. 320
Pastinaken   292
Pauli, Simon 17. 18. 40. 41.
42. II. 171.
Paulus von Aegina   20
Pechlin, Johann Nikolas   434
Percival Thomas II. 16.
Pericardia   II. 613
Peruanischer Balsam als Reizmittel
II. 212
Pestilenzwurzel, als Auswurf beför-
derndes Mittel II. S. 413

Persica   II. 513
Petersilge, als Reizmittel   II. 185
— miederöffnende   II. 186
Petersilgenwurzel   298
Petroleum   II. 407
Petroselinum   II. 185
Pfaffenplatte   292
Pfau   413
Pfeffer, als Reizmittel   II. 237
langer   II. 239
Pfeffer, spanischer als Gewürz   463
Pfeffer, spanischer, als Reizmittel
II. 239
Pfeffermünze   II. 175
Pfeffermünzöl, als krampfwidriges
Mittel   II. 420
Pferdebahn   324
Pfirschen   273
glatte   273
Pfirschkraut, als harntreibendes
Mittel   II. 615
Pflaumen   273
Pflaumenmus, als Lariermittel II.
562
Pharmacion   18
Phaseolus   305
Philipp von Cos   4
Pilulae stomachicae   II. 586
— colocynthides cum aloe II. 587
— Ruffi   II. 586
Pimento   II. 235
Pimpinell, als Reizmittel   II. 187
Pinus   II. 305
Piper   II. 237
Pistacio   348
Pitcairn, Archibald   II. 313
Plan über den schicklichsten zur Abhand-
lung der Arzneimittellehre   119
Pleurrucht, Dovistus   30
Plinius, der ältere   13
Phosphorsch. mineralhaltiges Salz
als Lariermittel   II. 573
Pöckeln des Fleisches   455
Polei, als Reizmittel   II. 175
Polychrestsalz, glaubersches, als La-
xiermittel   II. 571
Polygala senega   II. 591
Pomeceas   271
Pomeranze   482
Pomeranzen, unreife   II. 104
Pomeranzenschale   II. 101

Borro S. 299	Raphanus rusticanus H. S. 194
Bortlandspulver II. 73. 78. 97	Rauchtabak II. 313
Poterie 15	Raute, als harntreibendes Mittel
Poupart II. 56	II. 615
Präcipitat rothes, als Heymittel II. 156	Raute, als krampfwidriges Mittel II. 410
Prawn 408	Rautenöl II. 410
Prawn 426	Ray, Johann 24. 28. 36. 37. 40. 55
Prziffred 408	
Preusselbeere 377	Rebhuhn 413
Primates 354	Red game 414
Pringle, John 229. 460. II. 113. 182. 226. 228. 267. 426. 433. 629. 639.	Re di Francisco II. 74
	Rehfleisch 408
	Reid, Andreas II. 377. 378
Ptarmigan 414	Reinette, graue 274
Pulegium II. 176	Reinfarrn II. 94
Pulsatilla nigricans II. 246	Reis 305
Pulvis ari compositus II. 243	Reizbarkeit 61
Punsch 457	Reizmittel überhaupt II. 137–169
Purganzen II. 580	— vermehren die Beweglichkeit der Nervenflüssigkeit II. 153
Puri II. 96	Wirkungen derselben in entfernte Theile durch Mitleidenschaft II. 162
Quaria, Joseph II. 314	
Quaste II. 28	— auf die Sinnorgane II. 159
Quecksilber II. 345	— indirekte II. 166
Quecksilber, auflöslliches II. 503	— auf die innern Theile II. 166
— kalcinirtes II. 500	— auf die Blutgefässe II. 168
— Räucherungen II. 503	— einzelne II. 170
— reines II. 503	Rettig 226
— Salbe II. 500	Rhabarber II. 48
— Sublimat II. 501	Rhabarber, als Purgirmittel II. 587
versüsst II. 502	Rhabarbertinktur, langezogene II. 590
Quecksilber, als Auflösung erregendes Mittel II.	Rhamnus catharticus II. 601
Quecksilber, als Monatzeit erregendes Mittel II.	Röses 29. 25
Quecksilber, als Speichelabführendes Mittel II. 486	Ricinusöl, als Purgirmittel II. 594
wie es wirke II. 489. 493	Rinde, peruanische II. 107–138
Quercetan, Joseph 36	Rindfleisch 404
Quinquefolium II. 41	Ringelblume, als Auflösung der verderbten Mittel II. 639
Quirlpflanzen, als Auswurf befördernde Mittel II. 513	Riveres, Lazarus II. 385
Quirlpflanzen, als Reizmittel II. 170	Ripinus, August Quirin II. 314
Quirlpflanzen, als harntreibende Mittel II. 612	Robinson, Brian 66. 392. 411. II. 149. 150. 524.
	Ruccambole 299
Rachitis 363	Rochesalz, als Laxirmittel II. 578
Rahm von Milch 337	Rosalen 304
	Rohrflasche, als Laxirmittel II. 562

Rolflaf, Werner S. 26
Rose II. 41
Rose, als Purgiermittel II. 581
Rosenstein, Nils II. 173
Resinen, grose 378
Rosmarin, als Reizmittel II. 177
Roßkastanie II. 140
Rotbaum 415
Rothhirsch 408
Rouelle 260
Roy, le, Archange II. 345
Rubia tinctorum II. 45. 612
Rübe 296
Ruinsritter II. 586
Runner 342
Rut, als krampfwidriges Mittel II. 418
Ruffell, Alexander II. 345
Ruta II. 410
Rutty, Johann 57

Sabina II. 413
Sebebaum, als harntreibendes Mittel II. 615
als krampfwidriges Mittel II. 411
als Reizmittel II. 214
Säfte, ihre Beschaffenheit 68—82
ihre Vertheilung 82
ihre Schärfe 80
trockne II. 50
Sagapenum, als krampfwidriges Mittel II. 415
Säugen der Kinder 360—370
Sauerliche Küchenkräuter, als fäulnißwidrige Mittel II. 474
Sauerliche Pflanzentheile, als fäulnißwidrige Mittel II. 474
Säure, als Grundbestandtheil unsrer Nahrungsmittel 150
Sauren, als adstringirende Mittel II. 59
als Reizmittel II. 144
als fäulnißwidrige Mittel II. 471
als Kühlmittel II. 366
Säurewidrige Mittel überhaupt II. 462
einzelne II. 464

Safran, als Ausdünstung befördernd
des Mittel II. S. 637
als Betäubungsmittel II. 352
als Monatzeit erregendes Mittel II. 648
Sagapenum II. 415
Sago 317
Sal diureticus II. 628
Sala, Angelus 36
Salap 318
Salbe, flüchtige II. 479
Salbei, als Ausdünstung befördernd
des Mittel II. 637
als Reizmittel II. 178
Salix alba II. 139
pentandra II. 139
Sallat 391
Salmiak, als Ausdünstung befördernd
des Mittel II. 642
als Kühlmittel II. 386. 388
Salmiakgeist, chender reiner II. 506
Salpeter, als Gewürz 460
als Kühlmittel II. 386
als Lapiermittel II. 571
Salpeteräther II. 421
Salpetersäure, als harntreibendes
Mittel II. 627
als Kühlmittel II. 371
Salze, metallische, als Reizmittel II. 155
saure, als fäulnißwidrige Mittel II. 471
Salzmixtur, als Ausdünstung befördernbes Mittel II. 642
als Kühlmittel II. 385. 389
Salzsäure, als Kühlmittel II. 370
Salztränkchen, als Kühlmittel II. 385. 389
Samen der Gewächse, als Nahrungsmittel 300
Sanctorius 284. 396. 397. 423. 488
Sande, von den II. 333
Sandel, gelber, als Reizmittel II. 229
Sanguis draconis II. 53
Sangvögel 416
Santolina chamaecyparissus II. 97
Santalum citrinum II. 229
Sassafras, als Ausdünstung befördernbes Mittel II. 637

Register. 667

Sassafras, als Reizmittel II. S. 229
Sassaparille, als Ausdünstung beförderndes Mittel II. 617
  als Reizmittel II. 223
Sauren 465
Sauerampfer 286. II. 47
Sauerkraut 290. II. 194
Sauermilch, als Kühlmittel II. 382
Sauerteig 310
Schafsfleisch 405
Schalotte 299
Schalthiere 426
Scharfe Substanzen, als Reizmittel II. 241
Scheele, Carl Wilhelm 252. 276. 348. 356. 389. II. 463
Schierling, als Betäubungsmittel II. 297
Schildkröte 419
Schirmpflanzen 293
  als Nahrungsmittel 297
  als harntreibende Mittel II. 611
  als Reizmittel II. 180
Schlaf nach dem Essen, ob er dienlich sei 403
  wie er entsteht II. 156
Schlagkraut II. 98
Schlangenlauch 292
  als Reizmittel II. 203
Schlangenwurzel, virginische, als Ausdünstung beförderndes Mittel II. 618
  als tonisches Mittel II. 102
Schleie II. 52
Schleime, als Schmelzigungsmittel II. 452
Schmeidigende Mittel überh. II. 455
  einzelne II. 458
Schmaren der Speisen 413
Schnecke 429
Schneehuhn 414
Schnupftabak II. 311
Schöpsenfleisch 405
Schublade 329
Schreber, Johann Christian Daniel 53
Schröder, Joh. 29. 30. 39. 40
Schulze, Joh. Heinr. 295
Schwaden 315
Schwämme, eßbare 333
  ihre thierische Natur 333

Schwan 414
Schwebfauer, Fr. II. 499
Schwefel, als Laxiermittel II. 578
  goldfarbner des Spiesglanzes II. 585
Schwefelleber II. 502. 577
Schweinefleisch 406
Schweistreibende Mittel II. 630
Schwenke, Thomas II. 585
Schwerdtlilienwurzel, als Niesemittel II. 484
Schwimmvögel 414
Scilla II. 535
Scopoli, Johann Anton 287
Scordium II. 98
Sedeten 379
Sedantia II. 143. 361
Seerose II. 356
Seeschildkröte 419
Seidelbast, als Reizmittel II. 244
Seife, als säuretilgendes Mittel II. 467
  spanische, als Laxiermittel II. 575
  weisse spanische, als harntreibendes Mittel II. 630
  als zertheilendes Mittel II. 443
Selzwasserfalz, als Laxiermittel II. 572
Selerie 293
Semen Cinae II. 72
Seminascalosae 294
Senac, Joh. Bapt. II. 510. 518
Senegawurzel, als harntreibendes Mittel II. 613
  als Purgiermittel II. 591
Senf, als Gewürz 464
  als Laxiermittel II. 578
  als Reizmittel II. 196
Sensbrünner 388
Sennert, Daniel 34
Sennesblätter, als Purgiermittel II. 176. II. 58
Senticosae
Serapis
Serpentaria Virginiana II. 102. 638
Serum des Blutes 72. 243
Seville oranges II. 192
Shaw, Peter II. 86
Shrimps 426
Sialagoga II. 485

Register.

Signaturen S. 26
Siliquoſa 296. II. 288. 475. 620
Simaruba II. 82
Sinapi II. 196
Stramonienkarz, als Purgirmittel II. 605
Skarfote II. 87
Skorzonere 298
Smith, Thomas II. 349. 285. 287
Smyth, Carl M. II. 603. 613. 623
Solan-goose 415
Solanum tuberosum 300. 319
Soo 466
Spallanzani, Abt II. 363. 398. 462
Spanferkel 407
Spanische Fliegen, als harntreibendes Mittel II. 622
Spargel 324
Spargelwurzel, als harntreibendes Mittel II. 612
Spechte 415
Speichelabführende Mittel II. 485
Speichelfluß II. 490
Speiſeſaft, geht nicht unverändert zur Erzeugung der Milch über 351–356
Spielmann, Jak Reinbold 34. 51. 162. 201. 325. 306. 349. 455. II. 39
Spiesglanz, als Ausdünstung beförderndes Mittel II. 643
, als Brechmittel II. 537
roher II. 538
Spiesglanzkönig II. 539
Spiesglanzoxyd II. 503
Spiesglanzkalk II. 544
ſchweſeltreibender II. 545
Spiesglanzbutter II. 646
als Reizmittel II. 155
Spiesglanzmilch, als Brechmittel II. 546
Spike, als Reizmittel II. 173
Spinat 285
Spiritus ammoniae foetidus II. 413
Spiritus ſalis ammon. vinosus II. 419
Spiritus volatilis foetidus II. 413
Stabwurzel II. 97

Stachelbeeren S. 277
Stärkemehl 259
als Schmelzigungsmittel II. 461
Stärkende Mittel II. 63–140
Stärkende Dinge als krampfſtillende Mittel II. 402
Stahl, als abſtringirendes Mittel II. 25
Stahl, Georg Ernſt II. 73. 187. 228
Stahlianer 31
Stark, Wilhelm II. 450. 461
Stechapfel, als Betäubungsmittel II. 318
Steckrüben 270
Steedman, Johann II. 211. 528
Steinfrüchte 273
Steinöl als krampfwidriges Mittel II. 407
Steinſaamenwurzel als harntreibendes Mittel II. 612
Stellatae II. 44
Stentzel, Chriſt. Gottfr. II. 36
Sternaniés II. 153
Stettineraepfel 274
Steuerkrabbe 416
Stevens, Edward 261
Stinkende Harze, als krampfſtillende Mittel II. 411
Stinkende Harze und Pflanzen als Monatzeit erregende Mittel II. 648
Stinkende Wurzeln, als krampfſtillende Mittel II. 416
Störk, von II. 246. 268. 297. 299. 304. 305. 309. 318. 319. 329
Stoff, thieriſcher 243
Storax, als Reizmittel II. 220
flüſſiger II. 220
Stoughton's Elixir II. 86
Stramonium II. 318
Sturmhut II. 320
Styrax benzoin II. 219
Styrax calamita II. 220
Südholz, als vertheilendes Mittel II. 453
Sublimat duender II. 494
Succi inspissati II. 50
Sudorifera II. 341. 630

Register. 669

Sudoriferum antipyreticum raro
  fallens II. S. 268
Süße Dinge, als zertheilende Mit-
  tel II. 448
Sulphur antimonii praecipitatum
  II. 543

Sumpfhuhn 414
Suttan, Daniel II. 600
Swieten, van. 265. 275. II. 21.
  29. 111. 117. 179. 192. 218. a. 59.
  312.
Sydenham, Thomas II. 46. 74.
  111.117. 179. 201. 219. 273. 283.
  556. 593. 524. 604. 619.
Symphytum II. 458

Tabak als Niesemittel II. 483
Tabakskraut als Auswurf beförderndes Mittel II. 514
Tabaksrauch, als Betäubungsmittel
  II. 309
Tabaksrauch, als Brechmittel II. 535
Tabaksrauch als harntreibendes Mittel
  II. 613
Tabaksrauch als Purgiermittel II. 603
Tabelle über die Aufdehnungskraft der Haare durch Erweichungsmittel II. 149
Tabernaemontanus, Jak. Theodor 35. 40
Tacamahaca, als krampfwidriges Mittel II. 416
Tamarinden, als Laxiermittel II. 562
Tanacetum II. 94
Taraxacum 292
Taube 416
Tausendguldenkraut II. 87
Temperamente, insbesondere 116
  das sanguinische 118
  das melancholische 118
Terbenthin, als harntreibendes Mittel II. 620
Terbenthin, als Reizmittel II. 206-210
Terbenthinbaum II. 218
Terbenthinöl als Reizmittel II. 210
  als harntreibendes Mittel II. 621

Terra foliata tartari II. S. 390
Terra japonica II. 51
Terrao 413
  tetrix, cauda plena 414
  lagopus 414
Teucrium chamaedrys II. 98
  chamaepitys II. 98
Teucrium marum II. 172
Teufelsdreck, als Gewürz 465
  als krampfstillendes Mittel II. 411
Thee, als Betäubungsmittel II. 348
Theer, als Reizmittel II. 221
Theerwasser II. 376
Theile, einfache feste 64. 68
  feste und flüssige des Körpers, ihr Verhältniß gegen einander 86-91
  flüssige, ihre Beschaffenheit 68-82
  flüssige, ihre Vertheilung 82
Theophrast Eresius 4
Theriak 11
Thiere, vierfüßige, ihr Fleisch 390
Thieröl, als krampfwidriges Mittel II. 412
Thomson, Alexander II. 23. 524
Thouvenel, Peter 260. II. 423. 426. 427
Thunberg, C. P. 315
Tinctura aperitiva Moebii II. 173
Tollkirsche, als Betäubungsmittel II. 306
Tolutanischer Balsam, als Reizmittel II. 219
Tonische Mittel II. 72
Tormentille II. 43
Torti, Francisco II. 119
Tournefort, Joseph Pitton 27. 39. 46. II. 39.
Tragus, Hieronymus 36. 40
Tralles, Balth. Ludwig II. 295
Tropfbad II. 149
Trunkenheit II. 262
Truthahn 418
Turpeth, mineralisches, als Brechmittel II. 536
Tussilago II. 513

Register.

Uebelkeitstitus II. S. 521-523. 525
Ueberfüttern der Kinder 315
Uebersicht, allgemeine, der Arznei-
  mittellehre II. 190
Umbellatae 292-297. II. 180

Vaginales II. 17
Valeriana silvestris II. 416
Valisnieri II. 362
Veithen, als Purgirmittel II. 581
Veilchenwurzel, als Brustmittel II.
  513
Venel 47
Verändernde Mittel II. 433
Veratti 542
Verdickende Mittel II. 434
Verdünnende Mittel II. 434
Verrichtungen, thierische II. 194
  natürliche eod.
Verticillatae Ih 170
Verwandtschaften, botanische, ihr
  Nutzen bei Bestimmung der Ar-
  neikräfte der Pflanzen 112
Verzeichniß der Arzneisubstanzen 191
Vinum alcericum II. 586
Viper, gemeine 410
Viscum II. 17
Vitriol, blauer, als adstringirendes
  Mittel II. 30
    weisser, als Brechmittel II. 537
Vitriolæther, als krampfwidriges
  Mittel II. 420
Vitriolsäure, als Kühlmittel II. 369
Vitriolweinstein, als Kühlmittel II.
  386
  als Laxiermittel II. 579
Vögel 410
Vogel, Rudolph Augustin 50.
  161
Volatile oil II. 429
Vollblütigkeit, vielerlei 91
Vollblütigkeit von Fleischspeisen 399

Wacholder II. 213
Wacholderbeeren als Reizmittel II.
  213, 214
Wacholderöl als harntreibendes Mittel II. 611

Wacholderöl als Reizmittel II. S.
  213
Wacholdersaft II. 214
Wachtel 413
Waizen 308
Waizen, türkischer 308
Waldschnepfe 416
Wall, Martin II. 413
Wallerius, Johann Gottschalk
  II. 212
Wallfischarten 414
Wallnuß 327
Wallwurzel als schmeidigendes Mit-
  tel II. 458
Wasser, als Abführungsmittel II.
  416
Wasser als Verdünnungsmittel II.
  434
Wasser, als zertheilendes Mittel
  II. 443
Wasser, bei welchem Wärmegrade
  es erweichend wird II. 443
Wasser, blaues II. 33
Wasser einfaches als Getränk 443
Wasser, kaltes, als Ausdünstung be-
  förderndes Mittel II. 640
Wasser, mineralisches, als Laxiermit-
  tel II. 573
Wasser, warmes, als Brechmittel
  II. 526
Water-brash II. 281
Water-gruel, wie er verfertigt
  wird 307
Watson, Wilhelm II. 128
Wattig, als Kühlmittel II. 382
Weber, Chris. II. 40
Wedel, George Wolfgang 38
Wegsenf, als Reizmittel II. 193
Weiderich II. 59
Wein, als Getränk 446
Wein als Betäubungsmittel 135.
  II. 156
Wein und gegohrne Flüssigkeiten als
  fäulnißwidrige Mittel II. 478.
Weine, herbe, als adstringirende
  Mittel II. 81
Weinessig, als Ausdünstung beför-
  derndes Mittel II. 641
Weingeist als Betäubungsmittel II.
  156

Weingeist, als schweißtreibendes Mittel II. S. 478
Weinstein, als Laxiermittel II. 569
Weinstein, tartarisirter, als Axiermittel II. 572
Weinstein, als Kühlmittel II. 383
Weinsteinsäure, als Kühlmittel II. 383
Weintraube 377
Weißkraut 287
Welschkohl 287
Wepfer, Johann Jakob II. 285
Werlhof, Paul Gottl. II. 99. 103. 241. 332. 337. 340. 624. 625. 636.
Wermuth II. 95
— Essenz II. 95
Whytt, Robert II. 86. 304
Whytt's Tinktur II. 86
Wichelhausen, Engelb. II. 131
Wichmann, Johann Ernst II. 99. 625.
Wiesenkresse, als Reizmittel II. 192
Wildbret 403
Willenskraft 61. 107. 108
Winterbirne 274
Winterborstdorfer 224
Winterrinde als Reizmittel II. 240
Wintringham, Clifton 115. II. 145
Withering, Wilhelm II. 615
Wörterverzeichniß der von Arzneien gebrauchten Hauptbenennungen 164
Wolferlei II. 105
Würze 303
Würze, als scharbockwidriges Mittel II. 475
Würznelken als Reizmittel II. 232
Wütscherling als Betäubungsmittel II. 305
Wundersalz, als Kühlmittel II. 385
Wurzeln als Nahrungsmittel 395
Wurzeln, süße, als Laxiermittel II. 566

Young, George II. 270
Young, Thomas 342. 346. 349. 351. 354. 357. 368. 395. II. 44

Zakutus, Lusitanus 40. II. S. 180
Zasergewächse, als Reizmittel II. 205
Zea 308
Zedoaria II. 136
Zeitlose, als harntreibendes Mittel II. 619
Zerlegung, chemische, auf gelindem Wege, ihr Nutzen 157
Zertheilende Mittel II. 439
überhaupt
einzelne
ihre Wirkung auf den Blutkuchen II. 440. 441
auf das Blutwasser II. 441
Ziegenfleisch 406
Zimt weisser, als Reizmittel II. 240
Zimt als Reizmittel II. 230
Zimtblüthen als Reizmittel II. 231
Zimtöl als Reizmittel II. 230-231
Zingiber II. 235
Zink, als abstringirendes Mittel II. 36
Zinkblumen II. 37
Zinkvitriol II. 36
Zitrone 274
Zitwersaamen II. 77. 97
Zitwerwurzel als Reizmittel II. 236
Zorn, Bartholomäus 47
Zucker als Gewürz 480
Zucker als Grundbestandtheil der Nahrungsmittel 253
Zucker, als Laxiermittel II. 564
Zucker als scharbockwidriges Mittel II. 475
Zucker als zertheilendes Mittel II. 448
Zuckerade 274
Zuckerwurzel 298
Zurichtung der Speisen 432
Zusammenziehende Mittel überhaupt II. 8-20
ihre Anwendungsart II. 19
wirken auf die Nerven II. 8
ihr Nutzen in Blutflüssen II. 23
in Brand II. 16
in Brüchen II. 18

Zusammenziehende Mittel ihr Nuzen in Durchfällen   II. S. 14.
     in Fiebern   II. 13
     in Kächerie   II. 12
     in Steinbeschwerden II. 16
  einzelne   II. 20-60
     aus dem Gewächsreiche II.
                          57-59
     — Mineralreiche   II. 20-
                          37
Zusammenziehende Mittel, als schäd-
  lichwidrige Arzneien   II. 476

Zusammenziehender Stoff, was er
  sei   II. S. 9. 10
  ist eine Säure   II. 7. 10
  wie er zu entdecken   II. 10. 11
  welcher keine Dinte mit Ei-
    senvitriol bildet   II. 12
Zustände, verschiedene des Körpers
  als Grundursachen der Temperamente   64
Zwiebeln   399
Zwiebelgewächse als scharbockwidrige
  Mittel   II. 575

www.ingramcontent.com/pod-product-compliance
Lightning Source LLC
Chambersburg PA
CBHW021219300426
44111CB00007B/356